AF325994

SYSTÊME

NOUVEAU ET COMPLET

DE L'ART

DES ACCOUCHEMENTS.

TOME SECOND.

SYSTÊME

NOUVEAU ET COMPLET

DE L'ART

DES ACCOUCHEMENTS,

TANT THÉORIQUE QUE PRATIQUE,

Avec la description des Maladies particulières aux Femmes enceintes, aux Femmes en couche, & aux Enfants nouveau-nés.

Traduit de l'Anglois de J. BURTON.

Par M. LE MOINE, *Docteur-Régent de la Faculté de Médecine en l'Université de Paris.*

Ouvrage enrichi de Notes & de Figures.

TOME SECOND.

A PARIS, *rue S. Jacques,*

Chez la Veuve HÉRISSANT, Imprimeur du Cabinet du Roi, & Maison de SA MAJESTÉ.

M. DCC. LXXIII.

AVEC APPROBATION ET PRIVILEGE DU ROI.

AVERTISSEMENT.

LORSQUE je donnai au Public, il y a deux ans, le premier volume de cet ouvrage, je l'inſtruiſis du motif qui m'avoit déterminé à l'entreprendre. Non - ſeulement animé par le même deſir de me rendre utile, mais encore encouragé par l'accueil favorable accordé à mes premiers travaux, j'ai ſuivi avec zèle une entrepriſe, dont j'eſpère que les jeunes Accoucheurs pourront recueillir quelques avantages. D'ailleurs, comme il faut connoître tout ce qu'un Auteur a écrit ſur quelque ſcience, pour pouvoir porter un jugement ſain de la manière dont il l'a traitée, & tirer tout le fruit poſſible des lumières qu'il a voulu répandre, j'ai dû croire que ce second volume étoit absolument néceſſaire pour mettre ceux qui ſe livrent à la profeſſion des accouchements plus à **portée** d'approfondir les préceptes de *Burton*, de juger ſolidement de ſa pratique, & d'en faire une comparaiſon exacte avec celle des autres Auteurs célèbres qu'ils ont ſous les yeux.

J'ai ſuivi le même plan que dans le premier volume, parceque j'ai eu le bonheur de le voir approuvé par les perſonnes dont j'ambitionne le plus les ſuffrages ; &, dans les notes, mon intention a encore été de confirmer par des expériences & par de nouvelles autorités les opinions avancées dans le texte ; ou de les refuter, lorſque je les

ai jugées contraires à la vérité ; ou
d'établir quelques points de théorie &
certains faits de pratique, dont *Burton* n'a point fait mention, mais qui
m'ont paru affez effentiels pour mériter un détail particulier. Je n'ai rien
négligé pour réunir dans cet ouvrage
toutes les inftructions que peuvent defirer ceux qui fe propofent d'affifter les
femmes dans le travail de l'enfantement, ou dans les maladies qui accompagnent & fuivent la groffeffe ; & pour
leur préfenter un corps de doctrine
complet qui les mît en état de s'inftruire parfaitement de leurs devoirs &
de la conduite qu'ils ont à tenir dans
l'exercice de leur art. Enfin, comme
les matières traitées dans ce fecond volume ont fouvent une connexion très-

intime avec celles qui compofent le premier, j'ai eu foin de placer des renvois, tant pour éviter des répétitions faftidieufes, qu'afin que le lecteur puiffe avec plus de facilité confulter en même temps tout ce qui a rapport aux mêmes objets.

Ce qui regarde l'éducation phyfique & les maladies des enfants a été tout-à-fait omis par *Burton*.

A l'égard des maladies, j'ai cru qu'il étoit de mon devoir de faire leur hiftoire à la fuite de celle des accouchements, parceque les Accoucheurs font tous les jours dans le cas de traiter les maux dont les enfants font attaqués dans les premiers inftants de leur naiffance, & qu'on les confulte même fouvent fur ceux qui fe manifeftent plus tard. J'ai, d'un autre côté, apporté d'autant plus de soins pour m'en bien acquitter que la matière m'a paru plus digne d'attention, quoique malheureufement trop négligée. En effet, parmi ceux qui ont écrit fur l'art d'accoucher, les uns l'ont abfolument oubliée, & il s'en faut que les autres l'aient traitée avec tout le détail & toute la méthode qu'elle exige. Il eft donc néceffaire que les jeunes-gens feuilletent les livres d'un grand nombre d'auteurs pour acquérir, fur les maladies des enfants, les connoiffances dont ils ont befoin, & encore n'auront-ils pas lieu d'être pleinement fatisfaits. C'eft pour favorifer leurs études que j'ai pris le parti d'ajouter le traité qui termine cet ouvrage, & auquel j'ai tâché de donner la plus grande perfection.

Quant à l'éducation physique des enfants, elle est encore un article trop intéressant, & contre lequel on commet tous les jours des fautes trop graves, pour que j'aie pu m'abstenir de donner quelques conseils qui y fussent relatifs : s'ils sont goûtés, je contribuerai au moins à corriger des erreurs trop funestes, & le fruit de mes efforts secondés par tous les hommes qu'intéresse le bien de l'humanité, sera peut-être la conservation de ceux qui, dans l'âge le plus tendre & au milieu des écueils dont ils sont environnés, ont sur-tout besoin des soins les plus vigilants & des secours les mieux administrés.

Je dois un aveu à la justice & à la reconnoissance. M. *A. Petit* a été mon
principal guide dans tout le cours de
cet ouvrage, où l'on trouvera rassemblés ses principes, soit relativement à
la théorie & à la pratique des accouchements, soit touchant les maladies
des enfants, que j'ai recueillis des leçons qu'il a faites sur ces matières
pendant une longue suite d'années :
ainsi j'ai lieu de penser que mon travail
sera agréable à tous ceux qui, ne con-
noissant cet illustre Médecin que par la
réputation qu'il mérite à tant d'égards,
sont venus dans un temps où ses occupations multipliées l'empêchent de
se livrer encore à l'instruction publique.
Je m'estimerai moi-même infiniment
heureux, si j'ai réussi, en leur faisant

part de la doctrine qu'il a établie fur les objets les plus importants, à les dédommager en quelque façon d'une perte qu'ils ne peuvent pas trop regretter : & fi les préceptes que j'ai hafardé d'ajouter aux fiens, & qui font le réfultat de mes propres réflexions, me font juger digne d'être compté au nombre des difciples d'un maître que je révère, & dont la mémoire fera éternellement gravée dans mon efprit :

Ante, pererratis amborum finibus, exul
Aut Ararim Parthus bibet, aut Germania Tigrim,
Quàm noftro illius labatur pectore vultus.

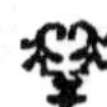

AVIS AU RELIEUR.

La Planche fera placée après la page 536.

PRÉFACE.

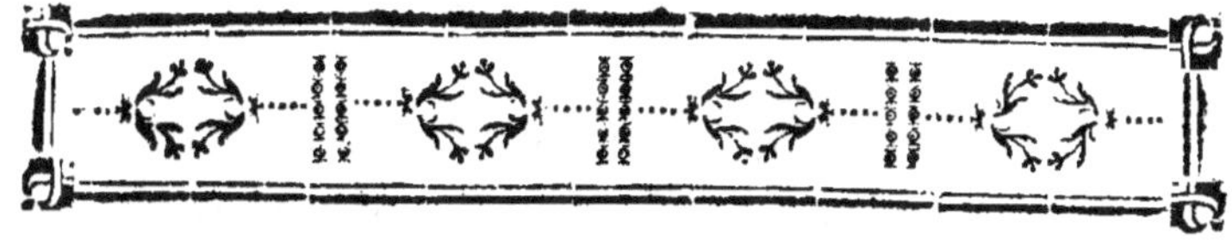

PRÉFACE
DE L'AUTEUR.

Avant d'inſtruire le lecteur des motifs qui m'ont déterminé à écrire cet ouvrage, qui ſert de ſuite à celui que j'ai publié ſous le titre de *Syſtéme nouveau & complet de l'art des accouchements*, ouvrage que je crois abſolument néceſſaire pour mieux comprendre les principes que j'ai établis dans l'autre, & en tirer un plus grand avantage dans la pratique ; je me crois obligé de relever, tant par rapport au public que par rapport à moi-même, l'article 33 du Journal de Septembre 1751, quoiqu'à bien conſidérer, les ſophiſmes & les fauſſes interprétations de ſon auteur ne méritent pas l'attention que j'y fais.

Lorſque les propriétaires du Journal commencèrent à le publier, ils promirent de rendre un compte fidèle & impartial de tous les livres & ouvrages nouveaux

 PRÉFACE

qui verroient le jour, & d'en donner des extraits, fans qu'aucune partialité ou qu'aucun préjugé défavorable leur faffe changer ou altérer le véritable fens des auteurs. L'on va être à portée de juger, par mes remarques fur l'article ci-deffus mentionné, s'ils ont été fidèles à leur promeffe, ou plutôt, s'ils ne doivent point être accufés de partialité & de mauvaife foi.

Je ne puis déterminer à quel point celui qui a compofé l'article 33 du mois de Septembre, eft inftruit du fujet que j'ai traité dans mon *Effai*. Toutefois, après les recherches les plus exactes, je ne crois point qu'il ait appris ou fuivi la pratique des accouchements : or, fans la pratique, eft-il poffible de connoître une fcience à fond, & de bien poffėder les principes qui lui fervent de bafe ? « Il en » eft, dit un écrivain diftingué (a), en fait de » critique, comme dans toutes les autres » fciences fpéculatives. Celui qui apporte » avec lui quelques notions implicites,

______

(a) Le Spectateur Anglois, n.° 291.

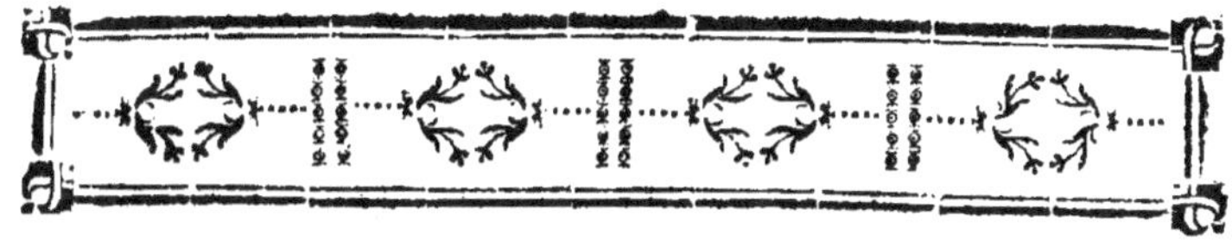

PRÉFACE

DE L'AUTEUR.

Avant d'inftruire le lecteur des motifs qui m'ont déterminé à écrire cet ouvrage, qui fert de fuite à celui que j'ai publié fous le titre de *Syftéme nouveau & complet de l'art des accouchements*, ouvrage que je crois abfolument néceffaire pour mieux comprendre les principes que j'ai établis dans l'autre, & en tirer un plus grand avantage dans la pratique ; je me crois obligé de relever, tant par rapport au public que par rapport à moi-même, l'article 33 du Journal de Septembre 1751, quoiqu'à bien confidérer, les fophifmes & les fauffes interprétations de fon auteur ne méritent pas l'attention que j'y fais.

Lorfque les propriétaires du Journal commencèrent à le publier, ils promirent de rendre un compte fidèle & impartial de tous les livres & ouvrages nouveaux qui verroient le jour, & d'en donner des extraits, fans qu'aucune partialité ou qu'aucun préjugé défavorable leur faffe changer ou altérer le véritable fens des auteurs. L'on va être à portée de juger, par mes remarques fur l'article ci-deffus mentionné, s'ils ont été fidèles à leur promeffe, ou plutôt, s'ils ne doivent point être accufés de partialité & de mauvaife foi.

Je ne puis déterminer à quel point celui qui a compofé l'article 33 du mois de Septembre, eft inftruit du fujet que j'ai traité dans mon *Effai*. Toutefois, après les recherches les plus exactes, je ne crois point qu'il ait appris ou fuivi la pratique des accouchements : or, fans la pratique, eft-il poffible de connoître une fcience à fond , & de bien poffséder les principes qui lui fervent de bafe ? « Il en » eft, dit un écrivain diftingué (*a*), en fait de » critique , comme dans toutes les autres » fciences fpéculatives. Celui qui apporte » avec lui quelques notions implicites,

____

(*a*) Le Spectateur Anglois, n.° 291.

» & un certain nombre d'obſervations
» qu'il a faites en liſant les poëtes, verra
» ſes réflexions miſes dans un grand jour
» par un habile critique ; au lieu que celui
» qui n'a aucune de ces connoiſſances
» préliminaires , lit un critique ſans en-
» tendre ce qu'il dit, & ne peut par cela
» même que donner un faux ſens à ſes
» paroles ». *Pope* donne auſſi, en pareille
occaſion, un fort bon avis, car il dit (*a*) :
« Vous qui prétendez vous parer à juſte
» titre du nom de critique, aſſurez-vous
» de la connoiſſance de vous-même & de
» celle de votre portée ; reconnoiſſez
» l'étendue de votre génie, de votre goût,
» de votre ſavoir ; fondez votre profon-
» deur , ne cherchez point à pénétrer au-
» delà » (*b*). — « Chacun pourroit bien
» gouverner ſon diſtrict, s'il vouloit s'en

(*a*) Eſſai ſur la critique, *première partie.*

(*b*) Vous donc qui de critique oſez porter le nom,
    Voulez, plein d'un beau feu que guide la raiſon,
    Donner & mériter une gloire ſuprême,
    Connoiſſez vos talens, connoiſſez-vous vous-même :
    En vain en croyons-nous une ſotte fierté ,
    Le plus vaſte génie eſt toujours limité.

» tenir à ce qu'il entend ». — « Si vous
» n'avez devant les yeux toutes ces chofes
» à la fois, vous ne pouvez que chicaner
» & non pas critiquer ». Mais je veux bien
ne pas infifter fur ce point, & je me bornerai à montrer qu'il s'en faut bien que
le journalifte ait été impartial ; en obfervant d'abord que cet auteur, s'il y eût eu
quelqu'objection importante à faire contre
la théorie établie dans mon ouvrage , &
contre la pratique que j'y confeille , auroit
employé toute fa rhétorique à la développer , & fans me faire la moindre grace ,
pour prévenir le lecteur contre l'une &
l'autre : on peut au moins raifonnable-
ment le préfumer, puifqu'il s'eft efforcé de
donner à mes expreffions un fens qu'elles

Tous n'ont pas obtenu tous les dons en partage ,
Mais chacun a le fien : qui le connoît eft fage.
—— Pourquoi courir après une gloire étrangère ,
Tandis que vous pouvez régner en votre fphère ?
—— Si de vos jeunes ans les travaux journaliers ,
Ne vous ont pas rendu ces objets familiers ,
Vous m'égayez en vain par vos traits fatyriques.
Non, je ne vous mets point au rang des vrais critiques.

Traduction en vers de l'*Effai fur la critique ,*
par M. l'Abbé du Refnel, *chant premier.*

n'ont pas réellement, & qu'il a fait des citations fauſſes & tronquées, comme on va le voir.

Dans le Journal d'Octobre 1752, le journaliſte poſe en principe que l'on doit juger par l'excellente règle, tirée de *Pope*, « dans tout ouvrage, conſidérez l'inten- » tion de l'auteur » : je vais, en ſuivant cette règle, juger de l'intention de ce journaliſte.

Je dis au lecteur, dans la préface qui eſt à la tête de mon *Eſſai*, &c. (*a*) « J'ex- » poſe les nouveaux moyens que j'ai ima- » ginés pour délivrer les femmes dans les » cas les plus fâcheux, non-ſeulement avec » plus de ſûreté pour elles & pour leurs » enfants, mais encore avec plus de faci- » lité & de promptitude que par les autres » méthodes miſes en uſage juſqu'à ce jour. » J'en ai communiqué quelques - uns à » pluſieurs de ceux qui pratiquent aujour- » d'hui les accouchements avec le plus de » diſtinction ; & l'approbation qu'ils leur » ont donnée, m'a engagé à les faire con-

______

(*a*) *Pag.* xij. —— *Pag.* xiij.

» noître à la société royale de Londres , &
» à la société de médecine d'Edimbourg.
» J'avois choisi ce moyen de les rendre pu-
» blics , pour impofer filence , en quelque
» manière , aux gens mal-intentionnés &
» aux ignorants ; les premiers ayant tou-
» jours coutume de trouver des fautes dans
» les chofes nouvelles, quelques avantages
» qu'elles puiffent procurer, quand ils n'en
» font pas les auteurs ; & les autres fe dé-
» chaînant contre elles, uniquement parce-
» qu'ils manquent d'intelligence , tant
» pour faifir le raifonnement que pour
» fuivre la pratique ». Dans mon Epître
dédicatoire ; "elle fera fûrement un moyen
» (l'approbation des deux fociétés les plus
» illuftres de l'univers) de priver les en-
» vieux, les gens mal-intentionnés & les
» calomniateurs de leur plus grand plaifir,
» & d'impofer filence aux ignorants , qui
» trouvent toujours des fautes dans ce
» qu'ils ne comprennent point ». Dans un
autre endroit de ma préface : " Outre les
» nouveaux moyens de pratique que j'ai
» expofés à ces illuftres fociétés, on trou-
» vera encore dans cet Effai plufieurs

» autres méthodes & plufieurs remarques
» fort importantes, entièrement nouvelles,
» & fondées fur la raifon & l'expérience,
» qui font les plus fûrs guides dans la pra-
» tique de toutes les parties de la méde-
» cine ». Et à la fin de la page fuivante ;
« Je penfe que dans une matière de cette
» importance, où il s'agit de la vie des
» citoyens, tout auteur doit être fur fes
» gardes pour n'induire perfonne en erreur.
» J'ai donc rapporté ce que j'ai lu dans les
» livres, ou ce que j'ai entendu dire, lorf-
» que j'ai cru qu'il en pourroit réfulter
» quelques avantages ; & fi je m'éloigne,
» quant à la manière de penfer, ou quant
» à la pratique, de quelqu'écrivain ou de
» quelque praticien, *je détaille avec humi-*
» *lité mes raifons, pour être pefées par les*
» *meilleurs juges, défirant fur-tout que l'on*
» *me démontre mon erreur,* fi je me fuis
» trompé : je me croirai toujours redevable
» envers ceux qui fe donneront la peine de
» le faire, comme il convient ; & je dirai
» avec *Horace* :

    » ——— Si quid novifti rectius iftis,
    » Candidus imperti ; fi non, his utere mecum ».

Je conclus enfin en informant mon lecteur que le principal motif qui m'a fait publier mon ouvrage, dans lequel *je fais bien qu'il y a encore plusieurs defauts*, est de sauver la vie à plusieurs individus, & de prévenir plusieurs dangers.

D'où, j'ose le dire, le lecteur impartial jugera,

1.º Que, loin d'avoir donné des preuves d'arrogance, je me suis au contraire conduit avec modestie, en communiquant les nouveaux moyens que je croyois capables de perfectionner la pratique des accouchements, à ceux qu'un savoir supérieur & reconnu me faisoit regarder comme les meilleurs juges dans ce cas, avant de les divulguer davantage.

2.º Que, loin de faire mes efforts pour empêcher tout juge compétent de critiquer mon ouvrage, je desire au contraire que quelque personne digne de ce titre me fasse voir mes erreurs, afin de parvenir à découvrir la vérité.

3.º Que je ne me suis proposé de fermer la bouche qu'à ceux qui ne trouvent des fautes que parcequ'ils sont mal-intentionnés , envieux , ou ignorants.

4.º Que, loin d'être arrogant , je re-
connois avec humilité qu'il y a des défauts
dans mon ouvrage.

On lit dans le Journal à mon fujet (*a*);
« l'auteur, en annonçant qu'il a déja ob-
» tenu l'approbation de ces illuftres fo-
» ciétés , & prévenant par-là, ou même
» ufurpant celle du public , paroît avoir
» eu intention d'ôter tout-à-fait aux mé-
» decins & aux accoucheurs la liberté de
» critiquer un ouvrage , vanté par des
» hommes dont l'autorité eft d'un fi grand
» poids ». Mais où eft le lecteur de bonne
foi qui conclura de mes paroles , citées
ci-deffus , que *je parois avoir eu intention
d'ôter tout-à-fait aux médecins & aux accoucheurs la liberté de critiquer mon ouvrage,*
lorfqu'au contraire je defire , comme le
témoignent mes expreffions, que l'on relève mes erreurs, s'il s'en trouve ; & que
je dis avec *Horace : Si quid novifti rectius
iftis ,* &c. ? Bien plus , ne me fuis-je pas
encore expliqué plus clairement fur la

____

(*a*) Volume 5. Sept. 1751, *art.* 33.

liberté que je laisse de me critiquer, lorsque je désigne à quelle espèce de gens l'approbation authentique que j'ai obtenue pourra imposer silence, savoir à ceux qui n'ont d'autre motif que *la mauvaise intention, la jalousie, & l'ignorance* : d'où, je crois, il n'est pas difficile de *juger de l'intention du journaliste.*

Je dis dans mon *Essai*, &c. (a) « Après » avoir décrit les parties qui composent » l'œuf, exposé la manière dont se fait la » communication entre la mère & le fœ- » tus , & expliqué comment ce dernier » est nourri dans la matrice ; je vais entrer » dans une courte digression que je prie le » lecteur de me pardonner, pour prouver » que le fœtus existe dans l'œuf, & qu'il » n'est pas un *animalcule* flottant dans la » semence du mâle, comme *Lewenhoek* l'a » imaginé sans aucun fondement ». D'où tout lecteur impartial observera que je n'ai prétendu faire qu'une courte digression, & que je n'ai employé qu'une preuve, que je n'ai trouvée dans aucun auteur,

______

(a) §. 36. *pag.* 118.

telle qu'elle s'eſt préſentée à moi au milieu de mes autres recherches ; & verra
pareillement , que ce n'a point été mon
deſſein de donner un ſyſtême régulier , ou
de faire l'hiſtoire de la ſemence du mâle ,
ni de groſſir mon livre en accumulant de
vaines hypothèſes.

Je continue ainſi : « Dans le deſſein
» de mettre cela dans le plus grand jour
» qu'il eſt poſſible, je ſuis deſcendu dans
» des détails particuliers , en faiſant la
» deſcription de l'œuf, du *placenta* , du
» *chorion* , de l'*amnios* , & des vaiſſeaux
» ombilicaux. Or cette deſcription nous
» apprend : 1.º Que l'œuf eſt compoſé de
» deux enveloppes qui par la ſuite ſe trou-
» vent être le *chorion* & l'*amnios*. 2.º Que
» d'un côté de ces enveloppes ſont un
» grand nombre de petits vaiſſeaux qui
» ſont démontrés former par la ſuite le
» *placenta*. 3.º Que ces parties de l'œuf,
» comme il eſt évident , ſont des produc-
» tions ou des parties du fœtus, qui toutes
» étoient raſſemblées avant la copulation ,
» & lorſque l'œuf étoit encore dans l'o-
» vaire ».

« Dans le syftême de *Lewenhoek*, les
» *animalcules* qui nâgent dans la femence
» du mâle font autant d'embryons : or, en
» admettant cette fuppofition, je demande
» comment les vaiffeaux de l'enfant s'uni-
» ront avec ceux du *placenta* , &c. & avec
» ceux du *chorion* & de l'*amnios* qui pa-
» roiffent être des productions de la peau
» & de l'épiderme du fœtus ».

« Confidérons encore que la circulation
» ne peut fe faire dans un animal fans la
» fecrétion de ce qu'on appelle commu-
» nément *efprits animaux* , & que cette
» fecrétion ne peut s'accomplir fans la cir-
» culation : ces deux points font également
» évidents. Or , peut-il y avoir dans la
» femence du mâle quelque chofe dont
» l'ufage foit de commencer ces mouve-
» ments néceffaires dans l'embryon, jufqu'à
» ce qu'il foit en poffeffion de ces efprits
» animaux dont on peut dire que la fecré-
» tion eft la condition *fine quâ non* , c'eft-
» à-dire, fans laquelle il n'y a point de
» circulation , & de le nourrir jufqu'à ce
» que le *placenta* ait contracté adhérence
» avec la matrice ? *Mais je laiffe ce point à*

» *difcuter à d'autres perfonnes plus favantes,*
» & je reviens au progrès de l'embryon
» dans l'œuf, dont le *placenta* commence
» à s'attacher au fond de la matrice ; obfer-
» vant avant toutes chofes que , fi le
» fyftême de *Lewenhoek* étoit vrai, il con-
» trediroit cette maxime généralement
» connue , favoir , que *Dieu n'a rien creé*
» *en vain* ».

A cette occafion le journalifte dit :
« Nous laiffons au lecteur philofophe le
» foin de déterminer par lui-même (grande
» condefcendance !) fi ces fuggeftions fuffi-
» fent pour détruire le fyftême des *animal-*
» *cules* ou des *petits hommes* dans la femence
» du mâle : quoique nous puiffions ima-
» giner qu'il feroit poffible d'apporter
» contre ce fyftême des preuves plus fortes
» que celles que notre auteur a expofées :
» & en effet, il paroît lui-même intérieu-
» rement perfuadé de la foibleffe de fes
» raifonnements , puifqu'il *laiffe à quelque*
» *perfonne plus favante le foin de difcuter*
» *l'ufage de la femence du mâle* ».

Mais 1.° tout lecteur philofophe doit
affurément avoir une grande obligation au

journaliste de ce qu'il veut bien lui laisser la liberté de déterminer par lui-même, si mes preuves sont suffisantes ou non.

2.° En supposant, pour disputer, que l'on puisse produire un millier de preuves plus fortes que les miennes, affoibliront-elles ou diminueront-elles ce que j'ai avancé? Mais, au surplus, je serois jaloux d'apprendre de cet écrivain, qui cherche à faire croire qu'il en sait plus que tout le reste des hommes, quelles preuves plus fortes on peut produire qu'une démonstration sensible aux yeux, & par laquelle il est évident que le fœtus est toujours dans l'œuf.

3.° Il dit, que je suis intérieurement persuadé de la foiblesse de mes raisonnements, puisque *j'abandonne à des hommes plus savants le soin de discuter l'usage de la semence du mâle.* Mais cet argument, qui peut lui paroître fort, ne sera d'aucun poids pour toute personne de bonne foi, sans qu'elle ait besoin de lumières bien étendues pour en sentir la nullité: car, où est la conclusion que mes preuves sont foibles, parceque je laisse à des personnes plus habiles le ſoin de diſcuter l'uſage de la ſemence du mâle, ce qui eſt une choſe de pure ſpéculation?

Je ferai encore obſerver, que le journaliſte s'efforce dans le paragraphe précédent de me repréſenter comme un homme capable d'arrogance, lorſque je ne publie mes nouveaux moyens & mes découvertes, qu'après les avoir communiqués à pluſieurs des accoucheurs les plus diſtingués, qui leur ont donné leur approbation : & qu'il donne à préſent à penſer que je ſuis intérieurement perſuadé de la foibleſſe de mes preuves, parceque *j'abandonne à quelques perſonnes plus habiles le ſoin de diſcuter l'uſage de la ſemence du mâle ;* tandis que je ne fais mention de cette ſpéculation peu utile, que dans une courte digreſſion.

Il ajoute enſuite, que j'aſſure avoir expoſé mes nouveaux moyens & mes découvertes aux ſociétés royales de *Londres* & de médecine, & aux plus habiles accoucheurs de *Dublin*, qui leur ont tacitement accordé leur approbation & leurs applaudiſſements ; mais, qu'en examinant de près, on ne trouve pas qu'ils aient été ſi univerſellement admirés par les accoucheurs de *Londres.* Ce paragraphe dévoile également la bonne éducation & la modeſtie de ce journaliſte, & la bonne foi dont il eſt ſuſceptible, en faiſant adroitement une fauſſe citation, pour prévenir ſon leĉteur.

Car 1.° j'ai dit dans mon Epître dédicatoire, que *les nouveaux moyens que je propoſe avoient déjà été mis en uſage par les plus habiles accoucheurs :* & dans ma préface (a) ; que *je les avois communiqués à pluſieurs de ceux qui pratiquent aujourd'hui les accouchements avec le plus de diſtinĉtion ; & que l'approbation qu'ils leur ont donnée, m'a engagé à les faire connoître aux deux ſociétes les plus illuſtres de l'univers ;* comme leurs lettres, dont je conſerve encore la plûpart, peuvent le prouver ſuffiſamment. Il eſt vrai que je n'ai pas conſulté ce ſavant journaliſte, & que je n'ai pas communiqué mes nouveaux moyens & mes découvertes à tous les accoucheurs les plus célèbres, comme il cherche à faire penſer que je l'ai dit, en ſupprimant, tant

______

(a) *Pag.* xxiv.

dans

dans le paragraphe ci-deſſus mentionné, que dans le premier de l'article 33, les mots *pluſieurs* & *différents*, ſans doute dans le deſſein de faire croire au lecteur que j'ai avancé une fauſſeté.

2.° Je ne puis dire quelles perſonnes ont, comme il le prétend, *examiné de près;* mais je le défie de citer quelqu'accoucheur célèbre, ou même quelqu'autre dont la réputation ſoit moins grande, qui ait ſuivi ma méthode, dans les cas mentionnés & comme je l'ai enſeignée, ſans avoir eu le même ſuccès dont je me glorifie. J'ajouterai que les deux années qui ſe ſont écoulées depuis la publication de mon ouvrage, m'ont encore plus convaincu de ſes avantages; car, dans cet intervalle de temps, j'ai été appellé différentes fois à des accouchements que quelques-uns des élèves de *Smellie* ne pouvoient terminer par les méthodes de cet auteur : mais avec la mienne les femmes furent bientôt délivrées, ce qui les a convaincus entièrement, auſſi-bien que les autres aſſiſtants, de la préférence qu'elle méritoit ; & tellement qu'ils s'en ſervent aujourd'hui dans les cas pareils, avec tout le fuccès qu'ils peuvent defirer.

3.º J'ai une forte préfomption que ces perfonnes, qui *ont examiné de près*, à ce que dit le journalifte, n'ont jamais ni vu, ni employé mes inftruments ; parceque, quelque temps après la publication du livre de *Smellie*, & plufieurs mois après le Journal de feptembre 1751, cet auteur m'écrivit, pour le prier de lui donner l'ouvrier qui me les faifoit, attendu qu'il n'en trouvoit point pour les conftruire comme ils devoient être : cependant, j'ofe le dire, le docteur *Smellie* pouvoit employer des ouvriers auffi habiles que le journalifte ou quelqu'un de fa connoiffance ; & certainement il faut plus d'exactitude pour faire bien mes inftruments que n'en font fufceptibles les ouvriers ordinaires, ou peut-être plus qu'ils n'en veulent apporter.

Le journalifte fait enfuite attention à mes tables, auxquelles il reproche de grands défauts, non point parcequ'elles font fauffes & infuffifantes, mais parcequ'elles ne font pas auffi-bien finies que fon goût fupérieur le lui feroit defirer. S'il eût pu prouver qu'elles ne repréfentoient pas bien au lecteur les différentes fituations de l'enfant dans la matrice, &c. que j'ai tâché de lui rendre fenfibles, il auroit eu quelque raifon d'en informer le public.

Dans le paragraphe fuivant, il paroît choqué de mon ftyle : cependant on m'accordera, je crois, qu'il eft *Anglois*, & qu'il peut être compris des *Anglois*. Enfuite il rapporte le dernier paragraphe de mon ouvrage, où je dis, que *j'ai plus confidéré l'importance de la matière que l'élégance du ftyle, & que j'ai plus cherché à me rendre utile qu'agréable.* Pour moi, je l'affure que je préfère bien plus le précepte d'un auteur diftingué, qui dit, *qu'on ne doit jamais étudier ce qu'on a à dire, mais toujours écrire comme fi l'on parloit à fon ami,* que la méthode contraire qu'il recommande.

Il cite enfuite, en y ajoutant fes judicieufes remarques, l'endroit fuivant de ma conclufion, où je dis ; « Il eft vrai que l'on » pourroit encore ajouter plufieurs chofes » à ce traité pour le rendre plus complet : » je defire que quelque perfonne plus fa-

» vante, piquée d'une noble émulation,
» achève ce que j'ai commencé ; & je
» m'appliquerai ce qu'*Horace* dit dans une
» autre occasion :

    » —— Fungar vice cotis, acutum
    » Reddere quæ ferrum valet exfors fibi (*) fecandi » .

» Nous fuppoferions, dit-il, s'il y avoit
» pour cela la moindre probabilité, que
» le mot *fibi* a été mis pour *ipfa*, par erreur
» typographique : mais il eft moralement
» impoffible que le compofiteur foit tombé
» fur *un autre mot de deux fyllabes*, qui fe
» trouve être un mot *latin* : d'où il eft évi-
» dent, que l'auteur a cité *Horace* de mé-
» moire, & lui a attribué un vers qui n'a
» aucun fens, & où l'on ne retrouve les
» règles ni de la grammaire, ni de la pro-
» fodie ». Ainfi, il donne pour une impoffibilité morale que le compofiteur foit
tombé fur *un autre mot de deux fyllabes*,
qui fe trouve être un mot *latin* : mais je
lui confeille de confulter quelqu'écolier,
fimplement inftruit de la grammaire, & il
apprendra qu'il y a *un grand nombre de*

____

(*) J'ai corrigé dans ma traduction cette erreur, qui fe
trouve en effet dans l'original anglois.

mots de deux syllabes parmi les mots *latins*, fur lefquels le compofiteur auroit pu *tomber*, auffi-bien que fur *fibi*. En fecond lieu, je voudrois bien favoir comment il eft fi évident que j'aie cité *Horace* de mémoire : ne devoit-il pas au contraire juger, d'après ma propre citation, qui eft à la conclufion de mon *Effai*, que j'avois cet auteur fous les yeux? car j'ai fait mention du lieu où je l'ai prife, & j'ai ajouté après le mot *fecandi*, art. poet. vers. 304. Mais le journalifte a omis cette partie de ma citation, parcequ'elle n'auroit pas rempli fes vues, & qu'il n'auroit pas pu enfuite faire parade de fon efprit vis-à-vis du lecteur, toutefois fans la moindre juftefle, & lui apprendre qu'il connoît la grammaire & la profodie. Quand même j'aurois oublié de faire mention du *nombre* du vers que j'ai cité, tout lecteur de bonne foi auroit attribué au compofiteur l'erreur qui s'eft gliflée, furtout lorfqu'il auroit vu que j'avois fait une jufte application du vers d'*Horace*, ce qu'on n'auroit pu fuppofer, fi je n'euffe point compris les paroles & leur fignifi-cation.

Il continue : « Cela eſt moins pardon-
» nable à un homme qui a ſouvent repro-
» ché à ſes confrères leur manque d'édu-
» cation, c'eſt-à-dire, leur peu de con-
» noiſſances littéraires ». Mais il donne
encore ici, *pour parvenir à ſon but*, une
fauſſe interprétation à mes expreſſions ;
car je ne reproche pas à ceux qu'il appelle
mes confrères, ni dans ma préface, ni dans
aucun endroit de mon ouvrage, qu'ils
ſoient peu verſés dans les connoiſſances
littéraires : mais je regrette (a) *qu'il y ait*
des hommes qui, ſans ſe mettre en peine d'ac-
quérir les connoiſſances néceſſaires, croient
ſuffiſant d'avoir fait quelques lectures, de
connoître l'uſage, ou, peut-être, l'abus de
quelques inſtruments, & d'avoir copié des
recettes de vieilles, pour pratiquer les accou-
chements, & pour croire qu'ils ne le céderont
à perſonne. « Ces hommes, dis-je, ſe
» trompent, en conſidérant les accouche-
» ments plutôt comme un art, que comme
» une ſcience. Les accouchements ſont un
» art, quant à l'opération manuelle ; ils
» ſont une ſcience, quant aux différents

____

(a) Préface, *pag.* 10.

» maux qui affligent les mères , & qui
» accompagnent fréquemment leur grof-
» feffe & leurs couches , maux qui requiè-
» rent plus de connoiffances médicinales
» que d'habileté à opérer ». D'où il n'eft
pas difficile de s'appercevoir que ce qui
fait le fujet de mes regrets , eft de voir
ceux que le journalifte appelle mes confrères , fe livrer à la pratique des accouchements fans être fuffifamment inftruits
de ce qui concerne la médecine , & après
avoir fait fimplement *quelques lectures* , ou
après avoir copié *quelques recettes de vieilles*. Or n'eft-il pas évident qu'ils n'acquer-
reroient jamais la fcience médicinale , s'ils
paffoient toute leur vie à lire des livres
de littérature? & , par conféquent , je n'ai
pu leur reprocher de n'être pas fuffifamment imbus des connoiffances qu'on y
puife.

« Quoi qu'il en foit, dit le même jour-
» nalifte , nous n'inférerons pas de cette
» fauffe citation , que notre auteur ne
» peut pas favoir faire de fes mains l'ufage
» néceffaire , & qu'il n'eft pas un accou-
» cheur paffable ; parcequ'il paroît avoir

b 4

» été un praticien affidu , & avoir pris
» beaucoup de peine à compiler & à
» compofer un ouvrage, qui , felon le
» jugement que nous en portons, ne *rendra*
» *pas un grand fervice* à ceux qui font au
» fait de l'art des accouchements , & qui
» n'ajoutera pas beaucoup à leurs con-
» noiffances ; mais dont la lecture pourra
» être de quelqu'utilité aux commençants,
» à caufe de quelques précautions qui y
» font recommandées, & de quelques-uns
» des cas qui y font expofés ».

1.° J'admire fa modération, & je lui ai
en même temps de grandes obligations,
de ce qu'il *ne veut pas conclure de la citation*
d'Horace, qu'il prétend n'être point exacte,
que je ne fais pas tirer de mes mains l'ufage
néceffaire, & que je ne fuis pas un accoucheur
paffable. Toutefois s'il eût tiré une pareille
conclufion, elle eût plutôt tourné à fon
défavantage qu'au mien : mais au refte, il
eft évident qu'il a eu une intention indi-
recte de faire croire au lecteur peu attentif
ou peu judicieux, qu'il auroit pu déduire
cette conféquence , quoiqu'en effet il ait
préféré l'autre parti.

2.° Je ne lui ai certainement pas moins d'obligation pour la bonne foi dont il fait preuve, en accordant que *je puis être un accoucheur paſſable*, malgré la citation peu exacte ci-deſſus mentionnée : mais s'il *y* avoit eu quelque connexion entre la pratique des accouchements & les ouvrages d'*Horace*, il auroit ſans doute conclu avec joie, que je ne pouvois pas poſſéder l'une ſans comprendre les autres.

3.° Afin que le lecteur ſoit meilleur juge de la partialité ou de la juſteſſe de ſa réflexion, je ſuis obligé de répéter ici ce que j'ai dit dans ma préface (*o*) ; « Voilà » tout ce que je me propoſois de faire (de » rendre publics mes nouveaux moyens, » en les communiquant aux ſociétés roya- » les & de médecine) juſqu'au temps que » j'appris qu'une autre perſonne étoit ſur » le point de publier mes nouvelles mé- » thodes concernant la pratique des accou- » chements, avec d'autres ouvrages qui » lui ſont propres. Cette nouvelle me fit » penſer à les publier moi-même, & d'au-

____

(*o*) *Pag.* xiij.

» tant plus que j'avois déjà ébauché l'essai
» suivant pour l'instruction du fils d'un de
» mes amis, qui desiroit beaucoup se rendre
» habile dans toutes les parties de l'art des
» accouchements ».

D'où l'on conclura que mon ouvrage
entier, à l'exception des nouveaux moyens
que j'ai inventés, & des découvertes que
j'ai faites, n'est destiné qu'à l'usage des
commençants, qui doivent certainement
connoître à fond la structure & la disposition des parties de la femme nécessaires à
la propagation de l'espèce, & être bien
instruits du progrès régulier de la grossesse
jusqu'au temps de l'accouchement, c'est-
à-dire jusqu'au bout des neuf mois, terme
marqué par la nature. La connoissance de
toutes ces choses est la base sur laquelle
doit être appuyée leur pratique future :
c'est pourquoi j'ai décrit le plus amplement qu'il m'a été possible, les parties
naturelles de la femme, tant d'après les
plus exacts anatomistes, que d'après mes
propres observations ; & le progrès du
fœtus jusqu'au temps de l'accouchement
naturel, au bout des neuf mois révolus,

fans omettre aucune circonftance dont j'aie cru la connoiffance néceffaire à un commençant, ni fans rien ajouter que j'aie jugé inutile, afin de rendre mon ouvrage auffi parfait qu'il étoit en moi, fans l'étendre au-delà des juftes bornes. Enfuite, pour compléter mon fyftême, j'ai expofé la méthode de délivrer les femmes dans tous les cas difficiles & contre nature : j'ai parlé à cette occafion des découvertes que j'ai faites, des nouveaux moyens que j'ai inventés, & qui n'avoient pas encore été publiés : &, en les fuppofant juftes, ils doivent *rendre fervice* aux commençants comme à ceux qui ont déjà acquis de l'expérience, & ajouter aux connoiffances des uns & des autres. Pour moi je fuis fûr que ceux qui fuivront la méthode que j'ai établie, dans les mêmes cas mentionnés, feront convaincus de fon efficacité, & de la vérité de ce que j'ai avancé : je l'ai employée pour terminer un grand nombre d'accouchements depuis la publication de mon traité, c'eft-à-dire, depuis deux ans ; & les fuccès que j'ai eus non-feulement m'ont confirmé dans mon opinion, mais encore ont fervi à convaincre toutes les autres perfonnes qui étoient préfentes. Toutefois il y a encore des hommes trop efclaves de leurs préjugés, ou trop pleins de confiance en eux-mêmes, pour effayer les méthodes nouvelles; ou fi par hafard on obtient d'eux qu'ils en faffent l'expérience, ils s'y prennent de manière qu'ils ne réuffiffent point, ou en ne fuivant pas ces méthodes avec l'exactitude prefcrite par leur auteur, ou en les employant à contre-temps, & par-là ils les décréditent.

Le détail où je fuis entré, & que je prie le lecteur de me pardonner, le convaincra, je crois, s'il eft impartial, que les remarques du journalifte font abfolument contraires à la vérité, & peuvent être regardées comme une fauffe interprétation de mon ouvrage. Celui qui fait une objection jufte & raifonnable, mérite le titre d'_ami du public_; mais c'eft manquer à la bonne foi, que de donner aux chofes des couleurs qu'elles n'ont pas. Il faut d'ailleurs fe fouvenir qu'on ne doit point s'attendre à rencontrer une perfection abfolue dans quelqu'ouvrage que ce foit, que la fragi-

lité humaine mérite quelqu'indulgence, &
qu'on doit négliger quelques légères erreurs, échappées aux foins & à l'exactitude
d'un auteur.

Le journalifte voudra peut-être faire
paffer ce que je viens de dire pour une
prière que je lui adreffe, dans la crainte
d'être encore expofé à fa critique : mais je
fuis fi éloigné d'avoir cette intention, que
je l'invite publiquement à faire voir, foit
dans mon *Effai*, foit dans ce dernier
ouvrage, toutes les fautes effentielles que
tout homme de bonne foi peut me reprocher ; & je le prie en même temps d'expofer fes raifons, ou de citer les autorités
dont il s'étaye, afin que je puiffe défendre
mes affertions, ou reconnoître devant tout
le public mon erreur, ce que je ferai plus
difpofé à faire lorfqu'il m'aura convaincu,
qu'il ne fe l'imagine peut-être. Je l'invite
encore à nommer quelqu'auteur qui ait
écrit jufqu'à ce jour fur les accouchements,
dont le traité contienne moins de fautes,
ou un plus grand nombre de bonnes règles
pour la pratique, que le mien ; & dont les
parties foient mieux rangées en ordre,

pour l'inftruction facile de ceux qui doivent le lire. Loin donc de redouter fa cenfure, je defire que ce que j'ai dit ne l'empêche pas de répliquer, ou de nous donner à l'avenir quelqu'autre production: mais auparavant il fera bien de confidérer qu'il y a une différence entre critiquer avec juftefle, & altérer le fens d'un auteur, pour en tirer enfuite de fauffes conféquences.

Affurément, l'injuftice eft faite pour jetter l'ame dans le découragement, ou au moins pour affoiblir cette noble émulation qui allume en nous le defir de nous rendre utiles, & de concourir par nos travaux aux progrès des fciences. Cependant on a lieu d'y être beaucoup moins fenfible, lorfque fes traits font lancés par des hommes obfcurs, & qui fe laiflent guider par des motifs peu généreux. C'eft ce que je me fuis dit à moi-même, lorfqu'une critique amère & injufte s'eft efforcé de décréditer le fruit de mes peines & de mes veilles, & la voix publique qui s'eft déclarée en ma faveur, m'a dédommagé avec intérêt de la très-légère peine qu'elle auroit pu me caufer. D'ailleurs, fi le defir

que j'ai toujours eu de concourir, autant
qu'il a été en moi, au bien de l'humanité,
s'étoit affoibli, quel motif auroit été plus
capable de le rallumer dans mon cœur, &
de m'encourager à entreprendre de nouveaux travaux, que de me rendre de plus
en plus digne des suffrages authentiques
que j'ai déjà obtenus des hommes les plus
illustres, & des accoucheurs les plus distingués, c'est-à-dire de ceux qui, vraiment
instruits, ne savent critiquer qu'avec juf-
tesse, & accorder leurs éloges qu'au vrai
mérite. Mon zèle ne s'est donc point ral-
lenti, & j'ai considéré, sans m'embarrasser
du journaliste ni de ses adhérents, que je
devois donner la plus grande perfection à
un ouvrage entrepris pour instruire ceux
qui se destinent à la profession des accouchements : en conséquence, je me suis attaché à l'augmenter, où en détaillant davantage les règles que j'ai établies ; ou en
exposant d'une manière plus claire, & en
même temps plus circonstanciée, les différentes pratiques que j'ai recommandées ;
ou en employant pour faire admettre les
unes & les autres, les nouvelles preuves

que m'a suggérées la raifon , ou que m'a fournies une plus longue expérience. Ainfi, l'on auroit tort de regarder comme purement polémique ce fecond ouvrage, qui n'eft, à proprement parler , que la fuite de celui que j'ai publié il y a deux ans. Il eft vrai que j'y fais la critique du livre du docteur *Smellie* ; mais deux motifs m'ont déterminé : premièrement , j'ai jugé que cet auteur avoit commis plufieurs erreurs , & j'ai cru qu'elles étoient d'autant plus dangereufes , & qu'il falloit d'autant plus les relever , qu'il jouiffoit d'une réputation plus grande ; & , en fecond lieu , j'ai penfé que la vérité luiroit davantage aux yeux de mes lecteurs , fi je leur faifois faire la comparaifon de fes principes & des miens, en réuniffant en même temps les raifons qui me font admettre les uns , & rejetter les autres.

Pour éviter la confufion , & pour réunir fous différents points de vue, mais diftincts, tout ce qui compofe le traité du docteur *Smellie* fur la théorie & la pratique de l'art des accouchements, je l'ai confidéré comme hiftorien , comme anatomifte,

comme

comme théoricien , & comme praticien.

Premièrement , il nous dit , comme hiſtorien, dans ſa préface (*a*) : « Dans mon » introduction , je traite ſommairement , &c. » & au commencement de ſon intro- duction (*b*): « Je me ſuis propoſé de donner » un détail abrégé de la pratique des ac- » couchements, dans lequel je m'attacherai » ſur-tout à obſerver les différents progrès » qu'on y a faits de temps à autre , autant » que j'ai pu l'apprendre moi-même des » auteurs tant anciens que modernes , qui » ſe ſont particulièrement dévoués à cette » partie , & qui nous ont laiſſé quelques » écrits ſur cette branche de la chirurgie » : d'où tout lecteur ſera naturellement porté à croire :

1.° Que *Smellie* doit avoir lu une grande quantité d'auteurs tant anciens que modernes , pour s'être rendu capable de faire ces extraits.

2.° Que ces extraits doivent le mettre à portée *de juger par lui-même , & de diri- ger ſa pratique ſur celle des artiſtes qui ont*

---

le plus brillé, & traité le plus sommairement cette partie.

Mais, quant au premier point, je prouverai que *Smellie* n'a point été dans la nécessité de lire les ouvrages qu'il a cités, puisque ces extraits prétendus, ou les lieux d'où l'on dit qu'ils sont tirés, se trouvent, à l'exception de quelques lignes, prises dans l'histoire de la médecine de *Freind* & *Leclerc*, dans un volume *in-folio*, publié en 1582, & où ils ont été recueillis par *Spachius*, en commençant par *Hyppocrate*, (qui est à la tête de l'histoire de *Smellie*) & en passant successivement en revue les différents auteurs qui sont venus après lui jusqu'à *Guillemeau*. Il n'a donc pas fallu un temps considérable pour lire les ouvrages d'où ils ont été tirés.

Secondement, il paroît que *Smellie* n'a jamais lu ni les ouvrages originaux, ni *Spachius*, ou qu'il ne les a pas compris, ou qu'il les a volontairement mal interprétés pour autoriser quelques pratiques pernicieuses. Il est impossible autrement d'expliquer pourquoi il attribue à quelques-uns de ces auteurs des règles ou des méthodes directement oppofées à celles que l'on trouve dans leurs ouvrages. Pour moi, je croirois plutôt que, comme il a eu recours à quelqu'un pour donner à fon ouvrage la forme que nous lui voyons, il a pu auffi, pour tirer des extraits de *Spachius*, employer le miniftère de quelqu'autre perfonne, qui n'auroit jamais eu connoiffance du fujet, ni du langage des auteurs cités, fi ces prétendus extraits n'euffent été faits pour confirmer ou autorifer la manière de procéder de *Smellie ;* parceque *par-là* fes lecteurs *devoient juger & diriger leur pratique.* Il eft donc abfolument néceffaire que fes lecteurs & fes élèves foient bien inftruits de cela, pour éviter les erreurs funeftes qui auroient indifpenfablement lieu, fi ces méthodes étoient mifes en pratique.

Troifièmement, il eft évident que *Smellie* eft bien éloigné de donner une fuite régulière des découvertes avantageufes dans la pratique, puifqu'il n'a fait aucune mention, (apparemment parcequ'il ne pouvoit plus appeller à fon fecours quelque compilateur comme *Spa-*

chius) des auteurs qui ont vécu depuis 1597, date de la dernière édition de *Spachius*, jufqu'à 1668, temps où *Mauriceau* publia fon ouvrage fur les accouchements. Cependant on a vu briller dans cet intervalle de temps plufieurs hommes célèbres, qui ont publié dans leurs écrits différentes découvertes relatives aux différentes branches de cet art , plus utiles que plufieurs de celles dont *Smellie* fait mention. J'en ai rapporté quelques-unes, pour remplir en quelque façon ce vuide confidérable que laiffent entre eux les temps que je viens de défigner.

Enfin , notre auteur n'a point donné , comme il le prétend , l'hiftoire des progrès qu'on a faits jufqu'ici dans la pratique des accouchements , même parmi les modernes ; puifqu'il s'arrête au traité de *Mefnard*, publié à *Paris* en 1743 , bien que la première édition du nôtre n'ait paru qu'en 1752. Je ne puis m'empêcher d'obferver encore qu'il paroît affecter dans tout le cours de fon ouvrage d'être d'un fentiment contraire à celui des autres auteurs, même dans les parties de l'art les moins effentielles, mais fur-tout dans celles qu'ils ont perfectionnées par quelques nouvelles méthodes ou quelques obfervations , & qui par-là leur ont mérité des applaudif-fements univerfels. C'eft ainfi qu'il s'efforce de rabaiffer le mérite de *Deventer* , de *Lamotte* , de *Ruyfch* , &c. Comme je le montrerai, en m'efforçant à mon tour de venger ces auteurs de l'injure qui leur eft faite.

En fecond lieu , j'ai confidéré le doc-teur *Smellie* comme anatomifte. Je penfe que tout accoucheur fera d'accord avec lui fur ce principe (*a*) ; que *ceux qui fe deftinent à la pratique de l'art des accou-chements doivent commencer d'abord par acquérir une parfaite connoiffance de l'ana-tomie.* Mais il eft fi éloigné de prouver qu'il l'ait acquife lui-même , qu'il eft réduit à cette alternative , ou d'avouer fon igno-rance en anatomie , *fcience fi néceffaire pour bien comprendre la pratique des accouche-ments ,* ou de dire que , la connoiffant bien, il a donné volontairement une fauffe def-

____

(*a*) Tom. I, *pag.* 472.

cription des parties : car je ne crois pas qu'il y ait un auteur moderne qui, voulant expofer les moindres rapports anatomiques des parties du corps, tombe dans des erreurs auffi multipliées ; & quoique la defcription du *baffin* foit paffablement exacte, elle eft cependant fauffe à quelques égards, & fert de fondement à une théorie qui n'eft pas meilleure. Il eft donc évident que les élèves ou les lecteurs de *Smellie*, s'ils n'ont pas de meilleures inftructions, non-feulement n'auront qu'une connoiffance très-imparfaite de cette partie de l'anatomie, mais encore tomberont dans des erreurs confidérables.

En troifième lieu, je confidère *Smellie* comme théoricien. Il dit dans un endroit (*a*), que *la théorie nous avance peu dans l'etabliffement du diagnoftic & la cure des maladies, ou dans la perfection de la pratique des accouchements :* dans un autre (*b*), que *la théorie lui a paru propre à réveiller l'émulation des jeunes praticiens, & à les difpofer à quelques découvertes favorables*

______

(*a*) Tom. I. Introduct. *pag.* 66.
(*b*) Préface.

aux *progrès de l'art :* &, pour prouver cela, il montre en plusieurs endroits (*a*) les bons effets qui naissent de la théorie : contradictions & inconséquences que j'aurai soin de faire remarquer.

En quatrième lieu, en considérant *Smellie* comme praticien, j'examine ses différentes méthodes ; &, lorsque je les juge mauvaises, ou que j'en crois connoître de meilleures que les siennes, je donne mes raisons. J'ai aussi exposé plus amplement mes différentes manières de pratiquer, en y joignant les motifs qui me les ont fait adopter, afin que le lecteur intelligent & de bonne foi ait sous les yeux les unes & les autres, & puisse juger entre nous.

Comme *Smellie* paroît desirer de rendre plus commun que je ne le juge nécessaire, l'usage de son instrument favori, le *forceps* ; j'ai été obligé de montrer les avantages & les dangers qui accompagnent la manœuvre, par laquelle on retourne l'enfant dans la matrice pour le faire sortir

______

(*a*) Introduction.

par les pieds, d'une manière plus détaillée & plus claire que je ne l'ai fait jusqu'à présent, d'où j'ai démontré que *Smellie* emploie le *forceps* dans des cas qui ne l'exigent pas, & par-là expose la mère & l'enfant à de plus grands dangers. Cela m'a conduit à exposer les avantages & les maux qui accompagnent l'usage des *forceps*, aussi-bien que celui des autres instruments, avec les différentes manières de s'en servir dans la pratique, ce que j'ai fait avec encore plus de clarté & d'étendue que dans mon premier ouvrage ; d'où il paroîtra évident, d'un coup d'œil, que la méthode de *Smellie* non-seulement fait souffrir aux femmes des douleurs plus considérables & plus durables, mais encore qu'elle est accompagnée de plus grands dangers que la mienne, comme on peut s'en convaincre par la récapitulation sommaire de quelques cas, que l'on trouvera dans les §. 162, 163, 164, 165, 166 & 167 de cet ouvrage.

Cependant je n'entreprendrai pas de relever toutes les erreurs dans lesquelles il est tombé, ce qui me conduiroit au-delà des bornes que je me fuis prefcrites ; il me fuffira, pour remplir mes vues, de faire remarquer les plus effentielles, afin de rendre par-là fes lecteurs circonfpects fur le cas qu'ils doivent faire de fes autres préceptes, malgré l'air de confiance avec lequel il lui arrive quelquefois de les leur préfenter.

Au refte, je protefte n'avoir d'autre defir que celui de parvenir, s'il eft poffible, à découvrir la vérité, & que je n'ambitionne d'entraîner le public dans mon fentiment, qu'autant qu'il fera jugé meilleur & plus fondé. Je promets encore de conferver, autant qu'il fera en moi, le caractère d'un cenfeur honnête, & prêt à reconnoître des talents fupérieurs dans celui dont il relève les fautes. Cependant, fi quelque chofe étoit capable de me faire oublier ma promeffe, & de m'exciter à mêler l'amertume à ma critique, ce feroit l'éloge pompeux ; mais, à mon avis, peu mérité, comme je le prouverai, que l'on lit à l'article foixante-unième du Journal de décembre 1751.

1.° « Le traité de *Smellie*, (dit l'auteur

» de cet article, après avoir exposé le titre,)
» est précédé d'une courte préface, où le
» docteur met son lecteur au fait des motifs
» qui l'ont encouragé à écrire , & où il
» donne un plan succinct de l'ouvrage,
» commençant par une introduction, qui
» traite sommairement de la pratique des
» accouchements des anciens & des mo-
» dernes, où il rapporte les progrès qu'on
» a faits depuis *Hyppocrate* jusqu'au siècle
» présent , & qui est suivie d'un systême
» clair & régulier de l'art des accouche-
» ments, comprenant toutes ses branches,
» savoir l'anatomie des parties , les mala-
» dies propres aux femmes enceintes, les
» différentes méthodes de délivrer dans
» les cas naturels, contre nature , & labo-
» rieux·; les maladies particulières à la
» mère & à l'enfant au temps de l'accou-
» chement, ou après la naissance ; enfin le
» choix & la conduite des nourrices & des
» gardes ».

2.º « En lisant ce traité , il est facile
» de s'appercevoir, que l'auteur possède
» parfaitement son sujet ; & que , loin de
» s'efforcer d'amuser ses lecteurs par de

» vaines hypothèſes, ou par le récit exa-
» géré de ſes ſuccès, il n'affirme rien dont il
» ne ſe ſoit aſſuré par ſa propre expérience ;
» & il avoue ingénuement ſes fautes ,
» auſſi-bien que les cas où ſes efforts ont
» été trompés ».

3.° «Sa deſcription du *baſſin* eſt exacte ;
» ſes obſervations ſur ſa ſtructure ſont uti-
» les & ingénieuſes ; &, ſi nous ne ſommes
» pas dans l'erreur, il eſt le premier écri-
» vain qui ait démontré, par des principes
» de méchanique, les différentes manières
» d'opérer, dans tous les cas que préſente
» la pratique des accouchements. Comme
» il a lui-même perfectionné le *forceps*, il
» entre dans un détail fort circonſtancié
» ſur cet inſtrument, dont il recommande
» & enſeigne l'uſage ; enſuite il s'étend ſur
» les autres moyens uſités dans la pratique,
» & à la perfection deſquels il a encore
» contribué en partie ; &, quoiqu'il aver-
» tiſſe ſouvent les jeunes praticiens d'évi-
» ter, autant qu'il ſera poſſible, l'uſage des
» inſtruments, il prouve victorieuſement
» qu'ils ſont abſolument néceſſaires dans
» quelques cas pour conſerver la vie de la

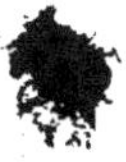

» mère. Il réfute les opinions erronées des
» auteurs modernes qui ont écrit ſur cette
» matière ; il corrige certaines erreurs de
» *Deventer*, au ſujet des différentes ſitua-
» tions de la matrice , & il blâme à juſte
» titre *Lamotte* d'avoir eſſayé de tromper
» les jeunes gens , en leur cachant les cas
» où ſa pratique a été ſans ſuccès , leſquels
» doivent avoir été conſidérables , s'il a
» toujours négligé l'uſage des inſtruments,
» qu'il blâme ſans aucune diſtinction. En
» un mot , les moyens qu'a imaginés le
» docteur *Smellie* pour perfectionner ſon
» art ſont , ſelon nous , ſolides & efficaces ;
» ſes préceptes , clairs & évidents ; ſes re-
» marques , judicieuſes & heureuſes ; & les
» méthodes qu'il emploie dans ſa pratique,
» ſupérieures à toutes les autres. Il règne
» d'ailleurs dans tout ſon ouvrage des ſen-
» timents d'humanité , de modération , &
» une candeur qui ne pourront manquer
» de lui concilier la bienveillance & l'eſ-
» time de ſes lecteurs ».

Il faut avouer qu'on ne peut s'empêcher
de regarder ce journaliſte , d'après ſon ſtyle
& ſes expreſſions , comme l'écho du doc-

teur *Smellie*, car ce dernier nous dit dans
ſa préface (*a*): « Dans mon introduction ,
» je traite ſommairement de la pratique
» des accouchements des anciens & des
» modernes, ſur laquelle je rapporte tous
» les progrès qu'on a faits juſqu ici ; je me
» ſuis attaché à cette partie en faveur de
» ceux qui n'ont point le temps ou peut-
» être pas l'occaſion de conſulter les diffé-
» rents auteurs que j'ai été obligé de par-
» courir ; afin que , voyant d'un coup-d'œil
» toute l'étendue de leur art , les jeunes
» chirurgiens ſoient plus à portée d'en
» juger par eux-mêmes , & de diriger leur
» pratique ſur celle des artiſtes qui ont le
» plus brillé , & traité le plus ſommaire-
» ment cette partie » : & plus bas il ajoute
(*b*): « Je ne crains pas qu'on me taxe
» d'avoir broché cet ouvrage à la hâte ,
» lorſqu'on ſaura qu'il y a plus de ſix ans
» que je travaille à rédiger mes leçons ſous
» une forme propre à ſouffrir la preſſe ; &
» que, depuis ce temps, j'ai digéré, changé,

(*a*) Tom. I. *pag.* x.
(*b*) Tom. I. préface , *pag.* xiv.

» & corrigé de temps à autre tout ce que
» j'avois écrit , conformément aux nou-
» velles lumières que j'ai reçues de mon
» étude & de mon expérience : enfin il
» suffira d'obferver que je ne me fuis donné
» pour maître dans l'art des accouche-
» ments , qu'après l'avoir heureufement
» pratiqué pendant long-temps à la cam-
» pagne ; & que l'ouvrage que je publie
» aujourd'hui eft le fruit non - feulement
» des occafions que j'y ai eues d'approfon-
» dir cet art , mais plus particulièrement
» encore d'une pratique réfléchie pendant
» plus de dix ans à *Londres*, où j'ai fait
» plus de deux cens quatre - vingt cours
» d'accouchements, pour l'inftruction de
» plus de neuf cens élèves en chirurgie,
» fans y comprendre les fages - femmes,
» dans lefquels j'ai délivré plus de douze
» cens cinquante pauvres femmes , en pré-
» fence de ceux qui fuivoient mes leçons,
» &c. » Après la lecture de ce pompeux
paragraphe , qui ne s'écriera pas avec *Ho-*
race ?

Quid dignum tanto feret hic promiffor hiatu ?

Art. poet. v. 138.

Puiſſent ceux qui ſont au fait du ſujet, après avoir lu tout l'ouvrage, ne point ajouter, *parturiunt montes*, &c.

Mais je ne veux point prévenir l'eſprit des lecteurs. Quant au journaliſte, s'il eſt verſé dans l'art des accouchements, ce que je ne deſire pas pour ſon honneur, ſa partialité eſt trop évidente pour que l'on n'en ſoit pas choqué : & déſormais toute la vengeance que j'en tirerai, ſera d'être inſenſible à ſa critique comme à ſes éloges.

Afin que les raiſonnements de *Smellie* ne perdent pas de leur force, en les déguiſant ou en les interprétant mal, j'ai réſolu de rapporter toujours ſes preuves, & de citer ſes propres expreſſions, afin qu'on ait l'avantage de connoître par ſoi-même leur force ou leur foibleſſe, & de juger ſûrement de la juſteſſe ou de la fauſſeté de mes objections. Comme mon unique but eſt de remplir les engagements que tout citoyen a contracté envers la patrie, & qui conſiſtent à concourir autant qu'il eſt en lui au bien commun, perſonne ne pourra me blâmer de faire tous mes efforts pour détruire des principes qui me paroiſſent erronés , & prévenir par-là les malheurs qui en seroient la suite inévitable , s'ils étoient admis aveuglément par les élèves qui sont encore , généralement parlant , dans un âge où ils ne peuvent porter un jugement solide de la doctrine établie, ou de la pratique recommandée dans les livres qu'ils consultent. Je souhaite que le docteur *Smellie* , en homme de bonne foi, soit de son côté satisfait de voir la vérité reconnue par nos soins & nos travaux , quand même le jugement des lecteurs lui seroit défavorable. Nous cherchons tous deux le bien , mais nous différons en opinion ; & , comme nous ne pouvons nous convaincre l'un l'autre , nous voulons bien en appeller à de meilleurs juges , afin qu'ils déterminent de quel côté est la plus grande probabilité , sans toutefois croire notre honneur intéressé , quel que soit le jugement qu'ils porteront.

SUITE

SUITE
DU NOUVEAU SYSTÉME
DE L'ART
DES ACCOUCHEMÉNTS.

§. 1. EN lifant le livre du Docteur *Smellie* fur l'art des accouchements , avec l'intro- duction qu'il a mife à la tête; & en comparant l'un & l'autre avec les obfervations que j'ai faites depuis quelques années fur ce fujet, je ne puis m'empêcher d'accufer cet auteur d'être tombé dans plufieurs erreurs groffières.

Il intitule fon livre, *Traité fur la théorie & la pratique des accouchements :* or je foup- çonne par cet intitulé qu'il veut annoncer non-feulement l'art de délivrer les femmes , mais encore la fcience ou la connoiffance des préceptes néceffaires pour traiter les maladies auxquelles elles font fujettes , dans leur grof-

A

feſſe , pendant & après le temps de l'accouchement. Ce doit être-là ſon intention , ou la plus grande partie de ſon introduction , & une partie conſidérable de ſon traité , ſeroient ſuperflues.

§. 2. Des trente-trois auteurs dont il dit qu'il a donné *la pratique des accouchements parmi les anciens* , il y en a quatorze dont il n'aſſigne que les noms , avec le lieu de leur ſéjour , ou le temps où quelques-uns d'eux ont vécu ; & cependant il ajoute (*a*) : « Je me » ſuis attaché à cette partie en faveur de ceux » qui n'ont point le *temps* , ou peut-être pas » l'*occaſion* de conſulter les différents auteurs » que *j'ai été obligé de parcourir* , afin que » voyant *d'un coup d'œil toute l'étendue de* » *leur art* , les jeunes chirurgiens ſoient *plus* » *à portée d'en juger* par eux-mêmes , & de » *diriger leur pratique ſur celle des artiſtes* » qui ont le plus brillé , & traité le plus *ſom-* » *mairement* cette partie ». Pourquoi ne nous a-t-il donc donné que les noms de ces auteurs ? quelle utilité en retirons-nous par rapport à *la pratique des accouchements ?* Ou comment pouvons - nous *diriger cette pra-* *tique* d'après l'hiſtoire qu'il en a faite ? D'ailleurs je prouverai que tous ces extraits , qu'il prétend avoir tirés des auteurs originaux ,

_____

(*a*) Tom. I. préf. *pag.* xj.

font dans un feul volume *in-folio* où ils ont été recueillis par *Spachius*, à l'exception cependant de quelques pages prifes dans l'hiftoire de la médecine, par *le Clerc* & *Freind*, où le lecteur trouveroit encore un détail beaucoup meilleur & beaucoup plus ample que celui que *Smellie* a donné dans fon introduction; & de crainte que lui, ou quelqu'autre n'imagine que j'avance plus que je ne peux prouver, je vais marquer les endroits où l'on pourra retrouver *chaque partie de fon hiftoire.*

§. 3. Le commencement de fon introduction eft en partie tiré de *le Clerc* (*a*) : mais je ne comprends pas pourquoi il a traduit, (ou celui qu'il a employé) *Fragments des livres, par chapitres entiers* (*b*).

Quoique par grande modeftie il ne cite pas fon autorité, je fuppofe que la quatrième, cinquième & fixième pages ont été en partie empruntées du même auteur, parcequ'elles paroiffent être une *traduction exacte* de fes propres paroles (*c*), avec cette feule différence, qu'il a omis un avis fort prudent dont *le Clerc* fait mention, comme tiré d'*Hyppocrate* (*d*).

(*a*) *Hiftoire de la médec. part.* 2. *liv.* 3. *chap.* 13.
(*b*) *Tom.* I. *introd. pag.* 3.
(*c*) *Hift. de la médec. de* le Clerc, *part.* 1.
(*d*) *Spachii Gynæcior. p.* 609, 610, 611 & 755.

§. 4. Il rapporte, pag. 7. (de l'introduction) qu'*Hyppocrate* , parmi les autres signes diagnostiques des *fleurs blanches*, dit : « *les uri- » nes de la malade ressemblent à celles d'un » âne* ». mais on lit dans *Hyppocrate* (*e*); «In » fluore albo effluit quid album , velut asini » urina». Je m'imagine que le passage suivant, dans un autre endroit du même auteur (*f*), traduit comme je le rapporte ici, a pu occasionner cette erreur du copiste , qui ne comprenoit pas l'original : « Cum fluor albus sub- » ortus fuerit , urina qualis asini apparet ». mais il est traduit ainsi dans *Spachius* (*g*): «Cum fluor albus obortus fuerit , velut urina » asinina apparet »; & il dit à la page suivante : «Fluxus albus fluit veluti alba asini urina ». Cela est , je crois , une forte preuve, qu'il n'a point lu , ou qu'il n'a point compris l'un de ces auteurs. Quoiqu'il en soit, *Hyppocrate* a donné les signes diagnostiques de cette maladie , savoir les fleurs blanches , dans un détail meilleur & beaucoup plus ample (*h*); qu'il devoit rapporter , tant pour faire honneur à son auteur , que pour le bien de ses élèves.

(*e*) *De Morb. mulier. anat.* Foesio *authore, lib.* 2. *p.* 641. *lig.* 8.

(*f*) *De naturâ mulieb. pag.* 567. *lig.* 51.

(*g*) *Pag.* 856.

(*h*) *De morb. mulier. lib.* 2. *pag.* 641.

Les pages 7, 8, 9, 10 & 11 de son introduction font en partie une traduction verbale
de différents endroits de *Spachius* (*a*), pris
dans *Hyppocrate* (*b*), excepté le paſſage ſuivant de ſa page 9, où il fait dire à l'auteur;
« les parties (l'orifice de la matrice) doivent
» être ointes avec quelque choſe d'onctueux,
» & l'on a eu la précaution de les ſéparer » ;
tandis que *Spachius* (*c*) a traduit par ces
mots, « oſcula dilatare », & qu'*Hyppocrate*
dit (*d*), « oſcula emollientibus aperire » ; enſorte qu'on ne trouve ni dans l'un ni dans
l'autre de ces auteurs aucun précepte qui
tende à avoir la *précaution de ſéparer les
parties*, quoique *Smellie* ait ordonné de
ſéparer, au lieu de dilater un orifice élaſtique.

Il fait dire encore dans la page ſuivante
à *Hyppocrate*: « on procure enſuite quelque
» rafraîchiſſement à la femme, que l'on ex-
» poſe aſſiſe à la vapeur de l'eau chaude » ;
tandis qu'il y a dans l'original (*e*), « præter-
» eaque in aquam calidam ſedentem collo-
» care, donec perfundatur » ; ce qui eſt ainſi
commenté dans *Spachius* (*f*); « dum mulie-

(*a*) *Pag.* 602, 603, 677, 678, 679, 683, 684, 685, 696, 1053, 1061.
(*b*) *Pag.* 602, 603, 617, 618. (*c*) *Pag.* 680.
(*d*) *Pag.* 617, *lig.* 43.
(*e*) *De morb. mulier. lib.* 1. *p.* 618. *l.* 9.
(*f*) *Pag.* 682.

» bria pudenda tepeſcant , molleſcant &
» diſſolvantur ».

Ce qui ſuit eſt également dans *Spachius*, (f) & peut être trouvé dans *Hyppocrate* (g), mais j'oſe dire que *Smellie* ne peut avoir puiſé lui-même dans l'un de leurs ouvrages, parceque l'ordre qu'*Hyppocrate* a ſuivi eſt totalement changé, ſans qu'on en puiſſe aſſigner le motif. *Hyppocrate* dit (h); « ex quibus puer‑ » perii purgamenta potiſſimum expurgantur, » allia coɥa aut aſſa, ex vino aut oleo , cum » parvis polypis & ſepiolis » : & à la ligne 3 2 ; «caſtoreum autem aut nardum bibat. Ruta » etiam jejunæ ex vino nigro dulci bibenda , » aut ſine vino » : ce que *Smellie* a rendu (i) par *ail, petits oignons rôtis ou bouillis, caſ‑ tor, rhue*, &c. *Hyppocrate* ajoute à la ligne 46 ; « omnibus autem præſtare novimus arte‑ » miſiam herbam , & diɥamnum , ac albæ » violæ flores, & laſeris ſuccus » : & à la ligne 5 0 ; « *deinde agni caſti folia à vino & melle » trita* », d'où l'on voit qu'*Hyppocrate* com‑ mence par les ſubſtances les plus douces , & paſſe enſuite par dégrés à celles qu'il regarde comme les plus efficaces , &c. « omnibus au‑ » tem præſtare novimus », &c. mais *Smellie*

(f) *Pag.* 631, 632, 633, 683, 712, 713, 715, 716.
(g) *Pag.* 608.   (h) *Pag.* 608. *lig.* 29.
(i) *Introd. pag.* 23.

a renverſé cet ordre, & a jugé à propos de commencer par les dernières.

Le dernier paragraphe de la treizième page peut être trouvé dans *Spachius* (*k*); & l'original eſt mal interprété dans le paragraphe ſuivant. Car *Smellie* fait dire à *Hyppocrate*: «lorſqu'on n'a pu délivrer la mère ſans le » ſecours des machines, l'enfant eſt commu- » nément fort affoibli »; mais *Hyppocrate* dit (*l*): « & ſine medici ope ». Je ne puis comprendre comment *Smellie* a pu com- mettre une telle erreur; car, en premier lieu, il n'auroit pas donné cette interprétation, s'il eût fait attention à la traduction de *Fœſius*, qui dit: « muliere ægre pariente, ſi fœtus in » naturalibus locis hæreat neque facile exeat, » ſed cum labore, neque ſine medici ope »: &, en ſecond lieu, un homme auſſi bien inſtruit des moyens uſités parmi les anciens, qu'il nous dit l'être, ne peut oublier qu'ils ne ſe ſont ſervis, à en juger par ce que nous li- ſons dans leurs ouvrages, d'aucunes machines, le *filet* excepté, pour délivrer les femmes, ſi ce n'eſt de celles qui tuoient l'enfant; juſ- qu'au temps d'*Avicenne*, qui naquit, ſuivant *Freind* (*m*), dans l'année 980, & mourut en 1036, environ 1400 ans après la mort d'*Hyp-*

***

(*k*) *Pag.* 789, 1057, 1058.
(*l*) *Pag.* 261.
(*m*) *Hiſt. de la médecine, part.* 2.

A 4

pocrate, qui arriva plus de 360 ans avant la naiſſance de *Jeſus-Chriſt* (*n*).

En troiſième lieu, un tel praticien ne peut ignorer que, lorſque le travail d'une femme eſt difficile, & que ſon enfant s'arrête au paſſage pendant quelque temps, il eſt ordinairement affoibli, ſur-tout ſi ſa mère a été abattue au point d'avoir beſoin des ſecours de la médecine pour augmenter ſes douleurs. En quatrième lieu, *Hyppocrate* ne nous dit point que l'enfant ſoit *communément affoibli*, mais il dit (*o*); « pauci ſunt » temporis », « ils ne vivent pas ordinaire- » ment long-temps ». Enfin, *Smellie* ne paroît point faire la diſtinction convenable entre un enfant *communément foible*, & un enfant qui *communément ne vit pas long-temps*. Dans le premier cas, quoique foible, il peut recouvrer des forces & vivre pluſieurs années ; dans l'autre, il eſt communément foible tout le temps qu'il vit.

Sa quinzième page a été extraite originairement de *Spachius* (*p*), avec cette différence qu'il a omis de parler d'un ſigne diagnoſtique eſſentiel, car *Hyppocrate* dit (*q*), « & venter » attollitur », « & le ventre eſt enflé ».

(*n*) Wolfgang. *Juſtus in chronolog. medic. juxtà Renat.* Moreau, *nat. ante Chriſt.* 453.

(*o*) *De ſuperfœt.* pag. 261.

(*p*) *Pag.* 609, 610, 611.   (*q*) *Pag.* 601.

On lit, quelques lignes au-deffous : « *Hyp-* » *pocrate* ordonne de l'ail, du caftor, ou de » la rhue, bouillis avec du gruau » ; mais il y a dans l'original (*r*), « admixtis fepiæ ovis & » caftoreo » : & ailleurs (*s*), « fepiæ teftam », ce qui eft répété dans plufieurs autres endroits de fon ouvrage (*t*). Je cherche avec grand étonnement ce qui a pu lui faire traduire, *fepiæ ova* par *ail*, ou *fepiolis* (*u*) par *petits oignons*, comme on le trouve à la page 13, parcequ'il doit avoir lu dans *Perfe*, étant écolier, que ce mot *fepia* ne fignifie point un végétal, mais un animal. (la sèche.)

Nigra quod infufa vanefcat fepia lymphâ.

Satyr. 3, *v.* 13.

Johnfton (*v*) l'auroit encore convaincu que l'on n'entend ni par *fepia* ni par *fepiola* aucun végétal, mais un animal qui eft fouvent pref- crit en médecine : bien plus, s'il eût lu *Celfe*, qu'il cite cependant dans une autre occafion, *Galien*, *Diofcoride*, *Pline*, & quelqu'un des auteurs anciens, il ne feroit pas tombé dans une erreur fi groffière : & je dois ajouter qu'il n'eft fait aucune mention d'*oignons* dans cette

---

(*r*) *Pag.* 604.
(*s*) *De fuperfœt. pag.* 266, 267.
(*t*) *Pag.* 576, 624, 625, 632, 651, 653.
(*u*) Hyppoc. *pag.* 608.
(*v*) *Hift. natur. liv.* 1, *chap.* 2.

partie de l'ouvrage d'*Hyppocrate*, d'où l'extrait a été tiré.

D'ailleurs, les paroles ſuivantes d'*Hyppocrate* ſont encore mal interprêtées, car cet auteur dit (*x*); « farinam cum rutâ coctam «, au lieu que *Smellie* a rendu *farinam* par *gruau*. Il ne ſavoit donc pas qu'*Hyppocrate*, comme le dit *Heyſichius*, entend toujours la farine de froment, toutes les fois qu'il ordonne l'uſage de quelque farine, ſans déſigner l'eſpèce. En effet, lorſqu'il conſeille quelqu'autre farine que celle de froment, il la nomme, comme, par exemple (*y*); « lolii & » lentium farinam », & (*z*) « farinam horda- » ceam » ; la farine d'yvraie, de lentilles, & d'orge, & ainſi des autres. Quoi qu'il en ſoit, il n'eſt fait aucune mention de la farine d'aveine dans toute cette partie de l'ouvrage d'*Hyppocrate*, d'où notre auteur a tiré ſes extraits.

Comme il a rapporté, pages 13 & 14, pluſieurs remèdes preſcrits par *Hyppocrate* pour faire ſortir l'arrière-faix ; je ſuis ſurpris qu'il ait paſſé ſous ſilence, « ſuccus laſerpitii » vel Cyrenaycus », ordonné ſi ſouvent par lui en pareille occaſion. Il eſt également étonnant, qu'ayant pris *tant de peine, pour faire*

(*x*) *Pag.* 604.
(*y*) *L'endroit cité*, & *pag.* 668.
(*z*) *Pag.* 570.

des extraits des ouvrages des anciens, il se soit dispensé de présenter à ses lecteurs cette description détaillée des signes diagnosti-ques, &c. de l'inflammation de la matrice après l'accouchement, & des moyens cura-tifs, telle qu'on la trouve dans *Hyppocrate*, (*a*) sur-tout après avoir fait entrer dans son traité tant d'autres choses moins utiles. En un mot, tout ce qu'il y rapporte, comme tiré d'*Hyppocrate*, se trouve dans l'histoire de la médecine de *Le Clerc*, & dans *Spachius* (*b*), à l'exception des erreurs ci-dessus mention-nées : & je dois ajouter qu'il n'a pas donné la moindre idée du livre d'*Hyppocrate*, « de » fœtus in utero mortui exectione » (*c*).

§. 5. L'auteur qu'il cite après *Hyppocrate*, est *Aristote* (*d*), mais le peu qu'il en a rapporté se trouve encore dans *Spachius* (*e*). D'ailleurs il a passé sous silence plusieurs observations de cet auteur, dignes de remarque, & entre autres celle-ci (*f*) : « Post partum & post lo-» chia lactescere mammas, & quamdiu lochia » & menses feruntur, lac non effundendum, » neque enim natura, inquit, tam largè pro-

---

(*a*) *Pag.* 609.
(*b*) *Pag.* 600 *& suivantes.*
(*c*) *Pag.* 914.
(*d*) *Introd. pag.* 16.
(*e*) *Pag.* 757, 773, 782, 787, *&c.*
(*f*) *Hist. anim. l.* 4. *ch.* 10. *l.* 10. *ch.* 11. Spach. *p.* 792.

» fundere poteſt per utramque partem ; ſed ſi
» in alterutram partem ſecernit , in alterâ
» deeſt , niſi quid accederet violentum , &
» præter id quod magnâ ex partè conſuetum
» eſt » (*g*).

§. 6. *Celſe* ſuit *Ariſtote* dans l'introduction
de *Smellie*. Ce que ce docteur en dit ſe trouve
dans *Spachius* (*h*). Toutefois il a omis le
plus eſſentiel : car en parlant de la manière
dont on doit ſe ſervir du crochet, il dit, *qu'il
faut le placer ſur la tête*; mais voici les paroles de *Celſe* (*i*) : « tum demitti debet uncus,
» undique lævis , acuminis brevis , qui , vel
» oculo , vel auri , vel ori , interdum etiam
» fronti rectè injicitur (*k*) «. Il a pareillement
paſſé ſous ſilence un ſage avertiſſement de
cet auteur, car voici le précepte qu'il donne :
« Trahere autem dextra manus uncum ; ſiniſtra,
» intus poſita , infantem ipſum ſimulque diri-

(*g*) Les mammelles donnent du lait après l'accouche-
chement & après les lochies ; & tant que les lochies & les
règles ont lieu , le lait ne doit point être tiré ; car , dit-il,
la nature ne peut ſuffire aux deux évacuations , par les
mammelles & la matrice : mais s'il ſe filtre dans une de ces
parties , il manque dans l'autre , à moins qu'il ne ſurvienne
quelque cauſe violente & extraordinaire.

(*h*) *Pag.* 796.

(*i*) *Liv.* 7. *chap.* 29.

(*k*) Et alors il enfoncera ou dans l'œil , ou dans la bouche , ou dans l'oreille , quelquefois même dans le front ,
un crochet qui ſoit liſſe de tous côtés , & qui ait le bec
court.

» gere eum debet (*l*) ». D'où il est évident
que *Celse* connoissoit la nécessité d'entretenir
le sommet de la tête de l'enfant dans le centre
du passage. Il enseigne encore la manière
d'extraire le *placenta* , car il dit : « Quoties
» autem infans protractus est , trahendus mi-
» nistro est. Is eum supinis manibus sustinere,
» medicus deinde sinistrâ manu leniter tra-
» here umbilicum debet ita , ne abrumpat,
» dextraque eum sequi usque ad eas quas se-
» cundas vocant, quod velamentum infantis
» intus fuit : hisque ultimis apprehensis , ve-
» nulas membranasque omnes eâdem ratione
» manu diducere à vulvâ , totumque illud
» extrahere , & si quid intus præhereâ concreti
» sanguinis remaneat (*m*), &c.

§. 7. *Smellie* parle ensuite de *Moschion* ,
& quoique ce qu'il a écrit se trouve dans le
recueil des ouvrages de ceux qui se sont le
plus distingués parmi ces écrivains, que l'on

(*l*) Il tire l'instrument avec la main droite, tandis que
la gauche , qui est dans la matrice, est occupée à diriger
le fœtus.

(*m*) Toutes les fois qu'on a tiré un enfant, il faut le
donner à un aide, qui le tient le dos sur ses mains , tandis
que le chirurgien tire doucement de la main gauche le
cordon ombilical , de crainte de le rompre, & le suit de
la main droite jusqu'à l'arrière-faix, qui servoit d'enveloppe au fœtus dans la matrice. Il porte ensuite la main
sur l'arrière-faix, le détache pareillement peu-à-peu du
fond de la matrice , & emporte les caillots de sang qui
pourroient y être restés.

appelle *les anciens modernes*, comme il le
dit page 45 de ſon introduction , & fait par
les ſoins de *Spachius* , il nous le donne à la
page 19 comme *ancien*. Comme , ſuivant le
ſavant *Haller* (*n*) , ſon ouvrage a été originairement écrit en latin , & traduit en grec,
je ſuivrai la première édition. Mais la principale partie de l'une & de l'autre eſt dans *Spachius* , & les extraits que *Smellie* nous dit
avoir tirés de *Moſchion*, ſont dans le recueil
de ce compilateur (*o*). Quoi qu'il en ſoit , il a
paſſé ſous ſilence quelques règles utiles &
quelques bonnes pratiques de *Moſchion*, &
il lui fait dire ce qui ne peut jamais arriver
lorſque l'enfant eſt conformé régulièrement:
car voici ce qu'on lit à la page 20 de ſon
introduction : « il dit, (*Moſchion*) que la po-
» ſition la plus favorable (de l'enfant) eſt celle
» dans laquelle la tête ſe préſente la première,
» les mains & les pieds entrelacés & arrangés
» le long des côtes » : au lieu qu'il y a dans
l'original (*p*) « quoties in caput feruntur, ita
» ut in orificium matricis directum caput ejus
» inveniatur, manibus ſcilicet lateribus & fe-
» moribus junctis (*q*) ». D'ailleurs je renvoie

____

(*n*) *Method. ſtud. med. pag.* 581.
(*o*) *Pag.* 11 & 12.
(*p*) *Pag.* 10. *dans Spach.*
(*q*) L'enfant eſt bien placé toutes les fois qu'il s'avance
la tête la première , de façon qu'elle ſe trouve directement

encore à la traduction grecque ceux qui pourront foupçonner ma fidélité. *Mofchion* ne parle donc en aucune façon *des mains & des pieds entrelacés & arrangés le long des côtes*, & *Smellie* doit favoir que, lorfqu'un enfant fe préfente dans la meilleure pofition, il eft impoffible que fes *mains & fes pieds foient entrelacés & difpofés* de la manière qui vient d'être expofée : d'où il eft évident que fes extraits n'ont point été tirés des originaux.

§. 8. Tout ce qu'il dit de *Rufus Éphefius*, eft copié mot pour mot de *Leclerc* (*r*), d'où je tirerai encore la même conclufion, favoir qu'il n'a pas eu befoin de confulter les auteurs originaux pour nous donner fes extraits.

Il ne nous dit rien de remarquable au fujet de *Galien*; & ce qu'il rapporte d'*Oribafe*, fe trouve encore dans *Leclerc* (*s*). Les deux derniers livres de fes ouvrages, (d'*Oribafe*) ont été tellement copiés d'après *Galien*, qu'il a été appellé, comme nous le dit *Freind*, (*t*) le *finge de Galien* (*u*).

§. 9. Mais il employe quinze pages de fon introduction à nous expofer les extraits qu'il

---

dans l'orifice de la matrice, les mains appliquées contre les côtés & les cuiffes.

(*r*) *Hift. de la médec. part. 3. liv. 2. chap. 3.*
(*s*) *Hift. de la médec. part. 3. liv. 3. chap. 1.*
(*t*) *Hift. de la médec. part. 1.*
(*u*) *Smellie* avoit donné cette épithète, dans fa première édition, à *Ætius*.

prétend avoir faits d'*Ætius*. Cependant tout ce qu'il rapporte d'important fe trouve dans *Spachius* , principalement depuis la page 1053 , jufqu'à la page 1063 inclufivement, dont il a donné une traduction littérale , comme le lecteur pourra s'en aſſurer.

Il dit à la page 30; «dans ſon vingt-troi-
» fième chapitre, il (*Ætius*) rapporte, d'après
» *Philumenus* , la manière de tirer l'enfant
» par morceaux» : à la page 35 , « dans ſon
» vingt-quatrième chapitre, qui eſt encore un
» extrait de *Philumenus* » : à la page 37;
« la manière de pratiquer de *Paul Æginette*
» s'accorde beaucoup avec celle d'*Ætius* &
» de *Philumenus* » : à la page 38; « quant à
» ſa manière de délivrer,(de *Paul Æginette*)
» les enfants morts & le *placenta*, c'eſt à-peu-
» près la même que celle dont nous ſommes
» redevables à *Philumenus* » : à la page 40 ;
« *Avicenne* rapporte, d'après *Paul Æginette*,
» la manière de délivrer l'enfant lorſqu'il eſt
» mort ; d'après *Philumenus* , la manière de
» tirer l'arrière-faix ». Cependant il vient de
dire au-deſſus, que *Paul Æginette* tenoit de
Philumenus la manière de délivrer l'enfant mort ; & enfin il ajoute , page 67 ;
« *Philumenus* va plus loin », &c. Qui, j'oſe le
dire, ne s'imaginera pas, d'après tous ces extraits, qu'il y a eu quelqu'ouvrage publié par
Philumenus , que *Smellie* l'a lu , & qu'il l'a
compare

comparé avec le vingt-quatrième chapitre d'*Ætius* ? Car par quelle autre voie auroit-il pû découvrir que ce qui s'y trouve contenu est tiré de *Philumenus* ? cependant, ce dernier, qui mourut l'an 350 (*x*), n'a publié que *divers fragments*, qui ont été imprimés dans le recueil fait par les soins d'*Ætius Amadeus* : quant à ceux qui sont relatifs à notre sujet, savoir à la manière de tirer le fœtus de la matrice, &c. *de fœtus extractione*, &c. ils se trouvent au long dans les chapitres 23, 24, 27, 28, 83 & 105. tetrab. 4. serm. 4. & composent cette partie du recueil d'*Ætius*.

§. 10. *Paul Æginette* suit *Ætius*, & les extraits qu'en donne *Smellie* sont dans *Spachius* (*y*), où le lecteur est à portée d'apprendre, que *Nicolas la Roche*, comme on le trouve dans *Æginette* (*z*), nous dit : « Si os » cervicis uteri obliquum fuerit, &c. difficil- » limè pariunt : » & à la page suivante ; « hu- » more si quidem, qui in utero collectus fuit, » vacuato, ægerrimè delabetur embryon » propter ariditatem ». (*a*) De plus, ce que

---

(*x*) Vander Linden, *de script. medic.*
(*y*) *Pag.* 103,
(*z*) *Lib.* 3. *cap.* 76.
(*a*) Si l'orifice du cou de la matrice est oblique, &c. elles accouchent très-difficilement. —— Si l'humeur, qui étoit amassée dans la matrice, est évacuée, l'enfant avancera avec beaucoup de peine, à cause de l'aridité des parties.

Smellie rapporte d'historique au sujet de *Paul Æginette*, est dans l'histoire de la médecine de *Freind* (b), où l'on trouvera qu'il a copié, mot pour mot, des passages entiers d'*Alexandre de Tralles*, de même que *Serapion* (c), dont il est fait ensuite mention par notre auteur.

§. 11. *Rhazès*, qu'il cite après, a écrit, dit-il, le premier un livre sur les maladies des enfants en particulier, & est la première personne qui se soit servi du *filet*.

Il lui a fait succéder *Avicenne*, le premier qui ait fait mention de quelqu'autre instrument que le *filet*, pour tirer le fœtus & le conserver; car, dit *Mercurialis*, (un des auteurs recueillis dans *Spachius* (d),) d'après *Avicenne*; « prima (regula) est, ut obstetrix » tentet manibus educere; si vero manibus » non potest, fascia circumligetur fœtus cor- » pus, atque ita paulatim educatur. Si vero » hoc non succedat, habent obstetrices quæ- » dam tenacula quibus circumligant pannos » ne lædant vel offendant fœtum, iisque edu- » cunt » (e). Nous supposons que cet instru-

---

(b) *Part.* 1.
(c) *Ibid. part.* 2.
(d) *Lib.* 2. *cap.* 3.
(e) La première règle est, que l'accoucheur doit essayer de tirer le fœtus avec ses mains; mais s'il ne peut en venir à bout, il faut lier une bande autour de son corps, & le

ment est le *forceps* , quoiqu'il n'en décrive point la forme. Voyez *chap.* 8.

Il vient ensuite à *Albucasis* , dont les ouvrages sont dans ce volume qu'il appelle *anciens modernes* , recueillis par *Spachius* : & ce qu'il en rapporte est aussi dans *Freind*(*f*), où le lecteur pourra trouver ce qui est mentionné dans le manuscrit arabe de la bibliothèque de *Bodlei* , sans aller à *Oxford* pour consulter l'original.

Enfin, il place, après *Albucasis* , *Raynalde* ; qui publia un livre en 1565 ; mais comme il a traduit *Eucharius Rhodion* , *de partu hominis* , dont je n'ai jamais vu les ouvrages , je n'en puis rien dire.

§. 12. Je viens à présent à cette source féconde dont *Smellie* a principalement tiré ses extraits précédents , à ce volume *in-folio* connu sous ce titre : « Gynæciorum sive de » mulierum tum communibus, tum gravida- » rum, parientium , & puerperarum affectibus » & morbis, libri græcorum , arabum , latino- » rum veterum & recentium editi , operâ & » studio Israelis Spachii, Argentinæ, 1597 » (*g*).

____

tirer ensuite par degrés. Mais si ce moyen ne réussit pas, les accoucheurs se servent de petites tenailles qu'ils entourent de bandes de draps, de crainte qu'elles ne blessent le fœtus, & s'en servent pour le faire sortir.

(*f*) *Part.* 2.

(*g*) Ouvrages des auteurs grecs , arabes & latins , tant

Ce seul volume contient les ouvrages de vingt & un auteurs, & il y en a quatorze dont *Smellie* n'a précisément fait que donner les noms. J'avertis donc, une fois pour tout, le lecteur, que je ne m'étendrai pas davantage sur leur article, si ce n'est relativement à certaines choses qui méritent d'être remarquées.

§. 13. *Platerus* est à la tête (*h*), & précède immédiatement *Moschion*, dont *Smellie* a déjà fait mention parmi les anciens écrivains: l'harmonia Gynæciorum, &c. & ensuite *Eros* lui succèdent.

Notre auteur dit, pag. 46. *Eros* ou *Trotula*, comme si l'on eût jamais agité lequel des deux est l'auteur du traité, *De passionibus mulierum*. Mais s'il eût jetté les yeux sur le titre de ce petit traité, il n'auroit aucunement nommé *Trotula*: car le voici : « Erotis » medici liberti Juliæ, quem aliqui Trotulam » *inepte* nominant liber, &c. » (livre d'*Eros*, médecin affranchi de *Julie*, que quelques-uns nomment *sottement Trotula*,) d'où il est assez évident, selon moi, qu'il n'a jamais lu cette partie de *Spachius* (*i*).

---

anciens que modernes, sur les affections & les maladies des femmes enceintes, des femmes en travail, & des femmes en couche, recueillis & publiés par les soins d'Israel Spachius, à Strasbourg, 1597.

(*h*) *Introduct. de* Smellie *, pag.* 45.
(*i*) *Cap.* 20. *voyez* Spach.

§. 14. Il nomme ensuite *Nicolas la Roche*, dont les ouvrages, dit-il, ne font qu'un extrait des Grecs & des Arabes : mais s'il les eût lus, il auroit reconnu que cet auteur a aussi copié les Latins & autres, particulièrement *Celse*, (*k*) *Pline* (*l*), & *Eucharius Rhodion*, Allemand (*m*). « Dans son trentième chapitre, » ajoute *Smellie*, il donne la manière de tirer » le *placenta*, lorsqu'il est adhérent. Il faut, » dit-il, dilater l'orifice de la matrice ; ensuite » l'accoucheur, *ayant faisi le cordon*, le tire » doucement d'un côté & de l'autre, de peur » d'occasionner une chûte de matrice ». Mais voici les paroles de *Nicolas la Roche* (*n*): « Si » itaque os uteri diductum fuerit, & secunda, » quæ inibi relicta est, alicui parti uteri orbi- » culatim, ac pilæ modo convoluta inhæserit, » facilè educitur, manu si quidem finiftrâ » calidâ pinquique illitâ in fundum demissâ, » secundum subalbentem extrahere oportet. » Si autem fundo uteri fit connexa, demissâ » simili modo manu calidâ, & pingui inunctâ » apprehensam secundam trahemus, non ta- » men in rectum, ne uterus procidat, neque » violenter admodum, fed leniter ac placidè

(*k*) *Voyez* Spach.
(*l*) *Lib.* 10. *cap.* 64. Spach. *pag.* 79 , 105.
(*m*) *De partu hominis.* Spach. *pag.* 107.
(*n*) Spach. *pag.* 107. Fuchsius , *lib.* 3. *de morb. mulier.* *cap.* 64.

» primum in obliquum diducemus, huc atque
» illuc circumagentes ; deinde paulo validius
» attrahemus, hoc enim pacto obsequuntur,
» & à connexu solvuntur (*o*) » : d'où l'on voit
qu'il ne recommande point du tout à l'accoucheur de tirer le cordon, puisque l'on ne
trouve seulement pas dans ce passage le mot
funis ou *cordon ombilical*. Je laisse au lecteur
à juger si *Smellie* n'a pas volontairement altéré le sens de cet auteur, pour justifier une
méthode qu'il recommande lui-même.

§. 15. *Louis Bonacioli* est le sixième auteur cité. Mais quoique *Smellie* ne fasse que
le nommer, je rapporterai une méthode qu'il
conseille, fort avantageuse, & qui conservera
la vie à plusieurs enfants. En parlant des devoirs d'une sage-femme, il dit (*p*) : « Peri-

---

(*o*) Si l'orifice de la matrice est dilaté, & si le *placenta*,
qui y a été laissé, adhère à quelque partie de ce viscère,
replié en forme de globe, il faut le faire sortir, ce qu'on
exécute aisément, en portant vers le fond de la matrice la
main gauche échauffée & enduite de quelque corps gras.
Mais s'il est adhérent au fond, après y avoir pareillement
porté la main, échauffée & enduite de quelque corps gras,
& avoir saisi le *placenta*, on le tirera, non point en ligne
droite, ni avec violence, de crainte d'occasionner une
chûte de matrice ; mais obliquement, & en le portant
tantôt d'un côté, tantôt d'un autre : & enfin on le tirera
avec un peu plus de force, car par ce moyen il obéira,
& se détachera.

(*p*) Quelques sages-femmes plus expérimentées refoulent le sang qui coule de l'ombilic ; & par ce moyen
exécuté avec beaucoup de diligence, l'enfant qui perdoit

» tiores (*a*) nonnullæ obstetrices cruentum fuc-
» cum intro de umbilico reprimunt, quo di-
» ligentissime peracto, infans, qui modo exan-
» guis · exanimatusque vitâ excedebat, mox
» redivivatur, recreatur, vitæque restitui-
» tur » (1).

§. 16. Vient ensuite *Jacques Dubois*, qui
est suivi de *Jacques Ruffus*, ainsi nommé
dans la première édition de l'ouvrage de
Smellie; mais son véritable nom est *Rueff*,
tel qu'on le lit dans la seconde édition, s'il
faut ajouter foi au titre de son traité; comme
dans *Spachius* (*q*); « de conceptu & genera-
» tione hominis, & iis quæ circa hæc potissi-
» mum considerantur, libri sex, congesti
» operâ *Jacobi Rueff*, (*b*) chirurgi Tigurini ».
Smellie a oublié de nous rapporter, qu'il
enseigne (*r*) la manière d'aller chercher le
placenta, « matrice adhuc diductâ & apertâ,
» antequam restricta denuo conniveat (*s*) ».

---

tout son sang & étoit prêt à expirer, recouvre bientôt
les forces, se rétablit, & revient à la vie.

(1) *Voyez plus bas*, note 2. pag. 29.

(*q*) Six livres sur la conception & la génération de
l'homme, & sur ce qui touche de plus près à ces fonctions, rassemblés par les soins de *Jacques Rueff*, chirurgien de *Zurich*.

(*r*) Spach. *pag.* 175.

(*s*) La matrice étant encore ouverte & dilatée, avant
qu'elle se resserre, & que son orifice se referme.

(*a*) *Pag.* 142. Spach.

(*b*) *Pag.* 166. Spach.

mais il dit à la page 47 ; « c’eſt à lui (*Rueff*)
» que nous devons le premier plan du *specu-*
» *lum matricis* , pour la dilatation de ſon ori-
» fice interne , qu’il dit de dilater ſur ſa lar-
» geur , & non pas ſur ſa longueur , de peur
» de rompre les ligamens, ce qui ne manque-
» roit pas d’occaſionner une chûte de matri-
» ce » : cependant(*s*) on lit dans l’original (*t*) ;
« hanc autem viam (os uteri) quando infans
» per ſe (uti aliàs natura ſolet) neque invenire,
» neque aperire propter reſtrictionem inte-
» rioris portæ, & propter clauſtra ejus impe-
» dita valuerit , tunc obſtetrix , perunctis
» manibus, digitos inſerat, eamque anguſtiam
» quam commodiſſimè poterit in latitudinem

(*s*) *Lib.* 3. *cap.* 6. Spach. *pag.* 177.

(*t*) Quand l’enfant ne peut par lui-même (comme dans
les cas naturels) trouver ni ouvrir cette voie, (l’orifice
de la matrice) attendu qu’elle eſt fermée & reſſerrée à
l’intérieur, il faut que la ſage-femme, après avoir frotté
ſes mains de quelques corps gras , tâche d’introduire ſes
doigts dans l’orifice & le dilate , le mieux qu’elle pourra,
ſur ſa largeur , mais jamais ſur ſa longueur, de peur de
rompre les ligaments de la matrice , & d’occaſionner une
maladie incurable, ſavoir la chûte de ce viſcère , ſon cou
ſortant & faiſant ſaillie au-dehors. Que la ſage-femme, en
dilatant , attire donc en avant la partie interne , afin que
par-là la tête de l’enfant , qui eſt voiſine, s’avance, & ſe
montre à la partie externe , ſavoir au cou de la matrice :
car cette dilatation, dont je viens de parler , ne pourra
nuire ni à la mère, ni au fœtus , puiſque dans les accouchements faciles , la nature elle-même , & ſans y être excitée , dilate l’orifice, qui ſe reſſerre , & revient à ſon
ancien état après l’accouchement.

» tantum diducat , in longitudinem vero
» nequaquam , ne ligamenta matricis rum-
» pantur , & incurabilis morbus præcipitatio
» matricis fequatur , ejus inquam inverfio ,
» cum exitu & eminentiâ colli matricis. Itaque
» obftetrix in dilatando interiorem partem
» antrorfum moveat , ut caput infantis quod
» proximum eft inde fe exerat , & in exte-
» riorem partem , collum inquam matricis ,
» prodeat. Nam modo dicta dilatatio inte-
» rioris partis neque matri neque proli quic-
» quam incommodare poterit , ut pote quam
» & natura ipfa in facili partu fponte diducit ,
» & poft partum reftringit iterum ».

Il faut obferver , 1.° que *Rueff* ne fait aucune mention d'inftrument, de quelqu'efpèce
qu'il foit , dans ce paragraphe , & qu'il ne
parle du *fpeculum* que dans le troifième ou le
quatrième après celui-là.

2.° Qu'il n'enfeigne dans aucun des paragraphes fuivants la manière de dilater la matrice.

3.° Qu'il nous recommande , *in dilatando
os uteri antrorfum movere* , parceque, *natura
ipfa in facili partu fponte diducit*; ce qui eft
le contraire de ce que *Smellie* paroît avoir
befoin de prouver : ou autrement , comment
auroit-il pu prendre une petite partie du cinquième paragraphe , où il eft fait mention
du *fpeculum matricis* pour dilater l'orifice

interne, & la tranſporter devant une partie
du premier paragraphe, où eſt enſeignée la
méthode de dilater l'orifice de la matrice
avec la main ſeule? Il eſt donc évident qu'il
a altéré le ſens de l'auteur.

§. 17. Il ſe contente de donner les noms
des quatre auteurs ſuivants, *Mercurialis*,
Montanus, *Trincavellius*, & *Albertus Bat-*
tonus : mais il eſt tombé dans l'erreur à l'égard
du dernier, car ſon véritable nom eſt *Alber-*
tinus Bottonus, comme il auroit pu le voir
dans *Spachius* (*u*), s'il eût lu plus que le cata-
logue des auteurs qui ſont contenus dans ſon
recueil, lequel ſuit immédiatement la préface. Il a, je crois, commis cette erreur, par
la même raiſon qu'il s'eſt trompé à l'égard de
Trotula.

§. 18. Il ne fait également que nommer
Jean Lebon, qui eſt ſuivi d'*Ambroiſe Paré*,
dont il ne dit preſque rien, ſe promettant de
revenir à lui dans un autre endroit; d'*Albu-*
caſis, ancien moderne, quoiqu'il en ait déja
parlé parmi les *anciens* écrivains; & de *Fran-*
çois Rouſſet, qui a écrit ſur l'opération céſa-

(*u*) *Pag.* 338. L'auteur prétend avoir corrigé cette erreur dans la ſeconde édition : mais en ſuivant le catalo-
gue des auteurs ci-deſſus mentionnés, il s'eſt encore
trompé, ce qui confirme encore plus qu'il n'a jamais lu
les ouvrages d'*Albertinus Bottonus*, puiſqu'il n'y a aucun
auteur de ce nom qui ait écrit ſur le ſujet préſent.

rienne. Mais il n'a point rapporté que cet auteur nous tranfmet (*x*) plufieurs obfervations de femmes, qui ont recouvré leur fanté, après avoir perdu leur matrice ; & qu'il nous parle, dans fa fixième fection, de plufieurs femmes qui font devenues enceintes tandis qu'elles portoient des peffaires.

§. 19. Il fait enfuite mention de *Gafpard Bauhin*, & de *Maurice Cordier*, qui a écrit des commentaires fur le premier livre d'*Hyppocrate*, *de mulieribus*. Mais, quoiqu'il ne lui ait plu que de donner le nom de ce dernier, & le lieu où il faifoit fon féjour, je dois faire connoître, que le principal des chofes qu'il nous a données, comme tirées d'*Hyppocrate*, fe trouve dans *Cordier*, excepté le commencement, qui a été pris dans l'hiftoire de la médecine de *Leclerc*. En effet fi quelqu'un veut s'en affurer, qu'il compare une partie de ce qu'on lit dans fon introduction depuis la page 7 jufqu'à la page 14 ou 15, avec les pages 602, 603, 631, 632, 633, 677, 685, 796, 1052, 1053, de *Spachius*, & il reconnoîtra non-feulement la fubftance des chofes, mais encore une traduction littérale ; & il verra que l'on peut, fans nulle difficulté, extraire tout ce que *Smellie* a dit, comme tiré d'*Hyppocrate*, de ce feul volume

____

(*x*) *Pag.* 464. *fect.* 4. *chap.* 5.

28 *Suite du syftême nouveau & complet*
de *Spachius*, où le lecteur trouvera encore
plufieurs autres chofes d'importance.

§. 20. Il ne s'étend pas davantage au fujet
de *Martin Akakia* : il le nomme fimplement.
Cependant cet auteur confirme la méthode
de *Bonacioli* (*y*), comme je l'ai déja obfervé
ci-deffus dans mes remarques, pour conferver
la vie d'un enfant nouvellement né : car il
dit (*z*) ; « Sæpe vifus eft puer femi-mortuus
» nafci, cum ei infirmo priufquam deligare-
» tur umbilicus, fanguis à puero ad umbili-
» cum & circà efflueret, unde obftetrices
» peritiores reprimunt intro de umbilico fan-
» guinem, quo facto ftatim infans, qui modo
» exanguis deficiebat, recreatur, vitæque ref-
» tituitur (*a*) ». Si *Smellie* eût connu ces
paffages, je crois qu'il n'auroit pas appris à
fes éleves une méthode, pour traiter les nouveaux-nés foibles, auffi dangereufe, je puis
même dire, auffi funefte, que celle dont il
fait mention dans fon traité, *pag.* 255, comme
je le remarquerai en fon lieu.

§. 22. *Mercatus* dit auffi (*b*), qu'il eft dan-

(*y*) Spach. *pag.* 142.
(*z*) Spach. *pag.* 787, 788. *lib.* 2. *cap.* 7.
(*a*) L'on a fouvent vu l'enfant venir au monde à demi-
mort, lorfque fon fang couloit vers l'ombilic & aux environs, avant qu'on eût lié le cordon ; d'où les fages-
femmes plus expérimentées refoulent le fang qui coule
de l'ombilic, & par ce moyen l'enfant, qui alloit mourir
en perdant tout fon fang, fe rétablit, & revient à la vie.
(*b*) *Pag.* 1058.

gereux de différer à lier & à couper le cordon ombilical (*c*); «Nam si diutius differatur, puer » periclitabitur aut morbosus evadet» ; & à la page suivante il ajoute : « si tamen umbilicum » resecare ob ingentem necessitatem , & ne » fœtus pereat cogaris, &c. » d'où il est évident que les anciens avoient découvert , par l'ob-fervation, que la vie de l'enfant est en danger, lorsque le passage à travers le cordon ombi-lical est libre, & qu'il permet au sang de passer jusqu'au *placenta* (2).

(2) *Burton* est absolument opposé à *Smellie*, & il ne permet pas que l'on diffère de lier & de couper le cordon ombilical, après que l'enfant est sorti de la matrice. Il s'appuie sur les autorités de *Bonacioli*, de *Martin Aka-kia*, &c. Mais examinons si la pratique conseillée par ces auteurs est bien fondée, & si elle est également approu-vée par les auteurs modernes. « Il est assez à propos, dit » *Mauriceau* (*a*), de parler d'une chose de très-grande » conséquence, qui est quelquefois capable de faire » mourir les enfans nouveaux-nés , sans qu'on en sache » presque la cause ; c'est d'une fort mauvaise coutume » qu'ont quelques sages-femmes, qui, avant que de faire » la ligature de l'ombilic, repoussent dans le ventre de » l'enfant tout le sang qui est dans les vaisseaux de ce » cordon , croyant par ce moyen le faire revenir, & le » fortifier quand il est foible. Mais le contraire arrive ; car » aussi-tôt que les vaisseaux sont tant soit peu réfroidis,

(*a*) Liv. 3. chap. 23.

(*c*) Car si l'on diffère trop long-temps, l'enfant sera en danger de perdre la vie, ou restera maladif. ——Si ce-pendant l'on est obligé, par une nécessité pressante , & de crainte que le fœtus ne périsse, de couper le cordon ombilical, &c.

Mais *Smellie* dit (*d*); « fi l'air ne paffe pas » tout de fuite dans les poumons , & que la » circulation continue encore de l'enfant au

---

» le fang qu'ils contiennent perd fes efprits , & fe coagule » à demi dans le même moment ; ce qui fait qu'étant ainfi » repouffé dans le foie de l'enfant , il eft capable de lui » caufer beaucoup de grands accidens ; non point par fon » abondance , mais parcequ'ayant tout-à-fait perdu fa » chaleur naturelle , il eft enfuite très-promptement cor- » rompu , & altère & gâte celui de l'enfant, avec lequel » il vient à être mêlé. Elles ufent ordinairement, comme » il eft dit, de cette mauvaife pratique, quand les enfans » font débiles ; mais ils en font d'autant plus fuffoqués , » &c. » Cependant on ne difconviendra pas que *Mauriceau* n'ait accouché un plus grand nombre de femmes , & n'ait joui d'une réputation plus grande , en qualité d'accoucheur , que les auteurs ci-deffus nommés. Or , puifqu'il condamne & rejette une pratique qu'ils ont vantée, *obftetrices peritiores reprimunt intro de umbilico fanguinem,* &c. n'a-t-on pas lieu de croire qu'il a été inftruit par une longue expérience , au lieu que les autres , favoir *Bonacioli & Martin Akakia* , ont probablement ajouté foi au récit des fages-femmes, qui , auffi peu inftruites qu'elles le font aujourd'hui, jouiffoient de leur temps d'une réputation prefqu'univerfelle , & nous ont tranfmis dans leurs ouvrages ce qu'ils leur ont entendu dire , fans s'être donné la peine d'en conftater la vérité par eux-mêmes? ce que je dis paroîtra encore plus vrai-femblable , fi l'on fait attention , que, depuis que les hommes fe font livrés à l'art des accouchements , il n'en eft aucun , parmi ceux qui ont joui de la plus grande célébrité , ou qui ont laiffé les ouvrages les plus eftimés , qui ait mis en ufage cette pratique louée par *Bonacioli & Martin Akakia* , ou qui en ait parlé avantageufement. « Quelques fages-femmes, » dit *Deventer* (*a*) , avant la ligature , repouffent le fang

(*a*) Edit. franç. chap 28. pag. 1552

(*d*) *Pag.* 235, *tom.* I.

» *placenta*, il faut différer de lier & de cou-
» per le cordon, effayer toutes fortes de re-
» mèdes pour provoquer la refpiration, &

» du cordon dans le ventre, en quoi elles ont tort ; car fi
» ce fang étoit caillé, il feroit du tort à l'enfant ». Or je
demande fi l'expérience confommée de cet accoucheur
ne rend pas fon témoignage plus fûr que celui des auteurs
cités par *Burton*, qui accouchoient très-peu, & qui n'ont
écrit que d'après le rapport de femmes aveugles & ignorantes.

Toutefois, en foutenant avec *Deventer* & *Mauriceau*
que cette pratique ancienne eft mauvaife & dangereufe,
je n'admets pas tout-à-fait les raifons qui la leur font
condamner. Le dernier s'explique plus pofitivement fur
le danger auquel il croit qu'elle expofe les enfants nouveaux-nés, car, ajoute-t-il à la fuite du paffage déjà cité,
« s'ils avoient befoin de fang pour leur donner de la vi-
» gueur, ce feroit d'un fang bon, louable, & non de
» celui-là qui eft pour lors à demi-caillé, & deftitué de
» toute fa chaleur naturelle «. Mais, s'il eft vrai, comme
je ne puis en douter, & comme je crois l'avoir fuffifamment prouvé (*a*), qu'il y ait un commerce établi entre la
mère & l'enfant par l'anaftomofe des vaiffeaux fanguins
de la matrice avec ceux du *placenta* ; cette raifon qu'allé-
gue *Mauriceau* eft mal fondée, parcequ'il n'y a point à
craindre que le fang contenu dans les vaiffeaux ombilicaux fe caille tant qu'il circule ; or il eft certain qu'il eft
en mouvement, même après que l'enfant eft forti de la
matrice, & que, le *placenta* étant encore adhérent à cet
organe, le commerce établi entre lui & la mère a lieu
comme avant fa naiffance : par conféquent le fang refoulé
des vaiffeaux ombilicaux dans le corps du fœtus ne peut
lui nuire par la raifon qu'il a perdu fa chaleur naturelle,
ou qu'il eft à demi coagulé ; car au contraire il doit pof-
féder alors les mêmes qualités qu'il avoit, lorfque l'enfant étoit encore renfermé dans la matrice, & il n'y a
aucune caufe qui ait pu les lui faire perdre. J'excepte

(*a*) Syft. nouv. & compl. &c. not. 11. pag. 86.

» quelquefois même lui occafionner de la
» douleur. Lorfque la circulation eft languif-
» fante, la refpiration commence avec peine,

---

cependant le cas où l'arrière-faix eft totalement ou en grande partie détaché de la matrice, ce qui arrive affez ordinairement après les accouchements longs & difficiles, car alors, la circulation entre la mère & l'enfant étant abolie, le fang des vaiffeaux ombilicaux n'a plus aucun mouvement : d'où il doit fe coaguler, & peut-être par là être en partie caufe du mal que fouffriroit l'enfant, déjà foible & débile, par la méthode de *Bonacioli* & de *Martin Akakia*. Mais la principale raifon qui me la fait eftimer dangereufe, eft la furabondance du fang que reçoit le foie, & qui doit être d'autant plus funefte, qu'elle fe fait d'une manière plus fubite, & que les forces de l'enfant font plus épuifées. On fait que le fang eft porté dans le fœtus, tant qu'il eft renfermé dans la matrice, par la veine ombilicale jufqu'au finus de la veine-porte, d'où il paffe en partie, par le moyen du canal veineux, dans la veine-cave defcendante : mais, qu'auffi-tôt qu'il refpire, ce fluide ceffe de fuivre l'ancienne route, & fe porte abondamment dans le foie, apparemment parceque le diaphragme, en le comprimant par fa contraction, en exprime le fang qu'il pouffe dans la veine-cave, & par le vuide qu'il occafionne permet à celui qui eft dans la veine-porte de fuivre, & de fe répandre en plus grande quantité dans les vaiffeaux de ce vifcère. Or ce changement qui arrive dans une partie auffi importante, doit être abfolument abandonné à la nature ; il feroit dangereux de la troubler, & d'employer quelque méthode qui obligeât les vaiffeaux du foie à recevoir à la fois une trop grande abondance de fang. Cependant c'eft-là l'effet que produit la méthode condamnée par *Mauriceau* & *Deventer*, & que tous les bons praticiens rejetteront également. Il faut que les vaiffeaux du foie fe diftendent peu à peu, & s'accoutument par dégrés à recevoir une quantité de fluide plus confidérable qu'à l'ordinaire ; or, en refoulant le fang qui eft contenu dans le cordon om-

» &

» & ne fe fait que par de longs intervalles ;
» & lorfqu'elle eft tout-à-fait interceptée dans
» le cordon , fi l'enfant eft encore en vie , il

bilical , ils feront néceffairement furchargés , ce qui donnera lieu aux engorgements & autres maux de cette efpèce , dont l'enfant nouveau-né fera tôt ou tard la victime
malheureufe.

Il eft donc évident que les accoucheurs modernes ,
plus expérimentés , ont rejetté l'ancienne pratique des
fages-femmes , dont *Bonacioli* & *Martin Akakia* ont
fait mention , & qu'elle expofe le nouveau-né au danger
de perdre auffi-tôt la vie , ou d'éprouver par la fuite plufieurs infirmités dépendantes du mauvais état du foie. Il
paroît même , en examinant les préceptes que donne
Burton, fur la manière de fe conduire pendant l'accouchement & auffi-tôt après , qu'il ne l'a jamais mife en
ufage , & qu'il en a parlé dans le cas préfent par la feule
raifon que les auteurs qui l'ont vantée , & particulièrement *Mercat*, penfent comme lui qu'il ne faut point
différer de lier & de couper le cordon ombilical. Ce dernier point eft le plus effentiel à difcuter : voyons donc
s'il eft raifonnable d'adopter le fentiment de *Burton* , &
de ceux fur l'autorité defquels il s'appuie.

Il eft un cas où nous conviendrons avec eux qu'il faut,
fans différer , lier & couper le cordon ombilical ; favoir
celui où l'enfant vient au monde plein de vie , & annonce
par fes cris , & par les urines qu'il rend auffi-tôt , la fanté
dont il jouit. Il n'y a alors aucune raifon d'attendre.
Après les deux ligatures faites , il faut couper entre deux,
fe débarraffer de l'enfant , & fe conduire par rapport à
l'extraction du *placenta*, comme je l'ai enfeigné (a). Ainfi
le confeil de *Mauriceau* & de ceux qui l'ont imité , ne
doit point être fuivi : car cet accoucheur (b) blâme les
fages-femmes de lier & de retrancher l'ombilic , avant
de délivrer la femme de fon arrière - faix ; & il en-

(a) Syft. nouv. & compl. &c. not. 52. pag. 198. not. 55. p. 201. not.
27. p. 471. not. 59. p. 204. not. 128. p. 475.
(b) Chap. 23.

» n'en revient pas aiſément ; il ſe paſſe quel-
» quefois un temps conſidérable avant qu'il
» commence à reſpirer. Tout ce qui peut

ſeigne au contraire de toujours différer juſqu'à ce qu'on
ait pareillement tiré le *placenta*. Mais l'on fera attention
qu'il avoit coutume d'en faire l'extraction dans tous les
cas, auſſi-tôt après la naiſſance de l'enfant, ce que nous
avons condamné, en montrant les inconvénients de cette
pratique, & les dangers preſqu'inévitables auxquels elle
expoſe la mère (a). Si *Mauriceau* eût ſuivi le précepte
auquel tous les bons accoucheurs ſe ſont conformés depuis
lui, & qui conſiſte à attendre que la nature indique par les
tranchées le temps où l'on peut ſans danger travailler à
extraire l'arrière-faix, il n'auroit pas conſeillé de différer
de lier & de couper le cordon ombilical juſqu'après la
délivrance totale de la mère : & quant à ces raiſons qu'il
apporte ; « car la matrice qui eſt extrêmement ouverte
» après la ſortie de l'enfant, ſeroit en danger d'être bien
» refroidie par l'air extérieur, durant qu'on s'arrêteroit
» à faire la ligature de l'ombilic ; outre que ſon orifice ſe
» refermant un peu, la femme ſeroit enſuite bien plus
» difficilement délivrée », elles ne ſont d'aucun poids ;
car avec les précautions néceſſaires, on empêche aiſément
la matrice d'être frappée par l'air, non-ſeulement pendant
que l'accoucheur fait la ligature du cordon ombilical,
mais encore pendant l'eſpace de temps qui s'écoule juſqu'à ce que les tranchées lui annoncent qu'il peut en
ſûreté travailler à l'extraction du *placenta* : & il n'y a
point à craindre qu'il en vienne à bout plus difficilement,
car au contraire après un quart-d'heure ou une demi-
heure au plus, lorſque les tranchées commencent à ſe
faire ſentir, le *placenta* ſe ſépare de lui-même de la matrice ; & , en ſecond lieu, l'expérience a prouvé que
l'orifice de ce viſcère ne ſe refermoit pas aſſez dans un ſi
court eſpace de temps pour s'oppoſer à ſon paſſage.

L'autre cas, à l'occaſion duquel les ſentiments ſont

(a) Syſt. nouv. &c. not. 52, 55, 59, 127, 128.

» animer la circulation excite la respiration,
» & à mesure que celle-ci augmente, la circu-
» lation devient plus forte, de sorte qu'elles

---

partagés, est celui où l'enfant sortant du sein de sa mère,
après un accouchement long, difficile & laborieux, ne
paroît donner aucun signe de vie. J'ai conseillé de le laisser alors quelque temps entre les cuisses de sa mère, sans
lier & sans couper son cordon (*a*). *Smellie* donne le même
conseil. « Quelques autres, dit *Deventer* (*b*), avec plus
» de raison, veulent qu'on ne lie le cordon, qu'après
» que l'enfant a pleuré, ou qu'il a uriné ». Cependant
Burton, appuyé de l'autorité des anciens, assure qu'on ne
peut sans danger permettre au sang un libre cours dans
les vaisseaux ombilicaux, après que l'enfant est sorti de la
matrice; & un des plus fameux accoucheurs modernes,
Lamotte, avoue qu'il n'a point retiré de cette pratique les
avantages auxquels il s'attendoit. « Je mis, dit-il (*c*), en
» pratique ce que quelques auteurs conseillent, qui est de
» laisser l'enfant entre les jambes de sa mère dans une
» situation aisée, sans la délivrer, dans l'espérance que la
» circulation pourroit faire quelqu'effort extraordinaire,
» & le sang reprendre son cours, qui rendroit la vigueur
» à un enfant foible, & par conséquent la vie. Ce fut
» inutilement que je tentai ce secours, je fus obligé de
» délivrer la mère, après avoir donné un assez long
» temps à cette inutile précaution; mais comme la chose
» est sans conséquence pour la mère, & que des personnes
» de réputation l'ont conseillée, je ne voulus pas en
» cette occasion, qui étoit celle de toutes où ce secours
» auroit pu plutôt réussir, manquer à le tenter, quoique
» je l'eusse déjà fait inutilement en d'autres occasions ».

M. *Petit*, dont l'autorité est assurément du plus grand
poids, doit être rangé au nombre de ceux qui conseillent
cette pratique, & je lui ai entendu dire, dans ses leçons
publiques sur l'art des accouchements, qu'il l'avoit mise

(*a*) Syst. nouv. & compl. &c. not. 21. pag. 88.
(*b*) Edit. franç. chap. 28. pag. 155.
(*c*) Observ. 307. pag. 912. édit. dern.

» s'aident mutuellement l'une & l'autre. Pour
» les exciter, il faut tenir chaudement l'en-
» fant, le remuer, l'agiter, le frotter; lui

en ufage avec le plus heureux fuccès. Comment fe peut-il donc que *Lamotte* n'ait pas également réuffi, lorfqu'il a employé le même moyen? Ne feroit-il pas poffible de les concilier, & non-feulement eux, mais encore tous les auteurs qui ont admis les deux fentiments oppofés ? Faifons pour cela attention aux différentes circonftances qui peuvent avoir lieu dans le même cas, favoir dans celui où l'enfant vient au monde fans donner le plus léger figne de vie. Lorfqu'il fort après un accouchement long & laborieux, le *placenta* peut être encore attaché à la matrice, ou il peut en être féparé totalement ou en très-grande partie. Dans la première fuppofition, le commerce établi, par l'anaftomofe, entre les vaiffeaux de la matrice & ceux du *placenta*, aura encore lieu ; & le fang continuera à aller, par les vaiffeaux ombilicaux, de la mère au fœtus : dans la feconde, ce commerce fera interrompu tout-à-fait ou en très-grande partie, & l'enfant ne pourra plus recevoir le fang de fa mère. L'on ne refufera pas fans doute de m'accorder que tantôt l'une, tantôt l'autre de ces circonftances ne puiffe avoir lieu après un accouchement laborieux ; & l'expérience d'ailleurs le prouve, puifqu'il faut quelquefois tous les efforts de l'accoucheur pour feparer le *placenta* & en faire l'extraction, au lieu que chez d'autres femmes il fe trouve déja féparé, & qu'on le fait fortir fans la moindre peine : toutefois, je crois que ce dernier cas arrive plus fouvent, parceque les contractions de la matrice, qui font d'autant plus multipliées que le travail de l'enfantement eft plus long, opèrent le décollement de l'arrière-faix. D'après ces confidérations, il me paroit facile d'expliquer pourquoi la pratique dont il eft à préfent queftion, vantée & confeillée par les uns, a été blâmée & rejettée par les autres, à raifon des bons & des mauvais fuccès qu'elle a eus entre leurs mains. En effet, fi l'enfant qui vient au monde après un accouchement laborieux, eft

» frotter la tête, les tempes & la poitrine avec
» quelques esprits, lui mettre dans la bouche
» & sous le nez de l'ail, de l'oignon ou de la

---

tellement épuisé qu'il ne donne aucun signe de vie par
ses cris, ou par les battements de son pouls ou de ses
artères ombilicales, je crois que l'on peut espérer de le
rappeller à la vie en prenant la précaution de le laisser
quelque temps sans lier son cordon, pourvu que le *placenta* soit encore adhérent à la matrice : c'est alors que
l'on sentira le mouvement de ses artères se ressusciter peu-
à-peu, & qu'il reviendra par degrés à la vie qu'il paroif-
soit avoir perdue, parceque le sang continuant à passer
des vaisseaux de la matrice dans ceux du *placenta* & du
cordon ombilical, lui rendra insensiblement ses forces,
accablées par la longueur & la difficulté du travail : il
étoit trop foible & trop débile pour que la circulation
commençât dans son corps par la seule force de son cœur
& de ses artères, mais elle est excitée à la faveur du sang
qui y aborde : poussé par le cœur & les artères de la
mère, les organes font par-là mis en jeu, & bientôt il est
en état de *vivre de sa propre vie*, sans un secours étranger,
qu'on peut alors lui ôter en toute sûreté, en liant & coupant son cordon. Mais si, lorsqu'il fort de la matrice, le
placenta est déja totalement ou en grande partie séparé de
ce viscère, la même précaution ne doit plus avoir le
même effet, parceque le commerce établi entre le fœtus
& fa mère est interrompu : ce fera donc en vain qu'on le
laissera quelque tems sans faire la ligature, ses forces ne
se rétabliront pas, son cœur & ses artères trop foibles ne
feront pas capables d'exciter la circulation ; &, comme
il n'est pas possible qu'il vive sans qu'elle ait lieu, il est
presque certain qu'il périra. Je ne vois pas d'autre manière
de concilier les différents accoucheurs sur l'efficacité ou
l'inutilité de la pratique dont il s'agit, & j'ose penser
qu'elle pourra être regardée comme affez satisfaisante.
Les uns soutiennent qu'ils l'ont employée avec succès :
je suis persuadé qu'ils font de bonne foi ; mais ils ont
réussi, parceque le *placenta* adhéroit encore à la matrice.

» moutarde. Enfin on a rendu quelquefois la
» vie à des enfans, en leur foufflant dans la
» bouche avec une canule d'argent, afin d'in-

Les autres, auffi fincères que les premiers, affurent qu'ils l'ont mife en ufage inutilement : probablement, parceque l'arrière-faix n'étoit plus adhérent. Si l'on a égard au nombre des uns & des autres, on verra que celui des derniers eft plus grand, ce qui ne doit pas étonner, parceque le plus fouvent les contractions fréquentes & réitérées de la matrice, ont déja décolé totalement, ou en grande partie le *placenta*, lorfque l'enfant fort après un accouchement long & laborieux.

Je conclus delà que *Burton* a tort de dire indiftinctement qu'il ne faut jamais différer de lier & de couper le cordon ombilical, car au contraire il eft sûr que, dans le premier cas fuppofé, on fauvera l'enfant, en différant ; pourvu toutefois qu'il ne foit pas tout-à-fait mort, ou que la mère ne foit pas dans un état de foibleffe extraordinaire ; car ces deux circonftances ont pu encore en impofer à quelques-uns. Lorfque l'enfant a été très-long-temps au paffage, ou lorfque fon cordon a été très-long-temps comprimé entre fa tête ou fon corps & l'orifice, il peut fort bien arriver qu'il vienne au monde ayant tout-à-fait perdu la vie, & fans qu'aucun fecours puiffe la lui rendre, parcequ'il aura beaucoup fouffert, & que fa circulation aura été interrompue pendant un trop long efpace de temps : cependant l'accoucheur ne décidera pas s'il eft réellement mort, ou s'il eft fimplement dans un grand état de foibleffe ; & dans le cas où il employera la méthode dont il eft queftion, il fera difpofé à en accufer l'infuffifance. Perfonne n'a fûrement prétendu s'en fervir pour reffufciter les enfants vraiment morts, mais bien pour ranimer la circulation extrêmement languiffante, & rendre les forces à ceux qu'une foibleffe exceffive fait regarder comme morts : d'où, pour prononcer fur fon infuffifance, il faudroit être sûr de l'état de l'enfant, état que l'on ne peut que préfumer par le temps où la mère l'a fenti fe remuer pour la dernière fois ; car fi ce

» troduire par ce moyen de l'air dans les
» poumons, & de les dilater ».

Son premier précepte est, « si l'air ne passe

---

temps est déja éloigné, il est probable qu'il est mort ; au
lieu que l'on peut croire, avec quelque fondement, qu'il
n'est qu'en foiblesse, si sa mère dit l'avoir senti se remuer
peu de temps avant qu'il sorte de la matrice. Il faut faire
la même réflexion à l'égard de la très-grande foiblesse de
la mère : en effet, si après un travail long & laborieux,
ses forces sont tellement épuisées, que le sang ne circule
que lentement & avec peine dans ses vaisseaux, il ne sera
pas capable de ranimer le fœtus, d'exciter la circulation
dans son corps, quoique son *placenta* soit encore adhérent, & l'accoucheur, sans faire attention à la circonstance, conclura que le moyen qu'il a employé est inutile,
& qu'on ne doit pas le mettre en usage : il aura raison par
rapport au cas présent, mais sa conséquence trop générale
l'exposera à omettre, dans d'autres occasions, un moyen
qui réussiroit infailliblement.

Voici donc les règles que je crois pouvoir établir :
1.° lorsqu'un enfant vient au monde après un accouchement laborieux, & qu'il ne donne aucun signe de vie, il
faut le laisser quelque temps sans lier ni couper son cordon, si la mère l'a senti se remuer peu de temps avant sa
naissance, si elle n'est pas elle-même réduite à un trop
grand état de foiblesse, & si le *placenta* est encore adhérent à sa matrice. L'on peut presqu'assurer que, quand
ces circonstances existeront, la précaution recommandée
réussira, & que son effet sera de sauver l'enfant, au lieu
qu'il perdroit la vie, par les raisons que j'ai expliquées,
si on lioit aussi-tôt son cordon ombilical. 2.° Dans le cas
d'incertitude sur l'adhérence du *placenta*, sur l'état de
l'enfant, qui a peut-être remué, pour la dernière fois,
un temps considérable avant sa naissance, & sur les forces
plus ou moins grandes de la mère, il faut encore avoir la
même précaution ; parcequ'il vaut mieux l'employer
inutilement dans un cas où elle ne peut pas réussir, que
de l'omettre dans une occasion où elle auroit pu sauver la

» pas tout de suite dans les poumons, & que
» la circulation continue encore de l'enfant
» au *placenta*, il faut différer de lier & de

---

vie à l'enfant. 3.° Si le *placenta* n'est plus adhérent à la matrice, si la circulation est interrompue dans l'enfant depuis trop long-temps, si les forces de la mère sont trop accablées, on peut se dispenser de la mettre en usage, parcequ'il est certain que ce seroit en vain. Je n'ai pas besoin de faire remarquer que l'adhérence ou la séparation du *placenta* est la seule des trois circonstances sur laquelle l'accoucheur puisse porter un jugement certain, & que très-souvent il ne pourra avoir une certitude parfaite à l'égard des deux autres, d'où c'est la première qui doit principalement le déterminer à employer ou à omettre la précaution susdite. 4.° Lorsque le *placenta* n'est plus adhérent, c'est le cas d'avoir recours aux autres moyens qu'ont enseigné les différents accoucheurs, comme d'agiter l'enfant, de le frotter avec quelques esprits, de souffler fortement dans sa bouche avec une canule d'argent, de le mettre devant le feu, de le laver dans le vin chaud; je crois qu'ils pourront réussir quelquefois. *Lamotte* dit les avoir employés avec succès (a). Il ne sera même pas inutile de les joindre à la précaution dont il a été question, lorsque les circonstances en permettront l'usage.

J'ai cru ne pouvoir pas trop m'étendre sur un point si important, puisqu'il s'agit de la conservation du nouveauné. Quel sentiment de volupté ne doit pas éprouver une mère qui reçoit dans ses bras un enfant rendu à la vie, qu'il paroissoit avoir perdue! je m'imagine que ce sentiment doit être d'autant plus vif, qu'il succède aux craintes & aux allarmes. Quel motif pour tout accoucheur vraiment sensible; & qu'il doit avoir d'empire sur son esprit, pour l'exciter à multiplier ses soins, à ne négliger aucune précaution, & à s'empresser de trouver des moyens capables d'arracher à la mort un individu si cher à l'amour maternel! Pourroit-t-il épargner ses peines & ses

(a) Observ. 307, réflex. pag. 913. édit. dern.

» couper le cordon , essayer toutes sortes de
» remèdes pour provoquer la respiration , &
» quelquefois même lui occasionner de la
» douleur ».

Or il a contredit dans cette occasion ce
que *Bonacioli , Akakia* & *Mercat* ont enseigné , sans en assigner aucune raison ; & je
dois encore remarquer que les auteurs ci-
dessus nommés , ignorant la circulation du
sang & ses loix , n'étoient pas aussi capables
de donner l'explication d'une pratique que
les observations réitérées avoient fait regarder comme la plus salutaire; mais qui, d'après
les progrès faits en anatomie , & la découverte de la circulation du sang , peut être facilement expliquée, comme je le montrerai
par la suite (3).

travaux , animé par ce motif puissant , joint au desir de
conserver à la patrie un citoyen ? Les réflexions que je
viens d'exposer , pourront peut-être servir à ceux qui
sont destinés par leur profession à secourir les femmes
dans le travail de l'enfantement , c'est au moins le but que
je me suis proposé : la matière m'a paru trop essentielle
pour ne la pas traiter dans le plus grand détail.

(3) Il est vrai que *Smellie* contredit ce qu'ont enseigné
Bonacioli , Martin Akakia & *Mercat* , mais je crois que
son autorité est d'un plus grand poids que celle de ces
auteurs , qui, comme je l'ai fait remarquer dans la note
précédente , n'avoient , en qualité d'accoucheurs , que
très-peu d'expérience. D'ailleurs est-il certain que les
observations réitérées aient fait regarder comme la plus
salutaire la pratique qu'ils conseillent ? Il y a des accoucheurs célèbres , parmi ceux qui ont paru depuis le temps

Il paroît fonder la pratique qu'il conſeille ſur cette idée chimérique, que le *placenta* remplit la même fonction, avant que l'enfant reſpire, que les poumons, lorſque la reſpiration commence à s'exercer : car, dit-il (e), « on a imaginé que les *vaiſſeaux ombilieaux* » ſont dans le *placenta* les mêmes fonctions, » que ſont enſuite dans les poumons l'artère » & la veine pulmonaire, juſqu'à ce que l'en-» fant ſoit au monde, & qu'il commence à » reſpirer ; ce ſentiment paroît confirmé par » les expériences ſuivantes.

---

où les hommes ont commencé à ſe livrer à la profeſſion des accouchements, c'eſt-à-dire, depuis *Mauriceau* juſqu'à nous, qui ont vanté la pratique contraire, & qui l'ont recommandée à cauſe des ſuccès dont ils ſe félicitoient : *Lamotte* avoue lui-même qu'il l'a tentée, parceque des perſonnes de conſidération l'ont conſeillée (a) : par conſéquent, on ne peut pas dire que la pratique oppoſée, celle de lier & de couper le cordon ombilical, dans tous les cas indiſtinctement, auſſi-tôt après la naiſſance de l'enfant, ſoit telle que les obſervations réitérées, & l'approbation univerſelle des accoucheurs, doivent toujours la faire préférer comme la meilleure & la plus ſalutaire. *Voyez ci-deſſus la note 2*, où j'ai tâché de démontrer que la méthode condamnée abſolument par *Burton*, avoit ſûrement réuſſi dans certains cas ; qu'elle réuſſira conſtamment, miſe en uſage dans les mêmes circonſtances ; & que c'eſt faute d'avoir fait attention à celles dans leſquelles elle n'a eu aucun ſuccès, qu'on l'a rejettée ſans aucune diſtinction.

(a) Réflex. ſur l'obſerv. 307. pag. 913. édit. dern.

(e) *Pag.* 133.

1.º » Lorfque l'enfant & le *placenta* font
» délivrés l'un & l'autre tout d'un coup, ou fi
» le *placenta* fuit immédiatement l'enfant, &
» que le dernier, quoique vivant, ne refpire
» point encore, on peut fentir la circulation
» du fang qui coule quelquefois lentement,
» quelquefois avec beaucoup de vîteffe au
» travers des artères du cordon, pour paffer
» de l'enfant au *placenta*, & revenir enfuite
» du *placenta* à l'enfant par la veine ombi-
» licale.

2.º « Si l'on comprime tant foit peu ces
» vaiffeaux, les artères fe gonflent entre l'en-
» fant & l'endroit où l'on fait la compreffion,
» les veines au contraire fe gonflent entre cet
» endroit & le *placenta* ; on ne voit cepen-
» dant point du tout le fang circuler à fa fur-
» face, quoiqu'on le mette dans un baffin
» plein d'eau chaude.

3.º « A mefure que l'enfant commence à
» refpirer, quelque foible que fut la circula-
» tion auparavant, elle devient immédiate-
» ment après de plus en plus forte, & alors
» dans peu de minutes la pulfation du cordon
» ombilical commence à languir, & s'arrête
» enfin tout-à-fait.

4.º » Après que l'enfant eft au monde, &
» que l'on a coupé le cordon, pourvu que le
» *placenta* foit bien adhérent à la matrice,
» qui par ce moyen refte étendue ; ou fi la

» matrice eſt encore diſtendue par la préſence
» d'un autre enfant, il ne ſort plus du tout de
» ſang par les vaiſſeaux ombilicaux, que celui
» qu'ils paroiſſoient contenir dans le moment
» qu'on les a coupés, & ce qui en coule alors
» ne va pas ordinairement à plus de deux ou
» trois onces.

5.° » Enfin, ſi quelquefois la mère expire
» à la ſuite d'une perte trop conſidérable, ſoit
» pendant ſon travail, ou peu de temps après,
» on *trouve quelquefois* l'enfant *en vie* & fort
» vigoureux ».

§. 22. Il ne peut pas être hors de propos
de m'arrêter, avant d'aller plus loin, à montrer quel eſt le principal uſage des poumons.
Leur mouvement, dans chaque inſpiration &
chaque expiration, ſert ſur-tout à mêler le
ſang, le chyle, & les autres humeurs, & à
détruire leur viſcoſité ; &, de plus, à faire
paſſer dans ce ſang certaines parties néceſſaires qui ſont contenues dans l'air, & ſans
leſquelles un animal ne peut long-temps
exiſter. Puiſque les poumons nous procurent
ces deux principaux avantages, je vais examiner la force des arguments de *Smellie*,
pour prouver que le *placenta* peut remplir
les mêmes fonctions dans l'enfant qui n'eſt
point encore né.

1.° Sa première & ſa ſeconde expérience
ne prouvent qu'une choſe, ſavoir qu'il ſe fait

une circulation entre l'enfant & le *placenta* : & les mêmes expériences prouveront qu'il se fait également une circulation entre les orteils ou les doigts & le cœur, mais il ne s'ensuivra pas de-là qu'ils fassent la fonction des poumons.

2.° Sa troisième expérience est aussi peu convaincante que les deux premières, & elle ne prouve point du tout que le *placenta* fasse les fonctions des poumons, comme il est dit ci-dessus. Car il n'est personne, pour peu qu'elle soit au fait de la question présente, qui ne sache que la circulation de l'enfant est languissante, lorsque sa tête a été long-temps & considérablement comprimée ; & qu'elle devient de plus en plus forte, lorsque la force compressive est diminuée, l'accouchement étant terminé. Or c'est le cas des enfants nouvellement nés, dont la tête a été comprimée au passage : elle recouvre bientôt sa première forme, la circulation devient plus forte, & pousse, dans la même proportion, une partie du sang dans les vaisseaux des poumons, qui lui laissent, en se dilatant, un plus libre passage, en même temps que son mouvement devient plus languissant dans les vaisseaux ombilicaux.

3.° Sa quatrième expérience prouve seulement que la circulation cesse dans le *placenta*, lorsqu'on coupe le cordon ombilical. Mais ne cessera-t-elle pas aussi dans un bras ou une jambe coupée ? Qui cependant pourroit en conclure qu'un bras ou une jambe fait l'office des poumons?

4.° Enfin, il dit que, lorsque la mère expire pendant son travail, ou *peu de temps après*, on trouve quelquefois l'enfant en vie, & fort vigoureux.

Cela ne prouve qu'une chose, savoir que la circulation dépend, soit dans la mère soit dans l'enfant, du mouvement respectif de leur cœur & de leurs vaisseaux, comme je l'ai amplement démontré dans l'ouvrage dont celui-ci est la suite. D'ailleurs la manière dont s'exprime *Smellie* est très-digne de remarque; car, comment est-il possible de trouver l'enfant en vie & fort vigoureux dans la matrice, lorsque la mère expire *aussi-tôt après l'accouchement?* Quoi qu'il en soit, le *placenta* n'est point du tout dans le cas de corriger le sang du fœtus renfermé dans la matrice, parcequ'il ne reçoit qu'un chyle bien fait, bien mêlé aux humeurs de la mère, & qui a reçu de l'air, en passant par ses poumons, (de la mère) toutes les qualités nécessaires : le fœtus n'a donc besoin d'aucune partie qui remplisse une telle fonction. (4)

---

(4) C'est avec raison que *Burton* réfute *Smellie* sur l'usage qu'il attribue au *placenta*. Il n'est pas possible qu'il

§. 23. *Smellie* dit enfuite, « tout ce qui
» peut animer la circulation excite la refpi-
» ration ». Comme une application fur la
partie elle-même , doit être d'un plus grand
fervice que lorfqu'elle eft plus éloignée , le

---

rempliffe les mêmes fonctions que les poumons chez les
adultes ; & d'ailleurs cela n'eft pas néceffaire , parceque
le fang qui y aborde a été fuffifamment travaillé par les
organes de la mère. Le feul ufage auquel il eft deftiné par
la nature , eft d'interrompre le cours rapide de ce fluide
pouffé par les artères de la matrice , & d'empêcher qu'il
ne fe porte avec trop d'impétuofité jufqu'au corps du
fœtus , dont les organes frêles & délicats pourroient en
être offenfés (a). Remarquez que je parle du fang de la
mère qui aborde au *placenta* ; *Burton* n'eft point d'accord
fur ce point : je renvoie le lecteur aux raifons que j'ai
expofées ailleurs (b) , pour détruire fon fentiment , &
établir le mien. Quant à ce que dit *Smellie*, n.º 5. « Si
» quelquefois la mère expire d'une perte trop confidé-
» rable , pendant fon travail , on trouve quelquefois l'en-
» fant en vie & fort vigoureux » : je crois qu'il eft poffible de l'expliquer , fans admettre avec *Burton* que la circulation du fœtus dépend uniquement de l'action de fon
cœur & de fes vaiffeaux , par les mêmes raifons que j'ai
apportées (c) , pour prouver que les fyncopes de la mère
pouvoient ne pas faire périr le fœtus , en adoptant même
l'anaftomofe des vaiffeaux fanguins de la matrice avec
ceux du *placenta* , & qu'il étoit même poffible qu'il con-
fervât encore la vie quelque temps après qu'elle a perdu
la fienne ; ce que l'on a vu en effet arriver , fans que mon
opinion fur la manière dont il eft nourri dans la matrice
en fouffre aucune atteinte.

On voit donc clairement qu'en confeillant la méthode
dont j'ai parlé ci-deffus , *not.* 2. favoir de laiffer quelque

(a) Syft. nouv. &c. not. 21. pag. 95;
(b) Ibid. not. 21. pag. 86.
(c) Ibid. not. 26. pag. 108.

cordon ombilical doit être immédiatement lié pour empêcher le ſang de paſſer par cette voie : par ce moyen, le cœur le pouſſera dans les poumons plutôt que ſi la même quantité de ſang avoit deux iſſues, & il y aura dans les vaiſſeaux du poumon un mouvement plus grand qu'avant la ligature, ce qui eſt confirmé par les obſervations des auteurs ci-deſſus mentionnés ; « unde obſtetrices peritiores » reprimunt intro de umbilico ſanguinem, » quo facto ſtatim infans, qui modo exanguis » deficiebat, recreatur, vitæque reſtituitur ». C'eſt ainſi que notre auteur, loin de poſer des principes *clairs & évidents*, a apporté une forte preuve contre ſon opinion (5).

---

temps l'enfant entre les cuiſſes de ſa mère, ſans lier ni couper ſon cordon, laquelle eſt auſſi recommandée par *Smellie ;* je ne me fonde point ſur les mêmes raiſons que cet auteur : l'uſage qu'il attribue au *placenta* eſt purement imaginaire, & par conſéquent il ne peut ſervir à expliquer comment cette méthode peut rendre à l'enfant ſes forces & la vie. Elle agit uniquement en entretenant le commerce établi entre lui & ſa mère, par l'anaſtomoſe des vaiſſeaux ſanguins de la matrice avec ceux du *placenta*, & en excitant ſa circulation exceſſivement rallentie par les mêmes voies qui lui donnoient la vie & l'accroiſſement, lorſqu'il étoit encore renfermé dans ce viſcère.

(5) Je ne vois rien dans ce paſſage cité, *tout ce qui peut animer la circulation excite la reſpiration*, & dans le paragraphe d'où il eſt tiré, que l'on puiſſe blâmer avec juſtice : d'où je conclus que *Burton*, trop attaché à ſon opinion, & trop prévenu contre la méthode que *Smellie* enſeigne, n'a pas aſſez examiné les raiſons qui la doivent faire adopter. Pour que l'enfant commence à reſpirer, il

§. 24.

§. 24. Le dernier auteur du recueil de *Spachius* est *Louis Mercat*, médecin de Philippe II. roi d'Espagne. Quoique *Smellie* nous en ait donné quelques extraits, où je crois qu'il s'est encore trompé sur le véritable sens de l'auteur, je ne m'en occuperai point,

---

faut que la circulation se fasse dans son corps ; ce point est incontestable : par conséquent si elle est languissante, la respiration doit se faire avec difficulté ; & elle doit à peine avoir lieu, si le sang n'a presque plus de mouvement dans les vaisseaux du fœtus. En partant de ce principe, il faut faire tous ses efforts pour ranimer la circulation d'un enfant qui, venu au monde après un accouchement difficile & laborieux, ne respire point & ne donne aucun signe de vie. Or en quoi consisteront-ils ? coupera-t-on aussi-tôt le cordon ombilical, comme le veut *Burton*, afin que le sang, ne pouvant plus sortir par cette voie, se porte en plus grande abondance au cœur, qui le poussera plus promptement dans les poumons ? Mais l'on fait sans doute attention que, dans la supposition présente, le cœur, les artères, & tous les vaisseaux du fœtus sont dans un tel état de foiblesse, qu'ils sont hors d'état de pousser le sang : &, par conséquent, aussi-tôt qu'on aura lié & coupé le cordon, ce fluide restera sans aucun mouvement. Il n'est personne, je crois, qui ne sente la force de cet argument. Il faut que le sang, dans le cas dont il est question, reçoive d'une force étrangère un mouvement que les vaisseaux mêmes du fœtus ne peuvent lui communiquer : or cette force étrangère ne peut venir que de la part des artères de la mère, qui par leur action pousseront le sang dans les vaisseaux du *placenta*, & de-là, par le moyen du cordon ombilical, dont on aura sagement différé la ligature, jusques dans ceux du fœtus : ainsi ses artères seront sollicitées à entrer en contraction ; il en sera de même du cœur ; la respiration commencera à se faire, & elle deviendra elle-même un moyen pour augmenter la force de la circulation.

D

parcequ'ils ſont d'une petite importance. Il dit enſuite (*f*); «après avoir donné un détail » auſſi ſuccinct des auteurs dont *Spachius* » nous a raſſemblé les ouvrages, on me per- » mettra de revenir à *Ambroiſe Paré* «: & à la page ſuivante; « il (*Ambroiſe Paré*) con- » ſeille de tirer l'arrière-faix auſſi-tôt après » l'accouchement ». (6) Mais il n'a point rap- porté le reſte du paragraphe, ce qui paroît être une omiſſion volontaire, s'il a jamais lu l'original : car *Ambroiſe Paré* continue ainſi, (*g*) « molli ſi fieri poteſt umbilici tractu, » quod ſi ſic non licet, obſtetrix, oleo inun- » ctam manum blande in uterum immittat, » ducem ſecuta umbilicum, ſicque compre- » henſas ſecundas, ſi adhuc hæreant utero, » leniter hàc & illàc concutiet, ut ſic excuſ- » ſas leniter educat, non autem violentius » extrahat, ne unà ſequens uterus procidat. » Si qui unà cum ſecundis in utero ſubſint » ſanguinei thrombi, hos unâ eâdemque » operâ obſtetrix revellet, & ad ultimum mi- » nimumque uſque perſequetur » (*h*) (7).

---

(6) Voyez le Syſt. nouv. & compl. &c. not. 52. pag. 198. not. 55. pag. 201. not. 127. pag. 471.

(7) Voyez le Syſt. nouv. & compl. &c. not. 56, 57, 58. pag. 202. not. 59. pag. 204.

(*f*) *Pag.* 50.
(*g*) *Cap.* 18. Spach. *pag.* 413.
(*h*) En ſe ſervant du cordon ombilical, s'il eſt aſſez

Il s'eſt encore diſpenſé de nous dire, que cet auteur ayant ouvert pluſieurs femmes enceintes, a trouvé (*i*), «tenellos adhuc fœtus, » figurâ orbiculari fitos, capite ingenua recli- » nato, geminis manibus ſub genubus, cal- » cibus vero ad nates junɛtis (*k*) » : ce que j'aurai occaſion de faire remarquer dans un autre endroit.

Il ajoute enſuite (*l*): «*Jacques Rueff* vivoit » dans le même temps que *Paré*, & pratiquoit » la médecine à *Francfort*. Cet auteur recom- » mande dans ſes écrits la méthode des an- » ciens, ce qui nous prouve que dans ce » temps-là l'Allemagne ne jouiſſoit pas encore » des découvertes qui avoient été faites ». Cependant il a dit précédemment (*m*), que

---

fort pour le permettre ; ſinon, d'introduire doucement dans la matrice une main enduite d'huile, de ſuivre le cordon ombilical qui ſert de guide, de le faiſir du *placenta*, & de lui donner de legères ſecouſſes d'un côté & de l'autre, s'il eſt encore adhérent, afin que par ce moyen on le faſſe ſortir avec une force modérée, & non point avec une violence, qui pourroit occaſionner la chûte de matrice. S'il ſe trouve quelques caillots de ſang avec le *placenta* dans ce viſcère, que la ſage-femme les faſſe ſortir en même temps, ſans en laiſſer un ſeul.

(*i*) *Cap.* 14. Spach. *pag.* 510.

(*k*) Les embryons, dont l'organiſation étoit encore délicate, repliés ſur eux-mêmes en forme de boule, leur tête courbée vers leurs genoux, leurs deux mains placées ſous leurs genoux, & leurs talons appliqués contre leurs feſſes.

(*l*) *Introd. pag.* 52.

(*m*) *Introd. pag.* 47.

nous devons à cet auteur le premier plan du *Speculum matricis* (8), qui fut alors regardé comme une découverte utile ; & il fait encore mention de pluſieurs autres préceptes, qui ont fait le ſujet de quelques-unes de mes remarques précédentes : d'où il eſt démontré qu'il n'a jamais aſſez lu les originaux, ou autrement, après avoir cité *Jacques Rueff*, de *Zurich* & de *Francfort*, pour prouver les progrès qu'avoit faits l'art des accouchements, il n'auroit pas encore fait reparoître ſur la ſcène le même *Jacques Rueff*, qui pratiquoit à *Francfort*, pour prouver que l'*Allemagne* ne jouiſſoit pas encore des découvertes qui avoient été faites.

§. 25. Il parle enfin de *Jacques Guillemeau* : mais il n'a point inſtruit ſes lecteurs, que cet auteur ordonne *de délivrer les femmes immédiatement, lorſqu'elles ont une perte*, & rapporte avoir vu des matrices ſe rompre dans le travail ; malheurs dont je ne me ſouviens pas qu'il ait fait mention dans tout le cours de ſon ouvrage, comme s'ils n'étoient pas dignes de remarque.

§. 26. J'ai fait mes obſervations ſur les anciens, & les *anciens modernes*, qui ont paru juſqu'au ſeizième ſiècle, & qui ne ſont pas

---

(8) *Le miroir de la matrice.* Les bons praticiens ont abandonné l'uſage de cet inſtrument.

moins de trente-deux. On ne peut avoir lu les ouvrages d'un si grand nombre d'auteurs, sans avoir eu en effet *beaucoup de temps :* mais l'étonnement des lecteurs diminuera bientôt, lorsqu'ils sauront que ces ouvrages sont rassemblés dans un seul volume *in-folio*, à l'exception de quelques pages prises dans l'histoire de la médecine de *Leclerc* & *Freind*, comme je l'ai observé ci-dessus ; & il cessera tout-à-fait, lorsque je leur apprendrai que *Smellie* a gardé un profond silence, apparemment parcequ'il étoit privé des secours d'un second *Spachius*, sur tous les auteurs qui se sont distingués dans l'espace d'un siècle presqu'entier, c'est-à-dire depuis 1582, temps où *Guillemeau* publia son livre, jusqu'à 1668, temps où *Mauriceau* publia le sien. Cependant je puis les assurer que, malgré ce vuide considérable, ils trouveront dans les auteurs du quinzième & seizième siècle, qui ont précédé *Mauriceau*, plusieurs choses plus dignes de remarque, qu'un grand nombre de celles qui ont été rapportées, comme *Haller* les en instruira : &, en faveur de ceux qui seront curieux de suppléer à la partie historique omise dans l'introduction de *Smellie*, je vais citer quelques auteurs qui ont écrit sur différentes branches de cette partie de la médecine, pendant l'espace de temps que je viens de désigner, afin qu'après avoir lu *Spachius*,

ils connoiſſent les ſources où ils pourront
puiſer plus de lumières, & qu'ils puiſſent ſe
rendre plus capables de *juger par eux-mêmes
& de diriger leur pratique*, que par ce qu'ils
trouveront dans le traité qui fait le ſujet de
ma critique.

§. 27. *Julius Cæſar Arantius* publia un
ouvrage *de formato fœtu*, (ſur la formation
du fœtus,) à Veniſe en 1571 & en 1595. Il
eſt, je crois, le premier qui ait nié l'anaſtomoſe entre les vaiſſeaux de la matrice & ceux
du fœtus: il décrit, « ſphincter vaginæ &
» placentæ membranam obverſam utero ».
(Le ſphincter du *vagin*, & la membrane du
placenta qui regarde la matrice.)

» *Jaſonis Pratenſis*, de uteri morbis »,
(ſur les maladies de la matrice,) en 1549.

« *Johan. Baptiſta Conanus* publia un
» livre en 1572. Monuit in gemellis unam
» uteri caveam eſſe, leviter in dextram &
» ſiniſtram diviſam ». (Il avertit que dans la
groſſeſſe des jumeaux, la matrice n'a qu'une
cavité, légérement diviſée en droite & en
gauche.)

« *Conſtantius Varolius*, en 1575, Clito-
» rides fere majores eſſe, quas pro herma-
» phroditis habeant, monuit ». (Il avertit que
chez quelques femmes, le clitoris eſt ſi grand,
qu'on les prend pour des hermaphrodites.)

« *Balduinus Ronſæus*, donna un traité en

» 1593 , de morbis mulieb. cum morbis in-
» fantum, gravidarum & puerperarum, » (fur
les maladies des femmes, des enfants, des femmes enceintes & en couche ,) où il y a des
planches de plufieurs crochets & autres inftruments.

« *Horatius Augenius* nous a auffi donné
» un détail de ce que *Smellie* appelle *litho-*
» *pedus fenonenfis* (n) , en 1595 , *in*-8.

« *Severinus Pinæus* (Pineau ,) de gravi-
» ditate & partu mulierum » , (fur la groffeffe
& l'accouchement ,) en 1597.

« *André Libavius* publia un traité , de
» vagitu expreffo fœtus in utero » , (du cri du
fœtus renfermé dans la matrice ,) à Norim-
berg, en 1597. On en trouve des exemples
dans les Tranfactions philofophiques, n.° 324.
& dans les actes des Sçavants , 1686.

Différents auteurs du feizième fiècle ont
fort bien écrit fur le fujet préfent : les principaux font :

Alexandre Maffaria , de morbis mulierum, conceptu & partu , (fur les maladies des
femmes, la conception & l'accouchement ,)
en 1600.

Frédéric Bonaventure , qui publia un livre
en 1601.

____

(n) *Burton* veut parler ici d'une erreur de *Smellie* , qui
a été corrigée dans la feconde édition de fon ouvrage ,
ainfi que dans la traduction françoife.

D 4

Jean Jeſſen, en 1622.

Roderic à Caſtro, de universâ muliebrium morborum medicinâ, (ſur la médecine univerſelle des maladies des femmes,) en 1604.

Riolan, junr. en 1608.

Julius Caſſerius, dans les tables duquel on peut voir, « valvulæ, & media eminentia » cervicis uteri » ; (les valvules & l'éminence moyenne du cou de la matrice) qui ſont auſſi dans Spigell. en 1627.

Rudoiphus (le Maître) *Magiſter*, en 1613.

Hectoris Diaſcepſis anatomica, de vaſis umbil. & ſecundinis, (ſur les vaiſſeaux ombilicaux & l'arrière-faix,) en 1608.

François Plazzonius, de partibus mulierum generationi inſervientibus, (ſur les parties naturelles des femmes,) en 1621, où l'on trouve auſſi la deſcription des lacunes.

Jean Conrad Rhumelius, qui a donné une diſſertation, de humani partus naturâ, temporibus & cauſis, (ſur la nature, les temps & les cauſes de l'accouchement dans l'eſpèce humaine,) en 1624.

Adrien Spigel, *de formato fœtu*, &c. (la formation du fœtus;) cet ouvrage ſe trouve dans *Plazzonius*.

Grégoire Nimmannus, de vitâ fœtus in utero, (ſur la vie du fœtus renfermé dans la matrice,) en 1628; il prouve que le fœtus peut vivre dans la matrice après la mort de la mère. Cela se trouve aussi dans *Plazzonius.*

Alphonse à Caranza, Espagnol, qui a écrit fort exactement sur l'art des accouchements, en 1629.

Michael Rupertus Beslerus, qui a bien décrit les œufs de la femme, & a rapporté un cas où la matrice avoit deux pouces d'épaisseur; il mourut en 1661.

Louise Burgeois, qui a donné, en 1642, des observations où il y a plusieurs choses utiles, avec les descriptions de différents œufs humains.

Duverney, les vaisseaux de la matrice, les glandes de la matrice, dans les Transactions philosophiques, n.° 26. la matrice d'une femme en couche, n.° 269. une matrice contenant le fœtus, & ses glandes, n.° 308.

C. Bartholin, qui décrit les fibres musculaires de la matrice, & les glandes qui sont aux côtés du vagin ; mais principalement d'après les expériences de *Duverney.*

J. Peyssonel, de temporibus humani partus secundum Hyppocratem ;(des temps de l'accouchement dans l'espèce humaine, selon Hyppocrate,) en 1666.

Smellie auroit pu, d'après ces auteurs & plusieurs autres, continuer à *traiter sommairement des progrès qui ont été faits* dans ce long intervalle de temps dont il n'a point parlé, d'où il eſt évident que ſes lecteurs ne peuvent, comme il leur a promis, & comme l'auteur du Journal, ſon écho, s'efforce de les en aſſurer, n.° 1. *voir d'un coup d'œil*, & par le ſecours de ſes extraits, *toute l'étendue de leur art*, parmi les anciens, ni juger des progrès qui ont été faits depuis *Hyppocrate* juſqu'à *Mauriceau* (o). Je vais à préſent paſſer en revue les découvertes faites par les modernes, ou quelques-uns des auteurs, qui ont écrit dans ce ſiècle, & qu'il a paſſés ſous ſilence.

§. 28. Il fait mention, à la page 53 de ſon introduction, de *François Mauriceau*, qui publia un ouvrage en 1668, *appuyé ſur une pratique de pluſieurs années*. Il dit enſuite à la page 55 : « la difficulté de réuſſir en » certains cas, lui a encore fait inventer un » inſtrument auquel il a donné le nom de » *tire-tête* ; mais on ne peut s'en ſervir ſans » avoir fait auparavant une inciſion ſur les os » du crâne. Cet inſtrument ne peut par con- » ſéquent être d'aucun uſage pour ſauver » l'enfant ; & ſi l'on ſuppoſe que l'enfant ſoit » mort, il y a d'autres moyens beaucoup plus » efficaces que cette méthode. Mais je me flatte de montrer dans la ſection 136, qu'elle eſt non-ſeulement auſſi efficace que quelques-

***

(o) *Voyez ci deſſus la préface*, pag. XLII.

unes de celles qu'il a expofées, mais encore plus expéditive ; & qu'elle eft en même temps moins dangereufe pour la mère, que celles qu'il propofe.

§. 29. Il ne rapporte enfuite rien d'important au fujet des auteurs qui font venus après *Mauriceau*, jufqu'à *Henri Deventer*. Il employe contre ce dernier les raifonnements par lefquels le Journalifte dit, n.° 3. qu'*il corrige certaines erreurs de Deventer au fujet des différentes fituations de la matrice.* Je les rapporterai fans altérer fes propres expreffions, & je m'efforcerai enfuite de prouver qu'ils ne font point auffi *clairs* & auffi *évidents*, ni auffi *judicieux* & auffi *heureux* que nous l'annonce le même Journalifte, n.° 3. (*p*)

» *Deventer*, nous dit *Smellie*, pag. 59 de
» fon introduction, prétend avoir fait plu-
» fieurs importantes découvertes, qui paroif-
» fent affez faifables à ceux qui n'ont pas eu
» l'occafion de beaucoup pratiquer, entr'au-
» tres le dérangement ou la mauvaife pofition
» de l'orifice interne & du fond de la ma-
» trice, qui, felon lui, font en partie la caufe
» pour laquelle les accouchements font fi
» longs, fi difficiles, & fouvent fi dangereux :
» il paroît avoir été induit en erreur, lorfqu'il
» fuppofe que le *placenta* eft toujours adhé-

(*p*) *Voyez ci-deffus la préface*, pag. XLIII.

» rent au fond de la matrice. Quant aux dif-
» ficultés qui proviennent de la mauvaise
» position de l'orifice interne , un praticien
» seroit assez porté à croire qu'il n'a jamais vu
» l'effet des accouchements laborieux, qui en
» général l'ouvrent , soit en poussant les eaux ,
» ou en expulsant la tête de l'enfant (*q*).

» Il étoit assez rare que l'on eût recours à
» ce praticien , si ce n'étoit dans quelques
» accouchements laborieux, dont la difficulté
» venoit le plus souvent de la mauvaise con-
» formation du bassin , accident assez ordi-
» naire en Hollande. Supposons donc quelque
» entorse au bassin: dans cette circonstance,
» la tête de l'enfant se porte ordinairement
» en avant sur le pubis, ou elle est jettée par
» la partie rentrante de l'os sacrum; ou s'il se
» trouve un os des îles plus haut que l'autre ,
» l'orifice interne & le fond de la matrice sont
» jettés chacun de leur côté ; mais en pareil
» cas la plus grande difficulté vient de ce que

(*q*) Ces dernières lignes me paroissent avoir été mal rendues par le traducteur de *Smellie* , car voici le texte anglois :.... *A practitioner would be apt to believe he had never waited for the effect of the labour-pains , which generally open it , by pushing down the waters , or head of the child :* ce qu'il faut traduire ainsi : *Un praticien seroit porté à croire qu'il n'a jamais attendu l'effet des douleurs de l'enfantement , qui en général l'ouvrent (l'orifice interne) en poussant en bas les eaux , ou la tête de l'enfant.* Cette correction est nécessaire pour entendre ce que *Burton* dira dans la suite.

» le baſſin eſt étroit. La matrice ſe trouve fort
» rarement ſituée auſſi obliquement qu'il le
» ſuppoſe, & quand même elle le ſeroit,
» pourvu que l'enfant ne ſoit point trop gros,
» & que le baſſin ne ſoit point trop étroit, je
» n'y ai jamais trouvé autant de difficulté qu'il
» dit y en avoir trouvé lui-même. Enfin, ſi
» l'accouchement devient trop ennuyeux, ce
» qui peut arriver quelquefois à cauſe de la
» trop grande ſaillie du ventre, on y remédie
» aſſez ordinairement, en faiſant prendre à
» la femme une ſituation qui lui ſoit plus
» favorable.

» On peut, par exemple, la placer de façon
» qu'elle ait les feſſes plus élevées que les
» épaules; on peut encore la faire coucher
» ſur le côté, dans des cas contre nature, où
» il faut tourner & délivrer l'enfant par les
» pieds. Quoiqu'il ſe ſoit trop étendu ſur les
» mauvaiſes poſitions de la matrice, en quoi
» il eſt d'autant plus excuſable qu'il étoit plus
» ſingulièrement attaché à une théorie, qu'il
» dit être la ſienne; cependant on trouve
» dans ſon ouvrage des choſes fort impor-
» tantes, particulièrement ſur ce qui concerne
» les pertes; pour y remédier, il conſeille de
» rompre les membranes, afin d'arrêter l'hé-
» morrhagie. Sa manière de dilater l'orifice
» interne de la matrice, mérite encore une
» attention particulière.

§. 30. 1.° *Smellie* commence par dire : « *Deventer prétend* avoir fait pluſieurs im- » portantes découvertes qui paroiſſent aſſez » faiſables à ceux qui *n'ont pas eu l'occa-* » *ſion de beaucoup pratiquer* ; entr'autres le » dérangement ou la mauvaiſe poſition de » l'orifice interne & du fond de la matrice, » qui, ſelon lui, ſont en partie la cauſe pour » laquelle les accouchements ſont ſi longs, ſi » difficiles, & ſouvent ſi dangereux ».

Différentes perſonnes peuvent, ſans qu'il y ait rien d'étonnant, faire la même décou- verte : ainſi, quoique d'autres auteurs aient fait mention, long-temps avant *Deventer*, de l'obliquité de la matrice, & l'aient conſi- dérée comme une cauſe des accouchements longs & difficiles ; cependant, ſi ce dernier n'en a jamais entendu parler, ou n'en a jamais pris connoiſſance dans aucun ouvrage, il peut être regardé avec juſtice comme l'auteur d'une découverte utile, ſans qu'on ait lieu de dire ironiquement qu'*il y prétend* ; & d'autant plus qu'il en a tiré des conſéquences plus utiles qu'aucun de ſes prédéceſſeurs.

Hyppocrate a parlé de l'obliquité de la matrice, car il dit (*r*): « Si puerperæ uteri ad » coxendicem aut ad lateris inanitatem, incu- » buerint, &c. » & dans un autre endroit (*s*);

______

(*r*) *De natur. muliebr. pag.* 569.
(*s*) *De natur. muliebr. pag.* 565.

« ac si digito contigeris, os in coxendice de-
» prehendes (*t*).

En consultant, dans le recueil de *Spachius* (*u*), *Paul Æginette* (*x*), qui, suivant
Mauriceau, vivoit l'an 380 ; suivant *Leclerc*,
vers la fin du quatrième siècle ; selon *Wolf-
gangus Justus* (*y*), sous *Honorius* & *Théo-
dose* le jeune, vers l'an 480 ; mais, selon
Freind, dans le septième siècle ; on trouvera
que *Nicolas Laroche*, auteur très-ancien,
dit : « si os cervicis uteri obliquum fuerit,
» difficillimè pariunt (*ɀ*) », ce que *Smellie*,
comme je l'ai déjà observé, a oublié de faire
remarquer à ses lecteurs. D'ailleurs, s'il eût
été versé dans l'histoire de la médecine depuis
Spachius jusqu'au siècle présent, il auroit su,
que *Sennert* (*a*), en parlant du sujet actuel,
dit : « dum uterus rectum situm non habet, &
» proptereà ejus os comprimitur (*b*) » ; que

(*t*) Si la matrice d'une femme enceinte s'appuie sur
une hanche, ou se porte d'un côté vers cet espace qui est
entre le thorax & l'os *ilium*, &c. —— si l'on examine
avec le doigt, on sentira l'orifice de côté.

(*u*) *Cap.* 27. *pag.* 103.

(*x*) *Lib.* 3. *cap.* 76.

(*y*) *Chron. medic.*

(*ɀ*) Si l'orifice du cou de la matrice est oblique, elles
accouchent très-difficilement.

(*a*) *Pract. lib.* 1. *part.* 2. *sect.* 6.

(*b*) Lorsque la matrice n'a pas une situation droite, &
qu'à cause de cela son orifice est comprimé.

C. Bartholin, long-temps avant *Deventer,* a obſervé que la matrice s'inclinoit quelquefois vers le côté droit, & quelquefois vers le côté gauche, comme ces paroles peuvent nous en convaincre (*c*); « in medio locatus » eſt uterus, ad nullum inclinans latus, niſi » aliquando, dum geſtat mulier maſculum » aut femellam : tunc enim dextrum aut ſini- » ſtrum magis occupare ſolet, quanquam non » ſemper (*d*) »; enfin que *Graaf* (*e*) nous aſſure, que cette opinion étoit celle des anatomiſtes de ſon temps ; car, dit-il, « non » ſemper in medio preciſe collocatur (uterus) » ſed quandoque, licet rarius, illum nunc » magis verſus dextram, nunc magis verſus » ſiniſtram hypogaſtri partem ſitum offen- » dimus; quod præſertim in prægnantibus ab » aliis anatomicis notatum invenimus (*f*) ».

Tous ceux qui ſe donneront la peine de

(*c*) *Lib.* 1. *cap.* 23.

(*d*) La matrice eſt placée dans le milieu, ne s'inclinant d'aucun côté, ſi ce n'eſt quelquefois, lorſque la femme eſt enceinte d'un garçon ou d'une fille ; car alors elle a coutume, quoique cela n'arrive pas toujours, de ſe porter davantage du côté droit ou du côté gauche.

(*e*) *De part. mulier.*

(*f*) La matrice n'eſt pas toujours placée préciſément dans le milieu ; mais nous obſervons quelquefois, quoiqu'aſſez rarement, qu'elle ſe porte davantage tantôt vers la partie droite de l'hypogaſtre, tantôt vers la gauche ; ce que les autres anatomiſtes, comme nous le trouvons, ont ſur-tout obſervé à l'égard des femmes groſſes.

conſulter

conſulter Meſſieurs *Peu*, *Amand* & *Lamotte*, connoîtront que ces auteurs ont obſervé cette obliquité, & l'ont rangée parmi les cauſes des accouchements difficiles & laborieux: & l'on peut encore à ce ſujet en appeller à l'autorité de *Mauriceau*, auquel *Smellie* accorde une pratique étendue pendant pluſieurs années. Il nous a donné parmi ſes obſervations pluſieurs hiſtoires d'accouchements difficiles, provenants de la mauvaiſe ſituation de la matrice ; entr'autres, cette première d'une femme (*g*) dont la matrice étoit inclinée en devant, & *pendoit juſques au milieu de ſes cuiſſes en manière de ſac, pour lequel ſujet il fut obligé de faire une extrême contorſion de tout ſon bras juſques au coude, pour réfléchir ſa main par-deſſus l'os pubis de la mère, afin d'aller prendre juſques au fond de ce ſac les deux pieds de ſon enfant :* & cette ſeconde d'une autre femme (*h*), qui eut un *travail très-laborieux, à cauſe de la ſituation du corps de ſon enfant, qui étant tout du côté droit, & un peu obliquement, empêchoit que l'impulſion des douleurs ne ſe fît directement :* d'où il eſt évident que *Mauriceau* a connu l'influence qu'avoit la ſituation directe ou oblique de la matrice ſur les accouche-

______

(*g*) *Obſerv.* 18.
(*h*) *Obſerv.* 683.

E

ments faciles ou naturels, ou contre-nature.
J'ai moi-même, dans mon *Effai fur l'art des Accouchements*, non-feulement expofé les cas mentionnés par les autres auteurs, mais j'ai encore montré comment l'obliquité pouvoit arriver ; & j'ai rapporté deux obferva-tions : dans la première (*i*), « je trouvai le
» côté droit de l'orifice de la matrice exacte-
» ment dans le centre du *baffin*, & le côté
» gauche tout-à-fait au-deffus de la partie la
» plus élevée du *baffin*, ou de la partie infé-
» rieure de la région épigaftrique. . . . . & le
» fond de la matrice étoit incliné vers le côté
» droit ». Dans la feconde (*k*), « je trouvai
» en la *touchant* (la femme en travail) que
» l'os *frontal* de l'enfant étoit fortement
» pouffé contre l'os *facrum*, & que je ne pou-
» vois *toucher* qu'un côté de l'orifice de la
» matrice ; favoir, celui qui eft le plus voifin
» du *pubis* ». J'ai encore rencontré depuis un cas femblable, dans le mois de Décembre 1751, mais l'*abdomen* n'étoit pas tout-à-fait auffi faillant que dans le dernier cas men-tionné, quoique le côté extérieur de l'orifice de la matrice fût pouffé en en-bas au-deffous du *pubis*.

Heifter (*l*), dont *Smellie* fait l'éloge,

(*i*) Syft. nouv. & compl. &c. *pag.* 286. *obferv.* 13.
(*k*) *Id. pag.* 288. *obferv.* 19.
(*l*) *Cap. de part. differ.*

pag. 64. de fon introduction, a exactement recueilli les opinions de la plupart des écrivains fur le fujet préfent, & les a expofées comme une règle que l'on doit fuivre dans la pratique : car il confeille à l'accoucheur d'introduire un doigt dans le *vagin*, pour connoître par-là, dès le commencement du travail, comment eft fitué l'orifice de la matrice, & s'il incline d'un côté ou d'un autre, ou s'il eft directement placé dans le centre du *baffin*.

Gottfrid. Wilham. Muller a écrit en termes exprès, « de fitu uteri obliquo », (fur la fituation oblique de la matrice) en 1731, auffi bien que *Ad. Bernh. Winkler*, en 1745, qui remarque que l'obliquité de la matrice a été obfervée des anciens. *Mefnard*, que *Smellie* loue auffi, pag. 65 & 381, établit la même doctrine (*m*), & apporte plufieurs exemples d'accouchements difficiles dépendants uniquement de cette caufe.

Notre auteur eft-il donc bien judicieux de caractérifer du nom d'*imagination* cette obliquité de la matrice, qui a été remarquée par un fi grand nombre de perfonnes, parmi lefquelles il y en a qui, de fon propre aveu, jouiffoient d'une grande pratique. J'avoue qu'il me paroît étrange qu'un homme, qui

---

(*m*) *Guide des accoucheurs.*

fait tous ſes efforts pour prouver combien il eſt verſé dans la connoiſſance des auteurs, mette en queſtion, de ſa ſeule autorité, un point de pratique ſi univerſellement admis, une doctrine ſi généralement établie, & dont font mention ſi ſouvent quelques-uns de ceux qui ont laiſſé les meilleurs ouvrages ſur l'art des accouchements. L'obliquité de la matrice eſt une vérité reconnue, & j'en appelle à tous les praticiens judicieux & éclairés: qu'ils diſent ſi pluſieurs accouchements difficiles ne dépendent point uniquement de cette cauſe, & ſi la connoiſſance parfaite des différentes obliquités de la matrice n'eſt pas un moyen ſûr pour diriger heureuſement l'accoucheur dans la pratique de ſon art. Les deux obſervations de *Mauriceau*, déjà citées, pourroient ſuffire pour en convaincre le lecteur. Mais, pour ne point laiſſer lieu au moindre doute, je puis l'aſſurer, dans la plus exacte vérité, que c'étoit l'opinion des grands hommes, dont j'ai eu l'honneur de ſuivre les leçons, ſavoir de l'immortel *Boerhaave*, & je ſuis ſûr que tous ceux qui ont eu le bonheur de l'avoir pour maître, rendront le même témoignage ; d'*Albinus*, profeſſeur public à *Leyde*, & de Meſſieurs *Grégoire* & *Duſſé*, à *Paris*. Il eſt encore également vrai, que la même opinion eſt univerſellement adoptée des accoucheurs de ces différents royaumes, qui font parvenus à la plus grande célébrité, comme j'en fuis convaincu par les fréquentes occafions que j'ai eues de converfer & d'entretenir une correfpondance familière avec plufieurs d'entr'eux. Ainfi, pour ma propre fatisfaction, cette matière eft depuis long-temps pour moi une chofe très-évidente, & j'ai eu plufieurs occafions, dans ma pratique particulière, de rencontrer des cas qui non-feulement m'ont confirmé dans la même opinion, mais encore m'ont fervi à en convaincre d'autres. J'en appellerai encore aux accoucheurs de *Londres*, dignes indubitablement du premier rang parmi ceux qui exercent la même profeffion dans ce royaume : qu'ils difent s'ils n'ont pas fréquemment rencontré, dans le cours de leur pratique, cette obliquité de la matrice : les femmes même, j'ofe l'avancer, conviendront avec moi, qu'elles obfervent fenfiblement leur enfant fe porter fréquemment plus d'un côté que de l'autre. Enfin le docteur *Southwell*, dans fes remarques fur *Ould*, dit que M. *Hunauld*, membre des académies royales de *Paris* & de *Londres*, & profeffeur royal au jardin du Roi ; M. *Winflou*, connu de tout le monde favant, par fes traités fur l'anatomie & la chirurgie, & membre des académies royales de *Paris* & de *Berlin*; & tous ceux qu'il connoiffoit, étoient de la même opinion.

E 3

Voilà donc les autorités réunies d'un grand nombre d'hommes honnêtes & savants, qui nous assurent qu'ils ont fréquemment rencontré, dans le cours de leur pratique, cette position oblique de la matrice. Comment *Smellie* pourroit-il douter de leur bonne foi? &, quoiqu'on eût déja observé avant *Deventer*, que cette obliquité est une cause des accouchements longs & difficiles, il est cependant le premier qui en a tiré des conséquences plus justes; & il a considéré, plus qu'aucun de ses prédécesseurs, quel dégré de perfection cette découverte pouvoit ajouter à l'art des accouchements, ce qui lui a attiré les plus grands applaudissements de la part de plusieurs personnes distinguées, comme le témoignent leurs lettres qui ont été imprimées au commencement de son ouvrage. Mais l'erreur de *Smellie* se manifestera encore plus au lecteur, lorsqu'il trouvera dans *Deventer*, que les universités de *Groningue* & de *Leyde*, lui ont prodigué leurs éloges pour avoir contribué aux progrès de l'art en faisant mieux connoître cette même obliquité, que notre auteur appelle une *découverte prétendue avantageuse*. Quoi qu'il en soit, le livre de *Deventer* a obtenu l'approbation de la *faculté de Paris*, comme il paroît par la traduction françoise, aussi bien que celle des deux universités ci-dessus nommées. Il a été dédié aux plus grands médecins de son temps ; car la première partie l'a été au premier médecin du roi de *Dannemarck* ; la seconde, à Meſſieurs *Boerhaave*, *Ooſterdike*, *Albinus*, médecins d'une réputation univerſelle, & profeſſeurs de médecine à *Leyde* ; & la traduction à M. *Chicoineau*, premier médecin du roi de France : or je crois que ces hommes illuſtres peuvent paſſer pour des juges compétents & déſintéreſſés de la queſtion préſente, ce que la vérité ne permet pas de dire des *approbateurs* de *Smellie*, qui ont hardiment avancé, dans le Journal, n.° 3. qu'il a corrigé *certaines erreurs de Deventer, au ſujet des différentes ſituations de la matrice,* ſans apporter d'autre raiſon ou d'autre preuve qu'un *gratis dictum*, qui contredit l'expérience de tant de praticiens ſavants & éclairés, dont les applaudiſſements unanimes ſont un témoignage authentique de l'approbation qu'ils ont donnée au travail de *Deventer*.

Je crois encore que ce que dit *Smellie*, ſavoir, que cette découverte de l'obliquité de la matrice *paroît aſſez faiſable à ceux qui n'ont pas eu l'occaſion de beaucoup pratiquer,* ne quadre pas avec cette *candeur* & cette *modération* qui, au rapport du journaliſte, n.° 3. (*n*) régnent dans tout ſon ouvrage. Je

____

(*n*) *Voyez ci-deſſus la préface*, pag. xliv.

pense au contraire que ces expressions ressemblent beaucoup à la vanité d'un homme
qui veut insinuer, que tous ceux qui rejettent
son opinion, & adoptent celle de *Deventer*,
n'ont pas *une grande pratique*; & à une confiance présomptueuse qui le porte à opposer
son autorité seule, & qu'aucune autre ne vient
étayer, à celle des praticiens les plus distingués, vivants avant lui, ou ses contemporains, & dont la *pratique*, dans les cas difficiles ou contre-nature, peut avoir été au
moins *aussi étendue que la sienne* (9).

---

(9) Il est étonnant que des praticiens éclairés refusent
à *Deventer* les éloges qui lui sont dûs. C'est avec raison
que *Burton* prend sa défense ; toute personne sincère suivra son exemple. J'aime la manière dont s'exprime
M. *Bruier d'Ablaincourt*, dans les réflexions qu'il a
ajoutées à la traduction françoise du traité de *Deventer*:
« quoiqu'il ne soit pas, dit-il (*a*), le premier qui ait
» parlé de l'inclinaison de la matrice, il mérite cepen-
» dant tout l'honneur de cette découverte, puisqu'il est
» le seul qui en ait tiré de justes conséquences. Qu'im-
» porte en effet que les sciences s'enrichissent, si leur
» richesse ne peut que satisfaire une vaine curiosité ? Je
» ne prétens donc pas diminuer la gloire de notre auteur,
» en montrant que d'autres ont dit la même chose ; mon
» intention est seulement d'établir davantage un principe
» qu'on doit regarder comme fondamental de la science
» des accouchements ». Voilà le langage d'un homme
impartial qui sait apprécier les services qu'a rendus *Deventer*, au lieu de faire ses efforts pour diminuer la gloire
à laquelle ses travaux utiles lui donnent droit d'aspirer.
J'estime que son ouvrage est très-important, que les ac-

(*a*) Traduct. franç. de *Deventer*, réflex. sur le chap. 9. pag. 49.

§. 3 1. 2.° Il dit (*o*); « quant aux difficultés » qui proviennent de la mauvaise position de » l'orifice interne , un praticien feroit affez

coucheurs ne peuvent trop le confulter pour s'inftruire des différentes obliquités & des accidents auxquels elles expofent , & que la théorie qui y eft établie fervira à les diriger plus fûrement dans leur pratique.

Cependant on ne peut difconvenir qu'il ne s'y trouve quelques principes moins conformes à la vérité & à l'expérience. Je me crois d'autant plus obligé de les faire remarquer , que je fuis jaloux de détromper ceux qui pourroient croire qu'une prévention aveugle en faveur de cet illuftre auteur, me fait adopter indiftinctement tout ce qu'il a avancé dans fon ouvrage.

Il agite d'abord cette queftion (*a*) : favoir , fi la capacité de la matrice augmentant pendant la groffeffe , fon épaiffeur diminue. Il rejette le fentiment de *Mauriceau.* Son traducteur , M. *Bruier d'Ablaincourt*, défend la même opinion (*b*), & il s'appuie fur les autorités de *Graaf*, *Bartholin , Portal , Amand* & *Lamotte* : il fait même voir que *Mauriceau* rapporte des obfervations qui fourniffent des armes contre lui , & il fait fentir le faux des raifonnements par lefquels il s'efforce de les accorder avec le fentiment qu'il a adopté , favoir que la matrice devient plus mince pendant la groffeffe. Je conviens avec l'un & l'autre que non-feulement l'épaiffeur de ce vifcère ne diminue pas pendant la groffeffe , mais même qu'elle augmente. Toutefois je ne vois point les raifons fur lefquelles ils fe fondent , & il me paroit affez clair qu'ils n'ont point faifi la véritable. Au refte l'on me difpenfera de m'étendre ici fur ce point que j'ai difcuté ailleurs dans un affez grand détail , auquel je renvoie le lecteur (*c*), & il me fuffira d'obferver que *Deventer* & M. *Bruier d'Ablaincourt* n'étoient pas plus inftruits du méchanifme

(*a*) Chap. 8 & 9.
)*b*(Réflex. fur le chap. 9. pag. 42.
(*c*) Syft. nouv. &c. not. 12. pag. 30.
(*o*) *Pag.* 59.

» porté à croire qu'il n'a jamais vu (*Deventer*)
» l'effet des accouchements laborieux, qui en
» général l'ouvrent, ſoit en pouſſant les eaux,

par lequel la matrice ſe diſtend pendant l'eſpace de neuf mois, que *Rœderer*, *Burton*, *Lamotte*, & les autres qui ont adopté la même opinion. Les obſervations, & les expériences réitérées les ont convaincus d'une vérité de fait, mais il n'étoit pas poſſible qu'ils en donnaſſent une explication ſatisfaiſante, ne connoiſſant point l'artifice admirable que la nature a employé pour diſtendre inſenſiblement la matrice, & augmenter ſa capacité. C'eſt encore parceque *Deventer* l'ignoroit, qu'il a aſſuré dans le même chapitre que c'eſt principalement le fond de la matrice qui s'étend : il eſt dans l'erreur, auſſi bien que tous ceux qui ont adopté le même ſentiment (*a*), & je ferai valoir contre lui l'origine des ligaments ronds à la fin de la groſſeſſe, quoiqu'il en faſſe uſage lui-même pour confirmer la vérité de ce qu'il a avancé. Il n'a pas aſſez examiné la diſpoſition de ces ligaments, & ſa quatrième figure, peu conforme à la nature, eſt contraire à ce qu'on obſerve dans les femmes mortes pendant l'accouchement ou auſſi-tôt après. Les ligaments ronds naiſſent du fond de la matrice, quand elle ne contient rien ; & ils ont la même origine à la fin de la groſſeſſe, comme pourront s'en aſſurer par eux-mêmes ceux qui apporteront dans leur examen une attention ſcrupuleuſe ; car ils reconnoîtront que ces ligaments, partant du fond de la matrice, s'appliquent aux parois de ce viſcère juſqu'à ſa partie moyenne, d'où ils commencent à s'en éloigner, ce qui a fait croire à ceux qui ſe ſont laiſſés ſéduire par les premières apparences, & qui n'ont point pouſſé aſſez loin leurs recherches, qu'ils naiſſoient de cette dernière partie. N'eſt-on donc pas en droit de conclure de leur véritable diſpoſition, que l'expanſion de la matrice ne ſe fait pas principalement vers ſon fond ?

De tout temps les phyſiciens ont beaucoup travaillé pour expliquer les différentes fonctions du corps humain,

(*a*) Syſt. nouv. &c. not. 11. pag. 28.

» ou en expulſant la tête de l'enfant (*p*) ».

Commme praticien, je conclus de ce paragraphe que *Smellie* manque de *candeur*, en

mais les ſyſtêmes qu'ils ont multipliés n'ont preſque jamais ſervi à nous inſtruire : nous avons pu quelquefois admirer ces fruits de leur imagination , mais nous ſommes forcés d'avouer qu'ils ont rarement contribué aux progrès de la médecine. Pour qu'un ſyſtême ſoit vrai & puiſſe s'élever au - deſſus des objeċtions , il faut qu'il rende raiſon des différents phénomènes de l'aċtion qu'il a pour objet : or y en a-t-il beaucoup de cette eſpèce dans la foule de ceux qu'ont imaginés les phyſiologiſtes ? Je ne craindrai pas d'être contredit par ceux qui les ont mûrement examinés , lorſque j'aſſurerai qu'ils ſont , pour la plupart , peu dignes de notre attention , en ſuppoſant que nous cherchions à approfondir la manière dont s'exercent les fonċtions de notre corps les plus importantes. S'il eſt ſi peu de perſonnes qui aient pû nous dévoiler les ſecrets de la nature , quelles obligations n'avons-nous pas au petit nombre de celles qui nous ont rendu un ſi grand ſervice ? Les veilles , les travaux aſſidus , la connoiſſance parfaite de la ſtruċture des parties où s'exercent les fonċtions dont ils vouloient découvrir le méchaniſme , & ſur-tout l'obſervation fréquente des phénomènes qui accompagnent conſtamment ces fonċtions , voilà ſans doute les moyens qui les ont conduits au ſuccès , & ce ſont auſſi les ſeuls qui l'obtiendront à ceux qui voudront marcher ſur leurs traces. Je ſuis perſuadé qu'on n'aura pas de peine à ranger M. *Petit* dans la claſſe peu nombreuſe de ceux qui ont droit par leurs découvertes vraiment utiles à notre reconnoiſſance & à nos éloges, quand on examinera attentivement & ſans partialité ſon ſyſtême

(*p*) Un praticien ſeroit aſſez porté à croire qu'il n'a jamais *attendu l'effet des douleurs de l'enfantement , qui en général l'ouvrent , en pouſſant en bas les eaux , ou la tête de l'enfant.* Voyez ci-deſſus, pag. 6o.

fuppofant que *Deventer*, qui s'étoit fait une
fi grande réputation par fon habileté dans la
pratique des accouchements, comme nous le

---

fur la caufe & le méchanifme de l'accouchement (*a*): il
explique d'une manière fatisfaifante les différents phénomènes qui fe manifeflent pendant tout le cours de la groffeffe, & qui accompagnent ou qui fuivent le travail de
l'enfantement; il fournit des armes pour détruire plufieurs erreurs prefque généralement admifes; il rend raifon de différentes pratiques que l'accouchéur doit mettre
en ufage pour conferver la mère & l'enfant; enfin les
fondements fur lefquels il eft établi me paroiffent iné-
branlables, & il triomphera de toutes les objections
qu'enfantera une vaine théorie, dénuée de l'expérience
& des obfervations qui ont fervi de guide à fon illuftre
auteur. Il ne faut pas s'étonner que la plupart des accoucheurs, privés des lumières qu'il répand, fe foient trompés fur l'épaiffeur de la matrice, fur la manière dont elle
fe diftend pendant fa groffeffe, fur la partie de ce vifcère
où fe fait principalement l'expanfion, &c. mais, en
découvrant la fource de leurs erreurs, il nous les fait
éviter, & il excite en même temps notre admiration, par
l'expofition des moyens fimples & admirables que la
nature a employés pour conferver fon ouvrage, pour
augmenter par dégrés la capacité de cet organe deftiné à
le renfermer pendant l'efpace de neuf mois, & pour le
conduire heureufement au terme. Puis-je trop exhorter
les jeunes accoucheurs à le méditer profondément, & à
en étudier toutes les parties avec la plus grande attention?
Toutefois ils n'en doivent pas être les partifans aveugles,
& il eft de leur fageffe de ne l'adopter qu'après avoir
vérifié par eux-mêmes les expériences & les obfervations
qui lui fervent de bafe : c'eft alors qu'ils feront convaincus que l'imagination feule n'a pas préfidé à fon invention, & qu'ils pourront, inftruits par leurs propres

---

(*a*) Voyez le mémoire fur la caufe & le méchanifme de l'accouch. à
la tête du recueil de pièces relatives à la queftion des naiffances tardives,
par A. Petit.

prouve l'extrait fuivant de la *République des lettres*, mois de Juillet 1701, étoit affez ignorant pour ne point *attendre l'effet des dou-*

---

recherches , s'en déclarer les fectateurs. Je reviens à *Deventer.*

Il eft encore tombé dans l'erreur au fujet des différentes attaches du *placenta.* « La partie , dit-il (*a*) , la plus épaiffe
» des membranes , que l'on appelle *placenta* , ne s'attache
» qu'au fond de l'uterus » : & plus bas ; « que le *pla-*
» *centa* s'attache au fond de l'uterus , c'eft ce que per-
» fonne ne peut contefter , à ce que je crois. On ne man-
» quera cependant pas de m'objecter le témoignage de
» quelques accoucheurs , qui atteftent qu'ils ont trouvé
» le *placenta* adhérent aux côtés de la matrice , affez près
» de fon orifice : mais je répondrai que cette autorité
» prouve peu dans la bouche de ceux qui, n'ayant jamais
» remarqué que la matrice prend des fituations obliques,
» n'ont pu obferver fi le fond de l'uterus étoit tourné en
» avant, ou en arrière ; d'où il fuit qu'ils n'ont pu remar-
» quer en quel endroit pofitivement le *placenta* étoit
» attaché ». Je fuis bien étonné que ce médecin n'ait
pas reconnu dans le cours de fa pratique une vérité qui
doit paffer pour inconteftable , & dont tous les bons accoucheurs conviennent aujourd'hui. Il eft certain qu'il
n'y a aucun point de la furface interne de la matrice où
ne puiffe s'attacher le *placenta.* Le fond de ce vifcère eft
le lieu le plus ordinaire de fon adhérence ; mais on l'obferve auffi quelquefois fur le côté , entre l'orifice & l'embouchure des trompes de *Fallope* , ou à l'orifice même ,
ou entre la partie latérale droite ou gauche & la partie
antérieure. C'eft dans ce dernier cas que le muzeau de la
matrice eft un peu tors , & que l'on fent dans l'orifice ,
lorfqu'il eft affez dilaté pour permettre l'introduction d'un
doigt , *un pli faillant en dedans , dont la direction eft de
haut en bas , & un peu fpirale. Deventer* a obfervé cette
torfion , mais il ne l'a pas attribué à fa véritable caufe (*b*).

(*a*) Chap. 9.
(*b*) Chap. 48. pag. 319 , 321.

leurs de l'enfantement. Car il eſt dit (*q*);
« entre les autres de M. *Deventer* qui lui ont
» acquis une ſi grande réputation dans ces

La ſeule inclinaiſon de la matrice n'explique pas comment elle peut avoir lieu : elle dépend du tiraillement des fibres du cou de ce viſcère , comme le dit M. *Levret* (*a*) , lorſque le *placenta* adhère entre un côté & la partie antérieure.

Quoique le *placenta* adhère au fond de la matrice , ſa plus grande portion peut être placée dans un côté de ce viſcère. Pour comprendre cela , il faut ſavoir que le fond a une certaine étendue meſurée par l'eſpace qui s'étend depuis une embouchure des trompes de *Fallope* juſqu'à l'autre : or il eſt clair que le centre du *placenta* peut répondre à chacun des points de cet eſpace : d'où s'il répond directement au point également diſtant de chacune des embouchures des trompes de *Fallope* , c'eſt alors qu'on peut dire qu'il eſt vraiment adhérent au fond de la matrice ; mais s'il répond à quelqu'un des points qui ſe trouvent entre le centre du fond & l'une des ſuſdites embouchures , il n'eſt plus , comme dans le premier cas , directement oppoſé à l'orifice , & l'on peut en quelque ſorte le regarder comme ſitué latéralement. Je ſais que l'on a coutume de dire que le *placenta* eſt attaché au fond , toutes les fois qu'il eſt entre les deux embouchures des trompes de *Fallope* : cependant il faut avoir égard à la diſtinction que je viens de faire pour comprendre ce que je dirai ſur les différentes obliquités de la matrice.

Le *placenta* a une ſituation latérale , lorſqu'il eſt adhérent entre une embouchure des trompes de *Fallope* & l'orifice. Les obſervations réitérées ont appris que cette ſituation étoit plus fréquente qu'on ne ſe l'eſt imaginé , & *Deventer* a eu tort de la nier. « Dans une matrice que » j'ai examinée , dit le docteur *Ant. Simſon* (*b*) , & où les » ſecondines étoient encore dans leur ſituation naturelle ,

(*a*) Suite des obſerv. pag. 112 , 141.
(*b*) Eſſai & obſerv. de médec. de la Société d'Edimb. tom. 4. art. 13. pag. 140.

(*q*) *Préface à la tête de la traduction françoiſe.*

» provinces (*Hollande*) & qui lui attirent
» des malades du fond de l'Allemagne, il a
» encore celui d'entendre très-bien l'art d'ac-

» le *placenta* étoit placé entièrement de côté , ce qui
» détruit le fentiment des auteurs ci-deffus, (*Ruyfch* &
» *Deventer*, qui ont prétendu que le *placenta* n'occupoit
» jamais que le centre du fond) fur lequel j'avois compté
» jufqu'alors » . Plufieurs auteurs , tels que *Heifter* (a) ,
De Graaf (b) , *Brunner* (c) , *Muller* (d) & d'autres , en accordant qu'il s'attachoit le plus fouvent au fond de la
matrice, font convenus que fon attache n'avoit point de
lieu certain & déterminé. Enfin parmi les faits qu'a accumulés M. *Levret* (e) , relativement à la queftion préfente ,
il en eft qui prouvent victorieufement que l'arrière-faix
a ihère quelquefois aux côtés de la matrice, tels que ceux
de M. *Buzau* , chirurgien collégié en l'univerfité royale
de *Turin*, qui trouva , dans l'*uterus* d'une femme qui mourut fans être délivrée, & à laquelle il fit l'operation cé-
farienne, le *placenta* adhérent au côté droit , environ à
cinq ou fix travers de doigt de l'orifice, &c. &c. Il eft
donc inconteftable, d'après l'expérience des plus habiles
accoucheurs, que le *placenta* s'attache quelquefois au
côté droit , ou au côté gauche de la matrice , plus ou
moins près de fon orifice , & que ce cas n'eft même pas
extrêmement rare. On doit encore conclure de ce que
j'ai dit , que fa fituation latérale , proprement dite , eft
celle où il a fon adhérence entre l'orifice & une des
embouchures des trompes de *Fallope* : car il eft clair
qu'il eft bien moins latéral , lorfqu'il eft attaché, comme
je l'ai fait remarquer ci deffus, entre une de ces embouchures & le centre du fond.

Son adhérence à l'orifice de la matrice eft à la vérité

(a) Compend. anatom. art. 242.
(b) Chap. 15.
(c) Commerc. litter. de Nuremberg. ann. 1731. differt.
(d) Differt. fur l'accouch. diffic. à Strasbourg , 1731.
(e) Suite des obferv. pag 78 & fuiv.

» coucher les femmes, qu'il pratique *avec*
» *beaucoup de ſuccès* ». D'où nous apprenons
qu'il avoit acquis une telle réputation, que

---

moins commune, mais il eſt certain qu'elle a été obſervée, & il n'eſt plus poſſible aujourd'hui, à moins de ſe
refuſer à l'évidence, de la révoquer en doute. Je ne par-
lerai point des auteurs, tels que *Lamotte* (a), qui l'ont
méconnue, quoiqu'ils l'aient rencontrée dans leur pratique, & qui, dominés peut-être par l'opinion contraire,
ou faute d'avoir apporté aſſez d'attention, ſe ſont abuſés
au point de croire que le *placenta* qu'ils trouvoient attaché à la circonférence de l'orifice de la matrice, n'avoit
point ſon adhérence à cet endroit pendant la groſſeſſe,
mais s'y étoit porté après avoir quitté le fond, & s'y étoit
collé par le moyen du ſang amaſſé entre lui & l'orifice :
cependant je ferai remarquer qu'en ſuppoſant que nous
manquaſſions d'obſervations plus exactes, nous pourrions
trouver dans le récit même de ces auteurs de fortes preuves en faveur de notre aſſertion. Mais nous avons des faits
abſolument déciſifs, & contre leſquels on ne peut faire
aucune objection : *Portal* nous en a tranſmis pluſieurs
dans ſon livre ſur la pratique des accouchements ; on lit
dans les mémoires de l'académie des ſciences de Paris (b),
une obſervation communiquée par M. *Petit*, dont le ſujet
eſt une femme qui mourut après trois jours d'un travail
inutile, & dans la matrice de laquelle on trouva, après
l'avoir ouverte, le *placenta* attaché à l'orifice interne, &
le bouchant exactement, excepté à un ſeul endroit : enfin
M. *Levret* cite un habile chirurgien de Genève, qui aſſure
avoir accouché deux femmes, chez leſquelles le *placenta*
étoit collé à la même partie, & il rapporte un cas où il
nous apprend qu'il a fait la même obſervation.

Je pourrois ajouter à tout ce que je viens de dire, l'ex-
poſition du ſentiment de *Smellie*, dont la grande pratique
doit faire regarder l'autorité comme d'un grand poids

(a) Edit. dern. obſerv. 332. pag. 940.
(b) Année 1723.

les *Allemands mêmes* avoient recours à lui :
& je suis certain que personne, en lisant son
livre , pourvu qu'il soit de bonne foi , n'en

---

dans la question présente : « on croyoit, dit ce docteur (*a*),
» assez communément autrefois que le *placenta* étoit tou-
» jours attaché au fond de la matrice ; mais ce préjugé a
» été détruit par des observations qui nous apprennent
» qu'il est souvent attaché sur ses côtés, d'autres à sa
» partie postérieure ou à l'antérieure , & quelquefois
» même jusqu'au près de l'orifice interne de la matrice ».
On est donc forcé de reconnoître qu'il n'y a pas un
point de la circonférence de la matrice où le *placenta* ne
puisse avoir son adhérence , quoique l'on accorde qu'il
s'attache le plus communément au fond : or nous allons
déduire de cette vérité des conséquences relatives aux
différentes obliquités. *Deventer*, qui ne la connoissoit
pas, a ignoré une partie des causes qui rendent la matrice
oblique ; ainsi les observations faites depuis lui ont servi
à perfectionner sa doctrine , & à éclairer davantage la
pratique. Je noterai encore , avant d'aller plus loin, que
ce que dit ce médecin (*b*), savoir que *quelques accoucheurs
qui ont prétendu avoir trouvé l'arrière-faix sur le côté de la
matrice , se sont trompés* , peut être vrai , sans que l'on
puisse en former une objection solide contre ce que nous
avons avancé ci-dessus : il est possible que ceux qui ne
connoissoient pas les différentes obliquités de la matrice,
ou qui n'apportoient pas assez d'attention pour bien apprécier les cas qu'ils rencontroient dans leur pratique ,
se soient laissés séduire par les apparences , & aient jugé
que le *placenta* étoit attaché au côté, à la partie antérieure,
ou à la partie postérieure de la matrice , tandis qu'il ne leur
paroissoit avoir ces différentes attaches , que parceque ce
viscère étoit réellement incliné sur le côté , en devant,
ou en arrière ; mais il n'en est pas moins constant que les
accoucheurs modernes , qui sont en général plus instruits

(*a*) Tome I. pag. 136.
(*b*) Chap. 9. pag. 35.

tirera la même conféquence que *Smellie* : car voici ce qu'on y lit (*r*) ; « ſi elles (les ſages-» femmes) n'y réuſſiſſent pas) à délivrer les

---

des regles de leur profeſſion , & qui ſavent que la matrice peut s'incliner en différents ſens , ſont en état de décider ſûrement ſi l'arrière-faix eſt vraiment ſitué latéralement , ou s'il ne paroît avoir cette ſituation que relativement à l'inclinaiſon de l'*uterus* ; enſorte que l'on peut ajouter foi à leurs obſervations , & croire , ſans craindre l'erreur , qu'il n'y a pas de point dans la circonférence de la matrice où l'on n'ait trouvé le *placenta* adhérent.

Il y a pluſieurs cauſes des obliquités de la matrice (*a*) , parmi leſquelles il faut ranger les différentes attaches du *placenta*. Lorſqu'il adhère au fond de façon que ſon centre répond au centre de cette partie , il ne détermine point cet organe à ſe porter plus d'un côté que de l'autre ; mais lorſqu'il eſt attaché à quelqu'autre point de ſa circonférence , il l'entraîne par ſon poids , & l'oblige à s'incliner à droite ou à gauche , en devant ou en arrière : toutefois ſon inclinaiſon doit être moins conſidérable , lorſque le *placenta* a ſon adhérence entre le centre du fond & l'une des embouchures des trompes de *Fallope* ; & elle doit être plus grande , lorſqu'il eſt collé entre une de ces embouchures & l'orifice. L'on conviendra facilement que l'arrière-faix ſitué latéralement , antérieurement , ou poſtérieurement , doit contribuer à rendre la matrice oblique , ſi l'on fait attention qu'elle s'élève pendant la groſſeſſe juſqu'au milieu du ventre , qu'elle eſt dans une eſpèce d'équilibre , & , par conſéquent , que tout ce qui ſera capable de le rompre la fera pencher plus d'un côté que d'un autre. Il eſt vrai qu'elle eſt un peu retenue de chaque côté par les ligaments ronds , mais néanmoins lorſque le *placenta* eſt ſitué latéralement , ſon poids ſurpaſſe l'effort qu'ils font pour faire garder à cet organe ſon équilibre , & il l'entraine. Il eſt de fait que chez toutes

(*a*) Syſt. nouv. & compl. &c. not. 96 , 97, 98 , 99. pag. 291 & ſuiv.

(*r*) *Suite du chap.* 48 , *pag.* 328.

» femmes , lorfque la matrice eft un peu in-
» clinée) leur *dernier recours eft la patience*;
» & lorfqu'elles y réuffiffent, & que la femme

---

les femmes la matrice eft un peu inclinée en devant quand
elle eft bien fituée (*a*) : mais cette petite obliquité n'eft
pas dûe à l'attache du *placenta* , elle dépend uniquement
de ce que la matrice retenue poftérieurement par les vertèbres des lombes , & latéralement par les ligaments
ronds , fe porte davantage du côté où elle eft abandonnée
à elle-même , & vers l'endroit qui oppofe moins de réfiftance , c'eft-à-dire antérieurement, où les mufcles font
d'ailleurs difpofés à céder : d'où je tire encore une
preuve contre *Deventer* & tous ceux qui ont foutenu que
les ligaments ronds naiffoient à la fin de la groffeffe de
la partie inférieure de la matrice ; car fi cette difpofition
eft réelle , pourquoi cet organe ne fe porte-t-il pas vers
les lombes plutôt que vers la partie antérieure ? ou au
moins pourquoi ne s'incline-t-il pas tantôt antérieurement, tantôt latéralement, puifqu'il eft également libre des
deux côtés ? Mais au contraire , dans toutes les groffeffes
ordinaires , la femme fe portant bien , fon *baffin* ayant la
meilleure conformation , & le *placenta* étant adhérent
au fond , il fe porte conftamment en devant ; il faut donc
qu'il y ait un obftacle qui l'empêche de s'incliner poftérieurement ou latéralement ; or cet obftacle vient , d'une
part , des vertèbres ; & , de l'autre , des ligaments ronds
qui prennent leur origine du fond , comme avant la groffeffe.

Quant au *placenta* adhérent à la circonférence de l'orifice de la matrice, il ne doit pas être regardé comme une
caufe d'obliquité , fi fon centre répond parfaitement à
l'orifice , parcequ'alors il ne peut déterminer ce vifcère
à fe porter plus d'un côté que de l'autre : il ne rompt
pas fon équilibre plus que lorfqu'il eft fitué au fond ,
centre fur centre ; & il ne contribue à rendre la matrice
oblique, que lorfque fon bord eft collé à l'orifice , fa
plus grande portion s'étendant vers la partie latérale.

(*a*) Syft. nouv. & compl. &c. not. 96. pag. 291.

» a le bonheur d'accoucher après plusieurs
» jours d'un travail fâcheux, la sage-femme
» n'en est pas plus habile qu'auparavant,

Ainsi l'adhérence de l'arrière-faix à la circonférence de l'orifice de la matrice n'est pas dangereuse par la situation qu'elle fait prendre à cet organe, puisqu'elle ne peut changer celle qui lui est naturelle, mais par les pertes & les autres accidents auxquels elle donne lieu pendant le cours de la grossesse & le travail de l'enfantement.

Ce n'est pas assez d'être instruit des différentes obliquités de la matrice, il faut encore savoir les présumer & les distinguer avant le temps de l'accouchement, afin de n'être pas surpris, lorsqu'il sera arrivé, & de tenir une conduite relative à l'une ou l'autre espèce d'obliquité : mais si l'on n'est appellé que lorsque le travail est déjà commencé, il faut, par les questions faites à la malade & aux assistants, s'informer des circonstances qui ont accompagné la grossesse, pour tenir lieu des justes observations qu'on n'a pû faire soi-même pendant son cours, & recourir au *toucher*, pour pouvoir porter un jugement plus certain sur la situation de la matrice. J'ai exposé ailleurs les signes présomptifs des différentes obliquités (a) : voici ceux par lesquels on pourra distinguer qu'elles sont dûes à l'attache latérale du *placenta* plutôt qu'aux autres causes. La femme sent une dureté dans un côté de l'*abdomen*, dès les premiers mois de sa grossesse ; cette dureté est fixe, ne change point, & va toujours en augmentant : elle éprouve dans ce même côté plus de douleur que dans l'autre, les mouvements de son enfant s'y font moins sentir, & il est moins gros que le côté opposé, principalement dans les quatre derniers mois : son ventre paroît séparé en deux parties, comme quand la matrice contient deux fœtus, avec cette différence que dans le cas présent la ligne de séparation, un peu oblique, se porte plus d'un côté que de l'autre (b). Il est facile d'expliquer ces phénomènes : la dureté & la douleur sont

(a) Syst. nouv. & compl. &c. not. 96, 97, 98. pag. 291 & suiv.
(b) M. *Levret*, suite des observ. pag. 136.

» parcequ'elle ne fçait pas la caufe des diffi-
» cultés qu'elle a trouvées , ni pourquoi fon
» opération a eu du fuccès ». N'eft-il pas clair,

dûes à la préfence du *placenta* , qui a pris racine dans un côté de la matrice ; elles font fixes , parceque le *placenta,* une fois attaché à une partie , y refte collé jufqu'à la fin de la groffeffe ; & elles vont en augmentant , parceque fon volume devient chaque jour de plus en plus confidé-rable. Je n'ai pas befoin de faire remarquer qu'elles ont leur fiège à la partie antérieure , ou à la partie poflé-rieure , lorfque l'arrière-faix a fon adhérence à l'une ou à l'autre : ce qui fert encore à faire diftinguer le cas où il eft latéral , de ceux où il eft attaché antérieurement ou poftérieurement. Dans toute obliquité latérale le ventre eft inégal , applati d'un côté , & faillant de l'autre ; dans toute obliquité antérieure , il eft extrêmement faillant & fait la beface ; enfin dans toute obliquité poftérieure , il eft ferré & tout-à-fait applati : ces fignes font ceux qui ont lieu , foit que la fituation vicieufe de la matrice dé-pende de l'attache du *placenta* ou de quelqu'autre caufe.

Après s'être mis bien au fait des différentes obliquités , des moyens de les reconnoître pendant le cours de la groffeffe , de leurs caufes , & des fignes qui leur font communs ou qui font propres à manifefter l'exiftence de chacune d'elles en particulier ; il faut s'inftruire de la manière dont on doit fe conduire dans la pratique pour éviter les accidents & fauver la mère & l'enfant. Je ren-verrai le lecteur à ce qu'enfeigne *Burton* (a) dans l'en-droit où il traite des obliquités , & à ce que j'ai ajouté pour fuppléer à quelques petits détails qu'il a omis , & que j'ai jugé effentiels : je me contenterai de rappeller à fon efprit cette règle fi importante , & de laquelle dépend le fuccès , lorfqu'on eft appellé au commencement du travail , favoir de ne point attendre que la nature rompe les membranes , mais de les percer auffi-tôt qu'on juge l'orifice affez dilaté pour permettre l'introduction de la

____

(a) Syft. nouv. & compl. &c. §. 78 , 79 , 80, 81. pag. 280 & fuiv. not. 99. pag. 297.

F 3

d'après cela, que *Deventer* a très-bien connu la conféquence d'attendre l'effet des douleurs de l'enfantement?

main, d'aller chercher l'enfant, de le retourner & de l'amener par les pieds. Puifque cette règle eft d'une fi grande conféquence, il n'eft perfonne qui ne puiffe faire cette réflexion : favoir , que tout accoucheur doit être parfaitement inftruit des fignes fenfibles ou rationels qui indiquent les obliquités , & doit apporter les foins les plus fcrupuleux, foit pendant la groffeffe , foit au commencement du travail , pour reconnoître fi quelqu'une d'elles a lieu , de crainte qu'en ignorant la fituation vicieufe de la matrice , il ne néglige le feul moyen de terminer heureufement l'accouchement.

Lorfque le *placenta* eft adhérent à la circonférence de l'orifice de la matrice, l'accouchement eft toujours accompagné d'une perte , parceque l'enfant ne peut fortir que le *placenta* ne fe décolle totalement ou en partie. Le fang qui coule alors vient des vaiffeaux du cou de la matrice , & de ceux de l'arrière-faix lui-même : enforte que fi l'on ne termine promptement l'accouchement, la mère & l'enfant font en danger de perdre la vie , par l'abondance du fang qu'ils perdent l'un & l'autre. Mais quoique l'hémorrhagie foit un fymptôme inféparable du décollement du *placenta* adhérent à l'orifice , elle ne défigne pas toujours, lorfqu'elle arrive , que ce cas a lieu , parcequ'elle s'obferve également lorfque le *placenta* attaché à quelqu'autre partie , au fond ou au côté , vient à s'en féparer. L'accoucheur pourra fur-tout juger que le fang vient des vaiffeaux du cou de la matrice , lorfqu'il coulera en plus grande quantité , pendant les douleurs , & fe ralentira dans leur intervalle ; car on obferve le contraire , lorfqu'il coule de tout autre endroit de la furface interne de cet organe ; fon effufion eft alors plus abondante dans l'intervalle des douleurs , mais elle diminue lorfqu'elles commencent à fe faire fentir & pendant toute leur durée. Il faut faire beaucoup d'atten-

En second lieu, il n'y a pas de praticien qui ne fache que les eaux ne peuvent rappeller la matrice à la bonne fituation, toutes

---

tion à ce figne, afin d'être en état de diftinguer, lorfqu'une hémorrhagie accompagne le commencement du travail, fi le *placenta* eft adhérent à l'orifice ou a quelqu'autre partie : d'ailleurs on pourra porter un jugement plus certain, & établir un diagnoftic fûr par le moyen du *toucher*. Si en portant le doigt dans le vagin, on y trouve une grande quantité de caillots de fang ; fi en le pouffant jufqu'à l'orifice de la matrice, on y fent engagée une tumeur dont la fubftance molle, pulpeufe, & infenfible a une furface inégale ; fi l'on trouve adhérents à cette tumeur d'autres caillots de fang, & fi l'on augmente la perte en les détachant ; on peut être fûr que le *placenta* eft collé à la circonférence de l'orifice de la matrice, qu'il eft la caufe de l'hémorrhagie, que les jours de la mère & de l'enfant font en danger, & il faut, fans tarder davantage, apporter tous les foins poffibles pour hâter la délivrance. On a propofé de faire avec le doigt un trou au milieu du *placenta*, ce qu'on a regardé comme d'autant plus facile que fa fubftance eft molle & pulpeufe, de paffer enfuite la main à travers ce trou, d'aller chercher les pieds de l'enfant, & de le tirer de forte qu'il vienne ayant le *placenta* autour de lui. Cette méthode eft blâmable & difficile à exécuter, car il n'eft pas fi aifé qu'on pourroit fe l'imaginer, de déchirer ainfi la fubftance de l'arrière-faix ; d'ailleurs, pour en venir à bout, il faut un temps confidérable, ce qui augmente le danger, à caufe du fang qui continue à couler, foit des vaiffeaux du cou de la matrice, foit de ceux du *placenta* lui-même, & qui affoiblit de plus en plus la mère & l'enfant ; enfin, en perçant le *placenta* dans fon milieu, on rifque d'en féparer tout-à-fait le cordon ombilical, & par-là de tuer auffi-tôt l'enfant, en le privant du fang qu'il peut recevoir par la portion de l'arrière-faix qui refte encore attachée à la matrice. Il eft bien plus fimple de parcourir avec le doigt fon orifice, de chercher fi

les fois qu'elle eſt mal placée , de la manière ci-deſſus mentionnée : leur effet eſt alors à-peu-près le même que dans le cas où l'enfant

quelque partie du *placenta* , déja ſéparée , permet l'intro-duction de la main ; ou , s'il eſt encore exactement atta-ché de tous les côtés , de chercher celui qui réſiſte le moins aux efforts qu'il faut faire pour le décoller , de porter un doigt ou pluſieurs entre lui & l'orifice , & de le cerner juſqu'au tiers , ou environ , de ſa circonférence. Après cette opération , qu'il faut faire à pluſieurs re-priſes , pour ménager la malade & ne point lui cauſer de trop vives douleurs , on introduit la main entière dans la matrice , & l'on rompt auſſi-tôt les membranes , ſi elles ne le ſont pas déjà : enſuite on repouſſe la tête qui ſe préſente ordinairement , on retourne l'enfant , & on l'amène par les pieds. Lorſqu'il eſt ſorti , on achève de décoller le *placenta* , & l'on en fait communément l'ex-traction avec la plus grande facilité. J'ai parlé ailleurs du cas où l'enfant eſt immédiatement ſuivi de ſon arrière-faix , & j'en ai fait ſentir le danger (a). Il eſt encore bien plus grand lorſqu'il ſort avant l'enfant : le ſeul parti à prendre alors eſt de le retourner , & de délivrer la femme le plutôt qu'il eſt poſſible. Si par haſard l'arrière-faix dé-taché du fond de la matrice , lorſque le fœtus y eſt en-core , ſe porte à ſon orifice , s'y colle par le moyen des caillots de ſang , & par-là empêche l'enfant de ſortir , cas que quelques accoucheurs ont vu arriver ; il faut ſe comporter de la même manière que dans celui que je viens de traiter , & ſuivre la même méthode.

Je vais encore ajouter quelques remarques au ſujet du *placenta* enkyſté , & du *placenta en raquette*.

On dit que le *placenta* eſt enkyſté lorſqu'il eſt renfermé dans une eſpèce de kyſte , de poche , ou de cellule pra-tiquée dans quelqu'endroit de la ſurface interne de la ma-trice. On ne peut point regarder les *placenta* enkyſtés comme de purs êtres de raiſon , les obſervations multi-

(a) Syſt. nouv. & compl. &c. not. 52. pag. 200.

eſt ſitué en travers. Elles n'exercent pas une aſſez forte preſſion pour dilater l'orifice de la matrice , & le ſac qu'elles forment reſſemble

---

pliées des différents accoucheurs prouvent inconteſtablement qu'ils les ont quelquefois rencontrés dans le cours de leur pratique. Selon les uns (*a*) , l'arrière-faix , adhérent au fond même de la matrice , a été trouvé renfermé ſeul dans une poche bien diſtincte : cependant , ſi l'on en croit un auteur moderne (*b*) , il ne peut être enkyſté que lorſqu'il eſt ſitué latéralement. Pour moi , je ne vois pas pourquoi il ſeroit impoſſible qu'il le devînt , dans les cas où il a une attache au fond : j'accorderois bien que cela doit arriver alors plus rarement , à cauſe de la force contractible dont cette partie jouit à un plus haut degré que les autres ; mais je ſoutiendrois auſſi volontiers que le kyſte doit s'y former dans quelques circonſtances , de même qu'il ſe forme aux côtés , & retenir le *placenta*. L'on ſera peut-être de mon ſentiment , quand on fera attention que la poche ou cellule utérine dépend uniquement de ce que la partie à laquelle eſt attaché le *placenta* reſte dans l'inertie , tandis que les parties voiſines ſe contractent & ſe reſſerrent , au point que l'orifice ſeul de cette poche eſt quelquefois de niveau avec la ſurface interne de la matrice , & que toute ſa capacité paroît formée hors de cet organe : en effet , c'eſt à tort qu'on l'a attribuée à ſes mouvements convulſifs , car on a trouvé le *placenta* enkyſté chez des femmes qui n'avoient eu aucune convulſion pendant leur travail. Or , d'après la cauſe que nous venons d'expliquer , il eſt clair que l'arrière-faix , quoiqu'attaché au fond de la matrice , doit devenir enkyſté , ſi ce fond ne ſe contracte pas en même temps que les parties latérales : il eſt vrai qu'il lui arrivera plus rarement de reſter dans l'inertie , parcequ'il eſt le ſiège principal de la force muſculaire de la matrice , mais néanmoins comme il eſt très - poſſible que cela

(*a*) **Rœderer** , Elém. de l'art des accouch. **§** . 357. Eſſais de médec. d'Edimb. tom. 4. pag. 145.

(*b*) M. **Levret** . ſuite des obſerv. pag. 143.

moins à une veſſie bien enflée, comme dans
les accouchements heureux, qu'à l'extrémit[é]
d'un long boyau. Outre cela, lorſque la

arrive, il me ſemble qu'on ne peut pas dire que le *placenta* n'eſt jamais enkyſté que lorſqu'il eſt ſitué latéralement, ſur-tout lorſque pluſieurs obſervations tendent [à]
prouver le contraire. Au reſte, ce qui eſt le plus important pour les accoucheurs, c'eſt de ſavoir comment il[s]
doivent ſe conduire. Il ne faut point penſer à extraire u[n]
placenta enkyſté en tirant le cordon, car outre qu'il e[ſt]
retenu par les bords du kyſte, il eſt attaché bien plu[s]
fortement à la matrice que dans tout autre cas, puiſqu[e]
la ſeule cauſe qui pourroit détruire ſon adhérence, ſavoi[r]
la contraction de la partie de ce viſcère à laquelle il e[ſt]
uni, n'exiſte point. Il n'y a pas d'autre moyen que d'in[-]
troduire la main dans l'*uterus*; de la porter, en ſe ſerva[nt]
du cordon comme d'un guide, juſqu'à l'embouchure d[u]
kyſte; de lui donner une forme conique, pour le dilate[r]
inſenſiblement, comme on a coutume de faire quand o[n]
veut ouvrir l'orifice de la matrice trop reſſerré; &, quan[d]
on juge qu'il l'eſt ſuffiſamment, de l'y faire entrer tout[e]
entière, pour décoller le *placenta* ſelon les règles qu[e]
l'on doit ſuivre lorſqu'il eſt trop adhérent (*a*), & en fair[e]
enſuite l'extraction. Il eſt à propos, lorſque l'on a re[-]
connu qu'il eſt enkyſté, de travailler à délivrer la femm[e]
auſſi-tôt après la ſortie de l'enfant, de crainte que le kyſt[e]
ne devienne de plus en plus conſidérable, & ne rend[e]
par-là l'opération beaucoup plus difficile: c'eſt encor[e]
une raiſon qui me porte à louer la coutume de quelque[s]
accoucheurs, qui, dans l'inſtant où l'enfant ſort de l[a]
matrice, ne manquent jamais d'y introduire leur main (*b*)[;]
car, outre l'avantage d'apprendre par-là s'il y a un ſecon[d]
enfant, ou quelqu'autre corps dans ce viſcère, on s'aſſur[e]
auſſi de l'état du *placenta*, & dans le cas où l'on reconnoî[t]
qu'il eſt renfermé dans une poche ou cellule, on travaill[e]
ſans différer, à le détacher & à le faire ſortir.

(*a*) Syſt. nouv. & compl. &c. not. 59. pag. 205.
(*b*) Ibid. not. 54. pag. 201.

matrice eſt ainſi mal placée, ni l'enfant ni le ſac ne pouvant avancer , & les membranes étant d'ailleurs incapables de ſupporter toute la force des efforts de la mère , elles ſe rompent bientôt , parceque les eaux qui y ſont contenues ſont les ſeules parties qui puiſſent être pouſſées en avant : d'un autre côté, il n'y a que la partie du ſac capable de céder , qui exerce une preſſion ſur un côté de l'orifice de la matrice , d'où il arrive qu'il ne peut être dilaté également. *Smellie* paroît être perſuadé que les douleurs de l'enfantement, qui pouſſent en en-bas les eaux & la tête de l'enfant , ne réuſſiſſent pas toujours dans ce cas, car il emploie le mot *en général* , au lieu de celui-ci *toujours* , ce qui eſt un aveu implicite que *Deventer* peut avoir raiſon *dans quelques occaſions.*

On dit que le *placenta* eſt *en raquette* , lorſque le cordon ombilical , au lieu d'avoir ſon inſertion au centre , s'attache à un des points de ſa circonférence. On s'efforceroit en vain d'extraire ce *placenta* , en tirant à ſoi le cordon de la manière ordinaire , & l'on riſqueroit auſſi de le caſſer. Si l'on ne préfère pas d'en faire l'extraction en le détachant immédiatement avec la main , il faut employer le moyen ingénieux qu'enſeigne M. *Levret* (*a*) , ſavoir de faire paſſer , comme dans la gorge d'une poulie, le cordon ombilical entre la baſe de deux doigts d'une main ſans le ſerrer , & de porter cette main vers le fond de la matrice , tandis qu'avec l'autre on tire le cordon à l'ordinaire.

(*a*) Suite des obſerv. pag. 140.

§. 32. 3.° Il apporte comme preuve de l'erreur où il prétend que *Deventer* eſt tombé, *qu'il étoit aſſez rare que l'on eût recours à ce praticien, ſi ce n'étoit dans les accouchements laborieux*. Mais on lui répondra qu'un praticien, principalement employé pour les accouchements ordinaires, faciles & naturels, n'eſt pas celui qui doit acquérir le plus d'expérience: d'où cette preuve eſt plus favorable, que nuiſible à l'opinion de *Deventer*.

§. 33. 4.° Ce qu'il ajoute, ſavoir, que *les accouchements difficiles procèdent ordinairement en Hollande de la mauvaiſe conformation du baſſin*, prouve encore le contraire de ce qu'il a intention de prouver. Car, afin que ſon raiſonnement répondît aux vues qu'il ſe propoſe, il devoit montrer en même temps que la mauvaiſe conformation du *baſſin* ne pouvoit occaſionner la mauvaiſe ſituation de la matrice : cependant elle en eſt la cauſe ordinaire, ſi l'on ne peut dire conſtante (10),

---

(10) En effet, parmi les vices de conformation du *baſ-ſin*, les uns font prendre à la matrice une mauvaiſe ſitua-tion, & les autres rendent l'accouchement difficile ou impoſſible, ſans déranger celle qu'elle a dans l'état na-turel. Ces vices de conformation ſont, à l'égard du *grand baſſin*, le trop grand évaſement des os des iles, ou ces mêmes os courbés & rentrés en dedans, ou l'un de ces os plus élevé que l'autre ; les vertèbres lombaires qui ne font pas aſſez de ſaillie, ou qui en font trop ; l'ouverture antérieure trop grande ou trop petite : & , à l'égard du

comme il est évident par le *toucher*. En effet
si, en portant un doigt dans le *vagin*, on ne
peut *toucher* qu'un côté de la matrice, près
du centre de l'ouverture dans le *baffin*, l'autre
côté étant fort élevé, on peut être sûr que ce
viscère est mal placé, soit que le *baffin* ait
une bonne ou une mauvaise conformation ;

---

petit, l'allongement du *pubis*, l'arcade trop étroite ; le
sacrum pas affez bombé ou trop applati ; & les épines des
ifchium trop rentrantes.

Les vices du *baffin* reconnoiffent bien des caufes, mais
il n'y en a pas de plus grande & de plus fréquente que
cette maladie cruelle qui afflige les enfants, le *rachitis.*
Quelquefois fes traces funestes s'effacent par-tout, excepté au *baffin* (*a*). Il a ceci de particulier, qu'il ramollit
les os, fur-tout ceux qui restent le plus long-temps car-
tilagineux. On a vu, chez quelques-uns de ceux qui en
font morts, le milieu des os innominés céder au fcalpel.
Les autres caufes font les mauvaifes fituations qu'on
donne aux enfants, foit au maillot, foit lorfqu'ils font
plus avancés en âge. Elles dérangent ordinairement le
grand baffin, les chûtes & les dépôts peuvent plus fouvent
vicier le *petit*. On ne fera pas étonné que le maillot donne
une mauvaife conformation au *baffin*, quand on fera attention que les cartilages, tendres chez les enfants, cèdent
à la moindre preffion, & que d'ailleurs ils font bien plus
multipliés que chez les adultes. Parmi tous les vices de
conformation du *baffin*, il n'y a que ceux du *grand* qui
rendent la matrice oblique (*b*) ; les autres, favoir ceux
du *petit*, rendent l'accouchement difficile ou impoffible,
fans que ce viscère foit mal fitué : l'allongement du *pubis*,
& l'étroiteffe de l'arcade, empêchent abfolument la fortie de l'enfant ; le *sacrum* applati, & les épines des *ifchium*
rentrantes ne font que la retarder.

(*a*) Syft. nouv. & compl. &c. not. 40. pag. 153.
(*b*) Ibid. not. 96, 97, 98, 99. pag. 291 & fuiv.

& alors, communément, il y a une partie de l'orifice de la matrice & du *vagin* pliſſée ou pendante près du centre du *baſſin*, ſur-tout lorſque le fond pend par-deſſus le *pubis* : ce qui indique les dangers de l'uſage des ciſeaux, que *Smellie* recommande cependant ſi ſouvent à ſes élèves.

§. 34. 5.° Il continue ainſi : « ſuppoſons » donc quelque entorſe au *baſſin*, dans cette » circonſtance, la tête de l'enfant ſe porte » ordinairement en avant ſur le *pubis*, ou » elle eſt jettée par la partie rentrante de l'os » *ſacrum* ; ou s'il ſe trouve un des os des îles » plus haut que l'autre, l'orifice interne & le » fond de la matrice ſont jettés chacun de » leur côté ».

Smellie prouve encore par-là, en produiſant un fait connu, ce que *Deventer* affirme ; mais ce qu'il ajoute, « en pareil cas la plus » grande difficulté vient de ce que le *baſſin* » eſt étroit », n'eſt pas également vrai. Car ſuppoſons qu'un côté du *baſſin* ſoit plus haut que l'autre, ſon diamètre ayant l'étendue ordinaire, ce côté détournera l'enfant du centre, au point que ſa tête ira ſe fixer contre quelque partie du *baſſin*, au lieu d'enfiler la route moyenne. Ce qui prouve d'ailleurs que l'on doit admettre la ſuppoſition d'un côté du *baſſin* plus haut que l'autre, quoique le diamètre ait l'étendue requiſe ; c'eſt qu'en retournant l'enfant, & en l'amenant par les pieds, la tête paſſe avec facilité, ce qui évidemment n'arriveroit pas ainſi, ſi l'étroiteſſe avoit lieu (11).

Il a tâché juſqu'ici de prouver que *Deventer avoit ſeulement prétendu faire une découverte avantageuſe :* mais, au lieu d'apporter quelque preuve qui puiſſe ſervir de baſe à ſon accuſation, il a montré qu'il ſe laiſſoit emporter par ſon préjugé; &, oubliant ce qu'il a avancé lui-même, il a contribué à prouver que l'opinion de *Deventer* étoit bien fondée; bien plus, on verra par la ſuite qu'il la confirme: enſorte que, loin d'avoir *corrigé certaines erreurs de Deventer*, il ſe contredit lui-même en pluſieurs endroits, & va juſqu'à reconnoître que la matrice peut être mal placée.

§. 35. 6.º « La matrice, dit-il, ſe trouve

---

(11) Il peut arriver que l'étroiteſſe du *baſſin* ſoit compliquée avec l'obliquité de la matrice : alors le cas eſt plus difficile & plus dangereux. Mais il n'eſt pas vrai que la difficulté à terminer l'accouchement, toutes les fois que la matrice eſt oblique, vienne de l'étroiteſſe du *baſſin*, parcequ'il peut avoir ſon diamètre ordinaire, quoique l'obliquité exiſte : & l'on n'en peut pas donner une preuve plus forte que celle qu'apporte *Burton*. Il eſt étonnant qu'elle ait échappé à *Smellie*, & que ſa grande pratique n'ait pas ſervi à lui faire prendre un parti décidé ſur la réalité des obliquités de la matrice, & à lui faire connoître la véritable cauſe de la difficulté de l'accouchement, lorſqu'elles ont lieu.

» fort rarement fituée auffi obliquement qu'il
» le fuppofe ; & quand même elle le feroit,
» pourvu que l'enfant ne foit point trop gros,
» & que le *baffin* ne foit point trop étroit, je
» n'y ai jamais trouvé autant de difficulté,
» qu'il dit y en avoir trouvé lui-même ».

Remarquons d'abord , qu'il paroît être convaincu que la matrice peut être oblique , même comme *Deventer* le rapporte ; mais néanmoins, qu'*il n'a jamais trouvé autant de difficulté que Deventer dit y en avoir trouvé lui-même , lorfque l'enfant n'étoit point trop gros , & que le baffin n'étoit point trop étroit ;* expreffions qui , à mon avis , équivalent à celles-ci : *lorfque le baffin eft fuffifamment large , & la tête de l'enfant petite , il n'y a pas autant de difficulté que lorfque le baffin eft étroit , & la tête de l'enfant volumineufe :* mais *Deventer* ne reconnoît pas dans ce cas autant de difficulté que *Smellie* le fuppofe, parcequ'il eft alors facile de retourner l'enfant & de l'amener par les pieds.

§. 36. 7.° « Si l'accouchement devient trop
» ennuyeux , ce qui peut arriver quelquefois
» à caufe de la trop grande faillie du ventre,
» on y remédie affez ordinairement en faifant
» prendre à la femme une fituation qui lui
» foit plus favorable ». Telles font fes paroles,
après s'être efforcé, dans le paragraphe précédent , de repréfenter comme vaine &
futile

futile l'obfervation de *Deventer*. Il paroît
donc accorder en dernier lieu que ce praticien peut avoir raifon, mais qu'il ne trouvera
aucune difficulté à délivrer la femme, *en lui
faifant prendre une pofition qui lui foit plus
favorable*; moyen qui ne réuffira affurément
pas auffi promptement qu'il l'efpère, à moins
qu'il ne retourne l'enfant pour le faire fortir
par les pieds; parceque les mufcles abdominaux font alors tellement diftendus, qu'ils
ne peuvent ajouter aux efforts de la mère la
force dont ils feroient fufceptibles dans d'autres cas.

§. 37. 8.° «On doit leur faire obferver (aux
» femmes enceintes) de ne fe pas lacer trop
» fort, de peur de déterminer par-là la ma-
» trice à fe diftendre au-deffus du *pubis*, ce
» qui leur feroit allonger le ventre, & pour-
» roit fort bien leur occafionner un accou-
» chement laborieux (*s*) ». *Smellie* a donc
oublié ce qu'il nous a dit ci-deffus.

§. 38. 9.° Dans un autre endroit, il eft
obligé de reconnoître pour vrai ce qu'a avancé *Deventer*, car voici comme il s'exprime
(*t*) : «Enfin dans le neuvième, (mois) il
» monte (le fond de la matrice) jufqu'au
» creux du cœur même, excepté dans celles

(*s*) *Tom. I. pag.* 153.
(*t*) *Tom. I. pag.* 190.

G

» qui ont le ventre faillant ; mais tous ces
» degrés peuvent varier dans différentes fem-
» mes ; en effet, lorfque le ventre eft fort
» faillant, les parties fituées au-deffous du
» nombril font beaucoup plus diftendues que
» celles qui font au-deffus ; ces parties au lieu
» de monter s'avancent au-deffus de l'os pu-
» bis, en ce cas le fond de la matrice ne doit
» donc être que de niveau au nombril ou un
» peu plus haut ». Cependant, malgré cela,
il attaque de nouveau *Deventer*, qui, comme
il le rapporte (*u*), dit que *les accouchements
contre nature , de même que les laborieux,
dépendent de la mauvaife pofition de l'orifice & du fond de la matrice ;* ce qu'il
traite d'idée ridicule, quoiqu'il avoue enfuite
lui-même avoir quelquefois trouvé des femmes dont le ventre fait une faillie confidérable , & qui ont l'orifice de la matrice plus
poftérieurement qu'il ne l'eft d'ordinaire (*x*);
& qu'il reconnoiffe pareillement que l'orifice
interne de la matrice, tourné en arrière vers le
coccyx , fe trouve en droite ligne avec fon
fond, d'où il s'enfuit néceffairement que ce
vifcère eft mal placé (*y*). Toutefois l'on voit
qu'il a tâché de faire croire à fon lecteur que
Deventer dit , que *les accouchements contre*

____

(*u*) *Tom. I. pag.* 322.
(*x*) *Tom. I. pag.* 323.
(*y*) *Ibid.*

nature, de même que les laborieux, dépendent de la mauvaise poſition de l'orifice & du fond de la matrice. Mais cet auteur eſt très-éloigné d'établir une propoſition auſſi générale: car au contraire il dit (*z*): « la difficulté » des accouchements vient de la mère, de » l'enfant ou de la ſage-femme » : & enſuite il continue à diſtinguer les différentes cauſes, & à établir les moyens de les détruire, ce qui eſt contenu dans dix - huit chapitres (*a*); au lieu qu'il n'y en a que trois (*b*) où il s'occupe des accouchements cauſés par la mauvaiſe ſituation de la matrice. Je conclus donc que ſuivant même ces paroles de *Smellie* (*c*); « j'avoue que l'on trouve quelquefois des fem- » mes dont le ventre fait une ſaillie conſidé- » rable, & qui ont l'orifice de la matrice plus » poſtérieurement qu'il ne l'eſt d'ordinaire » ; & celles-ci; « . . . . ce qui leur feroit allonger » le ventre, & pourroit fort bien leur occa- » ſionner un accouchement laborieux ». Il y a en effet des ventres pendants , qui ſont ſouvent la cauſe des accouchements diffi-ciles.

____

(*z*) *Chap. 25. pag.* 100.

(*a*) *Depuis le vingt-ſeptième juſqu'au quarante-cinquième incluſivement.*

(*b*) *Chap.* 46, 47, 48, *& quelque choſe dans le chap.* 3. *part.* 2.

(*c*) *Pag.* 323. —— *Pag.* 153. *tom.* 1.

§. 39. 10.° Il continue ainsi (*d*) : « mais dans
» ces cas-là mêmes, lorsque la tête n'est pas
» absolument trop grosse, ou le *bassin* trop
» étroit, que la femme est vigoureuse, & que
» ses douleurs sont fortes ; pour l'ordinaire,
» avec un peu de patience, la femme se dé-
» livre toute seule, sans autre secours que
» celui qu'on leur prête communément » : si
cela est ainsi, comment arrive-t-il que les
ventres saillants & allongés sont si souvent la
cause, comme il en convient ailleurs (*e*), des
accouchements difficiles, & qui exigent plus
qu'un *secours ordinaire.*

§. 40. 11.° Quoi qu'il en soit, il ajoute aussi-
tôt (*f*) : « ou si l'accouchement traîne trop
» en longueur, on peut profiter du temps
» d'une douleur pour la secourir, ce qu'on
» fait en introduisant un ou deux doigts dans
» l'orifice de la matrice, & en l'attirant insen-
» siblement plus en avant ». Il me semble que,
dans ce court paragraphe, il s'est trompé deux
fois ; car, 1.° les doigts sont plus aisément
introduits dans l'orifice de la matrice, tant
pour l'accoucheur que pour la femme en travail, dans l'intervalle de deux douleurs. 2.° La
matrice ne peut être convenablement attirée

(*d*) *Tom. I. pag.* 323.
(*e*) *Tom. I. pag.* 153.
(*f*) *Tom. I. pag.* 324.

en avant par cette méthode , parceque ce viscère n'est point un corps ferme & solide, & que par conséquent en tirant en avant un côté de l'orifice, on pourra bien le faire céder un peu, mais sans faire faire le moindre chemin au fond : ainsi on risquera par-là de blesser ou de déchirer l'orifice par les efforts que l'on fera pour l'avancer, & l'on ne changera point du tout la situation du fœtus. 3.° Comme dans ce cas, un côté de l'orifice de la matrice, ou même une partie de ce viscère , peut être amenée entre l'os *pubis* & la tête de l'enfant, il rétrécira le passage , & ne pourra pas être attiré en avant, à cause des os : mais il faut plutôt le pousser en haut, au-dessus du *pubis*, dans les intervalles que laissent les douleurs, & l'y retenir pendant les grands efforts de la mère (12).

***

(12) Les accouchements où la matrice est oblique font beaucoup souffrir les femmes , & les suites en sont souvent fâcheuses : ce qui est dû sans doute à la longueur du travail , sur-tout lorsque l'accoucheur a été appellé trop tard. Il faut donc , lorsqu'une femme, qui avoit la matrice oblique , est délivrée , ne négliger aucune des précautions capables de prévenir les accidents auxquels l'exposent les peines & les fatigues qu'elle a supportées. Or ces précautions consistent à l'entretenir dans la plus grande tranquillité de corps & d'esprit possible, à lui ordonner une diète rigoureuse , & à lui faire faire des embrocations sur toute l'étendue du ventre. Mais il faut sur-tout lui tirer du sang ; s'il est un cas où il faille saigner , c'est celui dont il est question : une saignée , faite dans l'espace

G 3

§. 41. 12.° Enfin il termine de cette façon ce qui regarde *Deventer* (*g*): « quoiqu'il se » soit trop étendu sur les mauvaises positions » de la matrice, en quoi il est d'autant plus » excusable, qu'il étoit plus singulièrement » attaché à une théorie qu'il dit être la sienne; » cependant on trouve dans son ouvrage des » choses fort importantes, particulièrement » sur ce qui concerne les pertes : pour y re- » médier il conseille de rompre les membra- » nes, afin d'arrêter l'hémorrhagie, & sa ma- » nière de dilater l'orifice interne de la matrice » mérite encore une attention particulière ».

M. *Bruier d'Ablaincourt* dit (*h*); « les figu- » res ne font pas le seul avantage qu'ait l'ou- » vrage de M. *Deventer* sur ceux dont nous » venons de parler. Le grand principe de l'o- » bliquité de la matrice, qu'il établit; des in- » dications tirées de l'accouchement & de la » figure des eaux ; le caractère distinctif des » douleurs fausses & véritables, font toutes

---

des trente premières heures qui suivent l'accouchement, est le remède qui s'opposera avec le plus d'efficacité aux suites funestes, & d'autant plus à craindre que l'espèce d'obliquité aura été plus dangereuse, & que les secours de l'art auront été administrés moins promptement.

Cette remarque terminera tout ce qui a rapport aux obliquités de la matrice.

(*g*) *Introd. pag.* 60.
(*h*) *Dans fa préface, pag.* 17.

» obfervations qui lui font propres ». Mais *Smellie* paroît lui accorder une chofe de plus, en difant; « pour y remédier , (*aux* » *pertes*) il confeille de rompre les mem- » branes , afin d'arrêter l'hémorrhagie » : ce qu'il applique à un ufage fort différent que celui dont *Deventer* a voulu parler ; comme il eft évident par ce qu'on lit dans fon ou- vrage (i): « un fecond figne de la chûte du » *placenta* , eft la perte de fang qui l'accom- » pagne, quelquefois même avec tant d'abon- » dance, qu'elle met la mère & l'enfant dans » un danger évident. Dans ce cas il faut faire » fortir l'enfant le plutôt que faire fe peut, & » voici comment. On introduit , &c ».

Enfuite , après avoir enfeigné les moyens de déchirer les membranes ou le *placenta* , de faire fortir auffi-tôt la tête de l'enfant, ou de le retourner, & de l'amener par les pieds, il ajoute ; « dans l'état des chofes il ne faut » point s'amufer, car l'enfant ne fçauroit vivre » long-temps. C'eft pourquoi une fage-femme » prudente doit le tirer le plutôt qu'elle peut , » fans précipitation cependant ; & auffi-tôt » que l'enfant eft venu, faire l'extraction de » l'arrière-faix, que le fang caillé colle quel- » quefois fi étroitement à l'orifice de la ma- » trice, ou au vagin, qu'on le prendroit pour

---

(i) *Chap.* 31. *pag.* 180, 181.

» une excroi∫∫ance de la partie. Dans ce cas
» il faut le détacher avec les doigts , &c ».
d'où il e∫t fort évident que *Smellie* a mal
entendu *Deventer* , & qu'il a appuyé ∫ur le
∫ens qu'il lui a prêté la pratique la plus fu-
ne∫te , & qui expo∫e au plus grand danger
la vie de la mère & de l'enfant. Car quoique
Deventer di∫e que la perte diminue par l'évacuation des eaux , on voit cependant qu'il
con∫eille de délivrer immédiatement la mère,
ce qu'il répète encore dans un autre endroit
(*k*): «il la faut accoucher promptement , &
» ∫ans attendre à l'extrémité , ∫ur-tout, ∫i l'on
» connoît par l'attouchement, que le *placenta*
» e∫t tombé à l'orifice ». —— « ∫i le *placenta*
» détaché cau∫e l'évacuation, les remèdes ∫ont
» inutiles ; l'opération ∫eule peut l'arrêter.
» L'opération, dis-je, faite de bonne-heure,
» ∫i l'on ne veut s'expo∫er à voir mourir la
» femme entre les mains de la ∫age-femme.
» Dans le cas de cette hémorrhagie , cette
» opération e∫t néce∫∫aire en tout état de la
» gro∫∫e∫∫e ; mais ∫i elle ∫e fait promptement
» après le ∫eptième mois , il y a plus d'e∫pé-
» rance de ∫auver la mère & l'enfant. Avant
» ce temps , rarement les enfants viennent,
» &c ». Et en donnant les in∫tructions néce∫-
∫aires pour délivrer la mère en pareil cas , il

(*k*) *Chap.* 33. *pag.* 191 , 192.

dit : « l'orifice de la matrice étant ainſi ouvert,
» ſi la membrane ſe préſente, il faut la déchi-
» rer avec les doigts, ou les ongles, s'il eſt
» beſoin. Les eaux s'écoulent promptement.
» Pendant ce temps on avance la main par
» l'ouverture de la membrane, juſqu'à ce qu'on
» trouve les pieds de l'enfant, &c ». . . . . . .
. . . .
. . . .
. . . .

ce qui prouve encore très-évidemment que
Smellie a changé le ſens de *Deventer*, & lui
a donné des éloges, au lieu du blâme qu'il
auroit mérité, s'il eût réellement donné les
préceptes qui lui ſont fauſſement attribués.
D'ailleurs, il faut convenir que *Deventer* n'eſt
pas le premier qui ait conſeillé de délivrer la
mère *immédiatement*, lorſqu'elle a une perte:
car *Guillemeau*, comme je l'ai obſervé plus
haut, recommandoit la même pratique ; &
tout accoucheur inſtruit l'a miſe en uſage,
avec grande raiſon, depuis lui juſqu'à nos
jours. Quels dangers ne doit donc pas accompagner l'autre méthode que *Smellie* recommande dans le paragraphe ſuivant ?

« En pareil cas, dit-il (*l*) (*perte*), il eſt heu-
» reux pour une femme d'être arrivée aſſez
» près du terme de ſa groſſeſſe, pour pouvoir

____

(*l*) *Tom. I. pag.* 174.

» se soutenir jusqu'au temps de ses couches;
» alors, pour la secourir, si la tête se présente
» la première, on dilatera doucement l'orifice
» de la matrice, & lorsqu'elle sera assez ou-
» verte, on rompra les membranes, afin que
» les eaux étant évacuées, la matrice puisse
» se contracter, que les vaisseaux qui tour-
» nissoient à l'écoulement puissent se resser-
» rer, & qu'enfin on puisse accoucher heu-
» reusement la femme » : les préceptes qu'il
donne dans ce paragraphe ne sont assurément
pas fort *clairs* : car je suppose qu'il veut dire
que, lorsque la mère a une perte, les membranes doivent être ouvertes pour évacuer
promptement les eaux, qu'ensuite il faut la
laisser tranquille pendant quelque temps, afin
que l'écoulement puisse s'arrêter, & que c'est
alors qu'elle peut être délivrée. Je crois d'autant plus que ce doit être-là le véritable sens
de ses expressions, que celles qui suivent immédiatement servent à les mieux interpréter :
« quoi qu'il en soit, si l'hémorrhagie recom-
» mence avec une nouvelle violence, il n'y a
» point d'autre remède que celui d'accoucher
» la femme le plus promptement qu'il sera
» possible » : ce qui donne à entendre, que la
mère ne doit pas être délivrée immédiatement après l'évacuation des eaux, mais qu'il
faut d'abord voir son hémorrhagie cessée, & ensuite faire sortir l'enfant quelque temps après.

§. 42. Je ne déciderai pas si *Smellie* a volontairement mal interprété *Deventer*, &,
par une conséquence nécessaire, lui a donné
des éloges pour avoir conseillé une pratique
qu'il suit lui-même; ou si réellement il l'a mal
entendu, & a adopté de bonne-foi une méthode qu'il croyoit recommandée par cet
auteur. Mais, quoi qu'il en soit, les conséquences qui s'ensuivent nécessairement, peuvent jetter ses lecteurs dans des erreurs funestes. Cette pratique donne lieu à trois
sortes de dangers :

1.° A ceux qui dépendent de l'évacuation
trop prompte des eaux.

2.° A ceux qui dépendent de la trop forte
contraction de la matrice autour de l'enfant.

3.° A ceux qui dépendent de la perte du
sang.

1.° La perte des eaux, avant la délivrance,
a été regardée comme une cause des accouchements difficiles dès le temps même de
Paul Æginette, ce que *Smellie* a passé sous
silence en parlant de cet auteur, comme je
l'ai déja observé (*m*) en rapportant ces paroles:
« humore si quidem, qui in utero collectus
» fuit, vacuato, ægerrime delabetur embryon
» propter ariditatem ». J'ai encore remarqué
qu'il s'est dispensé de nous apprendre, que

____

(*m*) Spach. *pag.* 103. Æginette, *lib. 3. cap.* 76.

Mercat, dans *Spachius* (*n*), dit; « quæ aquam
» sensim expurgant, difficulter pariunt, dila-
» bitur enim ocius per madidas & lubricas
» pàrtes fœtus quam per siccas (*o*) ». Tous les
excellents praticiens qui ont vécu depuis lui
jusqu'à nos jours, ont confirmé cette vérité.
Le sac formé par les eaux, restant plein &
distendu, exerce une pression continuelle
sur l'orifice de la matrice, & le dilate; au lieu
qu'il arrive souvent, lorsque les eaux sont
évacuées, qu'il se referme, sur-tout si les douleurs diminuent ou cessent tout-à-fait, cas qui
n'est que trop fréquent, sur-tout dans les
pertes. « Comme l'expulsion de l'enfant
» (comme je l'ai dit dans l'ouvrage dont celui-
» ci est la suite (*p*),) est opérée par la con-
» traction du diaphragme & des muscles ab-
» dominaux sur la matrice, & par la disposition
» contractile particulière à ce viscère lui-même,
» il est évident, par la nature même des cho-
» ses, que cette disposition contractile doit
» diminuer, à proportion que l'objet qui l'ex-
» cite se retire, ou, pour m'exprimer autre-

______

(*n*) *Pag.* 1o52. *lib.* 4. *cap.* 3.
(*o*) L'humeur qui étoit amassée dans la matrice, étant
évacuée, l'embryon sortira avec beaucoup de peine à
cause de l'aridité des parties. —— Celles qui vuident leurs
eaux par degrés, accouchent difficilement, car le fœtus
sort plus vite quand les parties sont humectées & lubri-
fiées, que quand elles sont sèches.
(*p*) §. 45. *pag.* 175. *ligne dern.*

» ment, à mesure que l'enfant s'avance dans
» le vagin , & que la matrice se débarrasse de
» ce qu'elle contenoit ». Par conséquent les
membranes ne doivent jamais être rompues,
s'il est possible de l'éviter, que lorsque tout
est bien disposé pour le passage libre & immédiat de l'enfant. D'ailleurs *Lamotte* a aussi
observé que les douleurs cessent souvent,
après la sortie des eaux , ce que confirme
l'expérience journalière.

2.° La matrice peut , en se contractant
trop , comprimer l'enfant, & même quelquefois au point d'arrêter la circulation du
sang à travers le cordon ombilical , danger
que préviennent les eaux, tant qu'elles sont
contenues dans leurs membranes. Tous ceux
qui considéreront la célérité avec laquelle la
matrice entre en contraction, lorsque la puissance qui la distendoit est diminuée ; la force
requise , pour tourner l'enfant sur lequel les
parois de ce viscère sont étroitement appliqués ; & les dangers auxquels une telle opération expose la mère & l'enfant , seront aisément convaincus de ce que j'ai avancé, &
condamneront la pratique recommandée par
Smellie. Il dit dans un autre endroit (*q*) ;
« s'il s'apperçoit (l'accoucheur) que les eaux
» s'écoulent, il doit insinuer sa main dans la

____

(*q*) *Tom. I. pag.* 343.

» matrice le plus promptement qu'il lui eft
» poffible , entre la furface interne des mem-
» branes & le corps de l'enfant; par ce moyen
» la partie inférieure de fon bras fervira , pour
» ainfi dire , de bondon à l'orifice externe,
» de manière que les eaux ne trouveront plus
» du tout par où s'écouler : en ce cas il tour-
» nera l'enfant , dont il placera la tête & les
» épaules vers le fond de la matrice , les feffes
» en bas vers fa partie inférieure , & le devant
» vers le dos de la mère : pour bien réuffir il
» ne doit avancer fa main que vers le milieu
» du corps de l'enfant , parceque s'il la por-
» toit jufqu'au fond de la matrice , il feroit
» obligé de la retirer un peu avant que de
» pouvoir tourner l'enfant , ce qui donneroit
» jour à l'écoulement des eaux , & donneroit
« par conféquent lieu aux contractions de la
» matrice qui pourroient empêcher de re-
» tourner l'enfant ». Si la matrice peut fe
contracter auffi promptement , prefqu'en un
inftant, & au point d'exiger cette grande précaution , la pratique de laiffer l'enfant *dix ou
quinze minutes* dans la matrice , comme il
l'enfeigne plus bas (*r*) , ne doit-elle pas avoir
des conféquences beaucoup plus funeftes?

Lorfque la nature eft préparée & que les
eaux font évacuées , la meilleure méthode eft

(*r*) *Tom. I. pag.* 349.

certainement de faire sortir aussi-tôt l'enfant par les pieds, & de ne point laisser la mère, sans la délivrer, après que les membranes sont rompues, parceque les douleurs ne redeviendront peut-être jamais assez fortes pour terminer l'accouchement, & que ses forces diminueront en même temps par la grande quantité de sang qu'elle perdra (13).

---

(13) En général l'accouchement est plus difficile, lorsqu'il se fait à sec, c'est-à-dire lorsqu'il y a déjà quelque temps que les membranes rompues ont laissé écouler les eaux ; & dans le cas où l'accoucheur est obligé de retourner l'enfant, il a beaucoup plus de peine. De-là une des raisons qui doivent empêcher de percer les membranes dans les accouchemens ordinaires, comme font les sages-femmes ignorantes, parce que l'orifice de la matrice n'étant pas encore assez dilaté pour que le fœtus sorte en même temps que les eaux, il est à craindre qu'il ne s'avance ensuite qu'avec la plus grande difficulté au milieu des parties qui deviendront sèches & arides : cependant on a des observations qui constatent que quelquefois le travail a été prompt & facile, quoique les eaux se soient écoulées quelques jours, & même plusieurs semaines avant l'accouchement. Entre plusieurs que je pourrois citer, je choisirai celles de *Lamotte* (a) : cet accoucheur rapporte avoir vu les eaux de l'*amnios* s'écouler à sept mois & demi & à huit mois, sans que le terme de la grossesse ait été avancé, & sans que les femmes qui font le sujet de ces deux observations aient eu un travail difficile : mais il remarque en même temps que la matrice conserva, après l'entier écoulement des eaux, une espèce d'humidité glaireuse qui en tint lieu, & qui conserva à l'orifice de la matrice sa souplesse ordinaire. D'ailleurs il tire de ces deux faits une conséquence très-importante, & à laquelle on ne peut faire trop d'atten-

(a) Observ. 134, 135, édit. de 1765.

3.° Enfin, l'hémorrhagie continuera jus-qu'à ce que ce qui est contenu dans la ma-trice soit totalement sorti, & sera suivie d'une

---

tion : « ce sont, dit-il, de ces choses rares, sur lesquelles
» il ne faut faire aucun fond ; mais qui font voir, qu'il
» faut attendre que la nature se déclare, avant que de
» vouloir tenter l'accouchement, quelque marque que
» l'on puisse avoir qu'il doit être prochain, & ne jamais
» mettre une femme en travail mal-à-propos, de peur
» qu'en voulant éviter un péril qui n'est qu'apparent, l'on
» ne l'expose dans un danger très-effectif ». Ordinaire-ment, l'écoulement des eaux précède immédiatement la sortie de l'enfant : mais tout accoucheur ou toute sage-femme ne doit pas ignorer que cette règle n'est pas sans exception, & qu'on a vu quelquefois l'enfant rester en-core un mois & même davantage dans la matrice, après la rupture des membranes & l'écoulement des eaux ; de crainte que, prenant toujours cet événement pour le signe de l'accouchement, il ne force la nature à faire un ouvrage auquel elle n'est pas encore disposée : son devoir est donc alors de l'observer, & de l'aider, si elle travaille à chasser l'enfant de la matrice ; mais de se tenir tranquille, si elle ne paroît point du tout préparée à cette opération. Ce qu'ajoute *Lamotte* dans ses réflexions sur les observa-tions citées, prouve que *Burton* est dans l'erreur, en avan-çant dans un endroit de son ouvrage (a), que l'enfant présente ordinairement les genoux, les pieds ou les fes-ses, toutes les fois que les eaux sont en trop petite quan-tité, ou que les membranes se rompent avant que le tra-vail commence : car *Lamotte* dit positivement qu'il toucha la tête de l'enfant à nud, dans le temps où s'écoulèrent les eaux ; que l'accouchement fut, dans les deux cas, très-naturel, & que le travail ne fut ni difficile ni laborieux. Il peut sans doute arriver que l'enfant présente toute autre partie que la tête, lorsque les eaux se sont écoulées plu-sieurs semaines avant l'accouchement : mais sa position désavantageuse dépend alors de quelqu'autre circons-

(a) Syst. nouv. & compl. &c. §. 4. pag. 574.

mort

mort prompte, ou deviendra la source de
différentes maladies, comme hydropisies,
leucophlegmatie, &c. *Smellie* dit dans un
endroit de son ouvrage (s); « ces dangereuses
» pertes (celles qui suivent l'accouchement)

---

tance. Si l'enfant est quelquefois mal placé, lorsque les
eaux ne s'écoulent qu'au terme ordinaire de la grossesse,
les mêmes causes ne peuvent-elles pas avoir lieu & produire le même effet dans les cas où elles sortent long-
temps avant l'accouchement? J'entrevois cependant une
raison qui peut faire croire que l'assertion de *Burton* n'est
pas tout-à-fait destituée de fondement. L'enfant fait la
culbute six semaines, ou environ, avant les neuf mois révolus (a) : si les eaux s'écoulent avant ce temps-là, il est
très-probable qu'il ne présentera pas la tête, parcequ'il
sera gêné, comprimé de toutes parts par les parois de la
matrice, & que les eaux ne favoriseront pas sa culbute :
mais si elles sortent plus tard, lorsqu'elle est déja faite,
il se présentera, au moment de l'accouchement, de la
manière la plus naturelle, & le travail n'en sera pas plus
laborieux. Ce dernier cas est sans doute celui qu'a rencontré *Lamotte*, & il est à présumer que, chez les femmes
qui font le sujet de ses deux observations, le fœtus avoit
déja fait la culbute, lorsque les membranes rompues ont
laissé échapper les eaux : il est vrai que cette circonstance
devroit aussi avoir eu lieu dans le cas dont parle *Burton*,
puisque les eaux ne sortirent qu'un jour avant l'accouchement, mais alors la mauvaise disposition de l'enfant dé-
pendit de quelqu'autre circonstance. D'où il faut conclure que l'assertion de ce dernier est trop générale, &
que l'enfant privé de ses eaux quelque temps avant le
terme ordinaire de la grossesse, présentera la tête ou une
autre partie, selon que leur écoulement sera arrivé avant
ou après la culbute.

(a) Syst. nouv. & compl. &c. not. 34. pag. 143.

(s) *Tom. I. pag.* 425.

H

» viennent de tout ce qui peut empêcher la
» matrice de ſe contracter, comme les grandes
» foibleſſes & la fatigue à la ſuite des pertes
» ſucceſſives qui ont pu précéder l'accouche-
» ment ; de l'évacuation ſubite de ce qui étoit
» contenu dans la matrice ; quelquefois, quoi-
» que rarement, elles viennent de ce qu'il eſt
» reſté une partie du *placenta* dans la ma-
» trice ; elles peuvent ſurvenir de même lorſ-
» qu'il y a encore un ou pluſieurs enfants à
» délivrer ; lorſque la matrice eſt maintenue
» en dilatation par une grande quantité de
» ſang caillé & coagulé, ou lorſqu'on l'a ren-
» verſée en tirant avec trop de force ſur le
» *placenta* » : Et j'ai moi-même prouvé dans
une partie du mien, par pluſieurs exemples
(*t*), que pluſieurs femmes ſont mortes par
l'effet de ces pertes, & que d'autres ont perdu,
en fort peu de temps, une quantité preſqu'incroyable de ſang, quoiqu'il ne reſtât
dans la matrice qu'une petite portion du
placenta. Quelles ſuites funeſtes auront donc
lieu, ſi l'on laiſſe l'enfant dans la matrice, les
membranes rompues ayant laiſſé ſortir les
eaux, & le *placenta* étant totalement ou en
partie ſéparé de la matrice, cas où les ſinus
& les orifices qui s'ouvrent dans la cavité de
ce viſcère ſont par conſéquent plus dilatés »

______

(*t*) §. 157. *pag. 473.*

notre auteur reconnoît (*u*) que la contraction de la matrice *diminue les embouchures
des vaiſſeaux* ; par conſéquent, lorſque les
pertes arrivent, la matrice n'étant diſtendue
qu'à un petit degré, combien le danger doit-il
être augmenté tandis que l'enfant reſte dans
ce viſcère? Je dois encore faire obſerver que
le tempérament de celles qui évitent la mort,
reſte tellement altéré, qu'elles ne peuvent
jamais par la ſuite recouvrer une ſanté parfaite. Je pourrois accumuler les autorités des
meilleurs auteurs contre ſa pratique, mais je
crois que ce que j'ai dit juſqu'ici eſt ſuffiſant,
& que je n'ai pas beſoin, pour répondre aux
vues que je me ſuis propoſées, d'augmenter
le volume de ce livre plus qu'il n'eſt néceſſaire. D'ailleurs, j'aurai encore occaſion de
revenir à cet objet dans la ſection 147. (14).

---

(14) **Voyez** le Syſt. nouv. & compl. &c. not. 114.
pag. 403.

Nous avons dit au commencement de cette note que
les pertes, les convulſions & les hernies étoient des accidents qui rendoient l'accouchement contre nature : on y
peut encore ajouter la pierre de la veſſie.

De la pierre de la veſſie.

Elle rend auſſi l'accouchement contre nature, à cauſe
des douleurs cruelles qu'elle excite, & qui donnent
naiſſance aux convulſions.

Si l'on s'apperçoit pendant le cours de la groſſeſſe qu'il
y ait une pierre dans la veſſie, il faut travailler à la faire

(*u*) **Tom. I. pag.** 226.

H 2

§. 43. Le Journaliste dit (*x*), n.° 3. « il
» blâme (*Smellie*) à juste titre *Lamotte* d'avoir
» essayé de tromper les jeunes gens, en leur
» cachant les cas où sa pratique a été sans
» succès, lesquels doivent avoir été considé-
» rables, s'il a toujours négligé l'usage des
» instruments, qu'il blâme sans aucune ex-
» ception ». *Smellie* dit seulement (*y*); « il est
» à craindre qu'à *l'exemple des autres écri-*
» *vains,* (*Lamotte*) il n'ait tû ceux qui au-

---

sortir avant l'accouchement, non par la section qui pourroit elle-même faire naître les suites les plus fâcheuses,
mais par l'urètre dont on fera la dilatation petit à petit,
par le moyen des bougies ou des conducteurs, ou bien en
introduisant à la fois deux conducteurs qu'on écartera par
degrés avec un coin. Quand la dilatation sera suffisamment
faite, il ne faudra plus qu'un effort médiocre pour amener la pierre au-dehors, en supposant qu'elle ne soit point
trop grosse. Mais si elle a trop de volume, ces moyens
sont incapables de réussir : alors il faudra se contenter de
pallier, & voici la conduite que l'on tiendra dans le travail de l'enfantement. On ne doit point quitter la femme
un seul moment : il n'y a rien à craindre tant que les
eaux restent renfermées dans les membranes entières,
mais aussi-tôt qu'elles sont percées, il faut aussi-tôt repousser la tête de l'enfant, le retourner, & l'amener par
les pieds : cependant on fait uriner par le moyen de l'al-
gali, on repousse la pierre au fond de la vessie, & on la
maintient dans ce même endroit jusqu'à ce que l'enfant
ait rempli tout le *petit bassin.* Il seroit dangereux d'abandonner tout l'ouvrage à la seule nature, les douleurs seroient trop violentes, &, les convulsions survenant, la
mère seroit exposée au plus grand danger.

(*x*) *Voyez ci dessus la préface,* pag. xliv.
(*y*) *Tome* I. *Introd.* pag. 61.

» roient pu être de quelqu'utilité pour l'inf-
» truction des jeunes praticiens, & qu'il ne
» se soit contenté de rapporter seulement
» ceux qui paroissoient le plus favorables à
» son sentiment ». Mais je crois que ni l'un
ni l'autre n'est fondé à intenter contre cet
illustre accoucheur une accusation aussi grave.

Smellie s'est efforcé de diminuer le crédit
de *Deventer*, & ensuite le Journaliste a fait
le sacrifice de la réputation de *Lamotte*, pour
prévenir, comme je le présume, le lecteur en
faveur de *Smellie*. Pour moi, je ne me rappelle aucun auteur, à l'exception des deux
que je viens de nommer, qui accuse *Lamotte*;
mais je laisserai le lecteur maître de juger,
d'après quelques extraits du livre de ce praticien, si l'on peut tirer, de bonne foi, de pareilles conséquences de ce qu'il dit; & je
montrerai,

1.° Que loin *d'avoir essayé de tromper les
jeunes gens, en leur cachant les cas où sa
pratique a été sans succès*, il prend soin au
contraire d'en informer ses lecteurs en plusieurs occasions.

2.° Que loin *de blâmer sans aucune diftinction l'usage des instruments*, il fait voir
la nécessité de s'en servir.

3.° Qu'il a fréquemment employé différentes espèces d'instruments.

1.° *Lamotte* dit: « rien n'est plus facile que

de dire, comme font les auteurs, que quand
» l'enfant vient la face en-deſſus, il faut aller
» chercher les pieds & faire l'accouchement;
» mais rien n'eſt plus difficile que de s'en ap-
» percevoir; je ne parle qu'après y avoir été
» très-ſouvent trompé, depuis près de trente
» années que cette ſituation s'eſt offerte quan-
» tité de fois (z) ». —— « Je réſolus de l'accou-
» cher avec le crochet. Je trouvai dans la vio-
» lence que je fus obligé de faire pour le pla-
» cer en bonne priſe, que l'enfant avoit la face
» en-deſſus, dont je fus ſurpris, ne m'attendant
» qu'à une tête arrêtée au paſſage, ſans autre
» complication d'accident ». Et à la fin de la
page ſuivante: « de quatre (accouchements)
» que j'ai faits de cette ſorte venant naturel-
» lement, j'ai été au moins trompé à deux,
» croyant qu'ils (les enfants) venoient la face
» en bas (a) ». —— « Je ne pus condamner l'em-
» preſſement précipité du mari de cette ma-
» lade, ſon intention étoit bonne, & mon
» manque de précaution en ayant été l'unique
» cauſe (de la tête ſéparée du tronc & reſtée
» dans la matrice) je fus obligé de m'en taire,
» me promettant bien de n'accepter jamais
» un pareil ſecours. Quelque temps après,
» m'étant trouvé en pareille occaſion, pour

(z) *Nouv.-édit. réflex. ſur l'obſerv.* 147. *tom. I. pag.* 460.
(a) *Obſerv.* 245. *& réflex. ſuiv. tom.* 2. *pag.* 782, 783.

» éviter un pareil accident , je crus faire un
» meilleur choix auquel je ne me trompai pas
» moins (*b*) ». — « Si j'avois eu plus de pra-
» tique , j'aurois eu moins de peine à cet
» accouchement (*c*) ». — « Mais quelque pré-
» caution que je prisse , j'entendis un petit
» craquement qui me fit connoître que le bras
» étoit rompu » : & dans la réflexion suivante :
« la fracture qui se fit au bras de cet enfant ,
» étoit la seconde fois que ce malheur m'étoit
» arrivé (*d*) (15)».

----

(15) Qu'il seroit à souhaiter que tous ceux qui se livrent
à une science aussi importante que celle de la médecine ,
& dont les progrès dépendent principalement de l'expérience & des observations fidèles, se fissent un devoir d'apporter autant de bonne foi à avouer leurs erreurs,ou à nous
faire part des cas où ils n'ont pas réussi, qu'à nous raconter
ceux où le succès a couronné leurs efforts ! *Hyppocrate* n'a
pas fait difficulté de nous apprendre que , dans un cas de
fracture, il fut trompé par les sutures : « il n'y a que les
» hommes véritablement grands , dit *Celse* (*a*) , & qui re-
» connoissent toute la supériorité qu'ils ont sur les autres,
» qui puissent ainsi convenir de leurs méprises. Les génies
» superficiels ne sont point capables d'un tel aveu : ils
» ont trop peu , pour rien abandonner : mais c'est le pro-
» pre de ceux du premier ordre , qui sentent qu'ils seront
» toujours assez illustres d'ailleurs , d'avouer ingénument
» leurs fautes ; sur-tout , si l'aveu qu'ils en font , peut
» être de quelqu'utilité à ceux qui viendront après eux ,
» en les empêchant de donner dans les mêmes méprises ».

(*a*) Liv. 8. chap. 4.

(*b*) *Réflex. sur l'observ.* 275. *tom.* 2. *pag.* 819.
(*c*) *Réflex. sur l'observ.* 226. *tom.* 2. *pag.* 661.
(*d*) *Observ.* 115. *tom.* 1. *pag.* 371-374.

H 4

2.° Je me propoſe de faire voir qu'il ne blâme pas ſans aucune diſtinction l'uſage des inſtruments, car il dit : « ce n'eſt pas aſſez de » ſe diſpenſer de l'uſage du crochet, ni de » celui de quelques autres inſtruments, dans » les occaſions où *ils ne ſont pas néceſſaires*, » on fait avec les mains ſans expérience » d'auſſi grandes fautes (*e*) ». Il laiſſe donc à entendre par ces expreſſions que les inſtruments ſont néceſſaires dans certains cas. — « ce qui ne ſe peut exécuter que par les inſtru- » ments, comme je fus obligé, &c. (*f*) ». Je ne puis trouver, dans aucun endroit de l'ouvrage de cet auteur, ſur quoi eſt fondée l'accuſation qu'on lui intente, à moins qu'on

---

(A ſuturis ſe deceptum eſſe, Hyppocrates memoriæ tradidit, more ſcilicet magnorum virorum, & fiduciam magnarum rerum habentium. Nam levia ingenia, quia nihil habent, nihil ſibi detrahunt. Magno ingenio, multaque nihilominùs habituro, convenit etiam ſimplex veri erroris confeſſio ; præcipueque in eo miniſterio, quod utilitatis cauſa poſteris traditur ; ne qui decipiantur eâdem ratione, quâ quis ante deceptus eſt.) Ces paroles ſont une ſentence prononcée contre tous les médecins qui cherchent à déguiſer leurs erreurs, ou à bannir la bonne foi de leurs ouvrages dans le récit des faits que leur préſente la pratique : ils perdent le droit que leur donne leur profeſſion à la reconnoiſſance publique, & ils méritent plutôt d'être appellés les fléaux de l'humanité, puiſqu'ils l'expoſent à des maux qu'ils pourroient prévenir par un aveu ſincère de leurs fautes.

(*e*) *Tome* 2. *pag.* 671.
(*f*) *Tom.* 2. *pag.* 769.

n'ait voulu faire une mauvaife application du paffage fuivant (*g*): « Il eft vrai que je con-
» damne les chirurgiens qui à la honte de l'art
» que nous exerçons, n'ont que l'avarice pour
» guide, & une groffière ignorance en partage
» dans la profeffion qu'ils font des accouche-
» ments. Ces gens-là font beaucoup à crain-
» dre pour les femmes qui ont de fâcheux
» travaux; car n'ayant autre chofe à leur offrir
» que le crochet, dans la déplorable fituation
» où elles fe trouvent, ils s'en fervent indif-
» féremment dans toutes les fituations où
» l'enfant peut fe préfenter » : mais on obferve
aifément qu'il ne s'élève que contre ceux
qui fe fervent mal & à contre - temps des
inftruments : & il ajoute auffi-tôt : « les mains
» feules dont d'autres veulent fe fervir, ne font
» pas fouvent en ces occafions un moins dan-
» gereux inftrument que le crochet » : & enfuite il rapporte plufieurs exemples de malheurs dûs à cette mauvaife conduite. Enfin
voici comme il s'exprime dans un autre endroit : « quand la tête de l'enfant eft enclavée,
» prife, ou arrêtée au paffage, il eft impoffible
» de la faire rétrograder, pour pouvoir paffer
» la main, & aller chercher les pieds ; il n'y a
» pour lors que la violence & le redoublement
» des douleurs, aidées des efforts de la malade,

(*g*) *Préface*, *pag.* xj.

» ou l'extrême remède qui sont les instru-
» ments, qui puissent tirer d'affaire une femme
» qui est en cet état.... quoique l'on ne doive
» pas pourtant désespérer que dans la suite du
» temps les choses ne puissent changer & se
» rendre plus favorables, s'il est permis d'en
» juger par le progrès avantageux que les
» accouchements ont fait depuis un siècle (*h*) ».

3.° Je prouverai qu'il a employé différentes espèces d'instruments ; puisqu'il dit (*i*), que la tête ne se présentant pas dans une bonne situation, cause les accouchements les plus dangereux : « je n'entends pas (ce sont ses » expressions) confondre les longs & difficiles » accouchements, avec ceux que j'appelle » laborieux, puisque les uns se terminent avec » le temps, & que les autres ne se terminent » qu'avec les instruments ». Il s'est servi quelquefois du crochet (*k*), mais ayant éprouvé les dangers qui résultent de son usage, il lui a substitué d'autres méthodes, & il n'a jamais employé cet instrument que deux fois dans l'espace de trente années (*l*). « Ayant donc » connu, dit-il dans un autre endroit (*m*), » l'utilité de cette ouverture (du crane) par la

---

(*h*) *Réflex. sur l'observ.* 260. *tom.* 2. *pag.* 767.
(*i*) *Tom.* 2. *pag.* 752.
(*k*) *Observ.* 262. *tom.* 2. *pag.* 774. ———— *Pag.* 782.
(*l*) *Préface, pag.* viij.
(*m*) *Réflex. sur l'observ.* 265. *tom.* 2. *pag.* 784.

» facilité que j'eus à terminer cet accouche-
» ment, que j'aurois encore été bien du temps
» à terminer, si je m'étois attaché à me vou-
» loir servir du crochet pour le finir, comme
» je l'avois déja éprouvé en plusieurs occa-
» sions, je fis dès ce temps-là résolution de
» ne m'en plus servir , sans néanmoins que
» j'aie juré de ne le faire jamais , mais seule-
» ment quand les autres moyens seront abso-
» lument sans effet, & sans m'attacher à aucun
» instrument en particulier, pourvu qu'il suf-
» fise à l'ouverture du crâne. Il y a toutefois
» des précautions différentes à prendre, sui-
» vant que la tête de l'enfant est plus ou moins
» avancée au passage, car si elle se présente
» au **couronnement** , c'est avec le bistouri ,
» parcequ'il n'y a rien à risquer & que la vue
» guide l'instrument ; si elle est un peu avant
» dans le vagin , l'on peut se servir des ciseaux
» communs qui sont sans bouton, les plonger
» dans la tête , & ouvrir les branches , afin
» d'augmenter l'ouverture autant qu'il est né-
» cessaire ; si enfin la tête est jusqu'à l'extré-
» mité du vagin, je me sers d'un canal de
» carte ou de cuir, que je conduis avec ma
» main, & que j'applique sur la tête ; puis je
» coule un bistouri qui ne coupe que d'un
» côté, au long de ce canal , & je l'enfonce
» dans le crâne, auquel je fais une ouverture
» telle que je le juge à propos, pour vuider la

» cervelle , &c ». — « J'ouvris le crâne de
» l'enfant avec mon biſtouri, dont le dos étoit
» du côté de l'urètre , & ma main ſous la
» tête, vers la fourchette pour en recevoir le
» tranchant; je vuidai la cervelle en partie, &
» avec ma main , que j'introduiſis au-dedans
» du crâne , j'accrochai cette tête avec mes
» doigts, & l'attirai ſans le ſecours d'aucun
» autre inſtrument (n) ». — « J'introduiſis mes
» ciſeaux dans la tête de l'enfant, juſqu'en-
» viron à la moitié des lames ; . . . . . . & finis
» l'accouchement ſans qu'aucune des femmes
» qui étoient préſentes , ni même la malade,
» s'apperçuſſent que je me fuſſe ſervi d'autre
» inſtrument que de mes mains (o) ». — « J'in-
» troduiſis ma main gauche dans la matrice,
» ſur laquelle j'aſſujettis cette tête, (ſéparée du
» tronc) & avec ma main droite je gliſſai une
» gaîne , ouverte par les deux bouts, dans la-
» quelle étoit un biſtouri, que j'appliquai ſur
» cette tête, avec lequel je fis une ouverture
» capable d'introduire mes doigts ; je l'accrus
» enſuite autant que je le crus à propos , & je
» tirai une partie de la cervelle, après quoi je
» trouvai une priſe aſſez bonne pour tirer
» cette tête, dont le volume étoit conſidéra-
» blement diminué (p) ». — « Je donnai

____

(n) *Obſ.* 352. *tom.* 2. *pag.* 1042.
(o) *Obſerv.* 365. *tom.* 2. *pag.* 1111.
(p) *Obſerv.* 275. *tom.* 2. *pag.* 818.

» toute mon attention (dans un cas où le
» cordon étoit entortillé autour du cou de
» l'enfant) à introduire mon doigt entre le
» col & le cordon , après quoi je coulai mes
» ciseaux deſſus , en mettant la branche des
» ciseaux où eſt le bouton du côté du col de
» l'enfant; en ayant enſuite embraſſé le cor-
» don , je le coupai , l'enfant ſortit à l'inſ-
» tant (*q*) ».

§. 44. Nous voyons donc évidemment,
1.° que *Lamotte* , loin d'avoir déguiſé ſes
mauvais ſuccès pour tromper les jeunes gens,
comme l'en accuſe *Smellie* , en fait au contraire l'aveu avec la plus grande franchiſe ,
& qu'il eſt le premier à s'accuſer dans certains
cas d'ignorance & de mal-adreſſe.

2.° Que loin de s'élever indiſtinctement
contre l'uſage des inſtruments , il dit qu'il y
a une néceſſité abſolue d'y avoir recours dans
pluſieurs cas , & qu'il n'en condamne que le
mauvais uſage ; en quoi il eſt certainement
très-louable , comme en conviendra tout accoucheur judicieux.

3.° Qu'il rapporte pluſieurs cas où il a employé lui-même des inſtruments, tels que le
crochet, le biſtouri nud ou caché dans une
gaîne de carte , ou de cuir , ou dans une
canule; les ciseaux ; & même, comme on s'en

(*q*) *Obſerv.* 154. *tom* 1. *pag.* 479.

convaincra en parcourant les autres endroits de ſon ouvrage, les pincettes de forgeron, le forceps qui ſert à extraire la pierre de la veſſie, & le filet de *Mauriceau.*

§. 45. Comme il ne reſte rien dans l'introduction de notre auteur, dont je ne puiſſe parler plus à propos dans la ſuite, je terminerai mes remarques ſur cette partie, en faiſant voir qu'il n'a point parlé, contre la promeſſe qu'il nous a donnée dans ſa préface de *rapporter tous les progrès qu'on a faits juſqu'ici*, de ceux dont l'art eſt redevable à quelques auteurs des ſiècles paſſés, de ce ſiècle, & même à quelques-uns de ſes contemporains.

Joh. Adriani Slevogt diſputatio, de muliere gravidâ prolapſu uteri laborante, ubi recenſet hiſtoriam reſecti feliciter uteri. (Diſſertation, ſur une femme groſſe ayant une chûte de matrice, où il rapporte auſſi l'hiſtoire d'une matrice amputée avec ſuccès.) — De partu difficili & perinæo inde rupto, & de femina molâ laborante, 1700. (Sur un accouchement difficile, qui cauſa la rupture du périnée, & ſur une femme ayant une mole.) — De dolorum partus ſpuriorum cum veris collatione, 1702. (Sur la comparaiſon des douleurs fauſſes de l'accouchement avec les vraies.) — De ſingularibus quibuſdam partus impedimentis. De ægrâ ſecundinarum retentione laborante , 1704. Partus naturalis collatus cum preternaturali , 1705. (Sur quelques obstacles particuliers de l'accouchement. Sur une malade dont l'arrière-faix resta dans la matrice. L'accouchement naturel comparé avec l'accouchement contre nature.)

Dans les commentaires de la nouvelle Académie de Paris : *Littre* de utero diviso, 1705. Le même auteur fait mention de la matrice musculeuse dans la femme qui vient d'accoucher, 1706.

And. Jul. Boetger. De respiratione fœtus in utero dissertatio, 1702. (Dissertation sur la respiration du fœtus dans la matrice.)

Andr. Ottomari Goelicke. Dissertatio de novo artificio curandi procidentiam uteri veram, 1710, quâ elastica ferrea fila in speciem pessi torta commendat. (Dissertation sur un nouveau moyen de guérir la chûte vraie de matrice. L'auteur recommande des fils-de-fer élastiques contournés en forme de pessaire.

Christian Vater. De partu hominis post mortem matris dissertatio , 1714. (Dissertation sur l'accouchement après la mort de la mère.)

J. G. Bergen. De vagitu uterino, 1714. (Sur le vagissement utérin.)

J. Antonii Terenzoni. De morbis uteri, 1715. Observationes varias non vulgares habet. (Sur les maladies de la matrice. On trouve dans cet auteur différentes obfervations curieufes.)

Chr. Frid. Piftor. De fœtu erupto utero in abdomen prorumpente, 1716. (Sur le fœtus tombé dans le ventre par la rupture de la matrice.)

A. Vater. De utero gravidarum, 1725. (Sur la matrice des femmes enceintes.) Cet auteur donne la defcription des finus dans la fubftance de ce vifcère.

Frid. Hoffmann. De ignoratâ uteri ftructrurâ, 1726. (Sur la ftructure ignorée de la matrice.)

On peut voir, dans les Mémoires de l'Académie des Sciences de Paris, 1724, la méthode de *Duffé*, pour arrêter, par une douce compreffion, les pertes qui fuivent l'accouchement.

On trouve entr'autres chofes , *in commercio norifco* , les defcriptions du mufcle utérin.

J. Henr. Cohaufen, Lucina Ruyfchiana, 1731 ; il dit que le *placenta* ne doit pas être laiffé dans la matrice, & que les fibres mufculaires de la fubftance de ce vifcère l'aident à fe rétablir dans fon premier volume après l'accouchement.

Abraham. Vater. Differtatio de partu difficili ex infantis brachio prodeunte. (De

l'accouchement

l'accouchement difficile où l'enfant préfente le bras ,) 1732.

Cornelius Gladbach. Il publia à *Leyde*, en 1732, un ouvrage pour ouvrir la tête de l'enfant. Il approuve le *fcalpel caché.*

Petri Stuart. Difputatio de fecundinis falutiferis atque noxiis, 1736. (Differtation fur l'arrière-faix falutaire & nuifible.)

J. Frid. Behling. Il publia dans la même année fes méditations fur la matrice rompue dans l'accouchement.

Albert Haller. Fœmin. gravid. hiftor. 1739. Il donne la defcription de deux femmes enceintes, qu'il a ouvertes. Il fait encore mention d'une cicatrice dans l'ovaire, &c.

J. And. Deifch. De neceffariâ in partu inftrumentorum applicatione , 1740. (Sur l'application néceffaire des inftruments dans l'accouchement.)

Fr. de Buchwald. Thef. de mufculo Ruyfchii in uteri fundo, 1741. (Sur le mufcle de *Ruyfch*, placé au fond de la matrice. (Il défend cet anatomifte.

P. A. Boehmerus. De fitu uteri, 1741. (Sur la fituation de la matrice,) avec une planche.

J. Car. Voigt. De capite infantis abrupto, & variis illud ex utero extrahendum modis, 1743.(Sur la tête du fœtus féparée du tronc, & les différents moyens de la tirer de la matrice.) Il décrit les différents instruments usités.

Onymos. De naturali fœtus in utero materno situ, 1743. Defendit fœtus numquam aliter nisi capite cernuo, in utero sedere. (Sur la situation naturelle du fœtus dans le sein de sa mère. Il soutient qu'il n'est jamais autrement dans la matrice que la tête courbée.

Fr. J. Menzler. De venæ sectionis in puerperis abusu & usu, 1744. (Sur l'usage & l'abus de la saignée, par rapport aux femmes enceintes.)

Cl. Bottenius. Fœtus respirare in utero defendit. (Il soutient que le fœtus respire dans la matrice.) *Voyez* Comment. litt. 1744.

Muller. De utero rupto dissertatio, 1745. Fibras vorticosas fundi uteri describit. (Dissertation sur la rupture de la matrice. Il décrit les fibres circulaires du fond de ce viscère.

J. Cassimiri Aulber. De fœtus prægresso capite partum retardante, 1745. (Sur la tête du fœtus venant la première & retardant l'accouchement.) Il rapporte plusieurs choses dignes de remarque; il décrit aussi les instruments & les manœuvres pour débarrasser la tête serrée & arrêtée au passage.

Une lettre de *Wm. Douglas* à *Smellie* en 1748, contre l'usage de son forceps de bois.

Benjamin Pugh publia dans la même année son traité de l'art des accouchements dans lequel il décrit fon nouveau forceps.

J. Chriftian. Kifner. De morbis puerpe-rarum , 1748. (Sur les maladies des femmes en couche.)

Phil. Jac. Walther. De partu naturali ejufque causâ , 1748. (Sur l'accouchement naturel & fa caufe.)

Ericus F. Elf. De hæmorrhagiis uteri fub ftatu graviditatis , 1749. (Sur les hémorrha-gies de la matrice dans l'état de groffeffe.)

Exton. Sur l'art d'accoucher, 1751. Dans la même année , je publiai la première édi-tion de mon effai fur un fyftême nouveau & complet de la théorie & de la pratique des accouchements.

Si les auteurs que je viens de citer , ou quelques-uns d'eux, ont inventé de nouveaux moyens, ou ont contribué de quelque façon à la perfection de l'art, *Smellie* ne leur a pas rendu la juftice qu'ils méritent , comme il l'a promis dans fa préface. Mais fi ce qu'ils ont dit eft faux ou frivole, c'étoit encore à lui à nous le prouver. C'eft ainfi qu'il fe feroit montré , non feulement rempli de *candeur* & d'*humanité* , mais encore le véritable ami de la fociété.

§. 46. J'ai jufqu'ici évité, auffi fcrupuleu-fement qu'il eft poffible, de faire de fauffes citations, & je me fuis efforcé d'interpréter fidèlement les auteurs, afin que perfonne ne ſoit induit en erreur, ni le lecteur, ni *Smellie*, ni moi-même. Je me conduirai de même par rapport au traité de notre auteur, que je vais commencer à examiner, après avoir fini ce qui regarde ſon introduction.

§. 47. Ce qui ſe préſente d'abord à la tête d'un ouvrage, eſt le titre : or celui du livre de *Smellie* eſt : *Traité de la théorie & de la pratique des accouchements*. Je laiſſerai le lecteur maître de juger, lorſqu'il aura lu ce qui ſuit, comment cet auteur a rempli ſon objet : mais ſi mes remarques ſont trouvées juſtes, il s'enſuit que la première partie qui ſert de fondement à ſon ſyſtême, c'eſt-à-dire la théorie, eſt fort imparfaite, & que l'édifice qu'il a voulu conſtruire a beſoin de plus d'une réparation pour pouvoir ſe ſoutenir.

§. 48. Il paroît peut-être étrange à quelques perſonnes, que je faſſe à préſent mention du titre, après avoir parcouru toute l'introduction : mais il faut obſerver que mes remarques ſur l'hiſtoire de cet art utile paroiſſoient naturellement demander la première place. Dans la ſuite, je ſerai obligé de renvoyer d'une partie du livre à l'autre, ſelon la nature des choſes que je toucherai, & c'eſt en les comparant que j'y ferai appercevoir pluſieurs contradictions.

§. 49. Je commencerai par répéter une partie des qualités néceſſaires à l'accoucheur, telles que *Smellie* les a expofées à la fin de fon ouvrage.

« Ceux qui fe deftinent à la pratique de
» l'art des accouchements, doivent commen-
» cer d'abord par acquérir une parfaite con-
» noiffance de l'anatomie, & autant qu'il leur
» convient de la médecine & de la chirurgie;
» & cela à caufe du rapport intime qu'elles
» ont avec l'art des accouchements, finon
» toujours, du moins dans beaucoup de cas (*r*) ».
Je conviens très-volontiers avec lui qu'un
accoucheur doit avoir ces connoiffances: mais
fi je faifois voir qu'à en juger par fon ouvrage
il ne les a pas lui-même, il fe feroit expofé à la
cenfure de toute perfonne qui les pofsède
véritablement. Or je crois que cela ne me
fera pas difficile: il établit comme un principe
que ceux qui fe deftinent à pratiquer les accouchements, doivent commencer d'abord
par acquérir une parfaite connoiffance de
l'anatomie; or je fuppofe qu'il veut fur-tout
parler de cette partie de l'anatomie qui apprend à connoître les parties féminines principalement deftinées à la propagation de
notre efpèce, & je conclus pareillement que
c'eft fans doute un tel motif qui l'a déterminé
à donner une defcription anatomique de ces
parties, afin qu'elle foit pour fes élèves le fon-

(*r*) *Tom. I. pag.* 472.

dement de leurs études. Mais je crains que non-ſeulement ils n'acquièrent que fort imparfaitement une connoiſſance ſi néceſſaire, s'ils n'ont point recours à d'autre deſcription que celle qu'ils trouveront dans ſon ouvrage, mais encore qu'ils ne ſoient fréquemment induits en erreur.

§. 50. Il dit (s): « le bord inférieur de ces » os (les *pubis*) eſt égal au bord inférieur du » frein ou de la fourchette, qui borne la partie » inférieure de la grande foſſe & de l'orifice » externe ».

Il s'en faut que ſa deſcription ſoit juſte, ſi la femme eſt debout ou couchée ſur le dos : or il y a lieu de croire qu'il parle d'une femme placée dans cette dernière ſituation, d'après ce qu'il dit dans le même paragraphe: « On » obſerve le mont urinaire, qui eſt l'orifice de » l'urètre, immédiatement au - deſſous du » bord inférieur de la ſymphiſe des os pubis, à » la partie ſupérieure de cet orifice, que nous » avons dit être l'orifice externe du vagin, qui » eſt ſitué immédiatement au-deſſous des os » pubis » : enſorte que, ſi la femme eſt debout, le bord inférieur du frein ne peut être de niveau, ou égal, au bord inférieur du *pubis*; &, ſi elle eſt couchée, comment la partie ſupérieure de l'orifice externe, qui eſt ſitué immé-

____

(s) *Tom. I. pag.* 91.

diatement au-deſſous du *pubis* , feroit-elle égale au bord inférieur de la fourchette, qui borne la partie inférieure de l'orifice externe? ou , pour m'exprimer autrement, comment la partie ſupérieure de l'orifice externe feroit-elle égale à la partie inférieure?

Un lecteur attentif qui compareroit ſes propres expreſſions , en pourroit conclure qu'il s'eſt trompé , car il dit ailleurs (*t*): « la » profondeur bu baſſin, priſe depuis la partie » ſupérieure de l'os *ſacrum* dans l'endroit où » il eſt articulé avec la dernière vertèbre des » lombes, juſqu'à l'extrémité du coccyx, eſt » d'environ cinq pouces en droite ligne » : & plus bas; « de la partie ſupérieure des os pubis » à l'inférieure des mêmes os dans l'endroit » de leur ſymphiſe, il ne ſe trouve que deux » pouces de diſtance » : or, comme la partie ſupérieure de l'orifice externe eſt immédia- tement au-deſſous du *pubis* , tandis que la partie inférieure eſt formée par la fourchette & le périnée, qui eſt fixé au *coccyx* ; il eſt évi- dent qu'en accordant que la partie ſupérieure du *pubis* eſt à deux pouces au-deſſous du niveau de la partie ſupérieure du *ſacrum* , la ſupérieure de l'orifice externe ne peut être égale ou de niveau avec la partie infé- rieure.

___

(*t*) *Tom. I. pag.* 77.

§. 51. On lit plus loin (*u*) : « de chaque côté
» du meat urinaire, on voit deux petites la-
» cunes, ce ſont les ouvertures des tuyaux
» excreteurs qui partent des glandes proſtates,
» & ſe terminent en une eſpèce de petit ſac.
» Dans le temps de la copulation ces lacunes
» déchargent un fluide tenu, qui dans quel-
» ques femmes s'élance avec une force conſi-
» dérable, & quelquefois, mais rarement,
» juſqu'à la quantité de pluſieurs dragmes «.

Comme je n'ai encore trouvé que *Smellie*,
autant que je puis me le rappeller, qui pré-
tendé connoître *des petits ſacs capables de
contenir pluſieurs dragmes* de quelque fluide,
je ne puis m'empêcher de regretter qu'il n'en
ait point donné une deſcription plus exacte,
d'autant plus que les plus célèbres anatomiſtes
ne font aucune mention de ſacs d'une pareille
dimenſion, ceux dont parlent *Morgagni* &
les autres, ne pouvant contenir qu'une fort
petite quantité de fluide, de quelqu'eſpèce
qu'il ſoit.

§. 52. Il ajoute enſuite : « le vagin eſt formé
» d'une membrane forte & épaiſſe, d'un tiſſu
» ſpongieux, &c. » Mais s'il eût été plus accoutumé aux diſſections, & plus familier avec
les plus célèbres anatomiſtes qui ont écrit ſur
ce ſujet, il auroit appris de *Graaf* (*x*) & de

____

(*u*) Tom. I. pag. 92.
(*x*) De mulier. organ. pag. 226.

Winflow (*y*) que le vagin eſt compoſé de deux membranes, l'une interne & très-ridée, ſur-tout dans les vierges ; l'autre externe & muſculeuſe, compoſée de fibres longitudinales, charnues, entrelacées de vaiſſeaux ſanguins, &c.

§. 53. Il dit encore (*ʒ*) : « on donne aſſez » communément le nom de ſphincter à l'en- » trée du vagin ; pour la diſtinguer de l'entrée » de la matrice, on a donné à celle-ci le nom » d'*os tincæ*. Mais comme nous aurons ſou- » vent occaſion de citer ces parties dans le » cours de ce traité, pour éviter la confuſion » & les mépriſes, toutes les fois que nous » aurons occaſion d'en parler, nous appelle- » rons orifice externe celui du vagin, & ori- » fice interne celui de la matrice ».

Mais 1.° je demande ſi cette expreſſion, *orifice interne*, peut faire éviter davantage la confuſion, ou faire prendre au lecteur une idée plus juſte de l'entrée de la matrice, que celle qui eſt adoptée (orifice de la matrice); 2.° il s'en faut tellement que *Smellie* ſe ſoit ſervi du mot qu'il préfère, dans tout le cours de ſon ouvrage, comme il le promet, que le lecteur peut trouver preſque trente endroits

---

(*y*) *Expoſit. anatom. traité du bas-ventre*, n.° 645, 646, 648.

(*ʒ*) *Tom. I. pag.* 94.

où il employe l'expreffion *os tince*, ou *orifice de la matrice.*

§. 54. Voici comme il s'exprime à l'égard de ce vifcère (a): « la matrice eft formée pre-
» mièrement de la membrane interne du va-
» gin, & qui tapiffe toute la furface intérieure
» de la matrice : immédiatement au-deffus de
» cette membrane, on trouve la fubftance
» de l'uterus, compofée d'un plexus d'artères,
» de vaiffeaux lymphatiques, de veines & de
» nerfs. Lorfque les vaiffeaux qui rampent fur
» fa furface ont été injeétés, on les voit s'y
» difperfer en lignes courbes. Elle paroît être
» d'un tiffu glanduleux, femblable à celui des
» mammelles, mais pas fi compaét, fans au-
» cunes fibres mufculaires, excepté celles qui
» font partie des membranes de fes vaiffeaux.
» Il n'eft donc pas du tout befoin de ce muf-
» cle que *Ruyfch* difoit appercevoir dans fon
» fond, pour fervir à l'expulfion du *placenta*,
» puifqu'il s'attache auffi fouvent aux autres
» parties de la matrice comme dans fon fond ».

Il a raffemblé dans ce paragraphe un fi grand nombre d'affertions contraires à des vérités de fait, que je ne puis m'empêcher d'être furpris qu'il ait pu publier des erreurs auffi groffières, & s'oublier d'ailleurs au point de révoquer feulement en doute, ou même

______

(a) *Tom. I. pag.* 96.

de reconnoître pour vrai dans un endroit, ce qu'il a nié formellement dans un autre : contradiction d'autant plus étonnante qu'il a travaillé , comme il nous en instruit lui-même , pendant *six ans, à rédiger ses leçons sous une forme propre à souffrir la presse.*

Il dit; 1.° «la matrice est formée première- » ment de la membrane interne qui vient du » vagin,& qui tapisse toute la surface intérieure » de la matrice». Cela contredit ce qu'ont exposé les anatomistes les plus savants & les plus exacts,qui ne font aucune mention d'une *telle membrane tapissant toute la surface intérieure de la matrice.* J'ai rapporté,dans mon premier ouvrage (*b*), qu'ayant ouvert la matrice d'une femme qui mourut , parvenue à son terme, sans être délivrée,nous ne pûmes,ni moi,ni ceux qui m'accompagnoient, rien trouver qui ressemblât à quelque membrane dans cette partie à laquelle adhéroit le *placenta* ; & qu'en essuyant fort doucement l'intérieur avec une éponge, on y voyoit adhérentes des parties d'une membrane très- délicate, mince & transparente, dans les endroits où le *placenta* ne s'attachoit point ; mais que la matrice se corrompit , & que d'ailleurs cette membrane étoit si délicate que nous ne pûmes point , avec les instruments, en détacher quel-

____

(*b*) §. 10. *Observ.* 2. *pag.* 38.

que partie, pour nous aſſurer de ce qu'elle étoit. Je dois de plus ajouter ici que ce qui nous paroiſſoit membraneux, n'étoit probablement que le *mucus*, comprimé entre le *chorion* & la matrice, & qui par-là avoit acquis une reſſemblance capable d'induire en erreur. Une membrane, telle que *Smellie* l'a décrit, non ſeulement ne ſeroit pas avantageuſe, mais encore cauſeroit un très-grand préjudice, & même tel qu'il empêcheroit le fœtus, comme je puis le prouver, de profiter des moyens ſalutaires que la nature a imaginés pour ſa ſubſiſtance & ſon accroiſſement. *Heiſter* dit en effet, en donnant la deſcription de la matrice (*c*); «intus in cavitate, quæ » in virginibus parva eſt, membrana, poroſa, » nervea, cingitur, quæ in puerperis quaſi diſ- » paret, &c. (*d*)» Mais ſelon *Morgagni* (*e*), c'eſt plutôt un rézeau qu'une membrane ; & *Albinus* nie abſolument ſon exiſtence avec les autres anatomiſtes. Au reſte, en ſuppoſant, avec *Heiſter*, qu'il exiſte une membrane poreuſe, au moins diſparoît-elle totalement chez les femmes enceintes. Par conſéquent,

---

(*c*) *Compend. anatom. pag.* 103.

(*d*) La ſurface interne de ſa cavité, qui eſt petite dans les vierges, eſt tapiſſée d'une membrane poreuſe & nerveuſe que l'on n'apperçoit preſque plus chez les femmes en couche, &c.

(*e*) *Adverſ.* 4. *pag.* 47.

elle ne peut jamais, en s'écorchant ou en se déchirant, donner lieu à une perte, comme le prétend encore notre auteur (*f*), parcequ'elle est d'une nature à ne pas empêcher l'écoulement du sang, sans être écorchée ni déchirée en aucune façon.

§. 55. 2.º « Immédiatement au-dessous de » cette membrane on trouve la substance » épaisse de l'*uterus*, composée d'artères, de » vaisseaux lymphatiques, de veines & de » nerfs ».

Comme je ferai voir incessamment la véritable structure de la matrice, je me contenterai pour le présent d'observer qu'une partie, dont la composition ressemble à celle qui est exposée ci-dessus, ne peut jamais jouir d'une grande force compressive, force que possède cependant la matrice à un degré plus considérable qu'aucune autre partie du corps ; & que jusqu'ici tous les physiologistes ont estimé la force contractile d'une partie par celle de ses fibres musculaires aussi bien que par leur nombre, comme on peut s'en convaincre en consultant *Borelli*, *Bellini*, *Baglivi*, *Bernouilli*, & d'autres, mais jamais par celui de ses vaisseaux sanguins, dont la quantité annonce plutôt la foiblesse. En effet, dans le cas où cela seroit autrement, la force contractile

____

(*f*) *Tom. I. pag.* 425.

des poumons ne devroit-elle pas être extraordinairement grande, puiſque leurs vaiſſeaux
ſanguins égalent preſque par le nombre ceux
de toutes les autres parties du corps ? Quant
aux vaiſſeaux lymphatiques, on ne peut les
diſtinguer, comme le dit *Morgagni* (*g*), que
dans la matrice d'une femme enceinte.

§. 56. 3.° « Elle (la matrice) paroît être
» d'un tiſſu glanduleux, ſemblable à celui des
» mammelles, mais pas ſi compact, &c. »

Tout anatomiſte qui lira ce paſſage, ſera
porté à conclure, que *Smellie* connoît auſſi
peu la ſtructure des mammelles, que celle
de la matrice. Il reconnoît dans pluſieurs endroits de ſon ouvrage que ce viſcère jouit
d'une très-grande force contractile, par laquelle il paſſe en peu de temps d'une groſſeur
très-conſidérable à un petit volume ; cependant une telle facilité de ſe contracter n'a
jamais été accordée aux mammelles, ni à aucune glande. Selon *Winſlow* (*h*), le tiſſu du
corps de l'*uterus* eſt ſpongieux, entrelacé de
vaiſſeaux, & fort ſerré ; mais au contraire (*i*)
le corps de la mammelle eſt en partie glanduleux & en partie graiſſeux : d'où l'on voit
1.° que les mammelles & la matrice n'ont

(*g*) *Adverſ.* 4. *pag.* 76. *Heiſt. compend. anatom. p.* 104.
(*h*) *Expoſit. anatom. traité du bas-ventre,* n.° 599.
(*i*) *Ibid. Traité de la poitrine,* n.° 10.

point le même *tiſſu glanduleux ;* 2.° que la ſubſtance de la matrice eſt plus compacte que celle des mammelles : ce qui eſt diamétralement oppoſé à ce que *Smellie* a avancé.

§. 57. 4.° « La matrice eſt ſans aucunes » fibres muſculaires, excepté celles qui font » partie des membranes de ſes vaiſſeaux. Il » n'eſt donc pas du tout beſoin de ce muſcle » que *Ruyſch* diſoit appercevoir dans ſon » fond, pour ſervir à l'expulſion du *placenta,* » puiſqu'il s'attache auſſi ſouvent aux autres » parties de la matrice comme dans ſon fond ».

Je remarquerai ici que notre auteur n'a jamais manqué, dans tout le cours de ſon ouvrage, toutes les fois qu'il a eu occaſion de rapporter quelque choſe qui a été univerſellement approuvé, de nier qu'elle puiſſe être utile, ou de la ranger dans la claſſe des choſes communes, ſans néanmoins en aſſigner aucune raiſon, ou au moins ſans s'embarraſſer ſi celles qu'il allègue ont ou n'ont pas aſſez de force pour prouver ce qu'il a avancé : mes remarques précédentes, & celles que j'ai encore à faire, convaincront le lecteur qu'il mérite ce reproche. J'obſerverai encore que l'on attend de tout homme qui oſe contredire des opinions reçues, des preuves ſolides du ſentiment qu'il adopte préférablement, & qu'il doit ſe ſouvenir, qu'*affirmer n'eſt pas prouver.*

§. 58. Quoiqu'il ait positivement affirmé que la matrice *est sans aucunes fibres musculaires , excepté celles qui font partie des membranes de ses vaisseaux*, il paroît cependant, par ce qui suit, qu'il doute de ce qu'il a avancé si affirmativement; « la substance de » la matrice paroît plus compacte & plus pâle » que celle des muscles » ; d'où il est très-évident qu'il faut que ce viscère soit composé de quelque chose de plus que d'un plexus d'artères, &c. Quoi qu'il en soit, il ajoute ; « ou » si elle est musculaire, au moins ses fibres sont » plus serrées & plus étroitement tissues les » unes dans les autres, que dans les autres » parties musculaires ». Or quels sont les tendons & les fibres musculaires plus serrées & plus étroitement tissues les unes dans les autres, que même celles de la matrice ? & si, comme il le dit, elles sont si étroitement serrées les unes dans les autres , est-il une plus forte preuve qu'elles sont plutôt des fibres musculaires qu'un *plexus de vaisseaux ?*

§. 59. Il dit dans un autre endroit (*k*), en parlant de la contraction de la matrice; « & » les vaisseaux eux-mêmes qui étoient disten-» dus, allongés, & qui paroissoient s'écarter » les uns des autres , se contractent aussi par » degrés , & dans une telle direction qu'ils

---

(*k*) *Tom. I. pag.* 117.

» rendent

» rendent à la matrice la même forme & le
» même diamètre qu'elle avoit avant la grof-
» feffe. Enfin fes fibres deviennent de nou-
» veau fi compactes qu'on peut à peine les
» appercevoir ; on plutôt à peine peut-on
» diftinguer les vaiffeaux ». Enforte qu'il reconnoît des fibres , outre celles qui compofent les tuniques des vaiffeaux , que l'on peut
appercevoir , quoiqu'avec difficulté ; & il
accorde ailleurs qu'il y a des fibres nerveufes
dans l'orifice de la matrice (*l*).

§. 60. Quoiqu'il fe foit avancé jufqu'à dire
qu'il n'y avoit que *Ruyfch* qui *prétendît* trouver des fibres mufculaires dans le fond de la
matrice ; on voit cependant que *C. Bartho-*
lin décrit ces fibres , comme je l'ai montré
ci-deffus. *Littre* , dans les commentaires de
la nouvelle Académie de Paris , en 1706,
parle de la *matrice mufculeufe* d'une femme
en couche; & l'on trouve , *in commercio no-*
rifco, la defcription du mufcle uterin. *J. Henri*
Cohaufen , *Lucina Ruyfchiana* , 1731 , fait
auffi mention des fibres mufculaires dans la
fubftance de la matrice, lefquelles aident ce
vifcère à reprendre après le travail fon premier
volume. *Fr. de Buchwald* a défendu *Ruyfch*
& a foutenu fa découverte. Enfin *Muller* a
donné la defcription des fibres de la matrice

(*l*) *Tom. I. pag.* 98.

diſpoſées en cercle, dans ſa diſſertation ſur la rupture de ce viſcère : & je puis ajouter au témoignage de ces auteurs, ce que j'ai vu, & montré à ceux qui étoient avec moi, ſavoir les fibres muſculaires qui paroiſſoient partir d'un centre comme autant de rayons, dans la matrice d'une femme qui mourut ſans être délivrée (*m*).

§. 61. Il eſt donc evident que *Ruyſch* a fait une véritable & non pas une *prétendue* découverte, & la ſimple aſſertion de *Smellie* ne ſera aſſurément pas miſe en comparaiſon avec l'autorité de ces différents auteurs, d'autant plus que l'unique preuve qu'il apporte contre l'exiſtence de ce muſcle, c'eſt qu'il n'en *eſt point du tout beſoin pour ſervir à l'expuiſion du* placenta, *puiſqu'il s'attache auſſi ſouvent aux autres parties de la matrice comme dans ſon fond* (16), & que j'aurai encore ſoin de relever dans le temps convenable.

---

(16) Voyez le Syſt. nouv. & compl. &c. not. 10. p. 24.

« L'épaiſſeur des parois de l'*uterus*, dit *Winſlow*, (*a*), » paroît être entrelacée dans l'état de groſſeſſe de fibres » particulières, & dont les plus internes, étant dans cet » état arrangées en manière de tourbillons, ont donné » lieu a M. *Ruyſch* d'en faire une deſcription particulière » ſous le nom de muſcle orbiculaire de l'*uterus* ».

(*a*) Anatom. traité du bas-ventre, num. 623.

(*m*) Syſt. nouv. &c. §. 2. pag. 25.

§. 62. Mais auparavant examinons ce qui suit (*n*) : « dans les vierges ou dans les femmes » qui ne sont point enceintes , les vaisseaux » sanguins de la matrice sont fort petits , » excepté dans l'endroit où ils approchent de » ses côtés , près des racines des ligaments » larges; mais presqu'aussi-tôt qu'ils sont entrés » dans sa substance, ils s'y subdivisent par-tout » en un si grand nombre de petites branches , » qu'en la coupant on n'y peut appercevoir » que très-peu d'orifices fort petits, & moins » encore de cavités auxquelles on puisse don- » ner le nom de sinus ».

Toute personne qui examinera attentivement une matrice , aussi-tôt après l'avoir ouverte, sur - tout si la femme est morte de quelque maladie aigue, ou dans le temps de ses règles, s'appercevra aisément que le sang ne sort pas immédiatement des vaisseaux : car s'il étanche celui qui paroît en faisant l'incision, il verra les cavités d'où le sang a été déttergé , & qui étoient en autant de petits sas : si une autre personne comprime ensuite doucement la matrice, il verra le sang passer de vaisseaux très-petits & de différents diamètres dans ces cavités ou sinus ; tandis que si l'on coupe en travers un vaisseau sanguin, il verra ce fluide en ruisseler immédiatement :

(*n*) *Tom. I. pag.* 90.

étanchez-le, & par la moindre compression, il en paroîtra de nouveau une goutte aussi large qu'auparavant, venant d'un vaisseau de même diamètre ; ce qui paroît autrement dans la matrice, comme il a été dit ci-dessus. Mais tout cela sera incessamment expliqué plus amplement.

§. 63. Il dit plus bas (*o*): « Dans le coït, » *l'uterus* cède trois ou quatre pouces au jeu » de la verge, parcequ'il a un mouvement » libre en haut & en bas, de sorte que l'oscil-» lation réciproque qui résulte de ce froisse-» ment, augmente de part & d'autre le cha-» touillement & le plaisir ».

Sans entrer dans aucune dispute sur une vérité de fait ni sur la valeur de ses expres-sions, j'observerai seulement qu'il n'est guères possible de concevoir comment la situation ordinaire de la matrice peut être dérangée à un tel point, mais qu'en revanche il ne faut pas une grande étendue de connoissances pour savoir que c'est le chatouillement du *clitoris* qui augmente le plaisir de la femme dans le temps du coït, sans que l'oscillation de la matrice y contribue en rien, & que par conséquent le plaisir mutuel de l'homme & de la femme ne peut dépendre de la cause qu'assigne *Smellie*.

(*o*) *Tom. I. pag.* 100.

§. 64. Après avoir montré en quoi il pêche relativement à la defcription anatomique de la matrice, il eft néceffaire d'en expofer la véritable ftructure, établie fur les meilleures autorités, comme dans mon premier ouvrage, afin que le lecteur puiffe mieux comprendre ce qui fuit.

Voici la manière dont je me fuis expliqué (*p*); « la matrice eft compofée d'une fubftance » fpongieufe, qui reffemble en quelque façon » à celle de la rate, ou plutôt à celle des corps » caverneux de la verge. Il y a dans cette fub- » ftance plufieurs artères qui ont leurs orifices » dans des cellules ou des finus, lefquels fe » dégorgent à leur tour dans la cavité de la » matrice, & y verfent des liqueurs qu'il eft » aifé de voir fortir de leurs petits canaux, en » preffant mollement la fubftance interne » d'une matrice. Ces cellules ou finus fe dif- » tendent dans le temps de la groffeffe, & » augmentent l'épaiffeur de cet organe».

D'où l'on voit manifeftement le danger d'effayer de diftendre la matrice lorfqu'elle embraffe étroitement le corps de l'enfant, & que les vaiffeaux qui apportoient le fang pour diftendre les finus, font en grande partie vuidés : il faut donc l'éviter autant qu'il eft poffible.

(*p*) §. 7. *pag.* 23.

Je continue ainsi : « sa substance extérieure
» est composée de paquets réticulaires de
» fibres charnues, dont a parlé *Malpighi*,
» (aussi-bien que *C. Bartholin* le jeune). La
» face interne du fond, ou le fond, est com-
» posé de fibres disposées en petits cercles, &
» découvertes par *Ruysch* ; elles portent en
» conséquence le nom de muscle de *Ruysch*,
» ou de muscle orbiculaire (qui a été observé
» depuis par plusieurs personnes d'une haute
» réputation, comme je l'ai remarqué ci-
» dessus.) Je n'ai pas seulement trouvé dans
» cette partie de la matrice ces fibres dont a
» parlé *Ruysch*, en observant celle d'une
» femme grosse qui a été ouverte devant moi ;
» mais encore plusieurs autres fibres muscu-
» laires qui paroissoient partir d'un centre
» comme autant de rayons, & qui étoient
» placées entre ces orifices qui sont au fond
» de la matrice, tout-à-fait à l'endroit où les
» trompes de *Fallope* entrent dans cet or-
» gane.

» Ces orifices ou canaux sont sur-tout très-
» multipliés dans le fond de la matrice ; ils ne
» sont que des extrémités d'autres canaux qui
» partent des cavités plus grandes, ou des
» sinus logés dans la substance même de ce
» viscère. J'ai eu occasion d'observer celui
» d'une femme qui mourut au bout de son
» terme accompli sans être délivrée, & j'ai

» diftingué plufieurs orifices s'ouvrant hors de
» la fubftance de la matrice dans le même
» finus; il y en avoit quatre à certains endroits,
» & cinq ou même fix à d'autres ».

J'ai montré tout cela à plufieurs fpectateurs.

« Ces finus font des cavités membraneufes
» entre lefquelles eft établie une communi-
» cation réciproque. Les branches latérales
» d'une très-grande quantité d'artères répan-
» dues autour d'eux y aboutiffent, & il en part
» des veines qui vont fe réunir aux autres
» veines qui rapportent le fang des autres
» parties de la matrice. Ces finus font diften-
» dus par le fang dans le temps des règles, &
» alors leurs orifices font élargis. *Mauriceau*
» a ouvert une femme qui avoit été pendue
» dans le temps de fes règles, & a obfervé que
» les vaiffeaux du fond de la matrice étoient
» beaucoup plus amples que ceux du cou, &
» que des petits grumeaux de fang partoient
» auffi des orifices qui font au fond de ce vif-
» cère. Nous voyons donc que pendant la
» groffeffe les finus & leurs canaux qui s'ou-
» vrent dans la matrice, fe diftendent & s'am-
» plifient par degrés, fi bien qu'au neuvième
» mois de la geftation, ils le font affez pour
» admettre le bout du plus gros doigt, & que
» les canaux ou orifices qui s'ouvrent dans la
» matrice, font capables d'admettre l'extré-
» mité du petit doigt. Ces finus s'obfervent

» dans toute la ſubſtance de la matrice, mais
» ils ſont plus amples dans ſon fond, où ſont
» placées les fibres circulaires, & auquel eſt
» communément attaché le *placenta*, que
» dans toute autre partie. Ils communiquent
» avec les artères &......s veines, & s'ouvrent
» dans toute la cavité de la matrice, ſur-tout
» vers le fond; auſſi obſervons-nous que les
» règles & les lochies coulent de ces canaux.

» Par la ſtructure, la ſubſtance, &c. (*q*) de
» cet organe, (la matrice) il eſt facile de voir
» l'avantage qui réſulte de ce qu'une de ces
» parties s'étend plus que l'autre «.

Smellie peut trouver tous ces détails, pour
ſa propre ſatisfaction & celle de ſes lecteurs,
chez les plus célèbres auteurs, & les anatomiſtes les plus exacts; tels que *De Graaf*,
Malpighi, *Ruyſch*, *Littre*, dans les mémoires de l'Académie des ſciences, *C. Bar-*
tholin, *Morgagni*, *Mauriceau*, *Deventer*,
Albinus, *Schurigius*, & *A. Vaterus*, de utero
gravid. 1725, (ſur la matrice des femmes
enceintes) qui a donné une deſcription de
ces ſinus; cependant il les a contredit tous, &
pluſieurs autres encore, ſans apporter d'autre
raiſon que les deux ſuivantes, que je regarde
comme fort inſuffiſantes.

§. 65. Il dit, 1.º (*r*) « ſi cette raiſon avoit

(*q*) §. 10. *pag.* 28.   (*r*) *Tom. I. pag.* 104.

» lieu, (en parlant des finus), on devroit ob-
» ferver le même méchanifme dans les autres
» parties du corps, par lefquelles il fe fait
» une pareille évacuation périodique , lorf-
» qu'il y a quelqu'obftruction à la matrice,
» telles font celles qui fe font par le nez, &c. »
Mais cette conféquence n'eft point jufte, car
lorfque les humeurs ne pouvant paffer par les
voies naturelles, font pouffées vers quelques
parties du corps, elles s'ouvrent un paffage
en crevant les vaiffeaux capillaires : & fi les
finus de la fubftance de la matrice n'avoient
dû fervir uniquement qu'à l'évacuation des
règles, elle auroit peut-être pû être également
favorifée par un autre méchanifme : mais ils
font principalement utiles pendant le temps
de la groffeffe, & par conféquent il n'eft pas
néceffaire qu'il y en ait dans les autres parties, qui font uniquement deftinées aux évacuations.

2.° «D'un autre côté (s), quand même le
» fang ne feroit pas tout-à-fait en ftagnation,
» une pareille accumulation dans des finus
» fpacieux occafionneroit une vifcofité fem-
» blable à celle qui donne lieu aux rhuma-
» tifmes & aux autres maladies inflamma-
» toires ».
Il me femble que *Smellie* confond les

____

(s) *Tome I. pag.* 104.

objets , car il parle actuellement des *cata-menia* , & il fe fert de cette expreffion, *finus fpacieux* ; tandis que les auteurs , ci-deffus nommés, difent que les finus ne font fpacieux que dans le temps de la groffeffe , & dans celui de l'accouchement, ou lorfqu'il eft prêt d'arriver , & qu'ils fe refferrent dans la même proportion que la matrice , qui reprend le volume qu'elle avoit avant la groffeffe ; d'où ils font alors affez petits pour ne pas paroître *fpacieux* , quoiqu'il foit cependant poffible de les diftinguer , fur-tout en comprimant doucement une matrice ouverte , & dont la face interne eft à découvert : il n'y a donc pas un efpace fuffifant pour favorifer l'accumu-lation d'une grande quantité de fang dans *des finus fpacieux* , & donner lieu par-là à une vifcofité confidérable capable d'exciter des rhumatifmes, quoique l'évacuation des règles foit accompagnée de certains fymptômes qui y font affez analogues, comme chaleur, dou-leur, & un fentiment de pefanteur.

L'on connoit par ce qui a été expliqué , que le volume de la matrice augmente par l'effet du fang qui diftend la fubftance fpon-gieufe : mais , d'un côté , toutes les différentes parties devant fe diftendre proportionnelle-ment à leur force, & à la puiffance diftenfive ; &, de l'autre, le fond de la matrice ayant les finus les plus fpacieux , cette dernière partie

doit par une conséquence nécessaire se distendre le plus, en même temps que celle qui
est entre l'orifice & l'endroit où pénètrent les
trompes de *Fallope*, doit se distendre moins
que l'autre qui est entre cette dernière partie
& le fond (17).

---

(17) Il est certain que les vaisseaux du fond de la matrice sont plus remplis de sang pendant la grossesse que
dans tout autre temps, d'où cette partie a alors plus d'é-
paisseur : ce phénomène est constant, & la plupart des
accoucheurs l'ont observé : mais il n'est pas vrai que la
même partie se distende plus que les autres, pour augmenter la capacité de l'organe. Ce dernier phénomène
est même incompatible avec le premier. Si les fibres du
fond de la matrice s'allongeoient & se distendoient, elles
exprimeroient en même temps le sang contenu dans les
vaisseaux, au lieu de lui permettre de s'y amasser en plus
grande quantité, & par conséquent l'épaisseur de cette
partie, loin d'augmenter, deviendroit moins considérable. *Voyez* le Syst. nouv. & compl. &c. not. 11. pag.
18. not. 12. pag. 30.
C'est le développement des fibres du cou de la matrice
qui contribue principalement à donner à ce viscère toute
son étendue : mais il faut remarquer qu'il ne commence
à se faire que vers le cinquième mois. Jusques-là le cou
conserve sa dureté & son épaisseur ; cependant la cavité
de la matrice est déjà plus considérable, ce qui dépend
des fibres, qui plissées au fond, & au corps, avec le même
artifice qu'au cou, commencent à se développer dès que
l'œuf a contracté adhérence avec la matrice, & augmentent par-là sa capacité. Ainsi l'on voit que toutes les parties de ce viscère contribuent à rendre sa cavité plus
grande pendant la grossesse, mais que le fond, c'est-à-
dire, cette partie comprise entre les deux embouchures
des trompes de *Fallope*, & le corps, y contribuent
moins que le cou. Ceux donc qui ont prétendu que

Nous voyons donc que c'eſt en rempliſſant les ſinus de la matrice que ce viſcère devient capable de ſe diſtendre ; car ſans cela il n'y a pas d'art humain qui puiſſe produire cet effet ſans courir le riſque de rompre la ſubſtance même de la matrice : d'où c'eſt une pratique fort dangereuſe d'employer la force pour la diſtendre à quelque degré conſidérable, lorſqu'elle eſt parvenue à embraſſer étroitement le corps de l'enfant, par la rupture trop prompte des membranes, & l'évacuation des eaux, comme je l'ai ſuffiſamment prouvé, pratique qui cauſe la mort de la mère plus fréquemment que l'on ne le penſe communément : d'où l'on voit encore plus évidemment les dangers qui accompagnent l'autre pratique que recommande *Smellie*, ſavoir celle d'évacuer les eaux pour arrêter une hémorrhagie.

---

l'étendue augmentée de la matrice étoit due principalement à l'expanſion du fond ſe ſont trompés, quoiqu'il faille avouer qu'elle y a quelque part, mais par le méchaniſme admirable que la nature a employé à l'égard des fibres du cou, c'eſt-à-dire par un pur développement, favoriſé encore par le ſang qui abonde & s'amaſſe alors en plus grande quantité que dans tout autre temps ; & non pas par une diſtention forcée ou un allongement qui ne peut être admis que de ceux qui n'ont pas aſſez obſervé, ou qui n'ont pas aſſez réfléchi aux ſuites funeſtes que cette cauſe produiroit infailliblement (*a*).

(*a*) Recueil de pièces relatives aux naiſſances tardives. Mémoire ſur la cauſe & le méchan, de l'accouch. pag. 125 & ſuiv.

§. 66. Il eſt à propos d'éclaircir ici ce que l'on entend par le fond de la matrice, tant pour nous comprendre réciproquement, qu'afin que le lecteur puiſſe auſſi nous entendre. Le fond de la matrice, dans tout autre temps que celui de la groſſeſſe, eſt cette partie oppoſée au *muſeau de tanche*, placée entre les deux entrées des trompes de *Fallope* dans la cavité de cet organe, & décrivant, au-dedans, preſqu'une ligne droite à ſon extrémité. Mais, dans une femme qui eſt prête d'accoucher, il eſt tellement étendu qu'il forme l'extrémité d'une ellipſe ou d'un ovale, depuis l'entrée d'une trompe de *Fallope* dans la matrice, juſqu'à celle de l'autre du côté oppoſé: d'où l'on peut dire avec raiſon qu'un *placenta*, adhérent à quelque partie entre ces deux trompes, eſt attaché au fond, quoiqu'il ne ſoit pas immédiatement oppoſé au *muſeau de tanche.* Suppoſons en effet que dans le commencement de la groſſeſſe un œuf imprégné adhère au fond de la matrice, plus près d'une trompe de *Fallope* que de l'autre : lorſque cet organe ſera tout-à-fait diſtendu au temps ordinaire de l'accouchement, on trouvera le *placenta* adhérer plus ou moins à un côté, ſelon qu'il ſera plus près ou plus loin de l'endroit où la trompe de *Fallope* entre dans la matrice : néanmoins on pourra dire avec raiſon qu'il eſt attaché au fond „parcequ'il a ſa place entre les deux trompes, comme je l'ai amplement détaillé, & la nature paroît avoir destiné cette partie à l'adhérence du *placenta*, parcequ'on y trouve des sinus plus spacieux que dans toute autre: d'où *Smellie* s'est trompé en disant, qu'il adhère aussi souvent aux autres parties de la matrice qu'au fond (*t*). (18)

§. 67. Il paroît cependant se contredire dans un autre endroit où il s'exprime ainsi (*u*); « on suppose que l'œuf nage dans un fluide » dont il se nourrit, & au moyen duquel il » croît insensiblement jusqu'à ce qu'il touche » immédiatement toute la surface interne du » fond de la matrice : alors cette partie étant » dilatée de proche en proche à proportion » de l'augmentation du volume qu'elle con- » tient, la partie supérieure de son cou com- » mence à son tour à se distendre. Vers le troi- » sième mois de la grossesse, l'œuf ou le fœtus » se trouve aussi gros qu'un œuf d'oie, alors il » y a à-peu-près une quatrième partie du cou » de la matrice vers sa partie supérieure, qui » est à proportion aussi distendue que son » fond. Au cinquième mois, le fond a acquis

____

(18) *Burton* tombe dans la même erreur que *Deventer*, en niant que le *placenta* puisse adhérer ailleurs qu'au fond de la matrice. *Voyez* la note ci-dessus, pag. 77.

(*t*) *Tome I. pag.* 96.
(*u*) *Tom. I. pag.* 116.

» beaucoup plus de capacité; il s'élève alors
» en haut jufqu'à l'efpace qui eſt entre la partie
» fupérieure du pubis & l'ombilic; dans ce
» même temps-là il y a la moitié du col de
» la matrice diſtendue ». Tout cela montre
que le *placenta* adhère au fond de la matrice
auſſi communément qu'il a été dit ci-deſſus,
& fert en même temps à nous convaincre
qu'il n'eſt pas probable, je puis même dire,
qu'il n'eſt pas poſſible qu'il adhère jamais à
l'orifice de la matrice, parcequ'il s'attache à
cet organe très-promptement après que l'œuf
y a été reçu, & *Smellie* reconnoît qu'il n'y
a au cinquième mois que la moitié du cou
de la matrice diſtendue : comment donc
le *placenta* pourroit-il adhérer à la face interne de l'orifice de la matrice , comme il
l'avance ailleurs?(19)

§. 68. Selon lui (*x*), les *ligaments larges*

---

(19) La conféquence que tire *Burton* du paſſage de
Smellie eſt contraire à l'expérience. Plus d'une fois, elle
a forcé à reconnoître pour vrai ce que la raiſon refuſoit
d'admettre. On peut fans doute former différentes objections contre l'attache du *placenta* à la circonférence de
l'orifice de la matrice : mais les obfervations réitérées
ont prouvé inconteſtablement qu'il avoit quelquefois fon
adhérence à cet endroit ; & c'eſt à elles qu'il faut avoir
recours pour adopter le fentiment de *Smellie* ou pour le
rejetter : pourquoi fe livrer aux raifonnements , lorfque
la nature nous offre un moyen plus fûr pour découvrir la
vérité?

(*x*) *Tom. I. pag.* 99.

ſont formés & naiſſent des muſcles qui tapiſ-
ſent la ſurface interne des *ilium* ; en quoi il
contredit *Winſlow* qui dit (*y*), que cette
portion du péritòine, qui enveloppe la matrice, fait tout le long de chaque partie latérale du bord de l'*uterus* une prolongation ou
une duplicature large, appellée *ligament
large*, qui s'étend de côté & d'autre plus ou
moins directement juſqu'à la partie latérale
voiſine de la cavité du *baſſin*, & forme comme
une eſpèce de cloiſon membraneuſe, entre la
moitié antérieure & la moitié poſtérieure de
la cavité du *baſſin* : & que cette cloiſon qui
eſt un peu lâche va enſuite continuer avec le
péritoine ſur les côtés du *baſſin*. Mais elle
n'eſt en aucune façon fixée aux os *ilium*,
comme quelques-uns l'ont imaginé, ſuivant
ce qu'expoſe *de Graaf* (*z*); « ligamentorum
» latorum beneficio uterus non oſſibus iliis al-
» ligatur, ut perperam creditum eſt (*a*) ».

§. 69. Si l'on en croit encore *Smellie* (*b*) les
ligaments ronds ſemblent venir de l'artère &
de la veine crurale, d'où ils ſe portent aux côtés

(*y*) *Expoſit. anatomique, traité du bas-ventre, n.°* 601,
pag. 575.

(*z*) *Pag.* 269.

(*a*) La matrice n'eſt point attachée aux os *ilium* par le
moyen des *ligaments larges*, comme on l'a cru mal-à-
propos.

(*b*) *Tome I. pag.* 102.

du

de la matrice : mais *Albinus* (*c*), *Aſtruc* (*d*),
Winſlow (*e*) & *de Graaf* (*f*), nous aſſurent
qu'ils gliſſent dans l'épaiſſeur de la grande
duplicature des *ligaments larges*, depuis l'un
& l'autre coin du fond de la matrice, préciſément ſous les trompes de *Fallope*, juſqu'aux
ouvertures des muſcles du bas-ventre, par
leſquels ils paſſent ſous la ſubſtance charnue
des muſcles tranſverſes, s'avancent oblique-
nent par-deſſus le *pubis* juſqu'à la partie ſupérieure & moyenne de l'aîne, près du *clitoris*, où ils ſe diviſent, en forme de patte d'oie,
en pluſieurs petites branches, dont la plupart
ſe perdent dans la graiſſe, mais dont quelques-unes ſe fixent dans les membranes qui
ſ'étendent ſur les parties ſupérieures & internes des cuiſſes. Ces *ligaments*, improprement
appellés ainſi, ne ſont qu'un trouſſeau d'ar-
téres & de veines entrelacées & liées enſemble par un tiſſu cellulaire, comme nous
ſ'apprennent encore *Winſlow* (*g*), *Garan-
geot* (*h*), *Morgagni* (*i*), &, de plus, ce dernier nous inſtruit qu'il les a vus diſtendus par

---

(*c*) *Hiſt. muſcul. pag.* 288.
(*d*) *Maladies des femmes.*
(*e*) *N.°* 619 *& ſuiv. pag.* 577.
(*f*) *Pag.* 272, 273.
(*g*) *N.°* 619. *pag.* 577.
(*h*) Splanch. *pag.* 326.
(*i*) *Adverſ. anatom.* 4. *pag.* 49.

L

le fang jufqu'à la hauteur du doigt *medius*.

Tout ce qui précède fait voir que les defcriptions anatomiques de *Smellie* font non-feulement fort imparfaites, mais encore contraires à celles qu'ont données les plus célèbres & les plus exacts anatomiftes. Ne peut-on donc pas à préfent révoquer en doute le *jugement* ou l'*intégrité* du Journalifte, qui nous dit, n.° 1. qu'il a donné l'*anatomie* des parties, dont *tout accoucheur*, pour m'exprimer comme *Smellie* lui-même, *doit acquérir une parfaite connoiſſance* (*k*)?

§. 69. Le livre de *Smellie* eft intitulé *Théorie & pratique des accouchements*, mais il n'a point expliqué ce que l'on entend par *théorie* dans la profeſſion de médecine.

On ne peut entendre par *théorie* une vaine fpéculation ou la pure confidération d'un objet, mais cette partie fpéculative de quelque fcience qui nous conduit aux règles de la pratique. Pour être verfé dans un art, &c. la théorie fuffit, mais pour le poſſéder à fond il faut joindre la pratique à la théorie : & comme l'obfervation embraſſe les qualités fenfibles des corps, le cours des maladies, leurs fymptômes, & les effets des remèdes tant internes qu'externes; de même auſſi, c'eſt en raifonnant fur la ftructure & les fonctions

---

(*k*) *Voyez ci-deſſus la préface*, pag. XLIII.

des parties, la compoſition des corps mixtes,
les qualités des fluides qui circulent, la nature
des aliments, & l'action des remèdes, que
nous venons à bout d'expliquer les change-
ments que nous obſervons. Les connoiſſances,
appuyées ſur un tel fondement, ſont ce que
toutes les perſonnes judicieuſes appellent la
véritable théorie, laquelle eſt abſolument
néceſſaire à toute perſonne qui veut s'inſtruire parfaitement de ſa profeſſion, parcequ'avec ſon ſecours il apprendra plus promptement & plus facilement les diagnoſtics des
maladies, la méthode curative qui leur eſt
propre, &, en particulier, les moyens de
perfectionner la pratique des accouchements.

Il y a en effet certaines choſes qui ne ſont
qu'une pure matière de ſpéculation, ſans aucune vue de pratique, & ſur leſquelles on a formé
quelques hypothèſes. Mais, quoiqu'ingénieuſes, elles peuvent être regardées comme inutiles, & uniquement imaginées *pour amuſer
les lecteurs*. Le ſyſtême des animalcules dans
la ſemence de l'homme, qu'a inventé *Lewenhoek*, eſt de cette eſpèce.

§. 70. La théorie donc, définie comme elle
l'eſt ci-deſſus, paroît être une partie du fondement ſur lequel *Smellie* a établi ſon ouvrage, ſi nous en devons juger par ce qu'on
y lit dans pluſieurs endroits.

1.° (*l*) « Pendant le cours de mes réflexions
» fur ce fujet, j'ai effayé à mon tour de don-
» ner quelque forte de perfection au *forceps*,
» qui me paroiffoit un inftrument plus propre
» à cet effet, & d'un ufage plus aifé qu'aucun
» de ceux que l'on a inventés jufqu'ici ». Cet
effai doit être le réfultat de fa théorie, ou,
pour m'exprimer autrement, d'un jugement
de fa part fondé fur le méchanifme du *forceps*, la ftructure du *baffin*, la figure & le
volume de la tête de l'enfant.

2.° (*m*) « De pareils reproches qui décon-
» certoient infailliblement les mauvais prati-
» ciens, ont au contraire excité l'émulation
» de plufieurs vrais maîtres de l'art, qui ont
» cherché des moyens plus doux (que le *cro-
» chet*) pour délivrer la tête, afin de pouvoir
» fauver l'enfant fans mettre la vie de la mère
» en danger. Leurs recherches n'ont pas été
» infructueufes ». Cette heureufe découverte
(le *forceps*) n'eft-elle pas dûe à la même efpèce de raifonnement ?

3.° (*n*) « Je commençai à confidérer fous
» un point de vue méchanique tout ce qui a
» rapport aux accouchements, dont l'étude
» faifoit depuis long-temps ma principale oc-

(*l*) *Tom. I. Introd. pag.* 62.
(*m*) *Tom. I. pag.* 260.
(*n*) *Tom. I. pag.* 263.

» cupation, & dès-lors je réduifis l'extraction
» de l'enfant aux règles du mouvement des
» corps en différentes directions : conformé-
» ment à mon nouveau plan, j'examinai plus
» férieufement les dimenfions & la forme du
» *baffin*, enfemble la figure de la tête de l'en-
» fant, & les différens mouvemens qu'elle fait
» en traverfant le *baffin* dans les accouche-
» ments naturels. Mon étude ne fut point
» infructueufe : non-feulement j'en retirai les
» moyens d'opérer avec beaucoup plus de
» facilité & de fûreté qu'auparavant; mais en-
» core, j'eus le plaifir de m'appercevoir dans
» mes leçons, qu'il m'étoit beaucoup plus aifé
» de donner une idée claire & diftincte de cet
» art, au moyen du méchanifme que j'expo-
» fois, que de toute autre manière ». N'eft-ce
pas-là un effet de la théorie, ou *Smellie* n'a-
t-il pas ainfi réduit en règles l'obfervation &
la pratique, ce qui conftitue la théorie, telle
qu'elle a été définie ci-deffus?

4.° (*o*) « L'application des méchaniques à
» l'art des accouchements, ne peut pareille-
» ment être plus utile en aucune autre cir-
» conftance que lorfqu'il faut tourner & déli-
» vrer l'enfant par les pieds: en effet, on doit
» alors confidérer principalement la contrac-
» tion de la matrice, la fituation de l'enfant,

(*o*) *Tom. I. pag.* 264.

» & la manière dont ſe tient un corps reſſerré
» dans des bornes ſi étroites. Je n'ai cepen-
» dant eu recours aux méchaniques qu'autant
» que je les ai trouvées utiles dans la pratique,
» & plus propres à donner une idée claire des
» différentes difficultés qui peuvent s'y ren-
» contrer, à ceux qui ſuivent ou qui ont ſuivi
» mes leçons, pour leſquels entr'autres j'ai
» entrepris cet ouvrage ». N'eſt-ce pas encore
la théorie qui a fait trouver à *Smellie* cette
méthode qu'il dit être ſi utile dans la pratique ?

5.º (*p*) « Comme ma principale étude a
» été de perfectionner l'art des accouche-
» ments, j'ai examiné beaucoup de différentes
» méthodes, dans les vues de m'attacher à
» celle qui me paroîtroit la plus propre à
» bien réuſſir dans la pratique ». Ne ſont-ce
pas les connoiſſances que *Smellie* a dans la
philoſophie, l'anatomie, &c. qui lui ont ſervi
de guide, & qui ont été le fondement de ce
qu'il appelle des *inventions* ?

Ces exemples ſuffiſent pour montrer ce
qu'il entend par théorie, s'il eſt vrai qu'il en-
tende quelque choſe ; parcequ'il donne les
deſcriptions du *baſſin*, de l'enfant, &c. dont
il dit qu'une connoiſſance ſuffiſante doit être
le fondement des différentes méthodes de

____

(*p*) *Tom. I. pag.* 268.

l'art des accouchements ; ce qui eft l'expérience réduite en règles pour la pratique. Cela montre l'avantage d'établir une théorie convenable, je puis même ajouter, la nécessité où étoit *Smellie* de le faire, afin que fes élèves & les autres fuffent en état, appuyés fur un folide fondement, non-feulement de connoître la pratique actuellement ufitée, & les raifons qui la font adopter, mais encore de reculer les bornes de l'art en faifant de nouvelles découvertes.

§. 71. En lifant l'intitulé, les paragraphes précédents, & d'autres parties de fon ouvrage, un lecteur impartial s'imaginera que la théorie doit en faire une partie effentielle, comme cela eft en effet. Quelle fera donc fa furprife de ne rencontrer dans le livre entier aucune définition de cette théorie, laquelle cependant eft fi néceffaire pour rendre fes préceptes auffi *clairs* & auffi *évidents*, & faire des remarques auffi *heureufes* & auffi *judicieufes* que le dit le Journalifte (*q*) : n.º 3.º &, à moins qu'il ne foit de la plus grande complaifance, fa furprife ne doit-elle pas fe convertir en indignation de voir que la théorie n'eft expofée que pour *amufer les lecteurs,* fes élèves, à l'ufage defquels il a principalement deftiné fon *traité de la théorie & de la*

(*q*) *Voyez ci-deffus la préface* , pag. xliv.

pratique des accouchements? Que faut-il penfer d'un auteur qui remplit une grande partie
de fon livre de ce que l'on ne peut appeller
que du nom de théorie, après s'être ainfi
exprimé(*r*)? « puifque la théorie nous avance
» fi peu dans l'établiffement du diagnoftic
» ou de la caufe des maladies, ou dans la per-
» fection de la pratique des accouchements ;
» ce feroit, pour ainfi dire, en pure perte que
» nous ferions notre principal objet de ces
» fortes de recherches » : & au commencement de fa préface ; « j'ai obfervé fur-tout de
» ne le point furcharger trop de théorie, fi
» ce n'eft dans de certaines circonftances, où
» elle m'a paru propre à réveiller l'émulation
» des jeunes praticiens, & à les difpofer à quel-
» ques découvertes favorables aux progrès de
» l'art ». Si la théorie eft auffi peu utile qu'il
le prétend, comment peut-elle fervir à *ré-*
veiller l'émulation des jeunes praticiens, &
à les difpofer à quelques découvertes favo-
rables aux progrès de l'art? Il me femble
que ces dernières expreffions en indiquent
non-feulement l'utilité, mais même la néceffité. Comment fes élèves pourront-ils concilier ces contradictions réelles ? & comment
connoîtront-ils à quelle partie de fon ouvrage
ils doivent ajouter foi, lorfque l'une détruit

____

(*r*) *Tom. I. introd. pag.* 66.

ce qui eſt établi dans l'autre ? Enfin le para-graphe ſuivant ne dévoile-t-il pas une eſpèce de préſomption, qui lui fait condamner toutes les théories hors la ſienne (s)? « Au » reſte je dois ajouter que pour ne point être » la dupe de la vaine théorie & des conjec-» tures trompeuſes, & le plus ſouvent fauſſes » des anciens & des modernes, les jeunes » praticiens doivent poſer pour principe gé-» néral, que toutes les hypothèſes que l'on a » inventées juſqu'ici ſont ſujettes à beaucoup » de difficultés, & que le plus ſouvent le » premier ſyſtême a été ſucceſſivement dé-» truit par celui qui l'a ſuivi ». Par la même raiſon, le ſien ne peut-il pas être renverſé par le premier ouvrage qui ſera publié?

§. 72. Il dit (t), « le *coccyx* eſt mobile dans » ſon articulation avec l'os *ſacrum*. Les quatre » os dont il eſt compoſé le ſont auſſi dans leur » articulation les uns avec les autres, & ce » mouvement ſe maintient toujours égale-» ment dans les adultes comme dans les en-» fans du plus bas âge. J'avoue cependant » que dans les vieillards, & même quelque-» fois dans les jeunes perſonnes qui ont eſſuyé » quelque coup dans ces parties, ſuivis de

---

(s) *Tom. I. Introd. pag.* 66.
(t) *Tome I. pag.* 73.

» grandes douleurs & d'inflammation , on
» peut trouver les différentes portions de cet
» os tout-à-fait anchilosées les unes avec les
» autres ; mais cet accident n'arrive que très-
» rarement , & d'autant moins encore que
» le mouvement léger auquel ces os sont
» exposés toutes les fois que l'on a besoin d'al-
» ler à la selle , est un moyen pour entretenir
» leur mobilité ».

D'abord , selon lui , *le coccyx est mobile dans son articulation avec l'os sacrum* : or je suppose qu'il le juge *mobile à l'extérieur,* ou autrement il ne répondroit pas à ses vues. Cela est si éloigné de la vérité, que la nature a fait ces os du *coccyx* , avec une *apophyse* qui va obliquement, en haut, & extérieurement, appellée par *Albinus* , *apophyse obli-que externe,* & qui est opposée à l'*apophyse inférieure* de la dernière pièce de l'os *sacrum.* Cette *apophyse* , dit *Albinus* , « cum supe-
» riore primi ossiculi coccygis committitur » ;
(*u*) d'où il est évident que la nature paroît l'avoir destinée à empêcher le *coccyx* de cé-der extérieurement. Quant aux quatre os dont *Smellie* dit que le *coccyx* est composé, il n'est point encore d'accord en cela avec

---

(*u*) Est articulée avec la première pièce supérieure du coccyx.

es anatomiftes , qui n'en trouvent fréquem-
nent que trois (20).

Toutefois fon affertion eft fort hardie, &,
ce que je crois , contraire à l'expérience.
l'on découvrira fon erreur fi l'on effaie de
pouffer en arrière le *coccyx* de plufieurs fem-
nes ; car il faut une grande force pour lui
aire faire quelque mouvement chez la plupart, & cela eft impoffible chez plufieurs (21).

---

(20) « Il eft compofé , dit *Winflow* (a) , de quatre ou
cinq pièces en manière de fauffes vertèbres , jointes les
unes aux autres par des cartilages plus ou moins fou-
ples. Quelquefois plufieurs de ces pièces , & quelquefois toutes , font entièrement foudées enfemble «.
(21) Voyez le Syft. nouv. & compl. &c. not. 4. pag. 7.
On peut joindre à l'autorité de *Mauriceau* , qui affure
que l'os *coccyx* cède dans l'accouchement, celle de *Lamotte* & de *Rœderer* : « quand même , dit le premier (b),
il ne feroit pas poffible à l'accoucheur de renverfer cet
os avec fon pouce , ce qui paroît pourtant très-facile à
faire , en l'examinant fur un fquelette ou par l'ouverture
d'un cadavre , &c. »
« Il paroît , dit *Rœderer* (c) , par l'obfervation qu'on a
faite dans les perfonnes vivantes & dans les cadavres
récents , que dans les femmes qui viennent d'accoucher
on peut le repouffer (le *coccyx*) de la longueur d'un
pouce. On ne peut donc douter de la mobilité du *coccyx*. Comme l'axe conjugué inférieur eft moindre que
la capacité de la tête & que l'axe fupérieur, cela eft
caufe que dans l'accouchement qui eft à terme , ces os ,
de même que l'*anus* & le *périnée* , cèdent plus ou
moins ».

(a) Expofit. anatom. traité des os fecs , n. 616.
(b) Edit. dern. tom. I. pag. 399.
(c) Elém. de l'art des Accouch. §. 30, 31.

Quant à la force que l'on emploie pour faire ſortir les excréments, telle qu'elle ſoit, elle occaſionnera une preſſion égale de tous côtés, & naturellement la partie qui peut le moins réſiſter cédera plus que toutes les autres : par conséquent la partie du *rectum* voiſine du *vagin* cédera, & ſuffiſamment, pour livrer paſſage aux excréments les plus durs ſans le moindre mouvement du *coccyx*. Mais au reſte, comme *Smellie* n'a point prouvé ſon aſſertion, on ne doit en faire aucun cas.

§. 73. Il dit également (*x*); « le bord ou la » partie ſupérieure d'un *baſſin* bien conformé » repréſente une eſpèce d'ovale imparfait, » ou, ſi l'on veut, quelque choſe approchant » d'une figure triangulaire ». Mais il a oublié d'informer ſes lecteurs, que le *ſacrum* s'avance dans la cavité du *baſſin*, même lorſqu'il eſt bien conſtitué : enſorte qu'une ligne droite que l'on tireroit d'un côté à l'autre du *baſſin*, & qui toucheroit l'avance du *ſacrum*, laiſſeroit un vuide ou une cavité conſidérable entre elle & le dos, de chaque côté de cette partie de l'os. Il eſt très-néceſſaire que le lecteur ſe ſouvienne de cette obſervation, comme il le verra par la ſuite, & elle eſt d'une telle conséquence, que je ſuis très-ſurpris que *Smellie* l'ait paſſée ſous ſilence.

____

(*x*) *Tom. I. pag.* 74.

§. 74. Il dit encore (*y*), «la largeur de la
» partie inférieure du *baſſin*, eſt en raiſon
» inverſe de ce calcul, (c'eſt-à-dire de l'éten-
» due de la partie ſupérieure) lorſque le *coc-*
» *cyx* ſe trouve forcé en arrière par la tête
» de l'enfant ; parcequ'alors , la diſtance qui
» ſe trouve entre le *coccyx* & la partie infé-
» rieure du *pubis* eſt de cinq pouces & un
» quart, au lieu que la partie inférieure &
» poſtérieure de l'un des os *iſchium*, n'eſt
» éloignée que de quatre pouces & un quart
» de la même partie de l'autre os ſon conge-
» nère. Il eſt vrai cependant que dans l'état
» naturel, la largeur de la partie inférieure du
» *baſſin* ſe trouve la même dans l'un & dans
» l'autre ſens ; de ſorte que cette différence
» d'un pouce plus dans un ſens que dans l'au-
» tre, ne doit être regardée que comme l'effet
» du jeu du *coccyx* qui ſe prête dans le temps
» de l'accouchement ». Mais il dit dans un
autre endroit (*χ*); « le *périnée* s'étend depuis
» cet endroit, ou depuis la fourchette juſqu'à
» l'anus, il a environ un pouce ou un pouce
» & demi de longueur. Les rides de l'anus
» occupent un eſpace d'environ trois quarts
» de pouce de diamètre : de-là juſqu'au *coccyx*,
» il y a environ deux pouces de diſtance , de

____

(*y*) *Tom. I. pag.* 76.
(*χ*) *Tom. I. pag.* 91.

» forte qu'il fe trouve une diftance d'environ
» quatre pouces ou quatre pouces & un quart
» de la fourchette à cet os » , & je puis ajouter
que la diftance de la fourchette au *pubis*
eft au moins d'un pouce, fi elle n'eft pas plus
confidérable; en forte que fuivant cet endroit
du livre de *Smellie*, la tête de l'enfant pourroit paffer, quoique fort volumineufe, fans
jamais forcer le *coccyx* (22).

§. 75. D'abord, *Smellie* fuppofe ce qui
eft en queftion, en établiffant que le *coccyx*
cède d'un pouce ; & il n'apporte aucune
preuve pour fonder cette affertion. En fecond
lieu, j'ai donné, dans mon *Effai*, &c. (w)
une véritable defcription anatomique des
mufcles qui ont leur origine & leur infertion
dans les différentes parties du *baffin*, & dont
quelques-uns ont environ deux pouces de
longueur, fur-tout les *coccygiens*, qui naiffent
des épines de l'os *ifchium*, & s'insèrent dans
l'os *coccyx*, qu'ils tirent en avant: or la dif-

---

(22) « Quoique, dit *Rœderer* (a), l'ouverture inférieure
» (du *baffin*) foit moindre que la fupérieure, puifque fon
» diamètre excède rarement quatre pouces, & que le
» conjugué n'en a pas quatre, cependant ces dimenfions
» fuffifent, parceque l'os du *coccyx* prête en arrière, &
» augmente par ce moyen le diamètre conjugé inférieur »

(a) Elém. de l'art des Accouch. §. 10.

(w) *Pag.* 3, 4. *poft-fcript.* §. 2. *pag.* 562.

tance entre ces épines & l'os *coccyx* n'eft que d'environ deux pouces, en forte que fi le *coccyx* cédoit d'un pouce, il faudroit néceffairement que ces mufcles fe rompîffent, ou qu'ils s'étendîffent d'une moitié de toute leur longueur, ce que je crois impoffible, fans détruire leur élafticité, ou les faire tomber dans l'atonie: au moins, ne connoiffonsnous aucun mufcle ou aucune fibre qui puiffe fupporter une extenfion auffi confidérable. *Smellie* auroit donc dû répondre à cette objection. (23)

Enfuite, comme il dit que l'os *coccyx* eft repouffé en arrière d'un pouce par la tête de l'enfant, il auroit dû nous enfeigner le moyen de nous en affurer. Car, pour cela, la diftance doit être mefurée fort exactement, foit avant la defcente de la tête de l'enfant dans le *baffin*, foit lorfqu'elle recule le *coccyx*: or cette mefure eft difficile à prendre dans la première circonftance, & beaucoup plus encore dans la dernière, fi toutefois on le peut, parce-

---

(23) *Rœderer* emploie, pour prouver que le *coccyx* peut être repouffé dans l'accouchement, le même argument auquel *Burton* a recours pour prouver que cela n'eft pas poffible. « Si cet os, dit-il (a), n'étoit point mobile, les » mufcles coccygiens feroient inutiles, & cependant leur » ufage eft de ramener le *coccyx* qu'on a comprimé dans » fa première fituation ».

(a) Elém. de l'art des Accouchem. §. 30.

qu'alors la tête rejette conſidérablement en dehors les autres parties : d'ailleurs c'eſt un moyen fort équivoque de prendre une telle meſure ſur un cadavre , ſur-tout ſi l'on veut tromper en reculant auparavant le *coccyx*. (24)

§. 76. « La profondeur du *baſſin*, dit *Smel-* » *lie* (a) , priſe depuis la partie ſupérieure de » l'os *ſacrum*, dans l'endroit où il eſt articulé » avec la dernière vertèbre des lombes , juſ- » qu'à l'extrémité du *coccyx* , eſt d'environ » cinq pouces en droite ligne ; mais lorſque » cette appendice eſt redreſſée ou portée en » arrière , la diſtance ou la profondeur aug- » mente d'un pouce ».

Je dois faire remarquer que , dans le der- nier paragraphe , il fait la diſtance entre le *coccyx* & le *pubis* plus grande d'un pouce, lorſque le *coccyx* eſt reculé par la tête de l'enfant, qu'avant le travail ; & que , dans celui-ci , il ſuppoſe encore le même os plus long d'un pouce, en partant de la partie ſupérieure du *ſacrum*.

§. 77. Il continue ainſi : « la profondeur » des côtés de ſon bord vers ſa partie anté- » rieure , juſqu'aux parties inférieures des os

---

(24) Voyez la note 20 ci-deſſus, pag. 171.

(a) *Tom. I. pag.* 77.

» *iſchium* ,

» *iſchium*, eſt de quatre pouces; & de la partie
» ſupérieure des os *pubis* à l'inférieure des
» mêmes os, dans l'endroit de leur ſymphiſe,
» il ne ſe trouve que deux pouces de diſtance;
» de ſorte qu'à bien examiner toutes les di-
» menſions du *baſſin*, il eſt deux fois plus pro-
» fond ſur ſes côtés, & dans ſa partie poſté-
» rieure trois fois plus que dans ſa partie an-
» térieure ». Et à la page ſuivante : « l'os *ſa-
» crum* & le *coccyx* forment enſemble une
» courbe dont la convexité eſt en dehors, &
» qui eſt par conſéquent concave intérieure-
» ment. Cette courbe s'augmente vers l'ex-
» trémité de cet os, de manière que depuis
» la pointe du *coccyx* juſqu'au milieu de l'os
» *ſacrum*, il en réſulte une figure à-peu-près
» demi-circulaire, & que de cet endroit le
» reſte de l'os ſe porte obliquement en haut
» & en avant ».

Selon lui, comme l'on voit, la partie qui
s'étend depuis la pointe du *coccyx* juſqu'au
milieu de l'os *ſacrum*, préſente une figure à-
peu près demi-circulaire : mais il naît de-là
une difficulté que notre auteur ne réſoudra
pas facilement : car, comme le *coccyx* n'eſt
environ que la troiſième partie de ce demi-
cercle, qui a au plus environ deux pouces de
longueur ; & comme le premier os, c'eſt-à-
dire le plus large, eſt joint au *ſacrum*, & ne
peut ſe mouvoir en arrière, toute l'extenſion

M

devroit retomber sur les autres os , qui sont au nombre de deux ou trois. Est-il donc probable, je puis même dire, possible à la partie qui en résulte de s'étendre de la valeur d'un pouce entier , au point de décrire une ligne droite au lieu de la forme circulaire qu'elle avoit auparavant, sans qu'elle soit disloquée ? c'est cependant ce que *Smellie* doit démontrer , ou autrement son raisonnement est absolument faux ; & si le *coccyx* n'est pas repoussé en arrière & extérieurement d'un pouce , comme en effet cela n'est pas & ne peut être dans l'accouchement naturel , il s'ensuit que la partie postérieure du *bassin* , ne peut avoir trois fois la profondeur de la partie antérieure, ce qui renverse une grande partie de son hypothèse (25).

(25) Remarquez que *Burton* , en niant que le *coccyx* puisse être repoussé en arrière dans l'accouchement, part de ce principe , que la première pièce de cet os est fixée au *sacrum* d'une manière immobile. Cependant tous les anatomistes ne sont point d'accord sur ce point. Nous opposerons à l'autorité d'*Albinus* , dont *Burton* fait usage, celle de *Winslow* (a) : « la première pièce du *coccyx* , dit » ce dernier , est la plus grande de toutes. Elle a *quelque-* » *fois* à chaque côté de sa base de petites apophyses par- » ticulières en manière de cornes, qui embrassent étroi- » tement l'extrémité de l'os *sacrum* ». Ce qu'on lit dans la dernière édition de l'anatomie chirurgicale de *Palfin* (b) , est encore plus favorable au sentiment de *Smellie*.

(a) Exposit. anatom. traité des os secs , n. 617.
(b) Tom. I. pag. 132 , 133 , 134.

§. 78. On lit tout de suite après le dernier paragraphe cité (*b*); « la defcente, depuis la » partie fupérieure du bord des os *ifchium* » jufqu'à leur partie inférieure, eft perpendi-» culaire de chaque côté, (mais cependant » plus près de la partie antérieure que de la » poftérieure) & l'ouverture qui fe trouve de » chaque côté entre les parties inférieures de » l'os *facrum* & la partie poftérieure de cha-» que os *ifchium*, eft d'environ trois pouces » de profondeur, fur deux & demi de lar-» geur. La partie fupérieure de ce vuide de » chaque côté, donne paffage & reçoit un » mufcle, des vaiffeaux, des nerfs, &c. Sa

---

« ce même os (le *facrum*) eft articulé avec le *coccyx* par » une finchondrofe mobile, peu différente de celle qui » unit les corps des vertèbres » : plus loin, « la bafe (du » *coccyx*) préfente une petite face articulaire ovale, par » le moyen de laquelle le *coccyx* eft articulé avec la pointe » du *facrum* » : & à la page fuivante ; « le *coccyx* eft arti-» culé avec la pointe de l'os *facrum* par une finchondrofe » fort lâche, & qui permet à cet os de fe porter avec » aifance en arrière, ainfi qu'il arrive aux femmes lors de » l'accouchement ; c'étoit fans doute pour faciliter ce » mouvement que la nature a placé le *coccyx* chez les » femmes, un peu plus en arrière que chez les hommes ». Il n'eft fait, comme on voit, aucune mention des apo-phyfes d'*Albinus*, & *Winflow* qui en parle, dit feule-ment qu'on les trouve quelquefois : elles n'entrent donc point effentiellement dans la compofition de la première pièce du *coccyx*, & par conféquent on ne peut pas les donner pour un obftacle qui empêche ordinairement cet os d'être repouffé en arrière.

(*b*) *Tom. I. pag.* 78.

» partie inférieure eſt terminée en partie par
» le muſcle coccygien , en partie par le liga-
» ment dont nous avons parlé ci-deſſus , qui
» s'étendent tranſverſalement d'un os à l'autre
» ce ligament eſt encore fortifié extérieure-
» ment par une autre forte expanſion qui part
» de la tubéroſité de l'*iſchium* , & va s'atta-
» cher aux bords de l'os *ſacrum* & du *coccyx*.
» Toutes ces parties prêtent & s'étendent
» pour former une cavité égale à celle de l'os
» *ſacrum* , lorſque la partie antérieure ou la
» partie poſtérieure de la tête de l'enfant eſt
» pouſſée dans les côtés & dans la partie poſ-
» térieure du *baſſin* ». Mais *Winſlow* dit, comme je l'ai prouvé dans mon *Eſſai* , &c. (c)
que le *coccygien antérieur* ou *iſchio-coccy-
gien* eſt attaché largement à la portion antérieure d'un petit ligament tranſverſal qui paroît au haut du trou ovale de l'os innominé
qu'il ſe gliſſe de-là entre ce grand ligament
& le muſcle *obturateur interne* , avec lequel
il eſt ſouvent confondu par les anatomiſtes
que dans ce trajet il ſe concentre, & enſuite
s'attache au bas du *coccyx*; que le *coccygien
poſtérieur* ou *ſacro-coccygien* eſt attaché au
bord de la face interne ou concave des deux
premières vertèbres de l'os *ſacrum* , au bord
inférieur interne du ligament *ſacro-ſciatique*

(c) *Poſt-ſcript.* §. 2, *pag.* 562.

& à l'épine de l'os *ischium*; & qu'il va aussi de-là en se concentrant, s'attacher au côté de la face interne du *coccyx*, au-dessus de l'autre muscle. Il est donc évident que ces muscles ne s'étendent pas transversalement d'un os à l'autre, comme l'a avancé *Smellie*. Il n'a point parlé de la distance qui se trouve entre l'*ischium* & l'extrémité du *coccyx* : il sait mieux que tout autre si c'est accidentellement ou à dessein : quoi qu'il en soit, j'en ai fait mention dans mon *Essai*, &c. (*d*) & je l'ai fixée à environ deux pouces. Il sera cependant obligé d'accorder que l'*ischium* & l'extrémité du *coccyx* ne sont pas aussi éloignés que la même partie de l'*ischium* & le *sacrum* dont il a fixé la distance à deux pouces & demi ; & nous ne connoissons aucune fibre musculaire ni aucun ligament dans l'animal, comme je l'ai observé ci-dessus, qui puisse être allongé d'une moitié ou presque d'une moitié de toute sa longueur, sans se rompre, ou sans être si excessivement distendu qu'il ne peut plus revenir à son premier état. Cela étant un fait, aussi bien que le fondement sur lequel je l'ai appuyé dans mon *Essai*, &c. *Smellie* auroit dû détruire la force de mes preuves, & démontrer par quel moyen l'on peut parvenir à connoître exac-

____

(*d*) **Post-script.** §. 2. *pag.* 563.

tement que le *coccyx* cède dans l'accouchement (26).

§. 79, « Il est de la dernière conséquence,

---

(26) Je suis bien loin de croire que l'argument, dont se
sert ici *Burton*, soit d'un grand poids pour prouver que le
coccyx ne peut être repoussé en arrière de la longueur
d'un pouce. Les fibres du *vagin* & de son orifice ne sont-
elles pas beaucoup plus distendues dans le travail de l'enfantement, que ne le seroient les muscles coccygiens dans
le cas où l'os auquel ils s'attachent d'un côté, savoir le
coccyx, seroit repoussé en arrière autant que le prétendent *Smellie* & quelques anatomistes? Cependant elles
ne se rompent pas, & elles reviennent à leur premier
état. *Voyez* la not. 23. ci-dessus, pag. 175.

Je ne puis m'empêcher d'ajouter cette réflexion qui
s'est déjà sans doute présentée à l'esprit du lecteur. Le
même auteur qui soutient que le *coccyx* ne peut être repoussé en arrière, parceque les muscles qui y ont leur
insertion, trop distendus, tomberoient dans l'atonie, &
ne recouvreroient jamais leur ancien état; ce même auteur, dis-je, admet pour cause de la capacité considérablement augmentée de la matrice pendant le cours de la
grossesse, la distention & l'allongement de ces fibres:
cependant qui ne voit pas qu'il n'y a point de comparaison à faire, cette cause admise, entre le degré où doivent s'allonger les fibres de la matrice pour acquerir un
volume capable de contenir le fœtus, & entre celui où
doivent se distendre celles des muscles coccygiens, lorsque le *coccyx* est repoussé en arrière de la longueur d'un
pouce? d'où il faut conclure à plus forte raison que les
premières perdront absolument leur force contractile, &
resteront dans l'inertie la plus complette, si une distention
médiocre produit chez les autres l'effet dont parle *Burton*.
Quoi! la matrice sera au bout des neuf mois de la grossesse plusieurs fois plus grande qu'elle n'étoit avant la
conception, cette augmentation excessive de son volume
dépendra uniquement de l'allongement de ses fibres, &

» comme il le prétend (*e*), de savoir que le
» bord du *baffin* a plus de diamètre, pris
» d'un côté à l'autre, que de l'avant à l'ar-
» rière; mais qu'il n'en eft pas de même de la
» partie inférieure du *baffin*, où ces dimen-
» fions font au revers de cette proportion »,
(ce que je nie, & j'en ai donné mes raifons
ci-deffus) « & que la partie poftérieure, con-
» fidérée par rapport à fa profondeur, eft à fa
» partie antérieure comme trois eft à un, &
» à fes côtés comme trois à deux ».

Je remarquerai que, la connoiffance de
ce point étant d'une telle conféquence, &
qu'ayant publié mes raifons avant que *Smellie*
ait fait imprimer fon ouvrage, il auroit dû
faire entrer dans fon plan de les réfuter, &
apporter beaucoup de réferve afin de ne rien
préfenter comme un fait que ce qui pouvoit
être démontré, fur-tout lorfqu'il ofoit con-

---

elles conferveront encore au temps de l'accouchement
affez de force, affez d'élafticité pour entrer en contraction, pour chaffer l'enfant, & revenir enfuite à leur premier état, tandis que celles des mufcles coccygiens perdront tout-à-fait les qualités propres à la fibre mufcu-
laire, deviendront atones, & incapables de fe contracter
de nouveau, parcequ'on leur aura fait fouffrir une diftention égale à la moitié de toute leur longueur ! Cette
contradiction eft trop choquante pour que l'on ne la faififfe pas aifément, fans que j'aie befoin de m'y arrêter
davantage.

(*e*) *Tom. I. pag. 79.*

tredire d'autres auteurs d'une grande auto-
tité, & établir, fans donner aucune preuve,
une nouvelle affertion, qui fera peut-être
adoptée par fes élèves, mais jamais par des
hommes plus inftruits.

Il a avancé que la *largeur de la partie inférieure du baffin fe trouve la même dans l'un
& dans l'autre fens* (*f*), ce qui eft faux, car
en général la diftance eft un peu plus grande
du *pubis* au *coccyx*, que d'un côté à l'autre.

J'ajouterai encore que ce qu'il dit confirme
ce que j'ai expofé (*g*) fur l'impoffibilité de
donner à la femme ce fecours tant vanté, en
introduifant le pouce ou un doigt pour repouffer en arrière le *coccyx*, parceque ce
pouce ou ce doigt occupera plus d'efpace
que n'en peut céder cet os en fe reculant.

§. 80. Voici fes paroles (*h*), « lorfqu'une
» femme eft panchée en arrière, ou qu'elle
» eft à moitié affife & moitié couchée, les
» bords du *baffin* fe trouvent dans une fitua-
» tion horifontale ; en ce cas fi l'on imagine
» une ligne droite, & qu'on la fuppofe def-
» cendre perpendiculairement de *l'ombilic*,
» cette ligne doit traverfer le milieu de la
» cavité du *baffin* : mais lorfque cette même

(*f*) *Tom. I. pag.* 77.
(*g*) *Syft. nouv. &c. Poft-fcript.*
(*h*) *Tom. I. pag.* 75.

» femme approche du terme de fa groffeffe,
» pour faire paffer cette ligne dans le même
» point du *baffin*, il faudroit la fuppofer par-
» tir de l'efpace moyen, ou plutôt du milieu
» de l'efpace qui fe trouve entre *l'ombilic* &
» le creux du cœur ». En forte qu'en fuppofant la femme droite, le bord fupérieur du
baffin, depuis la partie fupérieure du *facrum*,
s'incline en en-bas & en devant, jufqu'à la
partie de chaque *pubis*, qui eft au-deffus du
grand trou. Cela eft évident pour toute perfonne qui examine un fquelette, entièrement
dépouillé de tous les mufcles, & qui dirige
fes yeux fur un plan horifontal de niveau avec
le *baffin*: ou fi, le fquelette étant couché fur
le dos, elle regarde perpendiculairement fur
la même partie, elle ne peut voir que l'extrémité du *coccyx* vers la jonction des deux os
pubis; d'où s'il y a, comme le dit *Smellie*,
cinq pouces du fommet de l'os *facrum* au
coccyx, & deux pouces de profondeur de
l'os *pubis*, le niveau du fommet de l'os *facrum* doit être au moins de deux pouces entiers plus élevé que celui du fommet de l'os
pubis; & comme, dans l'état naturel, le *coccyx* n'eft pas fi éloigné de la partie fupérieure
du centre du *baffin*, que la partie la plus
baffe des *ifchium*, la tète de l'enfant doit toucher le *coccyx* auffi-tôt qu'elle eft parvenue
jufqu'à la partie inférieure des *ifchium*, fi

même elle ne le touche pas plutôt, parceque lorsqu'une personne est assise droite sur un plan horisontal, les parties inférieures de chaque *ischium* supportent tout le corps, ce qui les a fait appeller par *Deventer*, *ossa sedentaria*, *os du siége*. Or cette admirable structure empêche le *coccyx*, qui est plus aisément courbé intérieurement qu'extérieurement, d'être rompu par l'effort qui le feroit trop rentrer. Cet os n'est donc pas sur le même plan horisontal que les parties inférieures des *ischium*, ce qu'il falloit démontrer; car si la partie postérieure du *bassin* est alors mesurée du niveau au sommet du *sacrum*, ou trouvera cinq pouces & demi, tandis qu'antérieurement, du même niveau, il n'y aura au plus que trois pouces & demi : & le côté n'a pas deux fois, ni la partie postérieure trois fois la profondeur de la partie antérieure, lorsque la femme est droite, parceque le bord du *bassin* s'incline de la partie postérieure vers l'antérieure.

§. 81. « La tête des enfants qui ont passé
» librement au travers du *bassin*, & même
» encore de ceux qui ont été délivrés par le
» pieds, mais dont la tête n'a souffert aucune
» altération dans sa figure, malgré les cir-
» constances extraordinaires de leur naissance
» la tête de ces enfants, dis-je, se trouve ordi
» nairement plus étroite environ d'un pouce

» d'une oreille à l'autre, qu'elle ne l'eſt du
» front à la nuque (*i*).

Obſervez que *Smellie* n'a point donné les
autres dimenſions de la tête, & je conçois
qu'il a ainſi gardé le ſilence à leur égard
parcequ'elles auroient renverſé ſon hypothèſe. Mais je m'efforcerai de ſuppléer à ce
défaut pour le bien du lecteur, en recourant
à mon propre ouvrage, où j'ai dit (*k*), que du
front à la partie poſtérieure de la tête il y
avoit quatre pouces $\frac{3}{10}$; du menton à la partie poſtérieure de la tête, cinq pouces $\frac{6}{10}$; que
la profondeur de la tête, depuis le ſommet
juſqu'au deſſous des oreilles, étoit de trois
pouces $\frac{6}{10}$; & d'un côté à l'autre des tempes,
de trois pouces.

A préſent, en admettant qu'il y a d'une
oreille à l'autre trois pouces, ou trois pouces
& demi, diſtance qui, en général, eſt la
plus grande que l'on puiſſe ſuppoſer; il y a
un pouce de plus du front à la nuque du cou.
Cependant, ſelon *Smellie* (*l*), la largeur de
la partie inférieure du *baſſin* ſe trouve la
même dans l'un & dans l'autre ſens, largeur
qui eſt égale à quatre pouces & un quart;
mais lorſque la tête de l'enfant preſſe contre

____

(*i*) *Tom. I. pag.* 83.
(*k*) *Syſt. nouv. &c.* §. 101. *pag.* 329.
(*l*) *Tom. I. pag.* 77.

le *coccyx* dans l'accouchement, cet os cède d'un pouce. Il y a donc alors cinq pouces & un quart de distance entre le *coccyx* & le *pubis*, & par conséquent cette distance excède des trois quarts d'un pouce celle qui est nécessaire pour donner passage à la tête de l'enfant, en supposant même que ses parties ne cèdent en aucune façon.

Je dois encore faire observer que *Smellie* n'a jamais rencontré une tête d'enfant construite comme dans l'état naturel, dont la distance soit, du front à la nuque du cou, de cinq pouces & un quart, après que les os ont été pressés & moulés par un *bassin* bien conformé, ayant un diamètre, du *sacrum* au *pubis*, environ de quatre pouces & un quart, comme il l'a dit auparavant. Outre cela, selon lui, « lorsque la tête est avancée jusqu'au » point que la partie postérieure du cou se » trouve au-dessous de l'arcade des os *pubis*, » le front force le *coccyx*, le fondement & » le périnée, les repousse en arrière & en » bas (*m*) » ; ensorte qu'à moins que le diamètre de la tête, depuis sa partie postérieure jusqu'au front, ne surpasse quatre pouces & un quart, lorsque les os qui la composent ont cédé, ce qui est fort rare, il n'est point du tout besoin que le *coccyx* soit repoussé, sur-

---

(*m*) *Tom. I. pag.* 218.

tout si l'on fait attention à ce que le même auteur dit à la page 91 ; savoir, que *le périnée s'étend depuis la fourchette ou le frein jusqu'à l'anus, & qu'il a environ un pouce ou un pouce & demi de longueur ; que la partie ridée de l'anus a environ trois quarts de pouce de diamètre , & qu'il se trouve environ deux pouces de-là au* coccyx *, ensorte qu'il y a une distance d'environ quatre pouces , ou quatre pouces & un quart de la fourchette à cet os.* Il auroit très-bien pu ajouter au moins un pouce de plus , de la fourchette à l'os *pubis*; ce qui fera environ cinq pouces & un quart entre le *pubis* & le *coccyx* , sans qu'il y ait la moindre extension par la tête de l'enfant. Il faut conclure de ces remarques qu'en général , lorsque la tête de l'enfant est bien conformée , quoique l'accouchement soit difficile ou contre nature , elle n'a jamais besoin pour passer que le *coccyx* soit repoussé d'un pouce, & qu'il est même impossible qu'il le soit, sans être rompu ou disloqué , comme on peut le prouver par ce qu'a dit notre auteur lui-même aux pages 77 & 78 , savoir qu'il y a cinq pouces de profondeur depuis la partie supérieure du *sacrum* jusqu'à l'extrémité du *coccyx*; mais que, cet os étant rejetté extérieurement & en arrière , la distance augmente d'un pouce; & que la partie qui va de l'extrémité du *coccyx* au milieu du *sacrum* , représente presqu'une figure demi-circulaire, c'est-à-dire le côté d'un cercle, dont on peut supposer avec raison que le diamètre est environ de quatre pouces, toute la distance, du sommet du *sacrum* à l'extrémité du *coccyx*, étant de cinq pouces.

La circonférence de ce cercle sera de douze pouces, & la moitié de cette circonférence de six, qui est la distance de l'extrémité du *coccyx* au milieu du *sacrum*, si l'on suit la courbure du demi-cercle supposé : un tiers environ de cette circonférence sera occupé par les os du *coccyx*, qui, comme je l'ai observé, ne sont très-souvent qu'au nombre de trois, dont le premier ne peut point du tout se mouvoir, ou du moins que très-peu. La distance entre la face interne de la cavité & la face convèxe externe, à l'endroit ou s'unissent le *sacrum* & le *coccyx*, peut avec sûreté se fixer aux trois quarts d'un pouce; &, à l'extrémité du *coccyx*, à un quart de pouce ou à-peu-près. D'où il est évident que les os du *coccyx* doivent être chacun, à l'intérieur, à un demi-pouce entier de distance, & qu'ils doivent être alors absolument séparés : & s'ils se rejoignent, ce sera comme tous les os qui ont été rompus, c'est-à-dire qu'ils formeront une pièce solide, & incapable de céder par la suite : en sorte que si la doctrine de *Smellie* est vraie, chaque femme ne peut mettre au monde qu'un seul enfant vivant (27).

§. 82. Après avoir fini ce qui regarde le *coccyx*, je vais parler de la tête de l'enfant,

---

(27) L'on voit que *Burton* se fonde sur les dimensions des différentes parties du *baffin*, & celles de la tête de l'enfant, lorsqu'il soutient que le *coccyx* n'est point repoussé en arrière dans l'accouchement. Pour moi, je pense que tous les calculs auxquels il se livre sont fort incertains, & qu'ils ne peuvent pas être une règle sûre pour décider la question présente : les dimensions du *baffin* ne sont point les mêmes chez toutes les femmes, & celles de la tête de l'enfant varient encore davantage. Il faudroit que les unes & les autres fuffent invariablement déterminées, pour être en état d'affurer que le fœtus doit glisser à travers le *baffin* sans repousser le *coccyx*, & élargir par-là le paffage : or elles ne peuvent l'être, sur-tout à l'égard de la tête, dont le volume, tantôt plus grand, tantôt plus petit, doit faire des efforts plus ou moins considérables sur les parties qui compofent le *baffin*. Suppofons deux femmes, également bien conf- tituées, & dont le *baffin* a les mêmes dimensions : l'une n'aura sans doute pas plus de peine à accoucher que l'autre, & leurs enfants viendront avec la même facilité, s'ils ont le même volume, & fi les dimensions de leur tête font en proportion de celles du *baffin* ; mais fi elles les surpaffent chez l'un des deux, il s'enfuivra néceffai- rement une plus grande dilatation des parties, la mère de cet enfant dont le volume eft plus confidérable aura un accouchement plus difficile, & le *coccyx*, forcé de céder à l'effort que fera fur lui la tête, fera repouffé en arrière. Bien plus, il eft poffible que cette dernière cir- conftance arrive dans l'accouchement d'une femme qui a déjà fait plufieurs enfants, quoiqu'elle n'ait point eu lieu antécédemment, parceque celui qu'elle mettra au monde dans ce dernier fera plus volumineux que dans les accou- chements précédents. Les accoucheurs peuvent obferver tous les jours une grande différence, quant au volume, entre les enfants qu'ils reçoivent : les uns font gros &

laquelle, comme je l'ai obfervé ci-deffus, n'eft jamais affez volumineufe dans l'état naturel pour forcer cet os, le *baffin* étant bien

---

gras, les autres font maigres & fluets : ces derniers, toutes chofes d'ailleurs égales, viennent plus facilement & en moins de temps; & il eft vifible qu'ils ne font point fur les parties du *baffin*, & en particulier fur le *coccyx*, les mêmes efforts que les premiers.

Voici ce qu'il faut conclure de ce qui précède, & de ce que j'ai dit dans les notes précédentes. (20, 21, 22, 23, 24, 25, 26.)

1.º On a eu tort de nier la mobilité du *coccyx*, & de foutenir qu'il ne peut point être repouffé en arrière dans l'accouchement.

2.º Les preuves fondées fur les dimenfions des différentes parties du *baffin*, & celles de la tête de l'enfant, font infuffifantes, parceque ces dimenfions font fujettes à varier, & qu'en accordant même qu'elles exiftent le plus fouvent, il y aura toujours quelques cas où leur défaut donnera lieu à l'effet que notre auteur ne veut point reconnoître.

3.º Une feule obfervation vaut mieux que tous les raifonnements poffibles, or plufieurs accoucheurs célèbres, entr'autres *Mauriceau* (a), ont fenti le *coccyx* fe recourber en dehors pendant le travail : c'eft à ceux qui veulent conftater la vérité de ce qu'ils ont avancé, à obferver eux-mêmes ce qui fe paffe chez les femmes qu'ils accouchent.

4.º Il eft poffible que le *coccyx* ne foit point repouffé en arrière dans quelques accouchements, favoir dans ceux où le *baffin* eft large, & où la tête de l'enfant a peu de volume : ce qui a peut-être induit en erreur ceux qui fe font décidés d'après quelques faits particuliers, fans pouffer plus loin leurs recherches fur un point qu'ils ont cru fuffifamment prouvé.

Si le *coccyx* rejetté en dehors par la tête de l'enfant lui facilite le paffage, il doit néceffairement rendre l'accou-

(a) Edit, *in* 4. 1694. pag. 210.

conformé,

conformé, à céder d'un pouce ; & prend une
forme oblongue , comme je l'ai remarqué
dans mon *Essai* , &c. (*n*) Lorsqu'elle a trop

chement difficile , lorsque ses différentes pièces sont foudées , ou lorsque son articulation avec le *sacrum* n'est plus
aussi mobile , car alors il ne peut céder qu'avec beaucoup
de peine. Ne fait-on pas que tous les cartilages deviennent durs & ossifiés , à mesure que l'on avance en âge ?
Par conséquent , ceux du *coccyx* , qui ne sont pas plus
exempts de cette règle que les autres , auront presque
totalement perdu leur souplesse chez les femmes déjà
âgées , les différentes pièces de cet os , soudées ensemble,
n'en feront plus qu'une , & il résistera long-temps aux
efforts que fera la tête pour le rejetter en dehors (*a*).
Voilà le cas où les secours de l'art peuvent être nécessaires : toutefois l'on ne peut disconvenir que *Burton*
rapporte de fortes raisons contre la méthode d'introduire
un doigt dans l'*anus* ou le *vagin* , pour obliger le *coccyx* à
céder : d'où je conclus qu'il ne faut jamais l'employer
que lorsqu'on y est absolument forcé ; qu'il faut éviter,
en la mettant en usage , la violence qui n'est que trop
ordinaire aux sages-femmes ; & y apporter au contraire
tout le ménagement & toute la modération possible.

« La plus grande partie des accoucheurs anciens , dit
» l'illustre auteur de la dernière édition de l'anatomie
» chirurgicale de *Palfin* (*b*) , ont cru que le *coccyx* pou-
» voit quelquefois former obstacle à l'accouchement , en
» se portant en arrière avec trop de difficulté : dans cette
» idée , plusieurs sages-femmes le repoussent ou font effort
» pour le repousser en arrière ; & cela quelquefois avec
» tant de violence , qu'il s'ensuit de très-fâcheux accidens.
» M. *de Lamotte* , chirurgien & accoucheur , d'un très-
» grand mérite , pense que jamais le *coccyx* ne fait obstacle
» à la sortie de l'enfant , & qu'on ne doit ajouter aucune

(*a*) Syst. nouv. & compl. &c. not. 4. pag. 8.
(*b*) Tome I. des os. pag. 134.

(*n*) *Post-script.*

N

de volume, & qu'elle a été quelque temps au paſſage, entre le *ſacrum* & le *pubis*, qui, en général, ſont diſtants d'environ quatre pouces & un quart.

» foi à tout ce qu'on a dit & écrit là-deſſus. Je ne ſuis pas
» encore bien perſuadé de la vérité du ſentiment de M. *de*
» *Lamotte* ». En liſant avec ſoin l'endroit où ce dernier s'explique ſur la queſtion préſente *(a)*, l'on verra, je crois, qu'il ne s'eſt trompé que faute d'avoir fait attention à l'état du *coccyx* dans un âge avancé : tout ce qu'il dit à l'égard de cet os qui ne peut réſiſter à l'impétueuſe ſortie de l'enfant, ou qui doit être renverſé facilement par le pouce de l'accoucheur, eſt exactement vrai, tant que la ſoupleſſe de ſes cartilages lui conſerve ſa mobilité : mais lorſque ſes différentes pièces ſont ſoudées par l'oſſification de la ſubſtance cartilagineuſe qui les ſépare, il doit certainement oppoſer une forte réſiſtance à l'impulſion de la tête du fœtus, & aux efforts mêmes du chirurgien. M. *Levret*, parmi les accoucheurs modernes les plus diſtingués, n'eſt point de l'avis de M. *de Lamotte*, car il penſe, avec raiſon, que le *coccyx* eſt par lui-même, dans quelques cas, la cauſe eſſentielle du retardement de la ſortie de la tête de l'enfant à terme & vivant *(b)* ; & il paroît qu'il attribue, de même que nous, ce retardement dont il peut être la cauſe, à la difficulté de le repouſſer en arrière, puiſqu'il dit plus haut : « ſi le *coccyx* n'eſt pas
» vicieuſement conformé, & qu'on ne s'oppoſe pas à ſa
» rétroceſſion, il ne porte point d'obſtacle à l'accouche-
» ment ». D'ailleurs il reconnoît la ſoudure des différentes pièces de cet os chez les femmes qui ont atteint un certain âge ſans avoir fait d'enfants.

Une femme qui accouche à quarante ans pour la première fois, a un travail difficile : car 1.º l'orifice de la matrice ſe dilate lentement & difficilement ; 2.º toutes les parties molles du *baſſin* ne ſe diſtendent auſſi qu'avec beaucoup de peine ; 3.º le *coccyx* n'eſt point diſpoſé à

(a) Edit. dern. tom. I. pag. 399, 400.
(b) L'art des accouch. &c. des parties oſſeuſes du *baſſin*, ſect. 3. p. 4.

Smellie dit lui-même (*o*) que de cinquante accouchements laborieux, il y en a quarante-neuf où le *vertex* se présente le premier, & s'allonge en forme de pain de sucre ; forme qu'elle a contractée dans son passage entre le *sacrum* & le *pubis*, éloignés l'un de l'autre d'environ quatre pouces, & qui fait qu'elle n'est aucunement dans la nécessité de repousser le *coccyx*, parcequ'elle a alors un plus petit diamètre qu'avant de s'être

---

céder, & à se porter en dehors, parcequ'il a perdu presque toute sa mobilité par l'ossification de ses cartilages. Mais il ne faut pas conclure de-là qu'une autre femme qui accouchera au même âge, après avoir déjà eu plusieurs enfants, aura un travail aussi laborieux ; car, à l'égard du *coccyx*, sa souplesse & sa mobilité auront été entretenues par les accouchements précédents, qui, en mettant en jeu ses différentes pièces, les auront empêchées de se souder aussi promptement ; &, à l'égard des parties molles, leur dilatation sera plus facile & moins douloureuse, parcequ'elles y seront déjà accoutumées : tout le monde sait qu'une jeune femme souffre beaucoup moins, toutes choses d'ailleurs égales, dans un second, ou un troisième accouchement que dans un premier, ce qui dépend uniquement de ce que les parties se dilatent & se distendent avec moins de peine.

Je finirai par faire remarquer que la dernière objection de *Burton* est absolument destituée de fondement : car la souplesse & la mobilité naturelle du *coccyx* empêchent qu'il ne se rompe, accident qui pourroit tout au plus arriver chez les femmes avancées en âge : &, en second lieu, en supposant qu'il se rompît, il ne deviendroit pas toujours un obstacle invincible à l'accouchement.

(*o*) *Tom. I. pag.* 89.

N 2

allongée *en forme de pain de ſucre*, puiſque ſon diamètre tranſverſal doit néceſſairement diminuer dans la même proportion qu'elle s'allonge. Elle conſerve cette même forme oblongue long-temps après l'accouchement, ſi l'on ne met pas en uſage les moyens convenables pour lui faire reprendre ſon premier état.

§. 83. Il dit encore (*p*); « ce n'eſt pas la » fontanelle qui ſe préſente, comme on le » croyoit anciennement, mais l'eſpace qui ſe » trouve entre la fontanelle & l'endroit où la » ſuture lambdoïde traverſe l'extrémité de la » ſuture ſagittale (qui eſt appellé par lui *vertex* ou la couronne de la tête, & par d'au- » tres *apex*.) En effet dans les accouche- » ments les plus laborieux, lorſque la tête a » été pouſſée avec beaucoup de force, on lui » trouve une forme fort allongée, dont l'axe » le plus long s'étend de la face au *vertex* ou » au ſommet de la tête ». (On lit dans un autre endroit de ſon ouvrage (*q*), qu'il y a une plus grande diſtance de la face ou du front au *vertex*, que du front à la partie poſté- rieure de la tête ou du cou), « ce qui prouve » que la couronne ou le *vertex* eſt véritable- » ment la partie qui a été pouſſée la première,

______

(*p*) *Tom. I. pag.* 84.
(*q*) *Tom. I. pag.* 338.

» parceque dans l'expulsion c'est dans cet en-
» droit du crâne que les os font le moins de
» résistance , & que la face est toujours tour-
» née en haut ». Il a tâché d'expliquer pourquoi le *vertex* ou *l'apex* est allongé : c'est
selon lui , *parceque les os de cette partie font
le moins de résistance* : mais j'en conçois une
meilleure raison ; car , lorsque la tête vient
naturellement , *l'apex* se présente au centre
ou près du centre de l'ouverture de la partie
supérieure du *bassin* , le menton de l'enfant
étant pressé contre sa poitrine ; & , soit que
la tête ait un gros volume , ou que le *bassin*
soit étroit, lorsque les douleurs poussent l'enfant en avant , sa tête doit être considérablement comprimée de chaque côté par les
parties du *bassin* de la mère ; mais cette partie de la tête qui approche le plus du centre
de l'ouverture du *bassin* , ne rencontrant en
cet endroit aucune résistance , doit devenir
la plus allongée , comme *Smellie* nous l'apprend dans la même page, « j'avoue cepen-
» dant que cet allongement ou cette protu-
» bérance se trouve quelquefois à peu de dis-
» tance du *vertex*, soit en avant , en arrière ,
» ou sur un de ses côtés ; quelquefois même ,
» quoique fort rarement , c'est la fontanelle
» ou le front qui se présente ; en ce cas, il s'y
» trouve une protubérance , au lieu que le
» *vertex* demeure tout-à-fait applati ». D'où

il est évident que l'allongement n'est point
dû au moins de résistance que font les os de
cette partie du crâne ; car si c'étoit-là la véritable cause, l'allongement se feroit toujours
à la même partie de la tête.

   §. 84. *Smellie* a avancé ci-dessus, que *la
couronne ou le vertex est la partie qui est
poussée la première*, d'où il est clair que c'est
la partie qui se présente la première dans l'accouchement, comme cela arrive réellement.
Mais il dit ailleurs (*r*) : « lorsque la tête se pré-
» sente la première au bord du *bassin*, le de-
» vant de la tête en occupe un côté, & le
» derrière l'autre ; quelquefois encore elle se
» trouve placée diagonalement dans la ca-
» vité, ainsi la partie la plus large de la tête
» répond à la partie la plus large du *bassin*
» & sa partie la plus étroite d'une oreille à
» l'autre, s'applique à la partie étroite du
» *bassin*, entre le *pubis* & l'os *sacrum* ». Il a
puisé la principale idée de cette position imaginaire dans le traité des accouchements de
Ould, en altérant toutefois le systême de ce
auteur, mais sans le rendre meilleur, autant
que je puis le croire.

   §. 89. J'ai suffisamment réfuté dans mon
Essai, &c. (*s*) ce qu'a exposé *Ould* dans son

(*r*) *Tom. I. pag.* 85.
(*s*) §. 150. *pag.* 188. *& suiv.* —— §. 39. *pag.* 140.

traité, & j'ai prouvé, fondé fur les meilleures autorités, que l'accouchement eſt difficile & dangereux, toutes les fois que la tête fe préfente avec le menton tourné de l'un ou de l'autre côté du *baſſin.* J'ai encore montré que le menton du fœtus, fitué naturellement dans la matrice, étoit appuyé fur fa poitrine, ce que *Smellie* accorde: « par conféquent, ai-je » dit, *Ould*, pour étayer fon opinion, auroit » dû montrer, d'après la ftructure & le mé » chaniſme des parties, quelque moyen pro » bable par lequel cette poſition originaire du » menton fur fa poitrine, pourroit être chan » gée en celle où le menton s'appuie fur une » des deux épaules. Ce ne peut être la ma » trice qui opère ce changement ; car, dans » fon état de repos, elle preſſe également fur » tous les côtés de la tête de l'enfant, & lorf » qu'elle commence à fe contracter, c'eſt vers » fon fond que fe font les premiers & les plus » grands efforts qui tendent à l'expulſion du » fœtus ; elle preſſe alors directement fur la » partie poſtérieure de fa tête, & la pouſſe » auſſi-tôt en bas, de façon que le viſage fe » trouve regarder le dos de la mère. Nous » voyons donc d'un côté que le changement » de poſition du menton ne peut arriver dans » le mouvement de rotation que fait l'enfant, » quand il eſt encore dans la matrice ; &, d'un » autre côté, on peut démontrer qu'il ne peut

N 4

» jamais arriver ensuite par les seuls efforts de
» la nature, car chaque douleur de l'enfante-
» ment doit naturellement le rendre de plus
» en plus difficile, parcequ'elle presse de plus
» en plus le menton contre la poitrine».

§. 86. Mais comme *Smellie* ne pouvoit
rien répondre au raisonnement, il a établi,
que la situation de l'enfant dans la matrice
n'est pas celle que j'ai exposée, d'après les
meilleures autorités ; & que le fœtus renfermé dans la matrice a un côté toujours
tourné vers le dos de la mère, & l'autre vers
la partie antérieure de la matrice, ce qu'il
s'efforce de prouver de la manière suivante (*t*) :

1.° «.... Lorsque l'enfant est replié sous
» une forme ovale, la plus grande longueur
» de cet ovale s'étend de la tête aux fesses:
» mais il y a beaucoup moins de distance d'un
» côté à l'autre, que du devant au derrière,
» parceque ses cuisses & ses jambes sont re-
» pliées le long de son ventre & de son esto-
» mac, & qu'il a la tête repliée en avant sur sa
» poitrine.

2.° » Or la matrice étant bornée par les
» vertèbres des lombes, elle doit avoir moins
» de diamètre de derrière en devant, que
» d'un côté à l'autre, de sorte que l'enfant est
» probablement tourné dans la matrice, de

(*t*) *Tom. I. pag. 180.*

» façon qu'il a un de ses côtés appliqué contre
» le derrière , & l'autre contre le devant de
» ce viscère; mais comme la partie postérieure
» de la matrice forme une petite cavité oblon-
» gue de chaque côté des vertèbres , les par-
» ties extérieures du fœtus peuvent par ce
» moyen pencher pour l'ordinaire plus en ar-
» rière qu'en avant ».

Je lui accorderai, pour le présent, la première partie de sa preuve ; mais la seconde
est contraire à la vérité , comme je le ferai
voir , d'où son hypothèse ou son système
s'écroulera de lui-même : & je le réfuterai en
partie par ses propres expressions.

Il établit (*u*), que l'intérieur du *baffin* forme
postérieurement une cavité , & descend en
droite ligne antérieurement, tandis que les
vertèbres des lombes se jettent en arrière, &
forment un angle obtus avec le *facrum*; &
plus haut : qu'une ligne , que l'on apperçoit
dans le neuvième mois de la grossesse, prendre sa naissance de l'espace moyen entre le
nombril & le creux du cœur , traverse le
milieu de la cavité du *baffin*.

L'on voit par cette structure qu'il y a un
espace beaucoup plus grand entre les vertèbres du dos & la partie antérieure de l'abdomen , disposée à céder facilement à un

---

(*u*) *Tom. I. pag.* 79.

corps qui le comprime , qu'entre un côté &
l'autre : car les côtés , étant bornés par les
côtes , ne peuvent céder auſſi facilement que
les muſcles abdominaux. Par l'obliquité des
lombes & du dos , en haut & poſtérieurement (*x*), l'enfant , comme je l'ai fait voir
d'après les meilleurs auteurs , paroît en quelque façon placer ſes feſſes ſur l'endroit ſaillant des parties inférieures des vertèbres des
lombes (*y*), ou , pour m'exprimer autrement ,
la matrice ſe repoſe en partie ſur cet endroit ,
tandis que ſon extrémité ſuperieure monte
juſqu'au milieu de l'eſpace qui s'étend depuis
le ſcrobicule du cœur juſqu'au nombril. Par
ce moyen , l'eſtomac jouit d'une place conſidérable , parceque la matrice s'incline en haut
& en avant , les vertèbres allant en haut également & en arrière : & , d'un autre côté , les
vertèbres , en s'avançant dans la cavité de
l'abdomen , ménagent une cavité conſidérable

(*x*) *Voyez mon Eſſai* , *&c. tab.* 2. *fig.* 1.

(*y*) *Paré* dit , *chap.* 13. « Diſſectis gravidarum mulierum
cadaveribus , tenellos adhuc fœtus , quales quadrini
ſunt , animadverti , figurá orbiculari ſitos , capite in
genua reclinato , geminis manibus ſub genubus , cal-
cibus verò ad nates junctis. (Ayant diſſéqué des cadavres de femmes enceintes , j'ai trouvé les embryons ,
dont l'organiſation étoit encore délicate , tels qu'ils
ſont à quatre mois , placés de manière qu'ils repréſen-
toient une figure orbiculaire , ayant la tête courbée vers
les genoux , les deux mains placées ſous les genoux , &
les talons appliqués contre les feſſes).

de chaque côté pour loger les reins , la rate
& les inteſtins, afin qu'ils ſoient par-là à l'abri
de la compreſſion de la matrice , qui eſt ſur-
tout ſoutenue par l'épine du dos , & le bord
du *baſſin*. Il eſt donc évident que, dans les
derniers mois de la groſſeſſe , le foie & les
viſcères de l'abdomen ne peuvent être, *pour
ainſi dire , poùſſés dans la capacité du thorax,*
comme l'a avancé *Smellie* (ʒ); qui auroit pû
ſe convaincre du contraire, s'il eût jamais ouvert une femme enceinte morte à la fin de ſa
groſſeſſe, & s'il eût fait ſur la diſpoſition de ſa
matrice & de ſes viſcères les remarques convenables. L'élévation de la matrice & de l'eſtomac ſeul eſt ſuffiſante pour cauſer la dypſ-
née , dont ſont tourmentées quelques femmes dans les derniers mois de leur groſſeſſe.
Mais revenons à notre ſujet.

Comme la partie antérieure de l'abdomen
fait toujours une ſaillie conſidérable dans la
groſſeſſe, & comme la partie ſupérieure des
côtés ne peut céder , puiſqu'elle eſt bornée
par les côtes, le plus grand diamètre s'étend
de la partie antérieure à la poſtérieure, & le
plus petit d'un côté à l'autre : or, le petit diamètre de l'enfant répondra mieux au petit
diamètre de l'abdomen de la mère , comme
Smellie l'a dit ci-deſſus ; par conſéquent ſon

____

(ʒ) *Tom.* 1. *pag.* 150.

dos doit regarder celui de la mère. S'il étoit autrement ſitué , ſa tête s'appuyeroit dans les derniers mois de la groſſeſſe contre les fauſ-ſes côtes : mais, lorſqu'il eſt, auſſi-bien que la matrice, dans la poſition naturelle, ſa tête eſt entre le nombril & le ſcrobicule du cœur, où il eſt facile de la ſentir, & quelquefois je l'ai vue s'élever juſqu'au ſcrobicule.

§. 87. *Smellie*, dans la crainte de n'avoir pas aſſez prouvé ce qu'il a avancé, a joint une ſeconde preuve à la première, mais qui, ſelon moi, n'eſt pas mieux fondée. A l'en croire, c'eſt l'enfant qui ſe tourne lui-même; car, dit-il, (*a*) « le front eſt tourné vers un
» des côtés du baſſin, parceque la plus gran-
» de largeur du détroit du baſſin s'étend d'un
» côté à l'autre, il arrive même aſſez ſouvent
» qu'avant que la tête ſoit engagée & forte-
» ment enclavée entre les os du baſſin, on
» s'apperçoit après une douleur que l'enfant
» a remué & l'a tournée (ſa tête) du côté qui
» lui eſt le plus commode, ou bien qu'il a pris
» la poſture qui le gêne le moins, lorſqu'il ne
» ſe préſentoit pas de même auparavant.

Il ſuppoſe que tout le monde convient, que l'enfant ſe remue & ſe tourne de lui-même après une douleur. Mais je crois qu'il n'y a point d'auteur ni de praticien judicieux

----

(*a*) *Tom. I. pag.* 230.

qui reconnoisse cette position. Lorsque la tête de l'enfant se porte du fond de la matrice à l'orifice, au commencement du travail, la mère peut s'appercevoir de son mouvement, aussi-bien que de celui de ses pieds & de ses mains, lorsqu'il est retourné ; mais à peine accordera-t-on qu'elle s'apperçoive du petit mouvement de rotation, égal à un petit quart de cercle, par lequel le menton de l'enfant se porte de sa poitrine vers l'épaule ; sur-tout lorsqu'elle est dans une douleur, & que les eaux sont encore contenues dans le sac. D'ailleurs l'enfant n'a point la force de mouvoir sa tête, lorsqu'elle est comprimée contre le sommet du *bassin*, même avant qu'elle soit fortement enclavée ; & , lorsque la force compressive est diminuée, il ne peut avoir assez de prévoyance ni de sagacité, comme on se le persuadera facilement, pour connoître dans quelle position il aura moins à souffrir pendant la douleur suivante. Je puis ajouter qu'il seroit encore dans la nécessité de connoître l'instant où la douleur va commencer ; ou autrement il faudroit qu'il tînt toujours sa face tournée d'un côté, pour n'être point surpris. Enfin, si l'enfant devoit mouvoir son corps aussi-bien que sa tête, les épaules seroient fixées au sommet du *sacrum* & du *pubis* : comment alors faudroit-il qu'il se tournât, car il ne pourroit être délivré dans cette position? quoi qu'il en soit, *Smellie* contredit dans ce paragraphe ce qu'il a avancé plus haut (*b*), *savoir qu'il arrive fort souvent que les femmes ne sentent jamais remuer leur enfant pendant tout le temps de leur travail* ; ensorte que le Lecteur auroit à conclure de ses propres expressions, que la mère sent *fréquemment* l'enfant se mouvoir, & tourner sa tête, & que *fréquemment* elle ne lui sent faire aucun mouvement (28).

---

(28) Voyez le Syst. nouv. & compl. de l'art des accouchements, not. 51. pag. 194. not. 68. pag. 221.

· *Smellie* a reconnu la véritable manière dont se présente le fœtus dans le travail de l'enfantement. Mais les raisons qu'il en a apportées sont fausses, & ne peuvent être admises. *Burton* les rejette à juste titre, & l'on est forcé de donner son consentement aux arguments qu'il emploie pour les réfuter.

La véritable position de la tête du fœtus dans l'accouchement naturel n'a pas été connue de la plupart des accoucheurs. *Mauriceau* croit que la face est toujours placée précisément en dessous, & l'on en peut juger par les préceptes qu'il donne relativement à l'accouchement où l'enfant présente les pieds les premiers : « le corps de » l'enfant mort, dit-il (*a*), étant entièrement sorti, sa » tête vient à être arrêtée au passage, à cause qu'elle n'est » pas située directement au-dessous comme le corps ».

—— « Il ne faut pas s'amuser à tirer le corps de l'enfant » devant que d'avoir pareillement réduit la tête en figure » droite, la faisant ainsi regarder en-dessous ». *Lamotte* lui-même ne paroît pas avoir été convaincu de ce principe, & il n'en a tiré aucune conséquence pour la pra-

(*a*) Edit. de 1694. liv. 2. chap. 13. pag. 284 & 285.

(*b*) *Tome I. pag.* 119.

Ses préceptes ne font donc pas auffi *clairs* & auffi *évidens*, & fon ouvrage n'eft donc

tique, quoiqu'il rapporte deux cas où il a tourné la tête de l'enfant un peu de côté : « j'introduifis, dit-il (*a*) , mon » doigt dans la bouche de l'enfant, puis je repouffai dou- » cement la tête, & l'éloignai affez de l'os *pubis*, pour la » tourner un peu de côté ». —— « Je coulai ma main » entre cet os (le *pubis*) & le menton de l'enfant qui étoit » mort il y avoit déjà quelque temps, & par le moyen » de mon doigt, que j'introduifis dans fa bouche, en re- » pouffant un peu le derrière de la tête de mon autre » main, que j'avois introduite par-deffous vers la four- » chette, en forte que mes deux mains s'entr'aidant de la » forte, je fis un peu tourner la tête de côté ». Mais il n'infifte pas fur cette manœuvre dans les réflexions qui fuivent les deux obfervations d'où ces paffages font tirés, & il recommande fimplement aux fages-femmes & aux chirurgiens d'avoir attention à ce que l'enfant vienne la face en bas. *Burton* a plus approché de la vérité, car il dit pofitivement (*b*) qu'il y a quelques cas où il faut donner à la tête de l'enfant la fituation latérale pour la faire tomber dans le *baffin*, favoir dans ceux où l'efpace qui s'étend depuis le *facrum* jufqu'au *pubis* eft trop étroit, & où la tête eft trop volumineufe : mais il n'a pas eu l'idée parfaite de la manière dont elle fe préfente ordinairement dans les accouchements naturels , car il eft certain qu'elle eft alors fituée un peu obliquement , & qu'elle s'arrête entre le *facrum* & le *pubis*, lorfque la face eft directement placée en deffous. On pourroit peut-être accorder à la rigueur qu'elle paffe quelquefois le détroit du *baffin* dans cette dernière pofition : mais ce cas, s'il a lieu, fait exception à la règle générale ; il doit être extrêmement rare ; & il ne peut arriver que lorfque le volume de la tête eft très-petit, le *baffin* ayant fes dimenfions ordinaires.

(*a*) Edit. dern. Obferv. 214. pag. 650. — Obferv. 300. pag. 897.
(*b*) Syft. nouv. & compl. &c. §. 51 & 56. pag. 196 , 197 & 221.

pas aussi exempt de *vaines hypothèses*, que nous le dit le Journaliste. N.º 3. (*c*).

§. 88. Il dit (*d*), que la tête de l'enfant est pour l'ordinaire tournée en bas vers l'orifice de la matrice, parceque dans le quatrième, le cinquième, le sixième, & le septième mois de la grossesse, c'est ordinairement la tête qui se présente & qui sort la première. Cela arrive ordinairement ainsi dans l'accouchement naturel après que les douleurs ont commencé, si les eaux ne sortent pas trop tôt, comme je l'ai suffisamment expliqué. Mais on a toujours trouvé, de même que *Paré* l'a observé, la tête de l'enfant située au fond de la matrice, chez les femmes qui sont mortes dans les différents temps de la grossesse, sans avoir eu les douleurs de l'enfantement.

§. 89. Il apporte ensuite pour raison, qu'en *touchant* le vagin, on sent fréquemment la tête, dans le septième mois, quelquefois dans le sixième, mais plus souvent dans le huitième, &c. que si l'on examine les mêmes femmes de temps en temps, jusqu'à ce que leur travail commence, on sent toujours la tête sous la forme d'un corps rond, à la partie antérieure du bord du *bassin*, entre l'ori-

---

(*c*) *Voyez ci-dessus la préface.* pag. xliv.
(*d*) *Tome I. pag.* 182, 183,

fice

fice interne & le *pubis* , au travers de la subf-
tance du vagin & de la matrice. Cependant
il dit dans deux autres endroits, que le cou
de la matrice, quand elle ne contient rien,
a un pouce trois quarts de longueur (*e*) ; mais
qu'au cinquième mois de la groffeffe, il y a
la moitié du cou de ce vifcère diftendue (*f*) :
enforte que , fuivant fon propre calcul , il
peut y avoir alors fept huitièmes de pouce
d'épaiffeur ; & par la même règle, en même
temps qu'il dit que la tête de l'enfant fe peut
fentir diftinctement, le cou de la matrice a au
moins un demi-pouce d'épaiffeur. Or, comment eft-il poffible de diftinguer la tête de
l'enfant de fes feffes ou de fes genoux, à travers une telle épaiffeur, fur-tout lorfque le
fac eft diftendu par les eaux? & les meilleurs
accoucheurs n'ont-ils pas obfervé que, même
lorfque l'orifice de la matrice commence à fe
dilater, les genoux ne font pas aifément diftingués de la tête, tant ils lui reffemblent; &
qu'il faut attendre une plus grande dilatation
de l'orifice pour affeoir un jugement certain,
fur-tout tandis que *l'amnios* renferme les
eaux (29) ?

---

(29) Voyez le Syft. nouv. & compl. de l'art des accouchements , not. 34. pag. 143.

(*e*) *Tom. I. pag. 95.*
(*f*) *Tom. I. pag. 117.*

§. 90. Il dit dans un endroit (*g*), que la partie postérieure de la matrice forme une petite cavité oblongue de chaque côté des vertèbres ; & dans un autre (*h*), que la matrice est distendue en forme de boule. Or, comment est-il possible qu'elle soit distendue ainsi, & qu'elle ait une petite cavité oblongue de chaque côté des vertèbres ? D'ailleurs, comme le diamètre qui s'étend depuis l'orifice de la matrice, jusqu'au fond ou jusqu'au milieu de l'espace qui se trouve entre le nombril & le creux du cœur, est plus long qu'aucun autre, il s'ensuit que ce viscère a plutôt une forme ovale que ronde, due à la compression des muscles abdominaux & des fausses côtes, à la résistance plus petite qu'il éprouve vers son fond, & en même temps à la facilité plus grande qu'il trouve à s'étendre que l'autre partie qui est plus voisine de la saillie du *sacrum*. On peut accorder que la matrice approche davantage de la forme ronde avant qu'elle s'élève assez haut pour être comprimée par quelque partie, & autant que le permettent la roideur & l'épaisseur de son cou : mais lorsqu'elle vient à éprouver quelque résistance, sa forme doit être changée suivant celle du corps qui lui

(*g*) *Tome I. pag.* 181.
(*h*) *Tome I. pag.* 117, 132.

réfifte , ce qui peut très-bien arriver fans of-
fenfer le fœtus, défendu par la grande quantité d'eaux que contient le fac. Quoi qu'il en
foit , fi l'on s'en rapporte à *Smellie*, une veffie de cochon introduite dans le fac de l'*amnios*, par l'ouverture qui a laiffé fortir le fœtus,
& enflée enfuite par l'eau que l'on y mettra ,
repréfentera la figure & l'étendue de la furface interne de la matrice (*i*). Si cela eft vrai,
cet auteur nous fournit lui-même une forte
objection contre ce qu'il a avancé , favoir que
la matrice eft diftendue en forme de boule,
car une veffie enflée eft toujours plus ovale
que ronde , & par conféquent elle doit faire
prendre au fac la même forme, telle que foit
celle qu'il ait eue, ronde ou ovale, lorfque la
matrice le renfermoit. Outre cela, en fuppofant à la matrice la forme ci-deffus mentionnée, favoir la ronde, *Smellie* trouvera qu'il
eft plus difficile d'expliquer la fituation du
fœtus dans laquelle *un de fes côtés regarde
toujours le dos de la mère :* car la raifon qu'il
a apportée pour étayer fa vaine hypothèfe
n'aura plus lieu, puifque l'enfant, renfermé
dans un vaiffeau figuré comme un globe, &
rempli de tous les côtés par les eaux, doit
fouffrir une preffion égale , foit qu'il y ait

____

(*i*) *Tom. I. pag.* 137.

plus ou moins de diftance d'un de fes côtés à l'autre, que de la partie poftérieure à l'antérieure ; & par conféquent cette preffion ne peut contribuer, comme il prétend le prouver, à tourner le côté de l'enfant vers le dos de la mère.

§. 91. « Lorfque toute la fubftance de la » matrice eft diftendue, fon cou & fon ori-» fice interne qui d'abord en étoient les par-» ties les plus fortes, deviennent à leur tour » les plus foibles, & la force diftractive agif-» fant continuellement, en raifon de l'aug-» mentation du fœtus & de l'arrière-faix, que » les eaux diftendent en forme de globe, l'ori-» fice de la matrice commence infenfiblement » à céder (*k*) ». Mais *Smellie* n'explique en aucune façon pourquoi cet orifice cède. Cet effet ne feroit-il pas dû à la matrice & aux vifcères qui rempliffent toute la cavité de l'*abdomen*, tandis que ce qui eft contenu dans la matrice acquiert plus de volume & de pefanteur? car, comme toutes les autres parties de la matrice rencontrent alors des puiffances réfiftantes, la force qui agit de l'intérieur de ce vifcère preffe principalement contre l'orifice, qui, n'étant expofé à la compreffion d'aucun corps extérieur avec le fecours du-

---

(*k*) *Tom. I. pag.* 117.

quel il puisse opposer une résistance à cette
force intérieure, doit se dilater, & devenir
plus mince ?

§. 92. « Au commencement de cette dila-
» tation (de l'orifice), les fibres nerveuses qui
» sont plus sensibles dans cet endroit que
» dans toute autre partie de la matrice, (ce
» qui est, pour le remarquer en passant, sup-
» poser la question) entrent en contraction,
» & y occasionnent un sentiment de douleur :
» dans les vues d'y remédier, la femme se
» serre la matrice : pour cet effet elle met en
» contraction les muscles du bas ventre, &c. »
Smellie entend ici que la femme fait cela
pour soulager ses douleurs ; cependant il dit
à la page suivante, que la *douleur, loin de
diminuer, augmente au contraire par ces efforts.* Et quelques lignes au-dessous ; « C'est
» pourquoi la femme ne peut continuer long-
» temps cet effort, à cause des vives douleurs
» qu'il lui occasionne — les douleurs de la
» matrice cessent pour un temps ; & cette re-
» mission dure jusqu'à ce que les forces lui
» étant un peu revenues, elle sente un nou-
» veau tiraillement, une irritation & une es-
» pèce de tenesme à l'orifice de la matrice. »
C'est ainsi que notre auteur donne raison des
douleurs de l'enfantement & des intervalles
qu'elles laissent entr'elles. Mais est-ce là ex-

pliquer ce qui occasionne leurs remissions (30) ?

§. 93. Après s'être efforcé de prouver que

---

(30) Les douleurs qui accompagnent l'accouchement sont dues à la distention & à l'écartement des fibres du cou de la matrice : elles sont légères au commencement, parceque la dilatation de l'orifice se fait par degrés ; mais, quand elle est parvenue à un certain point, les douleurs augmentent, parceque ses fibres extrêmement distendues sont prêtes à se rompre. Elles ne reconnoissent donc point pour cause la contraction de la matrice, comme quelques-uns l'ont avancé sans aucun fondement ; ce viscère se contracte certainement sans causer la moindre douleur, de même que tous les autres muscles du corps : souffre-t-on ordinairement pour faire entrer en contraction les muscles de la jambe, de la cuisse, ou du bras ? non sans doute, pourquoi donc la matrice, qui est composée de la même fibre musculaire, produiroit-elle, en se contractant, un effet tout différent ? D'ailleurs un exemple frappant convaincra le lecteur de la vérité de ce que j'avance. Dans l'enclavement la femme n'éprouve aucune douleur, cependant sa matrice continue à se contracter avec force : mais observons que l'orifice est dilaté, & que la tête de l'enfant enclavée n'exerce pas sur ses fibres une pression plus grande par l'effet des contractions ; de-là vient qu'elles ne sont ni tiraillées ni distendues davantage, & par conséquent qu'elles n'excitent aucun sentiment dolorifique : si les contractions de la matrice étoient la véritable cause des douleurs, n'est-il pas évident qu'elles les exciteroient dans ce dernier cas, indépendamment de l'état où se trouve le cou de cet organe.

Toutefois, quand je dis que les contractions de la matrice ne sont pas la cause des douleurs de l'enfantement, j'entends parler de la cause déterminante, car il est certain qu'elle en est la cause éloignée : ce viscère, en se contractant, pousse, dans le premier temps de l'accouchement, les eaux & les membranes, &, dans le second, l'enfant tourne fon menton vers un côté du *baffin*, tandis que fa tête eft au bord du *baf-fin*, mais encore dans l'orifice de la matrice;

---

la tête de l'enfant contre l'orifice ; de-là la diftention & le tiraillement de fes fibres, de-là les douleurs. Elles continuent de même à fe faire fentir lorfque la tête de l'enfant a franchi l'orifice fuffifamment dilaté, mais c'eft qu'alors, pouffée encore par les mêmes contractions, elle preffe également contre le *vagin* & les parties naturelles externes, & force leurs fibres à fe diftendre.

Mais pourquoi ces douleurs ne font-elles pas continues, & pourquoi y a-t-il entre elles d'affez longs intervalles? Cela arrive par la même raifon qu'un homme ne peut pas tenir long-temps fon bras en contraction, à moins qu'il ne foit cataleptique : il n'y a pas de reffort fans debandement, il n'y a point de contraction fans affaiffement ; par conféquent, lorfque celle de la matrice aura duré quelque temps, elle ceffera d'elle-même, & la douleur, qui étoit occafionnée par les eaux ou la tête de l'enfant pouffée contre l'orifice, fera auffi interrompue, pour fe faire fentir de nouveau lorfqu'une nouvelle contraction aura lieu. Ce méchanifme a été fagement établi par la nature, car il n'eût été poffible à aucune femme de fupporter une continuité de douleurs : fuppofons en effet que leur fomme, pendant l'accouche-ment, égale 60, & que chacune d'elles dure une minute, leur temps total équivaut à une heure : or quelle femme pourroit y réfifter fi elles fe fuccédoient fans interrup-tion ? On fe perfuadera aifément qu'elles feroient fuivies des accidents les plus funeftes & de la mort, fi l'on fait attention aux fymptomes qui les accompagnent : l'infpi-ration eft continuelle, le diaphragme eft abaiffé, une fueur confidérable couvre tout le corps, il exifte une véritable fièvre, le pouls eft gros & fort, la peau eft chaude, les joues font enflammées, les yeux font bouf-fis, les lèvres font quelquefois noires & brûlées, un grand mal de tête accompagne encore ces fymptomes, & la plus belle femme à alors le vifage défiguré. Mais

O 4

il doit, pour ſoutenir ſon hypothèſe chimérique, faire de nouveaux efforts pour montrer comment ſe replace le menton lorſque la tête eſt tombée dans le baſſin. Or, voici comme il s'y prend (*l*).

« A meſure que la tête eſt pouſſée en
» avant, le *vertex* deſcend vers la partie in-
» férieure de l'*iſchium* : or, comme le *baſſin*
» ſe retrécit ſur ſes côtés, la partie la plus
» groſſe de la tête ne peut pas avancer plus
» loin dans la même direction ; mais l'*iſchium*
» etant beaucoup plus bas que le *pubis*, le
» derrière de la tête eſt pouſſé ſous ce der-
» nier os, où il trouve moins de réſiſtance ».
Mais le *coccyx* n'eſt pas ſi bas que la partie
inférieure de l'*iſchium*, car ce dernier & ſon
congenère ſupportent tout le corps d'une
perſonne aſſiſe, d'où *Deventer* les a appellés
oſſa ſedentaria. D'ailleurs, comme je l'ai obſervé ci-deſſus, le ſommet ou le bord du *baſſin* s'incline en bas & en devant depuis la partie ſupérieure du *ſacrum*, juſqu'à cette partie du *pubis* qui eſt au-deſſus du grand trou de

____

les malheurs qui réſulteroient des douleurs non interrompues ſont heureuſement prévenus, parceque les contractions ne ſont pas permanentes & durables, &, par conſéquent, que l'orifice de la matrice n'eſt pas continuellement comprimé & diſtendu par la poche que forment les eaux, ou par la tête de l'enfant.

(*l*) Tom. I. pag. 86.

chaque côté, comme l'on s'en convaincra, en examinant le *baſſin* d'un ſquelette placé debout, car l'on ne verra que l'extrémité du *coccyx* ſous la jonction des deux os *pubis ;* mais en le conſidérant de côté, ſur le même niveau, l'on s'appercevra que le *coccyx* eſt plus élevé que la partie inférieure des *iſchium :* par conſéquent la tête de l'enfant touchera au *coccyx* avant de pouvoir atteindre à la partie inférieure des *iſchium*, & il n'y a pas une auſſi grande différence entre la même partie de ces os & le bord inférieur des os *pubis*, que *Smellie* paroît l'inſinuer, quand il dit (*m*) : « L'*iſchium* étant beaucoup
» plus bas que le *pubis*, le derrière de la tête
» eſt pouſſé ſous ce dernier os, où il trouve
» moins de réſiſtance, alors le devant de la
» tête ſe tourne dans la concavité de la partie
» inférieure de l'os *ſacrum*, & dans le même
» temps la partie étroite de la tête ſe range
» dans la partie étroite du *baſſin* ». Mais on
lit plus haut (*n*) : « Dans l'état naturel, la largeur de la partie inférieure du *baſſin* ſe
» trouve la même dans l'un & dans l'autre
» ſens ; de ſorte que cette différence d'un
» pouce plus dans un ſens que dans l'autre, ne
» doit être regardée que comme l'effet du jeu

____

(*m*) *Tom. I. pag.* 86.
(*n*) *Tom. I. pag.* 77.

» du coccyx qui ſe prête dans le temps de
» l'accouchement ». Comment donc peut-il
dire enſuite que *dans le même temps la par-*
tie étroite de la tête ſe range dans la partie
étroite du baſſin ? puiſqu'il accorde que les
dimenſions de la partie inférieure du *baſſin*
ſont les mêmes dans l'un & l'autre ſens, à
moins que le front de l'enfant ne rende un
diamètre plus étendu en repouſſant le *coccyx*.
Mais, long-temps avant qu'il ſoit dans le cas
de produire cet effet, la tête doit être tournée, & le *vertex* qui s'avance le premier
doit, ſuivant *Smellie* lui-même, paroître
hors du vagin.

§. 94. Voici mon opinion que je propoſe
humblement : je crois que l'on peut raiſon-
nablement & méchaniquement expliquer de
la manière ſuivante le mouvement par lequel
le menton de l'enfant ſe porte vers un côté
du bord du *baſſin*, ſoit que le paſſage n'ait
pas aſſez de largeur, ou que la tête de l'enfant ait trop de volume pour paſſer facilement ; & celui par lequel il ſe replace lorſqu'il eſt dans la cavité.

Celui qui conſidérera que la partie ſupérieure du *ſacrum* eſt convexe intérieurement,
& s'avance plus près du *pubis* que l'autre partie qui eſt entre la ſaillie & l'*ilium* de chaque
côté ; que le front de l'enfant eſt en quelque
façon rond ou circulaire ; & que, quand l'en-

fant se présente bien dans l'accouchement, il a l'*apex* & la partie postérieure de la tête tournée vers le *pubis*, & le front vers le *sacrum*, son menton étant fixé sur sa poitrine ; verra bientôt que le front de l'enfant & le sommet du *sacrum* ne se touchent que dans un point comme deux boules. Par conséquent, si la tête n'est pas trop volumineuse, ou le *bassin* trop étroit, le front glissera aisément dans le *bassin* dans cette position. Mais si l'une ou l'autre de ces circonstances a lieu, alors l'*apex*, ou plutôt la partie postérieure de la tête sera fortement pressée contre le *pubis*, & la partie saillante du *sacrum* comprimera la partie circulaire du front : or, si l'on considère que, dans ce cas, la force qui pousse est précisément appliquée à cette partie de la tête qui s'unit à la première vertèbre du cou, & que le centre du mouvement est à cet endroit, l'on sera bientôt convaincu qu'une fort petite obliquité fera glisser la partie circulaire du front de la partie convexe & saillante du *sacrum* dans l'un de ses côtés concaves, où il n'y a aucune résistance ; surtout si l'on fait attention à la grande difficulté qu'il y a à tenir deux corps ronds dans le même point de contact, lorsque la force est appliquée de la manière que j'ai dit ci-dessus, & tandis qu'il n'y a aucune résistance de chaque côté. Ce que je viens d'exposer satisfera encore davantage, ſi l'on veut ſe donner la peine de placer dans un *baſſin* étroit la tête d'un enfant volumineux, & ſi l'on applique la force qui doit la pouſſer en avant de la même manière que lorſque l'enfant eſt dans la matrice. Ainſi l'on voit qu'il n'y a nulle néceſſité de changer la poſition de l'enfant, ou de lui ſuppoſer quelqu'adreſſe pour opérer ce changement, puiſque les loix méchaniques du mouvement, &c. ſuffiſent pour cela.

Il n'eſt pas, je crois, plus difficile, d'expliquer le replacement du menton, après avoir été ainſi détourné par force vers un côté, & entretenu dans cette poſition, juſqu'à ce qu'il ait paſſé dans une partie plus large de la cavité du *baſſin*, où il y a une place ſuffiſante, avant que la tête s'engage un peu plus, pour permettre aux muſcles antagoniſtes du cou d'agir & de faire prendre à la tête cette poſition qui eſt la moins douloureuſe pour l'enfant (31).

____

(31) Les obſervations ont prouvé que la tête de l'enfant ſe tournoit un peu de côté dans l'accouchement naturel; mais comment prend-elle cette poſition, puiſque la face regarde directement le dos de la mère, avant que les douleurs de l'enfantement commencent à ſe faire ſentir ? *Smellie* a tenté d'en donner l'explication, mais il eſt impoſſible d'approuver les raiſons qu'il a apportées. Il me ſemble que *Burton* explique plus heureuſement le mouvement par lequel la tête de l'enfant ſe détourne, & que le méchaniſme qu'il expoſe eſt vrai-

§. 95. « Le syftême de l'abforption, nous
» dit *Smellie* (o), eft fujet à une objection à
» laquelle on n'a jamais pu fatisfaire. Savoir,
» pourquoi, lorfque le *placenta* eft attaché à
» la partie inférieure de la matrice, il furvient
» une perte immédiatement auffitôt que l'ori-
» fice interne commence à fe dilater, & qu'il
» arrive le même accident lorfque le *placen-*

ment celui par lequel fa pofition devient un peu latérale. Il eft vrai qu'il ne l'admet que dans le cas où le
baffin eft trop étroit, ou dans celui où la tête de l'enfant
eft trop volumineufe : &, à cet égard, je crois qu'il n'eft
pas également dans le chemin de la vérité, car, en fuppofant même que le *baffin* foit bien conformé, & que la
tête n'ait que le volume ordinaire, il eft toujours certain qu'elle doit fe trouver plus à l'aife & paffer plus
facilement, lorfque la face eft reçue dans cette partie qui
eft entre la faillie du *facrum* & l'*ilium*, que quand elle eft
placée pofitivement en deffous, regardant directement le
dos de la mère & la faillie du *facrum*; &, d'un autre
côté, pour que la tête fe détourne un peu, il fuffit qu'elle
éprouve de la difficulté, dans les premières douleurs de
l'accouchement, à s'engager entre la partie du *facrum*
qui s'avance dans le *baffin* & le *pubis*, car alors le front
gliffera fur la convexité du premier os, & fe portera
vers un côté concave où la réfiftance eft néceffairement
moindre. Ainfi l'on voit que *Burton* a donné lui-même
une explication fatisfaifante d'un phénomène qu'il a nié
en partie, & qu'il ne faut que bien connoître la manière
dont s'engage la tête dans le *baffin*, pour comprendre
qu'elle doit fe détourner, lorfqu'elle n'a qu'un volume
ordinaire, & que le *baffin* eft bien conformé, & à plus
forte raifon dans les cas où l'efpace qui s'étend depuis
le *facrum* jufqu'au *pubis* eft trop étroit, ou dans ceux où
la tête a trop de volume.

(o) *Tom. I. pag.* 139. —— *pag.* 218.

» *ta* ſe ſépare tout-à-fait ou en partie de tout
» autre endroit de la matrice ; au lieu que cela
» n'arrive point , lorſque le chorion s'en ſé-
» pare » : & dans un autre endroit il ſuppoſe
encore que le *chorion* adhère à la ſurface interne de la matrice.

Si l'on admet ce que je penſe avoir dé
montré (*p*), ſans que cette objection affoi-
bliſſe les preuves que j'ai apportées, ſavoir
que la communication entre la mère & l'enfant eſt uniquement entretenue par les vaiſſeaux de l'ombilic & du *placenta*, il doit tou
jours ſurvenir une perte lorſque quelque par
tie du *placenta* ſe ſépare de la matrice (32)
mais ce ſymptôme n'a pas lieu par la ſépara
tion du *chorion*, qui n'a aucune adhérenc
avec la matrice, & qui n'eſt qu'en contaĉ
avec ce viſcère , dont il eſt d'ailleurs ſépar
par le mucus que la nature filtre à ce deſſein
car ſi le *chorion* avoit une adhérence réelle
le ſac ſe romproit, le cou de la matrice ſ
diſtendant, ce qui ne doit arriver dans l'éta
naturel qu'au dernier mois, & les eaux ſ
perdroient (33): d'ailleurs, lorſque les mem

---

(32) Voyez le Syſt. nouv. & compl. de l'art des accou
chements , not. 21. pag. 91.

(33) Je crois que le *chorion* eſt adhérent à la ſurface
interne de la matrice , & que ſes vaiſſeaux capillaires ſon

(*p*) Mon *Eſſai &c.* §. 24. à §. 31. incluſiv.

branes, renfermant encore les eaux, feroient
pouffées dans le temps du travail vers l'orifice externe, il furviendroit une hémorrhagie, qui cependant n'a point lieu, à moins
que le *placenta* ne foit féparé entièrement ou
en partie (34).

---

anaftomofés avec ceux de ce vifcère. *Voyez* le Syft. nouv.
& compl. &c. *not.* 18. *pag.* 66. Cette adhérence peut
d'ailleurs exifter fans que le cou de la matrice caufe par
fon extenfion la rupture du fac de l'*amnios* & l'évacuation
des eaux qu'il contient, parceque cette extenfion fe fait
par degrés infenfibles jufqu'à la fin de fa groffeffe, &
que, d'un autre côté, l'adhérence du *chorion* ne s'étend
pas au-delà de la membrane qui tapiffe la furface interne
de la matrice.

On pourra répondre par la même raifon à ceux qui
objeсtent contre le développement des fibres du cou de
cet organe, que le *placenta* devroit y apporter quelquefois obftacle, lorfqu'il adhère à cette partie. En effet,
fi fon adhérence s'étendoit jufqu'à la fibre mufcu-
laire de la matrice, cette objeсtion auroit quelque force.
Mais elle tombe d'elle-même, parceque l'arrière-faix,
adhérent feulement à la membrane interne, n'empêche
en aucune façon le développement des fibres.

(34) Le décollement du *chorion*, au temps de l'accouchement, occafionneroit en effet une hémorrhagie, de
même que la féparation du *placenta*, fi les vaiffeaux de
cette membrane anaftomofés avec ceux de la matrice
étoient fanguins : mais ils ne font, pour la plûpart, que
lymphatiques; d'où, lorfqu'ils fe rompent par l'effet des
premières contraсtions, ils laiffent échapper la lymphe,
qui, au lieu d'être chariée jufques dans le fac de l'*amnios*
(*a*), humeсte les parties naturelles, & fait préfumer à
l'accoucheur que le travail n'eft pas éloigné. Cependant
le décollement du *chorion* faifant toujours des progrès,
les vaiffeaux fanguins, qui font en très-petit nombre, fe

(*a*) Syft. nouv. & compl. &c. *not.* 18 & 19. *pag.* 66.

§. 96. « Au cinquième mois, le fond (de la
» matrice) a acquis beaucoup plus de capa-
» cité, il s'élève alors en haut juſqu'à l'eſpace
» qui eſt entre la partie ſupérieure du *pubis*
» & l'ombilic » : c'eſt ainſi que s'exprime
Smellie dans un endroit de ſon ouvrage (*q*),
mais dans un autre il dit : « Vers la fin du qua-
» trième mois, ou au commencement du cin-
» quième, la matrice eſt déja ſi étendue
» qu'elle occupe toute la partie ſupérieure du
» *baſſin*, & dès-lors elle *commence* à s'élever
» dans la capacité de l'*abdomen* » : ces inſtructions paſſeront-elles pour *claires* & *évidentes ?* Enſuite il nous apprend que quand la
matrice comprime toutes les parties du *baſſin*, cette compreſſion produit quelquefois
une rétention d'urines, ou une difficulté d'aller à la ſelle : « La compreſſion univerſelle de
» toutes ces parties, ajoute-t-il, ſera ſuivie
» d'une ſorte d'inflammation dans la ſubſtan-
» ce de la matrice, dans le vagin & dans le
» rectum, & ces accidents ne manqueront
» pas d'occaſionner de violentes douleurs &
» ſouvent la fièvre. Pour prévenir ces ſymptô-

---

rompent auſſi, & une petite quantité de ſang ſe mélant
alors à l'humeur glaireuſe qui part des autres vaiſſeaux
lymphatiques rompus , on a coutume de dire que la
femme *marque.*

(*q*) *Tom. I. pag.* 117.——*pag.* 144.——*pag.* 145.

» mes

» mes ou pour y remédier , il faut avoir re-
» cours à la faignée & aux lavements , faire
» uriner la malade au moyen d'un cathéter ,
» lui faire faire des fomentations, & lui faire
» prendre les bains chauds ; enfin réitérer
» tous ces fecours felon le befoin, jufqu'à ce
» qu'elle fe trouve mieux. Tous ces accidents
» ceffent ordinairement à mefure que la ma-
» trice s'élève plus haut, & qu'elle eft diften-
» due de façon à pouvoir s'appuyer fur les
» bords du *baffin.*

*Tous ces accidents ceffent ordinairement ,
à mefure que la matrice s'élève plus haut,
& qu'elle eft diftendue de façon à pouvoir
s'appuyer fur les bords du baffin* ; ou, pour
ne fervir d'autres expreffions , lorfque la
compreffion, qui étoit la caufe de ces accidents, eft détruite, la matrice doit être maintenue élevée, comme je l'ai enfeigné en pareil cas ; (*r*) car autrement , l'effet fubfiftera
dans la même proportion, tant que la caufe
non-feulement exiftera, mais même augmentera : & , par conféquent, les *faignées*, les *lavements* , & le *cathéter* ne peuvent guérir
complétement, quoiqu'ils puiffent procurer
un foulagement momentané. Mais, quant
aux *fomentations* & aux *bains chauds* , ces
moyens, loin d'être convenables, doivent

____

(*r*) *Mon Effai,* &c. pag. 255.

être évités autant qu'il est possible, parcequ'ils peuvent provoquer l'avortement, en déterminant vers la matrice une trop grande quantité d'humeurs. Ne sont-ils pas souvent employés pour exciter l'évacuation des règles, &, par conséquent, ne doivent-ils pas être dangereux dans l'état de grossesse, surtout lorsqu'une si grande compression de la matrice menace d'un avortement, comme dans le cas ci-dessus mentionné.

§. 97. « Le gonflement des jambes, celui
» des cuisses & des grandes lèvres, les dou-
» leurs dans le dos, dans les lombes & dans le
» ventre, la difficulté de respirer & le vomis-
» sement ; toutes ces indispositions, dis-je,
» (c'est *Smellie* qui parle) cèdent ou du
» moins se calment moyennant la méthode
» suivante. Pour l'ordinaire une saignée de
» huit ou dix onces, faite au bras ou au pied,
» soulage la malade, si elle est en état de ré-
» sister à une pareille évacuation (s) ». Mais
je ferai observer à cette occasion, que les tumeurs inflammatoires & œdémateuses ne dépendent pas d'une obstruction des mêmes vaisseaux, les premières reconnoissant pour cause la compression ou l'obstruction des vaisseaux sanguins, & les autres celle des vaisseaux lymphatiques, dont quelques-uns

____

(s) *Tom. I. pag.* 151.——— *pag.* 152.

aboutiffent à une groffe glande, placée à la bifurcation ou à la divifion des vaiffeaux iliaques, comme le remarque *Aftruc* (*t*). Or, je ne puis concevoir comment la faignée pourroit être avantageufe dans ce dernier cas, car il me femble au contraire qu'elle ne peut ni diminuer les fymptômes, ni détruire la caufe. Si l'on fait une faignée du bras, elle pourra diminuer la maffe totale du fang, mais elle ne procurera pas le foulagement des parties inférieures, parceque les enflures œdémateufes qui y ont leur fiège reconnoiffent pour caufe la compreffion que fouffrent les veines iliaques externes, compreffion que la faignée ne peut point du tout diminuer : or, tant que la caufe fubfiftera, l'effet reftera toujours le même, toutes chofes d'ailleurs égales. Si l'on fait une faignée du pied, en en fuppofant la poffibilité, elle pourra occafionner l'avortement, auffi bien que la mortification de la partie ouverte : mais lorfque l'enflure eft confidérable, comment le chirurgien trouvera-t-il la veine ? fur-tout lorfque l'enflure œdémateufe gagne les cuiffes, les parties naturelles, & la partie inférieure du ventre, cas où *Smellie* dit cependant qu'*il faut abfolument en venir à la faignée, fi la femme eft d'une forte complexion, parceque cette forte de*

(*t*) *Maladies des femmes,* chap. 1.

gonflement œdémateux ne vient que de l'af-
faissement des vaisseaux qui rapportent le
sang des extrémités , & non pas d'un relâche-
ment tel que celui qui occasionne l'anasarque,
& la leucophlegmatie.

§. 98. Il est évident, par ce que je viens de prouver, qu'il confond ces deux sortes de tumeurs, car elles dépendent de causes fort différentes, & le relâchement, dans ces cas, est plutôt l'effet que la cause d'un état d'anasarque ou de leucophlegmatie : cependant je vois qu'il prescrit la même méthode que dans ces maladies , savoir la scarification des parties (*u*), laquelle ne donnera issue qu'à une lymphe claire , précisément comme dans l'anasarque (35). Il prescrit ailleurs l'application

----

(35) Comme notre auteur s'est peu étendu sur l'œdème & les varices (*a*), je crois qu'il est nécessaire d'entrer dans un plus long détail sur ces deux incommodités des derniers mois de la grossesse ; j'y joindrai quelques réflexions sur la tuméfaction inflammatoire des parties naturelles , sur la pression des uretères , sur les hernies qui ont quelquefois lieu dans le même temps , sur les convulsions qui arrivent le plus souvent dans les trois premiers mois , & sur les palpitations qui appartiennent au milieu de la grossesse.

L'effet de la pression de la matrice sur les vaisseaux qui passent de l'*abdomen* aux cuisses est très-considérable. Cet effet est double : car, ou la sérosité du sang s'échappe à travers les tuniques des vaisseaux , s'épanche dans le tissu

· (*a*) Syst. nouv. & compl. &c. §. 68 & 69. pag. 256 & suiv.

(*u*) *Tom. I. pag.* 152. —— *pag.* 155.

de quelqu'emplâtre fortifiant fur le dos ,lorf-
qu'une femme groffe eft tourmentée de la

cellulaire , & donne naiffance à la maladie appellée
œdême ; ou les tuniques des vaiffeaux ne permettent
point à la férofité de s'épancher , mais elles s'enflent , &
de-là les varices. Je vais d'abord parler de l'*œdême.*

De l'*Œdême.*

L'œdême eft une tumeur non circonfcrite , indolente ,
qui conferve pendant quelque temps l'impreffion du
doigt, & ne la perd que petit à petit. Les femmes y font
fort fujettes vers la fin de leur groffeffe ; elles l'ont aux
cuiffes, aux pieds, aux jambes , & quelquefois même
aux parties naturelles, de forte qu'elles deviennent alors
monftrueufement groffes , & tranfparentes comme dans
la maladie des enfants qu'on appelle *hydrocèle.* On voit
auffi chez quelques femmes l'œdême monter jufqu'au
ventre , & l'on peut alors fe tromper en le prenant pour
l'hydropifie , ou l'afcite. Il varie à raifon du lieu , de
l'intenfité , de la complication , car il peut être crevaffé ,
ou accompagné , ce qui n'eft pas rare , d'infomnie , de
fièvre , de difficulté d'uriner , de varices , & de douleurs
vives , quoiqu'il foit indolent de fa nature , ce qui arrive
fur-tout chez les femmes qui portent leur enfant bas.

Les caufes font faciles à déterminer. La caufe immédiate eft l'épanchement de la férofité dans le tiffu cellulaire , & c'eft parcequ'on l'oblige à paffer dans les cellules
voifines que l'impreffion du doigt fe conferve , jufqu'à ce qu'elle foit revenue à la place dont on l'avoit
chaffée. L'œdême acquiert chaque jour plus d'étendue ,
parceque la férofité devient de plus en plus abondante &
paffe de cellules en cellules ; & il eft dans quelques cas
accompagné de douleur , parceque les fibres du tiffu cellulaire viennent à fe rompre. La caufe éloignée eft le
féjour trop long du fang dans les vaiffeaux des extrémités inférieures : ce fluide ne peut remonter chez les
femmes enceintes , vers les parties fupérieures , à caufe
de la preffion de la matrice qui produit l'effet d'une ligature ; il eft donc forcé de refter aux extrémités , & ,

P 3

gravelle ; & il ordonne les frictions & les embrocations fur les parties avec des onguents

en y féjournant, il lui arrive ce qu'on voit arriver au fang reçu dans une palette ; fa férofité fe fépare de la partie rouge, elle tranfude enfuite à travers les tuniques des vaiffeaux, & s'accumule dans le tiffu cellulaire. Outre cet épanchement de la férofité du fang, il s'en fait encore un de la lymphe, ce qui augmente le volume de l'œdême : en effet, tous les gros vaiffeaux de notre corps font accompagnés de vaiffeaux lymphatiques qui ont leur place entre les fanguins & les nerfs, d'où on les appelle fatellites ; les veines iliaques & hypogaftriques ne peuvent donc être comprimées que leurs fatellites ne le foient auffi, par conféquent la lymphe eft pareillement arrêtée dans fes vaiffeaux, & elle s'epanche dans le tiffu cellulaire avec la férofité. Les caufes acceffoires font la diffolution du fang, la pléthôre, la voracité, la gourmandife, la mauvaife difpofition des humeurs, le relâchement des folides, le trop grand repos ou l'exercice immodéré, l'abus de certaines liqueurs, & le voifinage des lieux humides & marécageux.

L'œdême attaque rarement les femmes riches & toutes celles qui font bien foignées pendant tout le cours de leur groffeffe, qui mènent un genre de vie tranquille, qui font un exercice modéré, & qui ne font expofées à aucune fatigue : mais il eft fréquent parmi les femmes du bas étage, & celles qui gagnent leur pain à la fueur de leur front, ou qui font obligées, quoique groffes, de vaquer à certains exercices, comme les danfeufes, les femmes de chambre qui accompagnent & affiftent leurs maîtreffes pendant tout le temps de leur toilette, &c. Il n'eft pas difficile d'expliquer pourquoi ces dernières y font beaucoup plus fujettes que les autres ; car les fatigues qu'elles fupportent, & la fituation verticale où eft leur corps prefque continuellement, contribuent à porter une plus grande quantité de fang vers les extrémités inférieures, & à empêcher en même temps le retour facile de ce fluide vers les parties fupérieures.

Parmi les fymptomes, les uns primitifs ont conftam-

émollients, pour remédier aux douleurs qui
se font sentir dans les lombes & le ventre,

ment lieu, & les autres secondaires se manifestent à raison de telle ou telle partie. Si l'œdême est petit, la peau conserve sa couleur ordinaire ; s'il est considérable, elle se distend beaucoup, & devient brillante.

Le diagnostic n'est pas difficile à établir d'après la définition que nous en avons donnée. Sa mollesse le fait distinguer du squirre. Les femmes font connoître elles-mêmes s'il y a complication. Le diagnostic des causes n'est pas plus difficile.

Le prognostic n'est pas fâcheux tant que l'œdême n'attaque que les pieds, les jambes, ou les cuisses : mais s'il gagne les parties génitales, il est à craindre ; il rend le travail difficile, & l'accouchement a rarement des suites heureuses : il en est de même lorsque le ventre & les reins sont affectés. Les maux d'estomac & les vomissements cessent à la vérité, mais ce petit avantage est acheté bien cher, car l'enfant vient au monde sans vie ou au moins il expire peu après sa naissance, & la mère elle-même est dans le plus grand danger. Tout cela est facile à expliquer. Les autres accidents cessent lorsque l'œdême est porté à un haut degré, parceque les femmes font alors une attention spéciale au mal qui les afflige, & oublient, pour ainsi dire, les autres ; d'ailleurs la sérosité épanchée emporte plus que le superflu des humeurs qui étoient dans les parties supérieures, d'où elle fait cesser la pléthôre & en conséquence tous les maux qui en dépendent. L'enfant meurt, car lorsque l'œdême gagne le ventre & les reins, il s'étend jusqu'au tissu cellulaire qui lie le péritoine à la matrice ; ce viscère s'empâte ; des sucs cruds, indigestes, aqueux, inondent le fœtus, le nourrissent, & lui donnent un caractère cachectique auquel il ne peut résister. Enfin les suites doivent être malheureuses pour la mère, car la matrice & toutes les parties environnantes font dans un état de macération, d'où le dégorgement se doit faire mal après l'accouchement, les vaisseaux ayant perdu leur élasticité, & les muscles leur puissance. Il y a cependant beaucoup plus de matière à évacuer chez une femme qui

jusqu'aux fausses-côtes, & qui sont dues à la dilatation de la matrice. Mais il n'est pas fa-

vient d'accoucher que chez toute autre : or, dans le cas de l'œdême porté au degré dont nous parlons, la résistance est beaucoup plus grande, & la force est diminuée ; la conséquence est facile à déduire.

Les praticiens ne peuvent donc apporter trop de soins & d'attention lorsque l'œdême gagne les parties naturelles & l'*abdomen*. Quoique *Burton* n'insiste pas assez sur ce point, on peut cependant conclure d'une observation qu'il rapporte (a), qu'il est de la dernière conséquence d'administrer des remèdes de bonne heure, & de faire tout ce qu'il est en soi, pour diminuer au moins le mal, & par-là rendre l'accouchement moins laborieux, & les suites plus heureuses. Je pourrois aussi en rapporter plusieurs, qui prouvent que des enflures œdémateuses excessives ont souvent fait périr la mère & l'enfant, &, par conséquent, qu'il ne faut pas les négliger, mais au contraire employer tous les moyens possibles pour les rendre moins considérables, quoiqu'on ne doive pas espérer de les dissiper entièrement, parceque la cause principale qui les produit ne peut absolument cesser qu'après la délivrance. *Lamotte*, quoiqu'habile & excellent observateur, n'a donc pas envisagé cet objet comme il l'auroit dû, & il faut bien se garder d'adopter la pratique qu'il annonce avoir suivie : « comme ces enflures, » dit-il (b), ne devinrent si considérables que sur les derniers mois de leur grossesse, & que je ne voyois rien » qui m'obligeât à leur faire des remèdes, parcequ'elles » avoient l'appétit bon, sans nausées, ni vomissements, » je m'en abstins, &c. » Tous les autres symptomes qui disparoissent le plus ordinairement, comme je l'ai fait remarquer ci-dessus, ne doivent pas en imposer à l'accoucheur, & lui faire regarder comme peu dangereux par ses suites l'état œdémateux qui a lieu sur la fin de la grossesse, car on a vu telle femme n'ayant qu'une en-

(a) Syst. nouv. & compl. &c. obs. 15. pag. 258.
(b) Edit. de 1765. Tom. I, pag. 184.

cile d'appercevoir le foulagement que ces remèdes doivent procurer à la malade ; car un

---

flure qui gagnoit le ventre & les parties naturelles , mais
gaie , de bonne humeur, confervant d'ailleurs toutes les
apparences de la fanté , & n'éprouvant aucun autre fymp-
tome fâcheux , mettre cependant au monde un enfant
mort , avoir un travail très - laborieux , & périr elle-
même des fuites de l'accouchement , fans qu'on en puiffe
affigner d'autre caufe que cette enflure œdémateufe négligée , ou qu'aucuns remèdes n'avoient pu diminuer.

Si le mal fe borne aux pieds, aux jambes ou aux cuiffes , il eft d'une légère importance , comme je l'ai déjà
dit. Les moyens palliatifs propofés par *Burton* (a) font
bons. Je n'approuve pas plus que lui les diurétiques ,
que quelques-uns font dans l'ufage de donner. On peut
avoir recours aux bains & aux fomentations aftringentes,
faites avec l'eau alumineufe , ou une décoction de quinte-
feuille ou de millefeuille. Il faut éviter de baffiner les
parties avec les eaux fpiritueufes , parcequ'elles portent
à la tête & pourroient occafionner l'avortement , fur-tout
chez celles qui font vaporeufes. D'ailleurs on fait obferver un certain régime : la femme fera ufage de la foupe
& du bouillon le moins qu'il fera poffible ; elle boira un
peu de vin ; fon pain n'aura prefque point de mie ; elle
ne mangera que des viandes rôties ; elle fera un peu d'e-
xercice , s'il eft poffible, & au grand air ; & , auffitôt
revenue de la promenade , il faudra qu'elle fe mette dans
fon lit.

Mais l'enflure œdémateufe gagne les parties génitales ,
les reins , & même le ventre jufqu'au nombril. Les moyens
recommandés dans le premier cas doivent être encore
employés dans celui-ci : mais ils ne fuffifent pas. Je penfe
que le confeil de *Smellie* eft bon à fuivre , & que *Burton*
a tort de rejetter la faignée. Il eft vrai qu'elle nuit dans
l'œdême effentiel , mais en cette occafion il eft fympto-
matique ; & dans ce dernier, au lieu d'être nuifible , elle
produit un bien en diminuant la quantité du fang , & en

(a) Syft. nouv. & compl. &c. §. 69. pag. 257.

emplâtre ne peut pas plus guérir la gravelle
dans le premier cas, que les onguents émol-

---

favorifant fon retour vers les parties fupérieures. Les
préjugés s'élèvent contre fon ufage dans le cas dont il
s'agit ici ; mais il vaut mieux s'en rapporter aux praticiens diftingués qui la confeillent, & qui l'ont adminiftrée avec fuccès. Il faut toutefois faire attention à la
caufe qui produit l'œdême chez les femmes groffes, car
quoique, pour l'ordinaire, il dépende uniquement de la
compreffion des veines, il peut cependant arriver qu'il
foit dû en même temps au relâchement des folides ou à
la diffolution du fang, ou feulement à l'une ou à l'autre
de ces deux caufes, fans que la compreffion des veines y
contribue en rien : alors il retombe dans la claffe des
œdêmes effentiels, & il eft important que le médecin ou
l'accoucheur en faffe la diftinction, de crainte qu'il n'adminiftre inconfidérement la faignée, en attribuant l'enflure à la caufe qui la produit ordinairement chez les
femmes groffes, & qu'il n'occafionne par là beaucoup
de mal. Mais, je le répète, toutes les fois qu'on eft affuré
que l'œdême ne dépend que du poids de la matrice qui
comprime les veines, ce remède eft falutaire, & il ne
faut pas héfiter de le mettre en ufage. C'eft la faignée du
bras que l'on doit faire : d'ailleurs on infifte fur les autres
moyens que nous avons déjà indiqués, & l'on donne de
légers purgatifs : tous ces moyens réunis arrêtent les
progrès du mal, & même le diminuent. Je dis que l'on
donne de légers purgatifs, & je prie le lecteur d'y faire
attention, car tous les draftiques doivent être abfolument
profcrits : les premiers font utiles en excitant des évacuations modérées, & en diminuant par-là infenfiblement la quantité des férofités épanchées ; mais les autres
font dangereux par l'ébranlement qu'ils excitent, & ils
peuvent occafionner l'avortement. Enfin il faut quelquefois avoir recours aux fcarifications : *Burton* les rejette abfolument (*a*), mais a-t-il raifon ? je conviendrai
qu'il ne faut point les faire indiftinctement, & lorfque

(*a*) Syft. nouv. & compl. &c. §. 69. pag. 257.

lients ne font capables de remédier aux douleurs des reins & du ventre, puifque leurs ef-

les autres remèdes joints au régime peuvent fuffire ; mais
quand ils ne produifent pas l'effet que l'on defire, on
doit employer les fcarifications, & il ne faut même pas
trop différer, de peur que l'état d'infiltration & d'œdéma-
tie ne gagne l'enfant. On fait donc alors deux mouchetures
à chaque pied, & l'on laiffe couler la férofité : refte à
favoir fi l'on pourroit auffi en faire aux grandes lèvres. Il
eft vrai que les cicatrices de ces parties peuvent être nuifibles, parcequ'elles doivent prêter dans le travail de l'enfantement; mais cette raifon n'arrêtera pas fi l'on obferve que la cicatrice d'une moucheture d'un pouce de long
faite aux grandes lèvres, lorfqu'elles ont un volume exceffif, fera tout au plus de la grandeur d'un grain de petite vérole, lorfque ces parties feront revenues à leur état
naturel. *Mauriceau* n'a pas fait difficulté de fcarifier (*a*),
chez une femme groffe, les grandes lèvres dont l'enflure
œdémateufe étoit très-confidérable, & l'accouchement
n'en fut ni moins facile, ni moins heureux : l'on pourroit joindre plufieurs autres exemples à celui-là, pour
prouver que les fcarifications ne font pas ordinairement
fuivies en pareil cas de la mortification, comme le craint
Burton. Cependant, fi elles répugnent abfolument à la
malade ou à celui qui en prend foin, on peut y fuppléer
par les véficatoires : ils font à la vérité plus incommodes que les fcarifications, & ils excitent plus de douleurs;
mais ils peuvent produire l'effet defiré, favoir l'évacuation
des férofités, avec autant de fuccès, & d'ailleurs ils excitent les ofcillations des vaiffeaux par les particules fti-
mulantes qui s'introduifent dans la maffe des humeurs.

Ces remèdes ne réuffiffent pas toujours, mais auffi,
comme je l'ai déjà fait remarquer, celui qui les emploie
doit moins fe propofer de guérir le mal radicalement,
que de l'empêcher de croître ou de le diminuer. Paffons
aux varices.

Des Varices.

La varice eft une tumeur circonfcrite, molle, inégale,

(*a*) Obferv. 81.

fets s'étendent à peine au-delà de la peau, &

---

noueuse, indolente, qui disparoît par la pression, & revient aussi-tôt qu'elle cesse. Il n'y a point de varices à l'intérieur du corps, parcequ'il ne peut y en avoir là où les veines n'ont pas de valvules. Les femmes enceintes y sont très-sujettes. Elles diffèrent par le volume, car elles peuvent être plus ou moins grosses : par leur siège, car les unes viennent aux malléoles ; les autres, aux cuisses ; les autres, aux parties naturelles, aux grandes lèvres, dans le vagin ; & les autres, à la circonférence du ventre : & à raison de la complication, car elles sont quelquefois accompagnées d'inflammation, de douleur, ou de crevasses. Les personnes qui sont plus ou moins sujettes aux varices pendant leur grossesse sont les mêmes que nous avons observé ci-dessus être plus ou moins exposées à l'œdême.

Quelques-uns ont cru que les varices provenoient d'un vice du sang ; mais ils se sont trompés, car on les observe souvent chez les femmes qui ont les humeurs les plus saines. Leur cause immédiate est la dilatation des vaisseaux veineux par l'amas du sang dans leur cavité ; & ce qui le prouve, c'est qu'elles en répandent une grande quantité, quand elles viennent à se crever. La même cause qui détermine l'épanchement de la sérosité dans l'œdême, savoir la compression des veines par le poids de la matrice, détermine l'amas du sang, & par conséquent la dilatation des vaisseaux. Les causes disposantes sont l'enfant porté trop bas, le relâchement des muscles du bas ventre, la texture délicate de la fibre, le trop grand repos ou l'exercice immodéré, & la situation verticale du corps trop long-temps soutenue, ce qui oblige la matrice à s'appuyer davantage sur le *petit bassin.*

Le principal effet de la varice est de causer une tuméfaction : mais elle n'est point douloureuse, parcequ'elle n'est point accompagnée d'érétisme, & qu'elle se forme peu à peu, de même que l'œdême. Quand on presse la varice, elle disparoît, parcequ'on oblige le sang à remonter ; & elle reparoît aussi-tôt que la pression cesse, parceque le sang, ne trouvant pas d'issue, se porte où la ré-

que par conséquent les muscles ne peuvent
en retirer aucun avantage.

---

siftance eft moindre. Enfin, la tumeur eft circonfcrite,
parceque l'humeur qui la forme eft renfermée dans un
vaiffeau. Les effets fecondaires dépendent des parties qui
font affectées. Il y a difficulté de marcher, fi elles font
aux pieds, aux jambes, ou aux cuiffes; ou de s'affeoir,
fi elles occupent les parties naturelles; celles qui font
dans le vagin deviennent fur-tout très-incommodes, caufent beaucoup de fouffrances aux femmes, & les empêchent de fupporter les approches de leur mari; ou les vêtemens gênent confidérablement, fi elles ont leur fiège
à la circonférence du ventre. J'ai connu une femme groffe qui avoit des veines variqueufes proche le nombril; fes
jupons la faifoient beaucoup fouffrir, fur-tout lorfqu'elle
marchoit; & elle étoit obligée, pour éprouver moins de
douleurs, de fe tenir prefque toujours affife.

Quand on voit des tumeurs irrégulières qui ferpentent
autour des jambes, ou des cuiffes, ou à la circonférence
du ventre; qui font circonfcrites, noueufes; & qui cèdent à la preffion; il n'eft pas difficile de prononcer que
ce font des varices. Il eft auffi facile de favoir fi elles
font crevées ou non, & fi elles font accompagnées d'inflammation ou de douleur; d'ailleurs les femmes le difent
elles-mêmes. Quant à celles qui ont leur fiège dans le vagin, on les reconnoît en y portant le doigt, & en faifant
fur-tout attention aux fignes qui les caractérifent & qui
les diftinguent de l'œdême : il eft fur-tout effentiel de
ne point fe tromper fur l'exiftence de ces dernières, lorfqu'elles viennent à fe crever, & à rendre du fang, parceque l'on pourroit mal-à-propos regarder l'hémorrhagie
qui s'enfuit comme une perte, l'attribuer au décolement
du *placenta*, & d'après cette fauffe fuppofition tenir une
conduite qui ne manqueroit pas d'être très-préjudiciable. D'ailleurs on faura fans peine fi les varices, en quelqu'endroit du corps qu'elles foient, procédent de la
groffeffe ou de quelqu'autre caufe particulière à la femme
enceinte.

Les petites varices ne doivent pas inquiéter. Elles fe

§. 99. En parlant des pertes (x); «la perte
» ſera plus ou moins dangereuſe, ſelon que

crevent plus ſouvent chez les petites gens que chez celles qui jouiſſent d'une certaine aiſance; ce n'eſt point un
mal, au contraire le ſang qui en ſort opère un dégorgement avantageux, il tient lieu d'une ſaignée, & l'on obſerve que celles à qui cela arrive ſe ſentent ſoulagées &
plus alertes. Mais ſi les varices ſont énormes, elles gênent conſidérablement, empêchent de marcher, & s'op-
poſent à l'exercice ſi néceſſaire dans le dernier temps de
la groſſeſſe; de plus elles ſont douloureuſes, & peuvent
cauſer des hémorrhagies dangereuſes. Si la ſuppuration
ſuccède, elle eſt longue, rébelle, & n'a de fin qu'après
les couches: au reſte, en employant les moyens convenables, elle n'eſt pas accompagnée d'un grand danger.
Quant à la bonne grace des parties que les varices affec-
tent, elle ſe perd preſque toujours: ces parties reſtent
plus groſſes qu'elles n'étoient; & elles conſervent par la
ſuite des nœuds & des élévations.

Il eſt très-difficile de faire une cure radicale, puiſqu'on
ne peut enlever la cauſe; mais il faut au moins tâcher de
ſoulager: or voici ce qu'on doit pratiquer pour y parvenir. La malade ſe tiendra ſur-tout en repos, & reſtera toujours aſſiſe ou couchée, afin de dégager les veines iliaques, & de permettre au ſang de monter au réſervoir
commun, à la veine-cave. S'il n'y a qu'une ou deux varices, on les preſſe avec une bande imbibée de quelque
remède propre, & l'on doit avoir ſoin de la ſerrer très-
modérement, car l'objet n'eſt pas d'écraſer les varices,
mais ſeulement d'empêcher la trop grande dilatation des
veines: en agiſſant autrement, l'on courroit riſque d'enfler les autres vaiſſeaux; on détruiroit bien un petit nombre de varices, mais il en naîtroit une infinité d'autres. Il
eſt auſſi à-propos de mettre ſous les bandes un carton
froiſſé entre les mains, afin qu'il s'applique mieux ſur la
partie. Si les varices ſont aux pieds ou aux jambes, les
bas de peau de chien s'emploient avec ſuccès: cette

(x) *Tome I. pag.* 173.

la furface du *placenta* féparée de la matrice
fera plus ou moins grande ; & fi cette fur-

———

eau a cela de particulier que, lorſqu'elle eſt préparée,
lle s'étend facilement & reſte au point où elle a été miſe.
Ces bas ſont taillés de façon qu'on peut les lacer par der-
ière, & il y a une courroie au-deſſous du lacet pour ne
as bleſſer le gras de la jambe : lorſque les femmes les
ortent, elles peuvent ſe tenir debout, & vaquer à leurs
ffaires : ils ſont d'une grande utilité, ils ſoutiennent les
umeurs, les empêchent de croître, & préviennent leur
upture. Il eſt aſſez inutile de les baſſiner avec des ſpiri-
ueux, ou des vins aromatiques.

Quand les varices ſont conſidérables, il faut avoir re-
ours à la ſaignée du bras, plutôt que de les ouvrir,
uoiqu'elles ſe crevent quelquefois naturellement & avec
vantage. Quant à celles de la vulve qui ſont fort doulou-
euſes, elles peuvent faire une exception à cette règle,
'autant plus qu'on a obſervé qu'elles ne gênoient point
ans le travail de l'enfantement, après avoir été ouvertes
ar la nature ou par l'art pendant la groſſeſſe : en conſé-
uence, lorſqu'on aura ordonné le régime, une ſituation
vantageuſe ; & lorſqu'on aura ſaigné & baſſiné avec
uelqu'aſtringent, comme la biſtorte ; on pourra, ſi tout
ela ne ſuffit pas, ouvrir les varices du vagin, & cette
pération aura probablement du ſuccès ; ou bien l'on ex-
itera un dégorgement par les ſangſues. Ce dernier
oyen me paroît encore plus ſûr, & je le conſeille plus
olontiers.

Lorſque les varices ſont ouvertes, il faut les bien dé-
orger, & appliquer deſſus quelque baume, tel que ce-
ui d'*arcæus*, &c.

On peut ſe diſpenſer dans tous les cas d'adminiſtrer les
urgatifs, car ils ne ſont point néceſſaires comme dans
œdême.

De la tuméfaction inflammatoire des parties naturelles.

Les femmes enceintes ſont encore ſujettes à une tumé-
action des parties naturelles, qui ne tient ni de l'œdême,

» face eſt petite , peut-être pourra-t-on trou-
» ver moyen d'arrêter l'évacuation , ſi l'on

ni des varices. Par conſéquent le traitement doit être fort différent. Les malades ſe plaignent d'abord de douleurs de reins ; ces douleurs paſſent bientôt au nombril , & de-là à la matrice ; la fièvre s'allume ; enfin on obſerve une tuméfaction aux parties naturelles , & le pouls devient gros & fréquent à meſure qu'elle augmente. La plûpart de nos auteurs n'ont pas connu la véritable cauſe de cet accident fâcheux , & ne paroiſſent pas même y avoir penſé. Il eſt dû certainement à une inflammation qui a ſon origine intérieurement , & qui s'étend juſqu'à l'extérieur : l'ouverture des cadavres , & les ſuites de l'accouchement, prouvent ſenſiblement ce que j'avance. Cette inflammation attaque d'abord la matrice , gagne enſuite le vagin , & enfin les grandes lèvres. On reconnoît qu'elle a lieu chez une femme groſſe , lorſque la fièvre exiſte , & que la douleur s'eſt fait ſentir avant la tuméfaction , au lieu que ce dernier ſymptôme n'accompagne ni l'œdême ni les varices , ou qu'il ne ſe manifeſte dans ces deux cas qu'après la tuméfaction , encore faut-il qu'elle ſoit exceſſive. Au reſte, pour établir un diagnoſtic tout-à-fait certain, il faut , ſur le moindre ſoupçon du mal dont il eſt ici queſtion, pouſſer les recherches auſſi loin qu'il eſt poſſible : c'eſt là l'occaſion de vaincre la répugnance naturelle qu'ont les femmes à ſe laiſſer examiner , tant l'erreur peut avoir de funeſtes conſéquences , & tant il eſt important de reconnoître promptement le mal , afin de s'oppoſer aux progrès rapides qu'il fait en peu de temps. En effet le prognoſtic eſt toujours fâcheux , car ſi l'accouchement arrive lorſque le vagin eſt encore dans l'état phlogiſtique , les écoulements empêchés & ſupprimés donneront lieu aux ſuites de couches les plus triſtes , & feront périr la mère. Le médecin ou l'accoucheur doit donc avoir principalement en vue de retarder l'accouchement, & de faire en ſorte que l'inflammation ſoit détruite avant qu'il ſe déclare. Ainſi il commencera par régler le régime, & il préſcrira de fréquentes ſaignées , une tiſanne humec-

» gouverne

» gouverne la femme avec toutes les précau-
» tions convenables, alors tout ira bien juf-

tante, & des bouillons adouciffants. Il fera baffiner les
parties naturelles avec des décoctions émollientes, ou
il fera appliquer deffus une veffie pleine de lait chaud. Il
ordonnera par jour quatre ou cinq lavements, & il infiftera fur-tout fur le régime anti-phlogiftique qui fera
exactement obfervé jufqu'à l'accouchement, de peur que
la maladie ne revienne, ce qui n'eft que trop fréquent.

De la preffion des uretères.

Il eft une efpèce de néphretique momentanée dont les
femmes enceintes font quelquefois attaquées fur la fin
de leur groffeffe. Elles éprouvent des douleurs vives à la
région lombaire, elles ont des cardialgies, des vomiffe-
ments, le cours de leurs urines eft interrompu, & elles
deviennent très-âcres. On ne peut expliquer ces fymptômes que par la preffion des uretères : alors l'urine s'accumule depuis le point de preffion, le calice fe diftend, le
rein eft mal à fon aife, & de là des effets analogues à
ceux qu'on obferve dans la néphretique. Cet accident
devient quelquefois grave, & il eft très-effentiel d'y remédier promptement. Il eft rare qu'il arrive des deux côtés, mais ou à droite ou à gauche feulement; à droite, fi
le fond de la matrice eft à gauche; & à gauche, fi le fond
eft à droite. Lorfque cet organe eft droit ou bien placé,
il n'arrive rien de femblable, parceque les uretères font
libres ; mais fi fon fond vient à s'incliner d'un côté ou de
l'autre, fon cou fe portera du côté oppofé dans la même
proportion, & c'eft ce cou qui preffant fur l'uretère, l'é-
tranglera, s'oppofera au paffage de l'urine, & produira
par conféquent tous les fymptômes que j'ai détaillés.

Il faut, pour y remédier, adminiftrer la faignée, &
fans différer, car il s'agit de prévenir l'inflammation, ou
d'arrêter fes progrès, fi elle exifte déjà. De plus, on
mettra la femme, quoique groffe, dans le demi-bain, où
elle reftera une demi-heure, ce qui fuffira ; &, pour
faciliter l'écoulement de fes urines, on lui fera prendre

Q

» qu'à ce que la femme soit prête d'accou-
» cher ». Mais ceux qui connoissent la véri-

---

une situation convenable. D'ailleurs elle observera un régime exact, jusqu'à ce que l'accident soit tout-à-fait paffé, & elle boira quelque tisanne humectante & adoucif-
sante.

Des Hernies.

Les hernies surviennent quelquefois chez les femmes
enceintes, & elles sont dues à la distention extrême des
muscles par le poids de la matrice. Celle qu'on appelle
exomphale est la plus commune pendant le temps de la
grossesse.

Lorsqu'une femme grosse a une hernie, il est bien difficile de lui faire porter un bandage, parceque la pelotte
blesse & meurtrit la peau, & que d'ailleurs elle ne peut
rester en place. Ainsi il faut s'en abstenir pendant la grof-
sesse. Cependant on fera la réduction de l'intestin, & on
apprendra aux femmes à la faire elles-mêmes : de plus
elles garderont exactement la chambre, se tiendront dans
un parfait repos, & porteront une ventrière. A la moindre douleur, on aura recours à la saignée, & l'on fera
des fomentations. Voilà toutes les précautions qu'il y a
à prendre jusqu'au temps de l'accouchement : lorsqu'il
sera arrivé, on tiendra la conduite que j'ai enseignée ailleurs (a), &, après la parfaite délivrance de la mère,
on sera libre d'employer tous les remèdes convenables.

Des Convulsions.

Tout mouvement irrégulier, involontaire & désordon-
né s'appelle convulsion. Les femmes enceintes, sur-tout
celles qui habitent les villes, y sont sujettes, mais plus
particulièrement dans les premiers temps de leur grof-
sesse : les femmes de la campagne en sont plus rarement
attaquées.

Les convulsions qui surviennent pendant la grossesse,
reconnoissent plusieurs causes, telles que certains acci-

(a) Syst. nouv. & compl. &c. not. 114. pag. 402.

table ſtructure du *placenta* & de la matrice, ſeront convaincus que le *placenta* ne con-

---

dents qui l'accompagnent, la pléthôre, l'inanition, & l'irritation de la matrice. La plûpart des auteurs n'ont pas connu cette dernière cauſe , & , en liſant leurs ouvrages, on ne voit pas qu'ils aient été inſtruits de ſes effets, & de la conduite qu'il faut tenir lorſqu'ils ont lieu : cependant cette matière eſt très-importante , & je m'arrêterai d'autant plus volontiers à la traiter en détail, qu'il eſt très-eſſentiel que les médecins ou les accoucheurs ſachent diſtinguer la véritable cauſe des convulſions des femmes enceintes , pour porter un prognoſtic ſûr , & pour mettre en uſage les moyens convenables.

Celles qui dépendent d'inanition , de pléthôre, ou de certains accidents , ſont très-dangereuſes , car elles peuvent occaſionner l'avortement , ſi l'on n'y apporte un prompt ſoulagement. Dans le cas d'inanition , il faut avoir recours aux reſtaurants. Quant à la pléthôre , elle eſt ſanguine ou humorale : dans le premier cas, il faut ſaigner ; dans le ſecond , il faut adminiſtrer les doux purgatifs & les réitérer ſouvent ; ſi les convulſions dépendent de quelques accidents qui accompagnent aſſez ordinairement la groſſeſſe , on commencera par y remédier , & ces convulſions ceſſeront d'elles-mêmes. On trouve dans l'ouvrage de *la Motte* , une obſervation intéreſſante (*a*) qui doit ſervir de règle de conduite dans tous les cas analogues à celui que cet auteur rapporte : une femme enceinte éprouvoit des convulſions violentes , dont la cauſe étoit la ſuppreſſion de ſes urines ; mais tous les ſymptômes convulſifs diſparurent , auſſi-tôt que *la Motte* leur eut procuré une iſſue libre en repouſſant la tête de l'enfant qui comprimoit le cou de la veſſie : la femme fut parfaitement ſoulagée & ſe porta bien juſqu'à ſon accouchement, qui auroit été prématuré par l'effet des convulſions , ſi quelqu'accoucheur moins expérimenté , méconnoiſſant leur véritable cauſe, n'eût pas employé le ſeul moyen capable de la détruire.

Les convulſions qui dépendent des cauſes ci-deſſus

(*a*) Edit. de 1765. obſerv. 364. Voyez auſſi la ſuiv. pag. 1106 & ſuiv.

tracte jamais une nouvelle adhérence avec ce viſcère, toutes les fois qu'il en eſt ſéparé to-

mentionnées ont coutume de ſurvenir dans les derniers temps de la groſſeſſe, mais il en eſt d'autres qui, dépendantes d'une cauſe différente & particulière, ont lieu au commencement & même dans les quinze premiers jours qui ſuivent la conception. Ces dernières, quoiqu'effrayantes par leurs ſymptômes, ne ſont pas auſſi dangereuſes que les premières; elles n'occaſionnent pas l'avortement, &, pour l'ordinaire, elles ceſſent d'elles-mêmes vers le quatrième ou le cinquième mois : il eſt vrai que l'accouchement eſt ſouvent précoce, & arrive à la fin du huitième mois, mais il eſt facile & heureux, & l'enfant ſe porte bien, quoiqu'il vienne avant le terme ordinaire, & qu'il ſoit par conféquent un peu petit; par la même raiſon, il n'eſt pas tout-à-fait auſſi fort que ceux qui naiſſent au bout des neuf mois entièrement révolus, mais il vit, il acquiert par la ſuite de la force, & il n'eſt pas pendant le cours de ſa vie plus ſuſceptible de convulſion que d'autres.

Mais quelle cauſe détermine ces convulſions ? cette cauſe eſt ſûrement l'impreſſion que reçoit la matrice au moment de la conception & dans les premiers temps de la groſſeſſe, impreſſion qui s'étend, ſe propage, & ſe communique à tout le ſyſtême nerveux. Il n'y a pas de conception ſans frémiſſement, ſans ſuccuſſion; cet effet a ſans doute lieu auſſi chez le mâle, mais il eſt plus ſenſible chez la femme, car elle éprouve alors des extaſes, des pertes de connoiſſance, &c. L'ébranlement ſe fait donc ſentir à la matrice, d'où il ſe communique aux parties qui ont le plus de ſympathie avec cet organe, principalement à l'eſtomac, ce qui explique pourquoi il y a des femmes qui ne peuvent concevoir ſans vomir le lendemain. Il eſt donc évident qu'une femme, devenue mère, jouit d'une ſenſibilité plus exquiſe, & qu'elle a le nerf plus vibratil dans le premier temps de ſa groſſeſſe ou celui qui ſuit immédiatement la conception : d'ailleurs cette ſenſibilité eſt encore entretenue, juſqu'à ce que la matrice ſe ſoit, pour ainſi dire, accoutumée à ſe diſten-

talement ou en partie. C'eſt un fait connu
que la perte de ſang qu'éprouve quelquefois

---

dre, & que ſon cou apporte moins de réſiſtance à ſon développement ; car il eſt certain que dans les premiers
mois cet organe ne cède qu'avec peine à l'enfant qui
croît, & aux ſucs qui pénètrent ſa ſubſtance, d'où naît
une irritation qui doit donner lieu aux convulſions. Les
cauſes diſpoſantes ſont la délicateſſe & la vibrabilité plus
grande des fibres : il eſt d'expérience que les femmes
graſſes ne ſont pas auſſi ſujettes aux convulſions, que celles qui ſont délicates & d'une haute ſtature ; qu'elles ſe
manifeſtent ſur-tout à la première groſſeſſe ; & qu'elles
attaquent plus particulièrement celles que l'on marie
trop jeunes ; ce qui ſert à confirmer ce que j'ai avancé ſur
la cauſe qui les produit. Enfin, une vie ſédentaire, oiſi-
ve, ennemie des plaiſirs, paſſée dans le chagrin, diſpoſe
encore à cette maladie, parceque les femmes qui menent
ce genre de vie ont beaucoup de pente à la mélancholie,
& par conſéquent ont le nerf très-ſenſible.

Nous venons de faire remarquer que les convulſions,
dont nous traitons, attaquoient ſur-tout les femmes ma-
riées trop jeunes, d'où nous tirerons cette conſéquence
eſſentielle, qu'il ne faut marier les filles que lorſqu'elles
ſont parfaitement formées. On ne fait pas aſſez d'attention à ce précepte : il y a des filles nubiles à douze ans,
tandis que d'autres ne le ſont pas encore à dix-ſept : ce
n'eſt point tant à l'âge qu'il faut avoir égard pour décider
ſi elles ſont déjà propres au mariage, qu'à l'évacuation
menſtruelle bien établie, & au parfait développement de
toutes les parties du corps & ſur-tout des organes de la
génération. Telle fille que l'on marie trop tôt, n'a aucun
goût pour les devoirs du mariage, elle s'irrite même des
careſſes de ſon mari, elle ſe plaint, ſouvent elle éprouve
de la douleur : cependant elle devient groſſe, & elle eſt
attaquée de convulſions, parceque la matrice qui n'eſt
pas encore ſuffiſamment développée ne ſe diſtend qu'avec
beaucoup de peine, & éprouve par conſéquent la plus
grande irritation. Il en eſt dans ce cas de la ſemence du
mâle comme d'une bonne graine confiée à une terre mal

Q 3

une femme grofſe peut s'arrêter, & qu'enſuite l'enfant & la mère ſe portent bien : mais alors

preparée ; dès qu'elle groſſit, cette terre ſe gerſe, ce qui ne ſeroit pas arrivé, ſi elle eût reçû une bonne préparation. Mais de plus, les convulſions ne font pas le plus grand mal auquel eſt expoſée une fille mariée trop jeune ; il eſt très à craindre qu'elle ne puiſſe réſiſter aux ſuites de couches, & qu'elle ne devienne par ſa mort la victime d'une funeſte précipitation. Il ne doit donc être aucune conſidération capable de faire oublier aux parents les dangers auxquels ils expoſent leurs filles en les livrant trop promptement au mariage, ou, pour mieux dire, l'affection tendre & naturelle qui eſt gravée dans leur cœur doit être aſſez puiſſante pour qu'ils lui ſacrifient tous les motifs d'intérêt, & qu'ils ne s'occupent que du bien de celles qui en font l'objet (a).

J'ai dit que les convulſions, dont il eſt à préſent queſtion, étoient effrayantes, ce qui ſera prouvé par les ſymptômes qui les accompagnent, & dont je vais faire le détail. Elles ſurviennent le plus ordinairement quinze jours après la conception. Elles entreprennent toute l'habitude du corps, de ſorte que la femme ne peut ſe tenir debout ; les bras & les jambes font des ſacades, le corps fait l'arc, le viſage s'altère horriblement, au point que les plus belles femmes deviennent alors un objet hideux à voir ; les bras ſe tordent, la bouche ſe renverſe, les cheveux ſe hériſſent, l'épine du dos ſe courbe. Ces convulſions reviennent par accès, que l'on a vu durer quelquefois pluſieurs heures : elles ceſſent enſuite & recommencent après une intermittence plus ou moins longue.

Ces convulſions ont lieu dans les trois ou quatre premiers mois de la groſſeſſe, & alors elles font intermittentes ; elles ceſſent tout-à-fait, pour l'ordinaire, à la fin du troiſième ou du quatrième mois ; elles n'occaſionnent pas l'avortement ; voilà trois phénomènes intéreſſants qu'il faut tâcher d'expliquer.

On peut trouver dans ce qui ſe paſſe au temps même des convulſions la raiſon de leurs intermittences. Obſer-

(a) Voy. le Syſt. nouv. & compl. &c. not. 118. pag. 425.

il ne paroît pas que ce sang vienne de cette partie de la matrice, d'où *Smellie* suppose

vons d'abord qu'elles sont causées par l'abondance des sucs qui abordent à la matrice, & qui irritent les fibres de cet organe : d'où, lorsqu'ils n'y aborderont plus en aussi grande quantité, l'irritation sera moindre, & les convulsions cesseront : or, c'est ce qui arrive lorsque l'accès a duré un certain temps. Par l'effet du spasme & de la contraction universelle, la circulation est extrêmement ralentie dans la matrice, & ce viscère ne reçoit plus autant de sang, car les petits vaisseaux qui se trouvent entre les extrémités des artères & l'origine des veines sont le point de constriction. Par conséquent les sucs sortiront bien de la matrice, mais n'y pourront pas rentrer ; il se fera donc un dégorgement qui, en mettant les fibres de ce viscère à l'aise, diminuera l'irritation que la pléthôre occasionnoit ; & il faudra un temps, tantôt plus long, tantôt plus court, pour qu'il se fasse une nouvelle surabondance de sucs, cause de nouvelles convulsions.

C'est par une raison à-peu-près semblable qu'elles cessent tout-à-fait vers le troisième ou le quatrième mois ; car alors l'enfant, ayant pris plus de croissance, consume davantage, & emploie pour sa nourriture une plus grande quantité de sucs, d'où la pléthôre, une des causes principales, n'existe plus. Ajoutez à cela que la sensibilité de la matrice n'est plus aussi grande, que cette sensibilité diminuée fait qu'elle est moins susceptible d'irritation qu'au commencement de la grossesse, &, par conséquent, que les effets qui en résultoient doivent cesser.

Le troisième phénomène est tout-à-fait digne de notre admiration. Les secousses produites par l'émétique tuent le fœtus ; les convulsions qui surviennent pendant l'accouchement le font périr si l'on ne se hâte de le tirer du sein de sa mère ; celles qui arrivent dans la syncope, sur-tout quand elle est causée par quelqu'hémorrhagie ou des excrétions trop abondantes, produisent le même effet ; toutes ces convulsions, que l'on peut regarder comme petites en comparaison de celles dont nous parlons, sont suivies de l'avortement, tandis que les autres, qui sont si violentes,

que le *placenta* est séparé ; & il est même
évident qu'il vient d'autres parties , ce que

laissent arriver l'enfant à terme. Quelle est donc la raison
de ce phénomène étonnant , mais certain & fondé sur la
plus longue expérience ? quand les convulsions , dont
nous traitons , ont lieu , leur source est dans la matrice
même ; c'est elle qui donne le branle à toute la machine ;
comme elle participe de l'état convulsif , elle est retenue
par le spasme des ligaments , & elle presse de tous côtés
également sur le petit enfant ; envain les sucs veulent y
pénétrer , leur impétuosité vient se briser contre le spasme
des vaisseaux ; enfin la propre constriction de la matrice
empêche que leur trop grande violence ne puisse blesser
l'enfant. Mais il n'en est pas de même dans les autres convulsions. Supposons celles qui succèdent quelquefois à
l'opération d'une dent arrachée : alors la matrice , qui
n'est pas fixée & retenue comme dans l'autre cas , est agi-
tée , ébranlée , violemment comprimée , & la compression passe jusqu'à l'enfant ; d'ailleurs les vaisseaux de cet
organe ne sont pas crispés , d'où il est , pour ainsi dire ,
l'égoût de toute la machine , les sucs chassés de tous côtés viennent s'y rendre sans obstacle , le *placenta* se décole
peu-à-peu , bientôt il l'est totalement par le froncement
des parois de l'*uterus* , & par-là le commerce entre la
mère & le fœtus est interrompu. Cette explication ,
quoique conjecturale , paroîtra peut-être approcher de
la vérité à ceux qui considéreront qu'elle est fondée sur
l'origine différente des convulsions dont il est ici question
& de celles qui ne sont pas l'effet de la sensibilité exquise
de la matrice. Je ferai encore remarquer que cet organe
plongé dans le *petit bassin* , au commencement de la grossesse , échappe aux contractions des muscles abdominaux ,
ce qu'il faut ajouter aux raisons par lesquelles j'ai tâché
d'expliquer pourquoi le fœtus résistoit au milieu des secousses convulsives , & atteignoit heureusement le terme.

Il est important qu'un médecin ou un accoucheur sache établir un bon diagnostic pour connoître que les
convulsions d'une femme dépendent de grossesse ou
d'une autre cause. S'il y a cessation de règles ; si le sein est

j'ai fait voir dans mon *Essai*, &c. (y) où j'ai
donné des règles générales pour distinguer

élevé ; si d'ailleurs la femme est sensible , grande , délicate ; si elle est disposée à la mélancolie ; si elle mene un
genre de vie triste ; & si elle a été mariée extrêmement
jeune ; il y a tout lieu de soupçonner que les convulsions
qu'elle éprouve sont dues à la grossesse , sur-tout si elle
est , dans les accès, *mentis suæ compos* , ce qui les distingue
de l'épilepsie , où il y a absolument perte de connoissance. Dans les convulsions dont nous parlons, les femmes
ne la perdent point , ce qu'il faut bien observer. Mais au
contraire elles conservent tous leurs sens , & sont entièrement à elles-mêmes ; elles entendent, elles voient ;
elles parlent , & répondent aux questions qu'on leur fait :
ce qui ne sera pas difficile à expliquer quand on connoîtra
la véritable cause de ces convulsions, qui dans le cas présent prennent, pour ainsi dire , à rebours. Elles ne commencent point par le *censorium commune* , la tête est saine,
il n'y a ni pression ni refoulement au cerveau , & le cervelet est aussi fort à son aise : d'où il n'est pas étonnant
que les femmes parlent , entendent , voient, & disent
aux assistants ce qui les affecte. Toutefois il ne faut pas
croire que leur parole soit parfaitement libre & aisée , &
il leur arrive même quelquefois de se mordre la langue.
Cependant on en trouve quelques-unes qui ne voient ni
n'entendent rien pendant de fortes secousses , & elles le
disent elles-mêmes lorsque l'accès est passé : c'est une
exception à la règle générale. Ces femmes sont celles qui
ont l'épine courbée , torse , & qui bondissent ; or, alors
le desordre est extrême , aucune partie du corps n'est à
son aise , & la moëlle épinière éprouve un ébranlement
& une compression violente , d'où le cours des esprits vi-
taux est dérangé ; au lieu que dans l'autre cas , qui est celui de la plûpart des femmes , cette cause n'existe point ,
d'où la tête reste libre , ce que l'on n'observe jamais dans
toutes les convulsions qui procèdent d'un vice idiopa-
thique du cerveau. Non-seulement les femmes ne per-

(y) §. 137. *pag.* 416.

les pertes de ſang , ſurvenant pendant la groſ-

dent jamais connoiſſance , comme dans l'épilepſie , mais encore il ne vient jamais d'écume à la bouche : enfin ce qui achève d'établir le diagnoſtic , c'eſt l'embonpoint , la fermeté de la peau , & l'abſence du plus petit mouvement fébril , ſoit dans l'intervalle , ſoit dans l'accès.

J'ai rangé la ceſſation des règles & l'élevation du ſein parmi les ſignes ſur leſquels eſt fondé le diagnoſtic ; mais il faut faire à cet égard quelques remarques. Si les convulſions ſurviennent dans les premiers mois de la groſſeſſe , les règles ne peuvent point toujours faire préſumer leur cauſe : car ſuppoſons qu'une femme ait conçu auſſitôt après l'évacuation menſtruelle ceſſée , & qu'elle ait des convulſions dans les quinze premiers jours qui ſuivent , il eſt clair qu'on ne pourra reconnoître la cauſe qui les produit que par le ſecours des autres ſignes , parceque les règles ne pourront indiquer la groſſeſſe qu'en manquant de reparoître à leur temps accoutumé , c'eſt-à-dire quinze jours plus tard. Il en eſt de même par rapport à l'élevation du ſein , qui ne ſe manifeſte pas ordinairement dès le premier mois de la groſſeſſe , & dont par conſéquent on ne peut tirer quelqu'indication que dans les mois ſuivants. D'un autre côté , on ne doit pas toujours conclure qu'une femme qui éprouve des convulſions n'eſt pas enceinte , par la raiſon qu'elle a ſes règles : mais il faut examiner ſi les ſignes principaux , que j'ai détaillés , ont lieu , car c'eſt ſur eux qu'eſt ſur-tout fondé le diagnoſtic. Il y a des femmes groſſes qui ont leurs règles (a) : ces exemples ſont à la vérité rares , mais il ſuffit qu'ils puiſſent ſe rencontrer , pour que l'on doive être ſur ſes gardes , & ne pas s'arrêter à un ſigne équivoque , lorſqu'il y en a d'autres plus certains , & qui ne peuvent pas jetter dans l'erreur.

On ſe conduira d'autant plus ſagement dans le traitement de ces convulſions , que l'on adminiſtrera moins de remèdes. Ceux qui en connoiſſent la véritable cauſe ne feront pas difficulté d'admettre ce principe , & il n'y a que les médecins qui l'ignorent qui peuvent s'obſtiner à don-

____

(a) Syſt. nouv. & compl. &c. §. 137. pag. 417 & ci-deſſous not. 36.

feſſe , dangereuſes, de celles qui ne le ſont

ner des médicaments multipliés. Le plus prudent eſt de laiſſer agir la nature , l'*opium* & les antiſpaſmodiques ſont même nuiſibles , & il ne faut en uſer qu'avec la plus grande circonſpection, ſi l'on y eſt abſolument forcé , car les femmes veulent des remèdes.

On fera donc faire deux ou trois petites ſaignées du bras , en laiſſant de longs intervalles crainte d'affaiſſement ; & enſuite on pourra donner un peu de *poudre de guttet* , de *valeriane ſauvage* , ou un peu de camphre , ou quelques gouttes de la *liqueur d'Hoffmann* dans l'*eau de pivoine* ou dans une certaine quantité d'*eau de fleurs d'orange*. Cependant on entretiendra le ventre libre avec quelques lavements d'eau pure , on gardera les femmes à vue, on réglera leur régime , & l'on ſoutiendra leur eſpérance. Il faut qu'elles ſe diſſipent, qu'elles reſpirent un bon air , qu'elles boivent un peu de vin , qu'elles prennent de l'exercice , & qu'elles rejettent tout ce qui eſt indigeſte , capable de titiller & d'entretenir le ſpaſme. D'ailleurs , pour remplir les indications acceſſoires , ſavoir pour chaſſer la ſaburre & détruire la cacochymie , il ſera à propos de leur faire prendre les eaux minérales , telles que celles de *Vichy* , & de leur donner de temps en temps un petit minoratif.

Des Palpitations.

Le cœur remplit ordinairement ſes fonctions , ainſi que les autres viſcères, ſans que l'individu y faſſe la moindre attention. Mais s'il bat irrégulièrement, plus fort, de façon à cauſer un état déſagréable & dolorifique, c'eſt ce qu'on appelle palpitation.

Parmi les palpitations, les unes , habituelles, ont lieu dans le temps même de la groſſeſſe ; les autres , accidentelles , n'exiſtent que dans ce temps. C'eſt de ces dernières que nous nous occupons. Elles ſont grandes , ou petites ; ſimples , ou compliquées avec crachement de ſang , ou étouffement , ce qui eſt commun : & elles ſont quelquefois accompagnées ou précédées de convulſions.

Nous avons recours, pour rendre raiſon des palpita-

pas, & pour apprendre à employer la mé-

tions, à deux cauſes : 1°. à une ſecrétion d'humeurs plus abondante ; 2.° au dégorgement imparfait du cœur. En effet la ſecrétion plus abondante dans les parties ſupérieures a lieu vers le milieu de la groſſeſſe, car alors le ſang refoulé par la preſſion de l'aorte ventrale, ſe porte en haut en plus grande quantité, la tête en reçoit beaucoup plus qu'à l'ordinaire, & le cerveau eſt ſurchargé de même que les viſcères renfermés dans la capacité de la poitrine, d'où dérive notre ſeconde cauſe, ſavoir le dégorgement imparfait du cœur. C'eſt toujours en raiſon des réſiſtances que la nature augmente ſes efforts, elle emploie peu de force contre une réſiſtance légère, mais elle l'augmente quand il en eſt beſoin. Ainſi le cœur, dans l'état ordinaire, recevant peu de ſang, n'emploie de force pour le chaſſer que ce qui eſt néceſſaire ; mais vers le milieu de la groſſeſſe il en reçoit une plus grande abondance par l'effet du refoulement, & alors, pour ſe dégorger, il eſt obligé de faire des efforts beaucoup plus grands, il ſe contracte plus ſouvent & plus fort, ſes mouvements ſont fréquents & inégaux, il arrive la même choſe que quand les valvules ſont dures, cartilagineuſes, ou qu'il y a quelque digue dans les ventricules, comme dans l'agonie ou dans l'anevriſme. Il eſt donc clair que le cœur doit ſe contracter plus fort en raiſon du refoulement qui y fait aborder une plus grande quantité de ſang ; mais de plus à chaque contraction du cœur le ſang trouve de l'oppoſition, en vertu de ce même refoulement, il remonte, & il reſte dans le ventricule en plus grande quantité qu'à l'ordinaire, ce qui le détermine auſſi à ſe contracter plus ſouvent, parceque ſe dégorgeant moins il ſe remplit plus promptement.

La cauſe diſpoſante des palpitations de la groſſeſſe eſt la ſenſibilité exquiſe des nerfs. Voilà pourquoi les femmes vaporeuſes, & par conſéquent ſenſibles, y ſont plus ſujettes que d'autres. Celles qui ſont à leur première groſſeſſe les éprouvent auſſi plus ſouvent, parceque dans les autres la peau accoutumée à céder s'étend facilement, d'où la preſſion ſur l'aorte ventrale eſt moindre,

thode la plus convenable dans l'un ou l'autre

& le réflux du sang vers les parties supérieures moins
onsidérable.

Les palpitations de la grosseffe ont coutume d'arriver
vers le quatrième, le cinquième, ou le sixième mois. Le
battement du cœur est quelquefois tel que l'on voit le
linge & les vêtemens mêmes se soulever; ou que la partie du péricarde qui répond aux côtes se durcit & devient
cartilagineuse; ou même quelquefois, ce que l'on a peine à croire, que la sixième & la septième vraie côte se séparent de leur cartilage & se rompent. Les symptômes
secondaires sont l'inquiétude mortelle des femmes, la
douleur, l'oppression, la perte du sommeil & de l'appétit, & le dérangement de toute l'économie animale. Il
est difficile que la nutrition ne souffre pas de la mauvaise
distribution des sucs : aussi voit-on maigrir les femmes
qui ont des palpitations; leurs fonctions naturelles sont
troublées, &, ce qui est le plus fâcheux, l'avortement en
est quelquefois la suite, parceque le sang ne circule plus
dans les derniers petits vaisseaux capillaires qui entretiennent la communication de la mère à l'enfant; ou, si cet
accident n'arrive pas, la femme tombe dans une langueur
qui ne l'abandonne pas même après l'accouchement.
Voilà ce qu'on a à redouter de la part des palpitations
qui durent long-temps, & qui sont presqu'habituelles;
d'où l'on ne peut faire trop d'efforts pour en arrêter le
progrès. Quant à celles qui sont passagères, elles ne sont
point aussi redoutables : il y a des femmes grosses qui
éprouvent cinq ou six palpitations le matin en se levant,
ou après quelque vive émotion; mais elles n'ont aucune suite, & elles n'exposent à aucun danger.

Les étouffemens, la toux, les appetits dérangés n'ont
qu'un temps, mais quant aux palpitations, si elles commencent au sixième ou septième mois de la grosseffe,
elles vont le plus souvent jusqu'à la fin. Il ne faut donc pas
trop se promettre de les guérir, mais seulement se le proposer, & pour cela il y a deux indications à remplir, enlever la pléthôre & diminuer la sensibilité. Pour remplir
la première, on saigne plusieurs fois. Il faut toujours dés-
emplir les vaisseaux avant de donner les narcotiques,

cas, sans faire tort à la mère ou à l'enfant (36).

§. 100. « Lorsque la tête (de l'enfant dans

qui satisfont à la seconde indication. Parmi les narcotiques, il faut préférer les plus doux, & les administrer avec beaucoup de précaution. Quand les palpitations sont légères, il suffit ordinairement de faire faire une saignée de temps en temps. Mais le régime est absolument nécessaire. La fatigue & l'exercice doivent être défendus, il faut que les femmes attaquées de palpitations soient oisives, & parfaitement tranquilles ; l'occupation de l'esprit n'est pas meilleure que celle du corps, & elle doit être aussi interdite. On prendra garde sur-tout d'exciter leurs passions, & on fera en sorte d'entretenir leur ame dans le plus grand calme. Il sera encore essentiel qu'elles ne se couchent point sur le dos, mais sur l'un ou l'autre côté, afin que la matrice ne comprime pas l'aorte ventrale.

Il ne suffit pas d'avoir fait cesser les palpitations soit par les remèdes, soit par le régime, il faut encore les empêcher de revenir. En conséquence, on fera bien de prescrire le lait coupé avec quelque décoction de plantes antispasmodiques, ou chicoracées, ou avec quelques eaux minérales, comme celles de *Vichy*, ou celles de *Cransac*. Ces dernières sont meilleures, mais tout le monde ne peut en avoir. On ordonnera avec succès aux pauvres gens le lait coupé avec une eau ferrée.

Je n'ai pas besoin de faire observer qu'il ne faut pas travailler à détruire pendant le temps de la grossesse les palpitations qui ne la reconnoissent pas pour cause.

(36) *Burton* a fait remarquer avec raison dans l'endroit cité que quelques femmes étoient réglées pendant leur grossesse, ce qu'il est important de savoir pour ne pas courir les risques de porter un faux jugement & d'administrer des remèdes inconsidérément, en prenant pour une perte un écoulement sanguin purement naturel : il n'est personne qui ne sente que l'erreur pourroit avoir alors les conséquences les plus fâcheuses. Notre auteur a donné

» l'accouchement) eſt retenue en arrière par
» quelqu'un de ces obſtacles (le cordon om-
» bilical entortillé autour du cou, ou les

les ſignes qui feront reconnoître que le ſang vient des
règles ou du décolement du *placenta* : j'ajouterai que,
dans ce premier cas, l'appétit ſubſiſte, que les digeſtions
ſe font bien, & que le ſang ſort *uno tenore*, au lieu que
le contraire arrive dans la perte : le ſang ſort par caillots,
d'ailleurs l'appétit eſt ordinairement détruit, & les digeſtions ſe font mal. Toutefois il ne faut pas ſe contenter des
ſignes rationels, & il vaut mieux avoir toujours recours
au ſigne ſenſible, au *toucher* : en effet ſi, en portant le
doigt à l'orifice de la matrice, on le trouve exactement
clos & fermé, on peut prononcer que le ſang vient des
vaiſſeaux du vagin & eſt dû à la menſtruation ; mais ſi on
le trouve béant & ouvert, on peut être ſûr que le *placenta* eſt décolé, & qu'il exiſte une véritable perte. Il faut
d'autant moins balancer à *toucher* les femmes pour établir un diagnoſtic certain, que, même parmi les principaux ſignes rationels qui indiquent la perte, il y en a qui
ne l'accompagnent pas toujours : ainſi quelquefois, le
placenta étant ſéparé de la matrice, le ſang coule ſans
douleur, & ſans tranchées ; d'où il eſt viſible que l'on ſe
tromperoit en pareil cas ſi l'on concluoit d'après l'abſence de ces ſymptômes, & ſans avoir recours au ſigne ſenſible, que l'écoulement ſanguin eſt l'effet de la menſtruation qui continue à avoir lieu régulièrement comme avant
la groſſeſſe.

Burton aſſure avoir connu une femme groſſe réglée
juſqu'au ſeptième mois, & *Mauriceau* rapporte qu'une
femme eut ſes règles régulièrement, dans cinq groſſeſſes
conſécutives, juſqu'au ſixième (*a*) : mais il eſt très-rare
qu'elles durent auſſi long-temps, &, le plus ordinairement, elles ceſſent tout-à-fait au troiſième ou au quatrième mois, ce dont on rendra aiſément raiſon, quand
on fera attention que le fœtus plus fort conſomme alors
davantage, & que les ſucs ſuperflus qui s'échappoient

(*a*) Edit. de 1694. chap. 20. pag. 155.

» épaules retenues au détroit du *baffin*) &
» que l'accouchement a été ainfi retardé pen-
» dant plufieurs douleurs, il faut profiter de

---

par les vaiffeaux du cou de la matrice & du vagin font employés à la fubfiftance. Au refte il faut remarquer que la fuperfluité des humeurs n'eft pas la feule caufe des menftrues qui accompagnent la groffeffe, & qu'elles peuvent encore dépendre de leur mauvaife qualité, ou de la foibleffe & du relâchement des folides ; ce qui établit une différence effentielle entre les effets qui en réfultent, & entre les moyens qu'il eft à propos de mettre en ufage.

Une femme forte, pléthorique, qui jouit de la plus parfaite fanté, & dont les règles abondantes ont toujours coutume de revenir régulièrement à leur temps marqué, devient groffe : dans les deux ou trois premiers mois, l'embryon confomme très-peu, & ce qui fert à fa nourriture n'eft pas à beaucoup près en proportion de la quantité qui s'évacuoit chaque mois par les menftrues; d'ailleurs cette femme mange beaucoup, & fait peut-être peu d'exercice; d'où il eft aifé de concevoir que fes vaiffeaux doivent être exceffivement remplis, & qu'elle doit avoir une furabondance de fucs extraordinaire. C'eft cette caufe qui donne naiffance aux accidents du premier temps de la groffeffe, que l'on prévient ou que l'on diminue en enlevant la pléthôre par la faignée. Mais quelquefois la nature produit le même bien en donnant iffue au fang furabondant par les vaiffeaux du cou de la matrice & du vagin. La femme n'en fouffre point, parcequ'elle ne perd que des fucs fuperflus; fes forces ne diminuent point, fa fanté s'entretient dans le même état; elle retire même un avantage de cette évacuation, favoir d'être exempte des maux que pouvoit occafionner la pléthôre & de n'être point obligée de recourir à la faignée pour les prévenir : quant à l'embryon, on auroit tort de craindre qu'il en reçût quelque dommage, parceque les humeurs qui s'évacuent ainfi périodiquement font celles qui deviennent inutiles à fa fubfiftance & à fon accroiffement, &

» la

» la première qui se présente , introduire un
» ou deux doigts dans le *rectum* avant qu'elle
» soit passée, & presser sur le front de l'en-
» fant à la racine du nez, observant sur-tout

même qui lui seroient infailliblement nuisibles si elles se
portoient vers lui dont l'organisation , alors fragile &
délicate , est si facile à détruire. Mais enfin vient ce temps
où, plus grand & plus fort, il a besoin d'une plus grande
quantité de sucs, en consommant davantage il détruit la
léthôre , & la superfluité d'humeurs n'ayant par conséquent plus lieu chez la femme, l'évacuation périodique cesse d'elle-même. Dans ce cas, que je viens d'établir, ce seroit sans raison que l'on administreroit des médicaments, car les règles sont le remède que la nature ,
toujours attentive à la conservation de son ouvrage, emploie contre l'état pléthorique qui existe au commencement de la grossesse, & dont les effets sont à redouter.
Toutefois il est sage de prendre quelques précautions, de
crainte que cet état ne persiste trop long-temps , ou que
les humeurs accoutumées à se porter vers les vaisseaux
du cou de la matrice ne s'en détournent ensuite plus difficilement : ainsi on recommandera à la femme de manger
moins , d'user d'aliments moins nourrissants, de faire un
exercice très-modéré ; & on lui interdira sur-tout les plaisirs du mariage , dont l'effet est d'attirer le sang vers les
parties naturelles en plus grande quantité.

Mais supposons un autre cas. Une femme foible, délicate , dont les menstrues sont ordinairement peu abondantes , ou qui a souvent des fleurs blanches , est réglée
pendant sa grossesse : il est clair que ses règles ne dépendent point alors de la pléthôre , car la quantité des humeurs est tout au plus suffisante pour fournir aux besoins
du fœtus, mais à leur mauvaise qualité ; & à la foiblesse
des vaisseaux : l'embryon souffre donc beaucoup d'une
pareille évacuation, elle lui fait perdre des sucs qui lui
sont nécessaires pour sa vie & son accroissement, & il
est très à craindre qu'il ne périsse si l'on ne peut la faire
cesser promptement. C'est aux femmes qui sont dans ce

R

» de ne pas appuyer sur les yeux. Par cette
» compression on assujettit la tête, jusqu'à ce
» qu'il revienne une autre douleur qui la chasse

---

cas qu'on doit rapporter ce que prononce *Hippocrate* (a), *si prægnanti purgationes menstruæ cursum suum teneant, fœtum benè valere est impossibile*, & dont ce que j'ai dit ci-dessus peut passer pour le commentaire. Il faut donc travailler à faire cesser leurs règles, en donnant plus de consistance au sang, ou en diminuant son acrimonie, & en augmentant la force des solides. Or, pour remplir ces indications, on leur prescrira un régime restaurant & en même temps rafraîchissant, elles feront usage des aliments incrassants, tels que la crême de ris, le vermichel, les gelées de viande, & elles prendront pour boisson une eau de ris, ou d'orge mondé, ou une légère dissolution de gomme arabique; pour donner plus de force aux solides, on leur ordonnera l'eau ferrée ou quelque eau minérale : d'ailleurs elles se tiendront dans le plus grand repos, elles garderont le plus souvent leur lit, on les entretiendra dans une tranquillité parfaite, l'on aura soin de n'exciter en aucune façon leurs passions, & elles feront absolument privées des plaisirs du mariage : cette privation est encore plus nécessaire dans le cas dont il s'agit, que dans le premier où les règles ne reconnoissent pour cause que la superfluité des humeurs. Enfin, si ces précautions n'ont aucun succès, il faudra opérer une dérivation par la saignée du bras ; car si les règles ne cessent point, elles occasionneront l'avortement en privant l'embryon des humeurs destinées à entretenir sa vie & à le faire croître, d'où il est important de ne négliger aucun des moyens capables de prévenir cet accident. Après la saignée, on continuera le même régime, & l'on observera toujours avec la plus grande exactitude les précautions susdites.

Si l'on est instruit de ce que nous avons exposé ci-dessus, & si l'on remplit les préceptes que nous avons don-

(a) Aphor. 60. sect. 5. Si une femme grosse continue à avoir ses règles, il est impossible que le fœtus se porte bien.

» plus loin en avant : pendant ce temps-là on
» pousse doucement & par degrés avec ses
» doigts , & on fait faire au front un demi-

---

nés , l'on saura distinguer l'écoulement sanguin dû à la
menstruation , ou au décolement du *placenta* , & l'on ne
sera pas embarassé sur le choix des moyens relatifs à l'une
ou à l'autre des causes dont dépendent les règles pendant
la grossesse. Quant aux pertes , elles sont toujours dangereuses , & elles méritent la plus grande attention de la
part du médecin ou de l'accoucheur. Cependant il ne
faut pas croire qu'elles soient toujours suivies de l'avortement , & qu'on ne puisse quelquefois conduire heureu
sement au terme la mère & l'enfant. *Mauriceau* s'est trompé lorsqu'il a avancé le contraire dans son quarante-troi-
sième aphorisme , où il dit : « Les grandes & excessives
» pertes de sang qui arrivent quelquefois à la femme
» grosse , viennent presque toujours du détachement en-
» tier ou en partie de l'arrière-faix d'avec la matrice ; &
» ces sortes de pertes de sang ne cessent jamais entière-
» ment que la femme ne soit accouchée » ; & *Burton* paroît aussi être tombé dans la même erreur. Il est certain
que les pertes qui sont dues au décolement total du *placenta* ne peuvent cesser que par l'accouchement , mais
l'on voit tous les jours celles qui ne sont occasionnées que
par un décolement partiel , s'arrêter d'elles-mêmes , ne
point menacer les jours de la mère , & permettre à l'enfant de rester dans la matrice , sain & bien portant , jusqu'au bout de neuf mois. Toutefois *Burton* a raison de
dire que le *placenta* , une fois séparé , ne contracte pas
une nouvelle adhérence , aussi ne faut-il pas s'imaginer
que la perte due à son décolement partiel vient à cesser
parcequ'il s'attache de nouveau à la surface de la matrice , mais parceque le sang se coagule à l'extrémité des
vaisseaux , & en ferme par-là les petits orifices.

On connoît donc la première cause des pertes qui surviennent pendant la grossesse. Mais quelle est la cause déterminante du décolement du *placenta* ? c'est la contraction trop vive , trop brusque de la matrice , ensorte qu'il

» tour en dehors & un autre demi-tour en
» haut (z) ». *Smellie* recommande ici une
pratique, qui, loin d'être de quelqu'avan-

arrive alors contre l'ordre ordinaire de la nature ce qui
ſe fait naturellement après l'accouchement. Si le *placenta* pouvoit ſuivre l'action de cet organe, les orifices des
vaiſſeaux ſe répondant de part & d'autre, il n'y auroit aucun décolement, & par conſéquent point de perte ; mais
il ne le peut pas, parcequ'il manque de fibres muſculaires : il faudra donc, quand la matrice ſe contractera trop
bruſquement, que les vaiſſeaux de l'arrière-faix ſe ſéparent, & ceſſent de s'aboucher avec ceux de ce viſcère ;
d'où le ſang s'extravaſera, décolera de plus en plus le
placenta, ira même juſqu'à détacher le *chorion*, ſe fera inſenſiblement une route juſqu'à l'orifice, & ſortira par la
vulve. Quant aux cauſes capables de déterminer la contraction vive de la matrice, elles ſont en très-grand nombre : ainſi cet effet peut être produit par les chûtes ; les
coups ſur le ventre ; les ſecouſſes ; les commotions ; les
vêtements trop ſerrés ; l'abus des plaiſirs du mariage ; les
médicaments âcres & irritants, tels que l'émétique, les
draſtiques, les diurétiques ou les ſudorifiques qui n'auront pas été adminiſtrés avec aſſez de ménagement ; les
convulſions, de quelque cauſe qu'elles viennent, à moins
qu'elles ne ſoient dues à la groſſeſſe elle-même ; les vapeurs de charbon, & les mauvaiſes odeurs : on trouve
dans les auteurs des exemples de femmes qui ont avorté
par l'action de ces différentes cauſes.

On doit encore regarder comme une cauſe déterminante du décolement du *placenta*, la ſurabondance des ſucs ;
car, lorſqu'elle a lieu, les vaiſſeaux ſurchargés & diſtendus ſe rompent & laiſſent échapper quelques gouttes de
fluide qui s'extravaſent & produiſent les mêmes effets.
Mais cette cauſe eſt beaucoup moins commune que l'autre ; la pléthôre eſt occaſionnée par la trop grande quantité d'aliments, l'inaction, & l'oiſiveté. On ne peut nier

(z) *Tom. I. pag.* 221.

tage à la mère ou à l'enfant, peut être très-
nuifible à l'un & à l'autre : car

1.° Il ne doit pas être fort aifé d'introduire

aufli que ces deux caufes principales , favoir la contraction brufque de la matrice & la pléthôre , ne concourent
quelquefois enfemble , & que la première ne faffe plus
d'effet & ne produife plus fûrement la perte , lorfqu'elle
a lieu chez des femmes qui fe trouvent en même temps
furchargées de fucs.

Les fymptômes qui accompagnent les pertes ont été
détaillés ci-deffus , & l'on a aufli donné les fignes propres à les faire diftinguer de l'écoulement fanguin dû à la
menftruation. Il eft d'ailleurs très-facile de connoître fi
elles font compliquées ou non , petites ou abondantes.

Les pertes des femmes groffes font des accidents très-
graves. Elles font périr l'enfant , quand elles font confidérables , parcequ'elles le privent de fa nourriture ; &
la mère avorte. Bien plus , elle périt quelquefois elle-
même après l'accouchement , non pas que cet effet funefte foit produit par la fortie de l'embryon , mais par la
perte exceffive de fang dont elle eft accompagnée. Au
refte , le danger eft d'autant plus grand que la groffeffe
eft plus avancée : & il eft tel qu'il menace les jours de la
mère & de l'enfant , quand les fréquentes fyncopes. ou
les convulfions accompagnent l'écoulement du fang.

La première indication eft d'arrêter le fang pour conferver la vie à l'enfant. Or il faut , pour la remplir , empêcher la matrice de s'irriter de plus en plus , de fe contracter , & d'opérer par-là le décolement du *placenta* ; ce
qu'on obtiendra en diminuant la fenfibilité , & la maffe
totale des humeurs , & en s'oppofant à la dérivation du
fang vers la matrice. Pour diminuer la maffe totale des
humeurs , on faignera du bras : quelques-uns ont propofé d'appliquer les fangfues à la vulve ou au *podex* , mais
ils ont tort , car par-là on donneroit lieu à la dérivation
que l'on a intention de prévenir. Il faudra réitérer les faignées , ayant foin de laiffer cinq ou fix heures d'intervalle
entre chacune , pour éviter les fyncopes. On objeftera

le doigt dans l'anus, pendant la douleur; parcequ'alors la tête de l'enfant eft fortement pouffée en bas, & doit par conféquent

peut-être qu'il eft abfurde de tirer du fang, & à plufieurs reprifes, à une femme qui en perd déjà beaucoup par les parties naturelles, & que ces faignées réitérées doivent l'affoiblir extraordinairement : mais il faut faire attention au but que l'on fe propofe ; on veut qu'il fe porte moins de fang à la matrice, afin que les orifices des vaiffeaux fe ferment plus aifément, or la faignée produit cet effet. Au refte, je ferai remarquer qu'elle ne convient que dans les pertes peu abondantes, telles que celles qui arrivent le plus ordinairement dans les trois ou quatre premiers mois de la groffeffe : c'eft alors que l'on peut fe promettre de dériver le fang par ce moyen; mais envain en efpéreroit-on le même avantage dans les pertes exceffives, & qui furviennent dans les derniers mois, car alors les vaiffeaux de la matrice font trop diftendus par le fang, ce fluide s'y porte en trop grande quantité, & il n'y a pas lieu d'efpérer que leurs orifices fe referment.

Il eft effentiel de prefcrire un régime exact. On fera prendre des aliments incraffants, dont l'effet eft de donner de la confiftance au fang, & de l'empêcher par conféquent de s'échapper auffi facilement par les orifices des vaiffeaux. Toutefois il ne faut pas en abufer, il y a des femmes qui les digèrent difficilement : ainfi on les leur donnera avec précaution, ou l'on y mêlera quelque fubftance amère aftringente, comme le *cachou*, le *quinquina* à médiocre dofe, ou le *cimarouba*, pour en rendre la digeftion plus facile. La tifanne de *grande confôude* convient auffi, elle détend, adoucit, relâche, & diminue la force de la contraction de la matrice qui eft la fuite de l'irritation. D'ailleurs il eft à propos, pour aider l'effet de ces remèdes, que la malade garde le lit, qu'elle fe tienne couchée fur le dos, les cuiffes élevées, & que l'on entretienne fon ame dans le plus grand calme.

Ces moyens ne réuffiffent pas toujours : alors on a recours aux aftringents, tels que le *fuc d'ortie*, *l'eau de Ra-*

rendre l'entrée plus étroite, par le gonflement des vaiſſeaux hémorrhoïdaux contre
leſquels la tête eſt pouſſée davantage pen-

---

bel ; ou aux topiques, tels que des linges trempés dans
de l'eau de puits froide, & appliqués ſur le ventre, ou
de l'eau glacée jettée ſur la même partie : toutefois il ne
faut avoir recours à ces derniers que dans l'extrême néceſſité, parcequ'ils occaſionnent une répercuſſion ſubite
qui peut nuire. Mais les meilleurs remèdes ſont ſans contredit les narcotiques qui ſuſpendent tout & font ceſſer
l'irritation. Ils produiſent alors le même effet que la ſyn-
cope, moyen que la nature s'eſt ménagé dans les hémorrhagies. Nous croyons donc qu'on ne peut faire mieux
que de les adminiſtrer, & même ſans trop tarder : ainſi,
après les ſaignées, on fera prendre le *ſyrop de diacode*
à bonne doſe, ou une émulſion chargée d'*opium*, ou quelqu'autre ſubſtance ſemblable.

La perte arrêtée, il ne faut pas que la femme ſe livre
à ſes exercices ordinaires : au contraire, elle gardera le
repos, elle s'abſtiendra abſolument des plaiſirs du mariage, qui ſont ſouvent une cauſe des pertes que l'on voit
ſurvenir pendant la groſſeſſe, & elle prendra le lait coupé avec une eau d'orge. On a vu des pertes conſidérables
guéries par le lit, l'*opium*, & le lait.

Mais je ſuppoſe, ce qui eſt rare au commencement de
la groſſeſſe, que la perte dure & réſiſte à tous les remèdes. Alors il faut porter le doigt dans le vagin, & examiner la matrice. Si l'on trouve ſon orifice bâillant & ouvert,
c'eſt un mauvais ſigne, on peut preſqu'aſſurer que l'enfant eſt mort. Dans ce cas, ou il ſe préſente un corps, ou
il ne s'en préſente point : s'il s'en préſente un, on fait ceſſer la perte en en faiſant ſur le champ l'extraction. Il faut
donc pour cela porter dans le vagin le doigt *index* & celui
du milieu, ou mieux le pouce & l'*index* ; on n'héſiteroit
pas d'y porter la main entière, s'il étoit néceſſaire ; on
recommande enſuite à la femme de faire des efforts, &
l'on profite d'une tranchée pour dégager le corps (*a*).

(*a*) Voyez le Syſt. nouv. & compl. &c. §. 153. pag. 456.

R 4

dant les douleurs, que dans les intervalles qu'elles laiſſent entr'elles.

2.º La compreſſion que.le doigt eſt obligé d'exercer ſur la tête de l'enfant pour la retourner, doit être fort conſidérable; & par conſéquent l'on riſque d'exciter l'inflammation des parties comprimées, & de bleſſer les vaiſſeaux ſanguins, ce qui pourroit occaſionner une fiſtule à l'anus.

3.º Si les doigts doivent faire faire au front *un demi-tour dehors, & un autre demi-tour en haut*, il faut en même temps qu'ils tordent ou qu'ils forcent cette partie du *rectum* & du vagin qui eſt entre eux & la tête de l'enfant,

---

Auſſi-tôt ce corps extrait la perte ceſſe, & l'on reſtaure enſuite la femme par quelque cordial. Mais s'il ne ſe préſente pas, ou la femme peut encore attendre, auquel cas on ne doit point ſe preſſer, car au bout de trois ou quatre heures ce corps ſe préſentera de lui-même, & l'on en fera l'extraction : ou le péril eſt urgent; & alors il ne faut rien négliger pour le faire ſortir ſur-le-champ, ce qui eſt fort difficile, ſur-tout à une première groſſeſſe, & au bout de cinq ou ſix ſemaines, le muſeau de la matrice étant ſi ſerré qu'on ne peut preſque pas l'ouvrir. On s'eſt ſervi, pour faire cette opération, d'un inſtrument appellé *bec-de-grue*, on a encore propoſé d'employer des curettes, ou des branches de cueiller fort longues : mais l'opération eſt toujours difficile avec ces inſtruments, & ſouvent impraticable. Celui qu'a imaginé M. *Levret* me paroît préférable. *C'eſt une pince à jonction paſſée dont chaque branche antérieure a, dans ſa partie ſupérieure, un cueilleron oblong, féneſtré, & légèrement courbe :* (a) on l'introduit dans la matrice à l'aide de deux doigts placés dans le vagin, on

(a) Suite des obſerv. ſur les cauſes, &c. pag. 473 & ſuiv.

comme il paroîtra évident à toute perfonne qui connoît la ftructure du *rectum* & du vagin, & les parties auxquelles ils font attachés.

4.° L'enfant peut fouffrir beaucoup de la compreffion des doigts à la racine du nez, dont les os, fuperficiellement unis à ceux du front, céderont facilement, quand même cette compreffion ne feroit pas très-confidérable. D'ailleurs l'accoucheur ne peut fi aifément juger de la partie qu'il comprime, lorfqu'il y a l'épaiffeur du *rectum* & du vagin entre le doigt & l'enfant : enfin, j'ajoute que la preffion doit être très-forte pour produire l'effet propofé, favoir pour tenir la tête fer-

---

dilate enfuite un peu l'orifice en écartant fes branches, &, lorfqu'il embraffe folidement l'embryon, ou tel corps étranger que ce foit, on tire doucement & en différents fens. *Burton* confeille l'inftrument qu'il a inventé, & qu'il appelle fon *extracteur*, pour tirer en dehors l'embryon & fon arrière-faix, lorfque la main ne peut fuffire (*a*). Je laiffe au lecteur éclairé & au praticien inftruit à pefer les avantages de ce dernier inftrument & ceux de la pince de M. *Levret*, à en faire la jufte comparaifon, & à décider lequel des deux mérite la préférence dans le cas dont il eft queftion.

Dans les pertes qui furviennent à la fin de la groffeffe, & qui font brufques & abondantes, il faut faire prendre à la malade la fituation convenable, & effayer l'*opium*, & les aftringents. Mais fi ces moyens ne réuffiffent pas promptement, ce qui eft le plus ordinaire, & fi les fyncopes font fréquentes, il n'y a pas d'autre moyen que d'accoucher la femme, & fans tarder ; ou, fi l'on diffère trop, elle périra infailliblement.

(*a*) Syft. nouv. & compl. &c. §. 153. pag. 456.

me juſqu'à ce que cette partie de l'enfant qui eſt arrêtée dans l'orifice de la matrice ſoit avancée, ou, pour m'exprimer autrement, juſqu'à ce que la matrice ſe retire en haut, & laiſſe l'enfant fixé auſſi loin qu'il s'eſt avancé.

5.° Le volume des doigts doit occuper un eſpace conſidérable entre le *coccyx* & la tête de l'enfant, &, dans la même proportion, bleſſer la mère, en tourmentant & dilatant ſes parties plus qu'il n'eſt néceſſaire ; & l'enfant, en exerçant une trop grande preſſion ſur ſa tête.

§. 101. Avant d'aller plus loin, il eſt à-propos d'expliquer ici ce que l'on entend par délivrance. Lorſque l'enfant entier ou quelque partie de l'enfant eſt hors de l'orifice externe, & qu'il n'y a nulle néceſſité de le retourner encore, on dit qu'il eſt délivré.

« Outre tous ces obſtacles, dit *Smellie* (a), » il peut encore arriver que la tête ſoit *tout-à-fait ſortie*, & que le corps ſoit retenu par la » contraction ou l'étranglement de l'orifice » externe autour du cou, même après que le » viſage eſt tout-à-fait dégagé ». Je ne puis m'empêcher de remarquer que l'orifice externe ne peut ſe contracter autour du cou, que, lorſque le viſage eſt tout-à-fait dégagé. J'ajouterai encore que, chez tout enfant bien

______

(a) *Tom. I. pag.* 222.

proportionné , la tête a une circonférence plus grande que toute autre partie , & surtout que les épaules qui cèdent si facilement à une petite force ; que par conséquent il est à peine possible que l'orifice externe se contracte assez pour retarder l'accouchement, parceque la partie la moins volumineuse doit passer, sans qu'il soit besoin d'une très-grande force, par le même chemin où a passé la plus grosse : & que, quand même la force propulsive diminueroit, l'accoucheur pourroit fort aisément y suppléer , en se saisissant de la tête de l'enfant, & en la tirant à soi : ensorte qu'un accident de l'espèce dont parle *Smellie* , n'a d'existence que dans son imagination. Enfin je suis très-surpris qu'il ait avancé , qu'*en pareil cas , on dit communément que l'enfant a le cou pris à l'orifice interne.* S'il existoit quelqu'auteur ou quelqu'accoucheur qui eût assuré qu'il étoit possible que l'enfant fût retenu par la contraction de l'orifice interne , lorsque sa tête délivrée pouvoit être vue & sentie, *Smellie* auroit dû, par égard pour sa propre réputation, en faire mention (37).

---

(37) Quelques-uns croiront peut-être que *Burton* se contredit ici , lorsqu'ils se rappelleront ce qu'il dit ailleurs (*a*) , savoir que *l'orifice de la matrice se resserre , & étrangle l'enfant , qui peut bien encore quelquefois respirer en*

(*a*) Syst. nouv. & compl. &c. §. 46. pag. 180.

§. 102. Il prétend ailleurs que, lorsque l'orifice de la matrice & l'orifice externe s'ouvrent avec difficulté, il est quelquefois nécessaire de glisser les doigts & la main à plat entre la tête & l'orifice interne. S'il entend que la main doive être introduite, comme il l'a enseigné lorsque la tête est engagée dans l'orifice de la matrice, son précepte ne doit pas être suivi ; parcequ'alors l'introduction de la main entre la tête & l'orifice de la matrice est non-seulement accompagnée de difficulté, sur-tout pendant le temps d'une douleur, mais encore de danger : car, en supposant la main introduite comme il le recom-

---

cet état pendant quelque temps ; mais qui est ensuite étouffé, si on ne lui apporte pas un prompt secours. Mais il faut faire attention à la différence des cas : dans l'un, il s'agit d'une méthode condamnable par laquelle l'orifice de la matrice est poussé par-dessus la tête de l'enfant, ensorte que celle-ci est chassée avec force, & franchit cet orifice qui n'a pas encore été suffisamment dilaté pour lui livrer un passage facile, & qui par conséquent doit revenir sur lui-même & se resserrer, aussi-tôt que la tête est passée & qu'une partie moins volumineuse, savoir le cou, ne l'entretient plus dans une dilatation forcée. Il n'en est pas de même dans le cas dont il est ici question, car si la tête de l'enfant a franchi l'orifice de la matrice, c'est sans autre secours que celui de la nature ; la dilatation de cet orifice s'est faite insensiblement, & lorsqu'elle est parvenue au degré nécessaire pour laisser passer la tête, il n'y a à craindre ni resserrement ni étranglement autour du cou ; mais au contraire l'orifice dilaté restera un temps assez considérable dans le même état, & ne s'opposera point au passage des épaules ; & en supposant, comme le re-

nande , elle ajoutera confidérablement au
volume de la tête de l'enfant , & diſtendra
l'orifice de la matrice plus qu'il n'eſt néceſſaire , ce qui pourra occaſionner quelque déchirure : enſuite la main pouſſée en haut,
empêchera encore la tête de l'enfant de preſſer extérieurement contre l'orifice de la matrice , moyen que la nature emploie pour le
dilater , & qu'il eſt plus ſûr d'imiter autant
qu'il eſt poſſible. Ajoutez enfin cette autre
conſidération que la main exercera toute ſa
force principalement ſur un côté , au lieu que
la nature exerce une preſſion égale ſur l'un &
ſur l'autre.

---

marque fort bien *Burton*, que les contractions de la matrice viennent à ceſſer , l'accoucheur pourra encore terminer ſans peine l'accouchement.

Si le lecteur ſe rappelle ce que j'ai dit ailleurs par rapport à la manière dont l'accoucheur doit ſe conduire lorſqu'il a retourné l'enfant pour l'amener par les pieds (*a*) ,
il verra que la méthode trop communément ſuivie n'eſt
mauvaiſe & ne doit être proſcrite que parcequ'une partie
de l'enfant trop volumineuſe eſt introduite avec force dans
l'orifice de la matrice qui n'eſt pas encore ſuffiſamment
dilaté , & qui par cette raiſon revient ſur lui-même , & ſe
reſſerre naturellement , auſſi-tôt qu'une partie moins
tendue lui en laiſſe la liberté : au lieu que par la méthode plus longue , mais plus ſûre , que j'ai recommandée ,
on laiſſe à la nature le ſoin de dilater l'orifice , qui reſte
enſuite quelque temps dans le même état , ſans qu'il y ait
à craindre que le cou de l'enfant ſoit étranglé par ſon reſ-
ſerrement ſubit.

(*a*) Syſt. nouv. & compl. &c, pag. 317. not. 106.

§. 103. Enfuite il ajoute: «parceque quand
» on n'a pas eu cette précaution affez à temps,
» l'orifice de la matrice eft fouvent pouffé
» devant la tête, (particulièrement la partie
» voifine du pubis) même au travers de l'ori-
» fice externe ». *L'orifice de la matrice eft
fouvent pouffé au travers de l'orifice externe :*
J'en appellerai à tous les praticiens : qu'ils difent fi cet accident n'arrive pas au contraire
fort rarement , même chez les femmes qui
font fujettes à une defcente de matrice, avant
de devenir groffes ; & je dois faire obferver
que dans tous les cas où la matrice defcend,
ou eft pouffée en avant, comme dans celui
dont *Smellie* fait mention , la méthode que
j'ai enfeignée dans mon *Effai , &c.* eft préférable à la fienne , car je confeille à l'accoucheur (*c*) d'introduire fes doigts dans le *vagin* , & , lorfqu'une douleur pouffe l'enfant en
bas, de maintenir par leur fecours l'orifice de
la matrice dans fa place, ou de le repouffer
en haut pendant chaque douleur. Par cette
méthode la tête de l'enfant preffe l'orifice de
la matrice extérieurement , & ne le diftend
pas plus que fon volume ne l'exige (38).

---

(38) *Burton* condamne avec raifon la méthode de *Smellie* , je la crois auffi très-mauvaife , & l'on fera bien de ne
jamais la mettre en ufage. Quant à celle qu'il lui fubfti-

(*c*) §. 46. *pag.* 176.

§. 104. Notre auteur nous conseille (*d*) de faire saigner, lorsqu'il arrive que l'accouchement traîne en longueur, quoique toutes les parties soient chacune en leur place, pourvu que la femme soit d'une constitution pléthorique, & qu'elle ait le pouls vif & fort. Mais je lui ferai observer que la saignée diminue les douleurs, loin de les augmenter, comme le savent tous les accoucheurs, & que par conséquent elle ne doit pas être mise en usage (39).

---

tue, & qui consiste à repousser l'orifice de la matrice pour le passer par-dessus la tête, je ne la juge pas moins dangereuse, comme je l'ai déjà déclaré dans un autre endroit (*a*). Au reste, il faut avouer que *Burton* reconnoît lui-même, après l'avoir proposée, qu'elle peut donner lieu aux accidents les plus funestes (*b*); ce qui suffit pour la proscrire, & pour lui préférer quelqu'autre moyen plus sûr. Il vaudra donc mieux, dans les cas où l'on craindra la *descente de matrice*, soutenir son orifice à chaque douleur, pour l'empêcher de se porter trop en en-bas : ce moyen n'a pas les mêmes inconvénients que l'autre méthode, & est suffisant pour s'opposer à l'accident que l'on veut prévenir.

(39) Ecoutons *Mauriceau* sur l'utilité de la saignée pendant le travail (*c*). « Si la femme qui est en travail est d'une » habitude réplète, il sera fort à propos de lui tirer du » sang du bras, dans le temps que son pouls commencera » d'être fort élevé par l'agitation du travail ; car par ce » moyen, sa poitrine étant dégagée, & ayant la respira- » tion plus libre, elle aura bien plus de force à pousser ses » douleurs en bas ; ce qui se fera sans aucun danger ; d'au-

(*a*) Syst. nouv. & compl. &c. S. 46. pag. 177. not. 45.
(*b*) Ibid. §. 46. pag. 179. not. 47.
(*c*) Traité des maladies des femmes grosses. Edit. 1694. pag. 239.

(*d*) *Tom. I. pag.* 234.———*pag.* 236.

§. 105. Il dit enſuite: « Lorſque le *placen-*
» *ta* eſt ſorti de lui-même immédiatement ou
» peu de temps après l'enfant, &c. En ce cas,

» tant qu'en ce temps l'enfant étant prêt à ſortir, n'a plus
» de beſoin du ſang de la mère pour ſa nourriture. C'eſt
» une choſe que j'ai pratiquée beaucoup de fois avec un
» fort heureux ſuccès. Outre cela cette évacuation em-
» pêche ſouvent que la femme n'ait quelque perte de
» ſang , ou la fièvre après ſon accouchement ; &c. »
Cet auteur , à l'autorité duquel je pourrois encore ajouter celles de *Lamotte* , de *Puzos* , &c. n'eſt donc pas de l'a-
vis de *Burton* qui avance que la ſaignée , faite pendant le
travail , diminue les douleurs , au lieu de les augmenter.
Mais l'expérience ſe déclare contre lui , & c'eſt à tort qu'il
condamne *Smellie* d'avoir employé une pratique , que
l'on fera bien de mettre en uſage dans les cas où il la recommande.

Il eſt ſans doute vrai que la ſaignée ſeroit nuiſible dans
ceux où la foibleſſe des douleurs viendroit d'épuiſement,
elle augmenteroit alors le danger au lieu de le diminuer ,
& s'oppoſeroit de plus en plus à la délivrance de la femme en faiſant ceſſer tout-à-fait les contractions de la matrice : mais ce cas n'eſt pas celui que ſuppoſe *Smellie* , il
conſeille ſeulement le remède dont il eſt queſtion lorſque la conſtitution de la malade eſt pléthorique , & le
pouls vif & fort. Quand l'épuiſement eſt la cauſe du
rallentiſſement ou de la ceſſation des douleurs , c'eſt au
ſommeil , aux reſtaurants , & aux cordiaux qu'il faut
avoir recours , pour rétablir les forces abattues , & rendre une nouvelle vigueur au corps épuiſé : dans l'autre
cas , les ſeuls remèdes ſont les antiphlogiſtiques , principalement la ſaignée , à laquelle on peut joindre les boiſſons délayantes & rafraîchiſſantes qui en aident l'effet , &
qui ſervent auſſi à relâcher les fibres de la matrice trop
tendues par la grande quantité de ſang.

Ce qui eſt relatif à l'adminiſtration de la ſaignée
avant & pendant le travail de l'enfantement ne peut
pas trop intéreſſer les accoucheurs , tant à cauſe du

» lorſque

» lorſque l'enfant n'a point encore reſpiré, &
» que l'on ſent la pulſation dans les vaiſſeaux,
» quelques-uns ordonnent (pour de bonnes
» raiſons) de plonger dans un baſſin de vin
» ou d'eau chaude le *placenta*, & autant qu'il
» eſt poſſible du cordon ombilical, afin de
» ranimer la circulation de l'un à l'autre;
» d'autres conſeillent de placer le *placenta*

nal qu'elle peut occaſionner, lorſqu'on la met en uſage
inconſidérement, que par rapport au bien qu'elle procu-
e, lorſqu'elle eſt faite à propos. Ce que je viens de dire
doit ſuffire pour diriger, pendant le travail, ceux qui ſe-
ont aſſez inſtruits pour bien apprécier l'état où ſe trou-
era la femme, & diſtinguer la véritable cauſe du rallen-
iſſement de ſes douleurs. Quant à la néceſſité de ſaigner
lorſque le travail s'annonce, je penſe m'être ſuffiſam-
nent expliqué: (a) d'ailleurs le précepte que donne *Rœ-*
erer vient encore à l'appui de ce que j'ai avancé: « les
» femmes, dit cet auteur (b), qui ſont pléthoriques, qui
» ont le pouls plein & élevé, & le viſage enflammé,
» doivent commencer par ſe faire tirer quelques onces
» de ſang, quand même elles ſe porteroient bien, &
» qu'elles ſeroient aſſurées d'accoucher facilement. La
» ſaignée rend les douleurs plus promptes & moins ſenſi-
» bles, & prévient les accidens que peut occaſionner l'ac-
» couchement ». J'ajouterai enfin qu'il eſt encore un cas
où elle doit toujours être adminiſtrée; ſavoir lorſque
on ſoupçonne avant la rupture des membranes que l'en-
ant eſt mal diſpoſé & que l'accouchement ſera contre
ature: il ne faut pas alors héſiter de ſaigner, ſans atten-
re que les eaux ſoient percées, & de donner quelque
boiſſon adouciſſante & délayante, pour prévenir l'inflammation, & préparer la femme à ſupporter mieux un
travail qui ne s'annonce pas favorablement.

(a) Syſt. nouv. & compl. &c. not. 43. pag. 171.
(b) §. 172.

S

» fur le ventre de l'enfant, couvert de couver-
» tures bien chaudes ; il s'en trouve d'autres
» qui veulent qu'on le mette fur des cendres
» chaudes ; mais de tous ces expédiens, le
» meilleur & le plus fûr à mon avis, eft de le
» mettre dans de l'eau chaude ». J'ai prouvé
que le meilleur moyen pour conferver l'enfant & exciter la circulation dans fes poumons, étoit d'interrompre celle qui fe fait
entre lui & le *placenta*. Par conféquent, c'eft
une mauvaife pratique de laiffer ouverts les
vaiffeaux ombilicaux afin que le fang puiffe
y circuler, tandis que le *placenta* eft plongé
dans l'eau, &c. (40)

---

(40) Lorfque le *placenta* fort en même temps que l'enfant, il y a à craindre une hémorrhagie, fur-tout fi l'accouchement n'a pas été long ; parceque la matrice n'a
pas encore eu le temps de fe refferrer, &, par conféquent, que les vaiffeaux qui s'ouvrent dans cet organe,
laiffent fortir librement le fang par leurs orifices. Il n'y a
qu'un moyen qui puiffe faire ceffer cette hémorrhagie, favoir la contraction de la matrice, qui en revenant fur elle-
même refferre les orifices des vaiffeaux trop dilatés &
interrompt par-là le cours du fluide. Quelquefois cette
contraction eft excitée auffi-tôt après la fortie de l'enfant
& de fon *placenta* par les feuls foins de la nature, & alors
il n'y a rien à craindre pour l'accouchée ; mais quelquefois auffi la matrice refte dans le même état, elle ne fe
contracte point, cependant le fang coule toujours abondamment, & les jours de la femme font menacés, fi l'art
ne vient promptement au fecours : le premier devoir de
l'accoucheur eft donc, dans ce dernier cas d'employer
tous les moyens poffibles, pour irriter la matrice & l'o-
bliger à fe contracter. Voy. le Syft. nouv. & compl. not. 52.

§. 106. Il continue : « Cependant si le *pla-*
» *centa* étoit encore retenu dans la matrice,
» & que l'on n'eût point de perte dangereuse
» à craindre, il ne peut être mieux placé
» pour maintenir une chaleur uniforme, pen-
» dant que l'accoucheur fait de son côté tout
» son possible *pour faire revivre l'enfant*, au
» moyen des règles que nous en avons don-
» nées ci-dessus. » Cependant il a dit précédemment (e) que le cordon ombilical a ordinairement un pied & demi ou deux pieds de
longueur : or, si le *placenta* adhère encore à
la matrice, la moitié au moins de cette longueur sera cachée dans les parties naturelles,
& la partie du cordon ombilical qui restera
visible à l'extérieur égalera au plus un pied,
ce qui permettra à peine d'échauffer, de
mouvoir, & d'agiter le malheureux enfant de
la manière dont *Smellie* l'enseigne: d'ailleurs
pendant tout ce temps-là la mère sera exposée

---

pag. 200. not. 130. pag. 489. Voilà ce qui doit l'occuper
principalement : quant à l'enfant, il faut suivre à son
égard les règles ordinaires, qui consistent à lier son cordon, & à le couper ensuite. C'est avec raison que *Burton*
rejette les autres méthodes proposées par *Smellie*, elles
ne signifient rien & elles sont absolument inutiles : il est
tout-à-fait égal pour la sûreté de l'enfant qu'il sorte sans
son *placenta*, ou avec son *placenta*, & dans les deux cas
il faut le traiter de même, & oublier ces vieilles pratiques conseillées par des auteurs peu recommandables.

(e) *Tome I. pag.* 133.

au froid, &c. &c. tandis qu'au contraire elle devroit être maintenue dans le repos, & entretenue chaudement, après avoir supporté les peines & les fatigues d'un travail peut-être long & laborieux (41).

───────────────────────

(41) L'on peut élever, contre cette pratique de *Smellie*, une objection plus sérieuse que celle de *Burton*. En effet, si l'enfant étant sorti, le *placenta* est retenu dans la matrice, sans y être adhérent, il faut sur-le-champ le faire sortir, & ne pas permettre qu'il y séjourne plus long-temps, car il empêcheroit cet organe de se contracter, & deviendroit par-là la cause d'une perte considérable. Cette règle est une des plus essentielles de la pratique des accouchements : toutes les fois que l'arrière-faix est détaché des parois de la matrice par la nature ou par l'art, il ne doit pas y faire un plus long séjour, & il est important pour le salut de la mère qu'il sorte promptement. D'ailleurs, en l'y laissant un certain temps, quel bien en pourroit-il résulter pour l'enfant ? s'il lui est quelquefois utile de ne point lier son cordon, & de laisser un libre cours au sang dans les vaisseaux qui le constituent, c'est lorsque le *placenta*, resté dans la matrice, est encore adhérent à sa surface ; autrement, cette méthode doit lui être plus nuisible que salutaire, car il perdra son sang par les petites extrémités des vaisseaux du *placenta* qui s'abouchoient avec celles de la matrice, par conséquent sa circulation deviendra de plus en plus languissante, & ses forces s'anéantiront. Dans le cas où l'enfant vient au monde foible & presque sans vie ; si le *placenta* est déjà détaché, le moyen le plus efficace pour le sauver n'est plus au pouvoir de l'accoucheur ; mais alors il doit toujours commencer par faire sortir l'arrière-faix qui exposeroit par un plus long séjour dans la matrice les jours de la mère, & ensuite tourner tous ses soins du côté du nouveau-né, & s'efforcer de le fortifier ou de le rappeller à la vie par d'autres moyens moins sûrs à la vérité, mais qu'on a cependant vu quelquefois réussir.

§. 107. Et plus bas (*f*) ; « Si les douleurs
» n'ont pas affez de force pour expulfer le
» *placenta* immédiatement après l'enfant ; &
» qu'il ne furvienne aucune hémorrhagie qui
» engage à en précipiter l'extraction, on peut
» accorder un moment de repos à la femme,
» dont l'enfant profite auffi pour fe rétablir ».
Mais je ferai obferver que l'accoucheur peut
être trompé, & s'imaginer que la malade n'a
point de perte, fi le *placenta* bouche exactement l'orifice de la matrice ; qu'il eft par-là
dans le cas de fe tenir tranquille jufqu'à ce
que les fyncopes, la foibleffe & l'intermittence du pouls, l'avertiffent du danger où eft la
femme de perdre la vie , quoiqu'on ne voie
pas couler de fang ; & que, par conféquent,
il ne faut pas s'expofer à un tel accident, en
fuivant la méthode recommandée ci-deffus
(42).

---

(42) Ce que *Smellie* dit dans cet endroit eft conforme
aux meilleurs principes : mais il n'eft pas étonnant qu'il
foit contredit par *Burton* qui veut que l'on faffe toujours
l'extraction du *placenta* auffi-tôt après la fortie de l'enfant.
Voy. le Syft. nouv. & compl. &c. not. 52. pag. 198. not.
55. pag. 201. not. 127. pag. 471.

Quant à l'accident dont il parle, il n'y a point à craindre que l'accoucheur tombe dans une erreur auffi préjudiciable, s'il a porté la main dans la matrice, dans l'inftant qui fuit immédiatement la fortie du fœtus, non-feulement pour connoître s'il y a dans cet organe un fecond

(*f*) *Tom. I. pag.* 239.

§. 108. « L'endroit de la matrice auquel le
» *placenta* eſt adhérent reſte toujours diſten-
» du, au lieu que le reſte de ſa ſurface ſe con-
» tracte de plus en plus (*g*) ». Je ferai remarquer à cette occaſion que *le reſte de la ſurface de la matrice* non-ſeulement ſe contracte, mais même au point d'embraſſer très-
étroitement le *placenta*, ce qui eſt un argument puiſſant en faveur de ceux qui recom-
mandent d'extraire le *placenta* auſſi-tôt après
la naiſſance de l'enfant, d'autant plus que,
comme le dit *Smellie* dans la même page,
l'orifice interne & les parties inférieures de la
matrice ne peuvent être dilatées de nouveau
ſans beaucoup de violence, lorſqu'elles ont
été reſſerrées pendant un certain temps, &
qu'il eſt beſoin d'une ſi grande force que l'on
eſt en danger de détacher le vagin d'avec la
matrice. J'ai d'ailleurs fait voir dans mon
Eſſai, &c. (*h*) d'après les meilleures autori-

---

enfant ou quelqu'autre corps étranger, mais encore pour
s'aſſurer de l'adhérence du *placenta*. Voy. le Syſt. nouv. &
compl. &c. not. 54. pag 201. D'ailleurs, lorſqu'on ſe
conduit prudemment, on ne quitte point la femme, en
attendant que les tranchées commencent à ſe faire ſentir,
& l'on eſt attentif à juger de ſes forces par l'état de ſon
pouls, enſoite qu'il eſt preſqu'impoſſible qu'un accoucheur inſtruit & prudent ne prévoie pas le danger, &
n'emploie pas à temps les moyens néceſſaires pour l'é-
loigner.

(*g*) *Tome I. pag.* 247.
(*h*) §. 55. *pag.* 209. §. 156, 157.

tés , & mes propres obſervations, que la matrice ſe contracte en fort peu de temps; ce
qui prouve la néceſſité abſolue d'extraire le
placenta immédiatement après la délivrance
de l'enfant (43).

§. 109. *Smellie* enſeigne (*i*), pour extraire le *placenta*, de ſe ſaiſir du cordon avec la
main gauche., de tirer enſuite doucement
par de légères ſecouſſes de côté & d'autre,
de faire faire à la femme des effors comme
pour aller à la ſelle, de la faire ſouffler fortement dans ſa main , ou ſe provoquer au
vomiſſement, en mettant un doigt dans ſa
gorge, comme l'a recommandé *Ould* dans
ſon traité des accouchements. Cependant il
a conſeillé auparavant de laiſſer un peu repo-
ſer la mère après la naiſſance de ſon enfant,
pour la rétablir de la fatigue qu'elle a ſouffer-
te , avant de faire aucune tentative pour extraire le *placenta*. Mais lorſqu'il juge que le
temps eſt venu de ſe mettre à cette opération, il la tourmente exceſſivement : car n'eſt-
il pas cruel d'exiger d'elle les plus grands efforts, lorſqu'elle n'en a peut-être déjà que
trop fait pendant ſon accouchement? auſſi les
violentes tranchées, accompagnées de pertes,

---

(43) Voy. le Syſt. nouv. & compl. &c. not. 53. pag. 200.
not. 127. pag. 471.

(*i*) *Tom. I. pag.* 243.

d'inflammations de la matrice, &c. en font les fuites funeftes, parcequ'une trop grande quantité de fang eft déterminée vers la matrice, qui vient d'être débarraffée de ce qui pouvoit y oppofer la principale réfiftance. Ajoutez à cela que ces efforts douloureux ne produiront pas l'effet defiré, fi le *placenta* adhère à la matrice : car alors, comme chaque partie de la matrice, qui n'eft pas diftendue par le *placenta*, fe contracte, (comme *Smellie* l'a dit lui-même) ce vifcère prend prefque la forme d'une boule; &, quoique les efforts de la mère, qui *touffe*, *fouffle*, *&c.* lui faffent faire un petit mouvement, il ne fe meut cependant que comme une maffe folide, parcequ'il embraffe étroitement le *placenta*; & par conféquent ces efforts ne peuvent en hâter la féparation. Bien plus, ils n'ébranlent pas même la matrice autant que *Smellie* paroît l'infinuer, car, en fe contractant, elle redefcend dans le *baffin*; & d'ailleurs, comme les mufcles abdominaux, qui ont été diftendus pendant la groffeffe, font alors lâches & pendants, par l'évacuation des eaux & la naiffance de l'enfant, ils ne peuvent beaucoup comprimer la matrice, d'autant plus que, plus elle fe refferre, & moins elle eft foumife à leur contraction.

§. 110. « Lorfqu'avec toutes ces précau-
» tions on ne peut pas faire venir le *placenta*,

» il faut introduire doucement fa main dans
» le vagin, chercher les bords de l'arrière-faix,
» & l'attirer peu à peu lorsqu'on l'a trouvé (*k*)».
Pourquoi *Smellie* n'a - t - il pas commencé
par recommander cette méthode ,. qui
procure des avantages multipliés, & n'est
accompagnée d'aucun inconvénient? *South-well* (*l*) nous dit, que lorsque le *placenta*
ne suit pas *immédiatement* l'enfant, il est ab-
solument nécessaire d'introduire la main, de
le séparer de la matrice avec adresse & de
le faire sortir, ce que l'on peut faire avec
la plus grande facilité pour la mère, sans la
tourmenter inhumainement, lorsqu'elle est
déjà épuisée par les douleurs de l'enfantement, en l'excitant *à faire des efforts comme
pour aller à la selle , & pour vomir.* Je me
suis aussi étendu dans mon *Essai , &c.* (*m*) sur
le grand nombre d'avantages qui résultent
d'une telle pratique, & j'ai parfaitement ré-
pondu à toutes les objections qui ont été faites jusqu'ici contre l'introduction immédiate
de la main dans la matrice, après la naissance
de l'enfant. *Smellie* dit à la page 393 du premier tome, que, lorsqu'il y a deux jumeaux,
il est facile à l'accoucheur d'introduire sa

(*k*) *Tom. I. pag.* 243.
(*l*) *Remarques sur le traité des accouchements de* Ould.
(*m*) S. 52, 53, 54.

main, parceque les parties font encore tou[tes]
ouvertes par le premier accouchement : o[r]
j'obferverai que les jumeaux ont ordinaire[-]
ment moins de volume que les enfants qu[i]
viennent feuls, d'où, dans ce dernier cas, le[s]
parties feront plus ouvertes, & par confé[-]
quent la main pourra être immédiatement in[-]
troduite avec plus de facilité (44).

§. 111. « Lorfque le cordon eft implant[é]
» directement au milieu du *placenta*, & qu[e]
» cette partie fe préfente à l'orifice intern[e]
» ou à l'externe ; cette maffe forme un tro[p]
» gros volume pour fortir ainfi ; en ce cas, [il]
» eft à propos d'introduire deux doigts dan[s]
» le vagin pour le faifir par les bords, & les a[...]

---

(44) Il paroît que *Smellie*, en confeillant de ne pas ex[-]
traire le *placenta* auffi-tôt après la fortie du fœtus, n[']a
pas fenti la véritable raifon de cette conduite, & n'a e[u]
pour principal motif que de laiffer repofer un peu la fem[-]
me, fans avoir fait une attention particulière au dang[er]
qui la menaceroit fi l'on agiffoit autrement. Quoi qu'il e[n]
foit, il faut faire ce qu'il recommande, laiffer la femm[e]
tranquille lorfque l'enfant eft délivré, & attendre, je n[e]
puis trop le répéter, pour extraire le *placenta*, qu'el[le]
commence à reffentir quelques tranchées. Mais quant au[x]
moyens qu'il donne pour faire cette opération, ils fo[nt]
mauvais, ils fatiguent extraordinairement la femme, [...]
qui n'eft pas exempt de danger, & il eft de la fageffe [de]
tout accoucheur de les rejetter abfolument : c'eft av[ec]
raifon que *Burton* lui reproche de ne pas commencer p[ar]
mettre en ufage la méthode plus douce qu'il recomma[nde]
de enfuite. Voy. le Syft. nouv. & compl. &c. not. 57, 5[8,]
59. pag. 202.

» tirer les premiers (*n*) ». Mais je remarquerai
que si l'on fait l'extraction du *placenta* immédiatement après la naissance de l'enfant, il ne
peut *former un trop gros volume pour sortir
ainsi*, comme il paroîtra évident à toute personne qui connoît sa composition : par conséquent, s'il ne passe pas facilement, il ne faut
pas en accuser son volume ou sa position,
quoique le cordon soit directement implanté
au milieu, mais la négligence de l'accoucheur
qui a laissé le temps à la matrice de se contracter. En second lieu, si l'arrière-faix adhère
de la manière dont parle *Smellie*, & s'il se
présente par le milieu à l'orifice interne,
comment sera-t-il possible à l'accoucheur d'en
saisir les bords, en introduisant deux doigts
dans le vagin, & de les attirer les premiers,
puisqu'ils sont les plus voisins du fond de la
matrice ?

§. 112. « Pendant le cours de cette opéra-
» tion (l'extraction du *placenta*, que l'accou-
» cheur fait en dilatant successivement l'orifice
» interne & le cou de la matrice), il faut char-
» ger quelque personne intelligente d'ap-
» puyer avec ses deux mains sur le ventre de
» la femme, ou y appuyer soi-même avec une
» de ses mains pendant que l'on introduit
» l'autre, afin d'assujettir la matrice, sans

____

(*n*) *Tom. I. pag.* 243.

» quoi elle fuiroit , & se rouleroit en forme
» de pelote sous les parois relâchées de l’*abdo-*
» *men* , ce qui empêcheroit le succès de la di-
» latation que l’on se propose (o) ». Mais

1.° Cette compression sur le ventre de la
mère doit être fort considérable , pour assujettir la matrice ; & par conséquent fort douloureuse , dans un temps où les muscles abdominaux sont si sensibles , sur-tout après un
accouchement long & difficile , que l’on peut
à peine les toucher sans exciter de la douleur.

2.° Elle ne répondra pas aux vues que l’on
se propose, car, la main étant introduite, le
placenta doit être séparé par quelques-uns
des doigts, tandis que le reste de la main est
maintenu dans la même position, ce qui empêche la matrice *de se rouler en forme de pe-*
lote.

3.° Lorsque l’accoucheur s’efforce d’introduire sa main à travers l’orifice interne , il la
pousse par degrés & doucement en haut, ensorte qu’il n’y a nulle nécessité de faire cette
compression, *pour ne pas s’exposer à déta-*
cher le vagin d’avec la matrice , comme
Smellie paroît le penser dans le paragraphe
précédent : car s’il est besoin d’une si grande
force, pour que l’on soit dans le cas de craindre *de détacher le vagin d’avec la matrice,*

(o) *Tome I. pag.* 247.

il en faut une aussi considérable, si même elle ne doit pas l'être davantage, pour assujettir la matrice : or il n'y a point de femme qui puisse la supporter, & s'il s'en trouvoit quelqu'une qui pût y résister, quelles seroient les conséquences pour la matrice, après avoir été ainsi comprimée ?

4.° J'observerai que, plus est grande la pression à l'extérieur de la matrice, & plus il est difficile de la dilater par la force qui agit intérieurement, comme il paroîtra évident à toute personne qui connoît les loix des puissances méchaniques, & qui saura en faire l'application au cas présent (45).

---

(45) Je me suis assez étendu ailleurs sur le temps & la manière d'extraire le *placenta* (a).

Dans la plûpart des objections que fait *Burton* il est facile de remarquer un auteur excessivement prévenu en faveur de la méthode qu'il a adoptée, & qui par cette raison ne peut s'empêcher de combattre par une foule d'arguments celles qui lui sont opposées. Mais leur foiblesse sera aisément sentie par le lecteur judicieux & instruit : il saura distinguer, entre des méthodes différentes, celles qui sont le plus avouées par l'expérience, &, s'érigeant en juge parmi des auteurs qui n'ont pas le même avis, il embrassera le parti de ceux dont les principes concourent le plus au bien de l'humanité. J'ai déjà marqué mon étonnement de ce que *Burton* tient avec tant d'opiniâtreté à son sentiment sur le temps d'extraire le *placenta* ; comment se peut-il qu'un accoucheur aussi habile & aussi expérimenté ait tombé dans cette erreur, & y ait persévéré ? il la partage avec *Mauriceau*, mais au moins ce dernier a commencé à se livrer

(a) Syst. nouv. & compl. &c. not. 59. pag. 204.

La pratique de *Smellie* n'est donc pas aussi *supérieure*, que nous l'a dit le journaliste : N.° 3. (*p*)

à la pratique des accouchements dans un temps où elle étoit entièrement abandonnée aux sages-femmes, il est presque le premier qui en ait jetté les fondements, d'où il étoit presqu'impossible que tous les principes qu'il a établis fussent également bons & certains. D'autres accoucheurs célèbres sont venus après lui, &, en ajoutant à son expérience celle qu'ils avoient acquise, ils ont rectifié ses erreurs ; cependant une de celles dont les suites peuvent être le plus contraires au bien public, trouve encore un sectateur dans un médecin distingué, dont la réputation vante les travaux & les écrits, & qui mérite d'ailleurs la plus juste confiance par une foule d'autres principes incontestables. Il est donc vrai, qu'il est sage de ne point admettre sans réflexion les idées des plus grands hommes, & que leurs opinions doivent être soumises à l'examen le plus rigoureux avant d'être adoptées ; c'est une règle dont il ne faut jamais s'écarter, & qui doit surtout être d'autant plus profondément gravée dans l'esprit que l'on se destine à exercer une profession plus difficile plus importante, & dans l'exercice de laquelle les erreurs peuvent avoir des suites plus funestes.

Burton, en conseillant d'extraire le *placenta* aussi-tô après la sortie du fœtus, se fonde principalement sur ce que l'orifice de la matrice se resserre très-promptement mais l'expérience prouve que l'on peut différer sans aucune crainte, & que l'orifice est encore assez dilaté au bout d'un quart d'heure ou vingt minutes, temps où le tranchées commencent ordinairement à se faire sentir pour laisser passer librement le *placenta*. En effet, c'est ainsi que les choses se passent dans les accouchements ordinaires ; & l'on n'a pas droit de conclure qu'il faille faire aussi-tôt l'extraction de l'arrière-faix, parceque, dans quelques cas, ayant resté plus long-temps sans se séparer de la matrice, il passe plus difficilement à travers son orifice

(*p*) *Voyez ci-dessus la préface.* Pag. xliv.

§. 113. Je vais à-préfent examiner les différentes méthodes d'accoucher les femmes
dans tous les cas extraordinaires, favoir ceux

déjà refferré ; car même alors il eft facile de le dilater, en
fuivant la métode de *Rœderer* : « Lorfque, dit-il (a), l'o-
» rifice interne de la matrice n'eft pas affez dilaté pour
» pouvoir y introduire la main, on fe contentera d'y in-
» troduire un feul doigt, que l'on tournera tout autour
» pour l'agrandir ; on en mettra enfuite un fecond, &
» même un troifième & un quatrième ; & ferrant le pou-
» ce contre la main, on dilatera avec la main, ainfi arron-
» die, l'orifice, jufqu'à ce qu'on puiffe atteindre le *pla-*
» *centa*, & le tirer. Si l'orifice du vagin n'eft pas affez
» dilaté, on emploiera la même méthode pour le dila-
» ter ». Cette méthode eft auffi à-peu-près celle de *Smel-*
lie qui confeille d'*introduire la main dans le vagin en forme*
de cône, de dilater fucceffivement l'orifice interne & le cou
de la matrice, &c. & la preffion qu'il recommande de faire fur le ventre de la mère pendant cette opération ne me
femble pas auffi blâmable que voudroit le faire croire *Bur-*
ton. Je fouhaiterois feulement que l'accoucheur n'en char-
geât aucun des affiftants, & qu'il la fît lui-même avec la
main gauche, tandis qu'il a la main droite dans le vagin.
Rœderer, avec plus de raifon, n'admet point la même alternative : « Dans le temps, dit-il (a), qu'on introduit la
» main droite dans la matrice, il faut preffer légèrement
» le ventre avec la gauche, pour découvrir l'endroit où
» eft le *placenta*. On ne doit pas retirer la main que l'opé-
» ration ne foit faite, mais fixer la matrice & le *placenta*
» en les comprimant doucement, de peur que la main
» droite, en agiffant, ne lui faffe changer de place, &
» qu'on n'ait plus de peine à le tirer ». En effet, il n'eft
perfonne qui foit plus en état que l'accoucheur de modérer cette preffion, ou de la faire plus ou moins grande felon les circonftances ; & il eft toujours à craindre que
quelqu'un des affiftants, à qui l'on en confieroit le foin,

(a) Elém. de l'art des Acceuch. §. 351. pag. 191.
(b) §. 358. pag. 194.

où l'enfant doit être retourné pour l'amener ensuite par les pieds, ou le tirer par le secours des instruments.

§. 114. Ce que l'on se propose principalement dans la pratique des accouchements est, 1.° de délivrer les femmes avec le plus de facilité, de sûreté, & de promptitude

---

si intelligent qn'on puisse le supposer, ne comprime trop le ventre, ou ne ménage pas assez ses mouvements pour le bien de la malade & le succès de l'opération.

Burton a eu tort d'avancer que cette pression doit être très-considérable pour assujettir la matrice : douce & modérée, elle suffit pour produire cet effet, & par conséquent il n'est pas à craindre qu'elle cause des douleurs extrêmes à la mère. En second lieu, la main étant introduite dans la matrice, & travaillant à détacher le *placenta*; une douce pression sur le ventre ne peut que favoriser cette opération. En troisième lieu, le sens de *Smellie* est un peu altéré au sujet de la séparation du *vagin* d'avec la matrice, car voici ses paroles : « S'il est besoin pour cela » (pour dilater l'orifice) de beaucoup de force, il faut » l'appliquer doucement, & s'arrêter par intervalles de » peur que la main ne s'engourdisse, & pour ne pas s'ex- » poser à détacher le *vagin* d'avec la matrice, parcequ'en » ce cas, le *vagin* s'allonge considérablement (a) ». Or on ne peut pas en conclure qu'il conseille la pression dont il s'agit, *pour ne pas s'exposer à détacher le vagin d'avec la matrice*, mais bien pour assujettir cet organe : & d'un autre côté il est clair qu'il ne parle de cet accident que pour engager les accoucheurs à dilater l'orifice de la matrice avec toute la modération possible, & en y mettant tout le temps nécessaire. Enfin je répondrai à *Burton*, au sujet de sa dernière observation, qu'il s'agit d'une pression modérée, & qu'en la supposant telle, elle ne peut s'opposer à la dilatation de l'orifice de la matrice.

(a) Tome I. pag. 247.

possible :

poffible : 2.° De conferver la vie & les membres de l'enfant. Comme l'art de délivrer une femme de fon enfant & de l'arrière-faix eft une opération méchanique, foit qu'on l'accompliffe en retournant l'enfant dans la matrice pour le tirer par les pieds, ou par le fecours des inftruments ; les loix ou règles méchaniques doivent fur-tout nous fervir de guide. C'eft fous ce point de vue que *Smellie* nous dit (*q*), qu'il a commencé par confidérer tout ce qui a rapport aux accouchements, & qu'il a réduit l'extraction de l'enfant aux règles du mouvement des corps en différentes directions ; ce que fon écho, le journalifte, a répété, N.° 3. en le donnant mal-à-propos pour le *premier écrivain qui ait démontré par des principes de méchanique les différentes manières d'opérer, dans tous les cas que préfente la pratique des accouchements.*

§. 115. Comme dans les cas extraordinaires l'enfant doit être tourné & amené par les pieds, ou tiré par le fecours des inftruments ; je vais d'abord expofer les avantages & les dangers relatifs à la mère & à l'enfant dans le premier cas, d'où le lecteur connoîtra les circonftances où il faut éviter les inftruments, & celles où il faut les employer : & enfuite,

***

(*q*) *Tome I. pag.* 263.

T.

comme nous nous ſervons de différents inſtruments, je ferai mention également des
avantages & des dangers qui accompagnent
l'uſage de chacun en particulier, & de la manière de délivrer les femmes avec leur ſecours, d'où le lecteur verra d'un coup d'œil
ceux qu'il doit préférer ; & d'ailleurs, étant
bien inſtruit de la forme du *baſſin*, de celle
de la tête de l'enfant, de celle de chaque
inſtrument, auſſi-bien que de la manière de
le mettre en uſage, & des loix de la méchanique, &c. il déterminera aiſément à quelle
pratique eſt due la préférence.

Je n'établirai aucune aſſertion, dans ce que
je vais expoſer, ſans aſſigner mes raiſons, ou
citer mes autorités : & j'extrairai, en partie,
les unes & les autres de mon *Eſſai ſur l'art
des accouchements*, en y faiſant un grand
nombre d'additions. Car toutes les fois qu'un
auteur préſente une opinion nouvelle, ou
qu'il oſe contredire celles qui ſont reçues,
on attend de lui qu'il donne des preuves ſolides de ce qu'il avance.

Lorſque je rapporterai ce qu'a dit *Smellie*,
ce ſera en me ſervant de ſes propres expreſſions, comme j'ai fait juſqu'ici : car je crois
que c'eſt manquer à la bonne foi de préſenter
les choſes avec des couleurs qu'elles n'ont
pas, tandis que, d'un autre côté, il eſt du de-

voir de tout homme, ami de l'humanité, de n'affoiblir en rien les objections qui peuvent être faites. Je dois ajouter que l'on doit fe déterminer par les meilleures raifons, dans les cas où l'on ne peut avoir une certitude abfolue ; & que, lorfqu'une méthode certaine, fûre, & facile peut répondre aux vues que l'on fe propofe, il faut éviter toutes les autres qui font moins certaines, plus longues & plus dangereufes.

§. 116. 1.° Le mal que l'on peut faire à la mère, en retournant l'enfant dans la matrice, & en le faifant fortir par les pieds, eft de rompre ou de déchirer ce vifcère, lorfqu'il a été trop long-temps & trop fortement contracté autour du corps du fœtus, foit à caufe de l'évacuation trop prompte des eaux, ou de leur trop petite quantité, les feffes & les pieds étant au fond de la matrice ou près de cette partie. Cet accident arrive fur-tout lorfque l'enfant eft très-long, car, dans ce cas, en fuppofant que l'accoucheur puiffe defcendre un pied ou tous les deux, il fera fort difficile, pour ne pas dire impoffible, qu'il puiffe tirer en bas les feffes, & repouffer la tête en haut, fur-tout fi les douleurs font très-fortes, parceque le corps de l'enfant fera prefque parallèle aux cuiffes & aux pieds, &, par conféquent, que la tête fera preffée avec d'autant plus de force contre le bord du *baffin*, que l'accoucheur tirera davantage; & s'il vient à bout de retourner l'enfant, la force qu'il emploiera pour cela pourra crever la matrice : dans cette circonstance il faut faire sortir la tête par les moyens que j'exposerai. J'ai accouché depuis peu dans cette ville (*Yorck*) une femme qui fournit un exemple de cette espèce.

Cette femme avoit joui d'une fort bonne santé pendant tout le temps de sa grossesse, & l'enfant paroissoit être plus élevé dans l'*abdomen* qu'il ne l'est ordinairement : elle étoit d'une grosseur remarquable, sur-tout vers le temps de son accouchement, qui arriva trois semaines plus tard qu'elle ne s'y attendoit. Lorsque le travail fut commencé, & que les eaux furent évacuées, la sage-femme, vraiment distinguée par ses talents, jugeant qu'elles ne pouvoient excéder une chopine, & s'appercevant en même temps que l'enfant n'avançoit point après leur sortie, desira qu'on appellât un accoucheur. On fit donc venir un de ceux qui jouissent de la plus grande réputation dans la ville : il amena d'abord un pied avec la plus grande peine, & essaya ensuite d'aller chercher l'autre; mais après plusieurs efforts inutiles, soit pour atteindre le second pied, soit pour retourner l'enfant, la tête étant serrée contre le bord du *bassin*, on me fit venir. Ayant trouvé l'enfant mort, avec une tête fort volumineufe, & le *baffin* de la mère manquant des proportions requifes, j'ouvris le crâne avec mon extracteur, & je délivrai la femme, qui fe rétablit parfaitement bien. Son enfant avoit vingt-fix pouces de long, fes épaules étoient fort larges, & la circonférence de fa poitrine feule étoit de quinze pouces.

2.° On peut encore bleffer la mère, lorfqu'on retourne fon enfant, en maltraitant les parties qui font entre la tête du fœtus, fi elle eft trop groffe, & les os du *baffin*, ce qui peut donner lieu aux inflammations : & *Smellie* reconnoît lui-même (*r*), que les fibres & les vaiffeaux des parties molles contenues dans le *baffin* font contufes par la tête de l'enfant, & que la circulation des fluides eft arrêtée; enforte qu'il y furvient une inflammation confidérable, & qui eft quelquefois fuivie d'une mortification fubite. De plus, je remarquerai que tout ce qui ajoute au volume de la tête doit encore contribuer à augmenter la contufion des parties ; & il eft évident que fi l'enfant eft mort, le volume de la tête doit être diminué, pour le falut de la mère, de la manière que je l'indiquerai. Dans quelques cas malheureux, il faut faire la même opération, quoique l'enfant foit vivant.

(*r*) *Tom. I. pag.* 259.

3.° La mère souffre également lorsque la tête de l'enfant est si volumineuse, qu'elle se sépare du tronc , & reste dans la matrice : mais le danger, dans ce cas, n'est plus aussi grand qu'on l'a cru, comme je le ferai voir.

§. 117. On peut faire tort à l'enfant, lorsqu'on le retourne, en cassant ses membres, ou en comprimant trop sa tête, ou en disloquant les vertèbres de son cou.

Le premier accident arrive rarement, lorsqu'on a recours à un accoucheur adroit, pourvu que la mère se tienne tranquille ; & lorsqu'il a lieu, les os se réunissent promptement , lorsqu'on en a bien rapproché & fixé les extrémités.

Tout le monde sait qu'une trop forte compression sur la tête de l'enfant occasionnera des convulsions & même la mort : *Smellie* en convient aussi : « Lorsque la figure de la
» tête , dit-il (s), a été extraordinairement
» allongée , le cerveau est le plus souvent si
» fortement comprimé, que l'enfant tombe
» dans de violentes convulsions auparavant
» ou bientôt après sa naissance ; convulsions
» fort dangereuses & qui le plus souvent le
» font périr ». ——— « Si l'on abandonne tout
» à la nature, on expose l'enfant à une mort

____

(s) *Tom. I. pag.* 237.——— *pag.* 257.——— *pag.* 259.——— *pag.* 292.——— *pag.* 294.

» presque certaine, à cause de la forte com-
» pression que reçoivent la tête & le cerveau;
» & la femme est si épuisée de la longueur
» du travail, qu'elle est dans un danger évi-
» dent de perdre la vie ».——— « Il (l'enfant)
» mouroit bientôt après sa naissance, ou ne
» se rétablissoit qu'avec beaucoup de peine
» de la longue & forte compression que sa
» tête avoit essuyée ; d'un autre côté la vie de
» la mère étoit pareillement en grand dan-
» ger par la même cause ».——— « S'il (l'en-
» fant) descend lentement, ou qu'après qu'il
» est tout-à-fait descendu, il reste engagé
» pendant long-temps, la longue compres-
» sion que reçoit le cerveau détruit souvent
» l'enfant, si l'on n'a la précaution de le déli-
» vrer de bonne heure, soit en le retournant
» ou en le tirant avec les forceps ».———« Lors-
» que la face est descendue & qu'elle s'arrête
» à l'orifice externe, la plus grande partie de
» la tête est alors descendue dans le bassin, &
» si on ne délivre pas promptement l'enfant,
» il est en grand danger de périr, à cause de
» la forte compression du cerveau ». D'où il
est très-évident que toute méthode qui augmente la compression, ou qui en prolonge la
durée, doit être très-préjudiciable, & par
conséquent qu'il faut l'eviter, s'il est possible:
d'où je crois aussi qu'il est mal de rétablir la
tête dans une meilleure position, & d'atten-

dre que les efforts de la mère achèvent l'ouvrage, lorſque la tête eſt trop volumineuſe, ou le *baſſin* trop étroit ; auſſi bien que de laiſſer la tête deſcendre peu à-peu dans le *baſſin*, lorſqu'elle a trop de volume pour être tirée au dehors avec le filet ou le forceps (*t*) : car la tête ne peut être auſſi long-temps comprimée, lorſqu'on retourne l'enfant & qu'on le tire par les pieds, que quand on s'abandonne à la nature, après avoir placé la tête dans une poſition plus favorable pour l'accouchement, ou qu'on attend qu'elle tombe peu-à-peu dans le *baſſin*, lorſqu'il n'eſt pas poſſible, à cauſe de ſon volume, de la faire ſortir avec le filet ou le forceps ; ce qui prouve qu'il vaut toujours mieux, toutes choſes d'ailleurs égales, retourner l'enfant. Mais, outre que la tête n'eſt pas expoſée à une compreſſion auſſi longue, la mère a moins à ſouffrir, comme il paroît par ce que je viens de dire dans la ſection 116.

Afin que cela ſoit mieux compris du lecteur, il eſt néceſſaire d'examiner l'état où eſt la tête de l'enfant au temps de l'accouchement, les parties qui cèdent le plus, & celles ſur leſquelles la compreſſion ſe fait le plus reſſentir.

« La ſtructure lâche & flexible des parties

(*t*) *Ouvrage de* Smellie. *Tom. I. pag.* 293 *&* 267.

» de l'enfant qui vient au monde , contri-
» buent beaucoup à la délivrance facile de la
» mère. En effet les os du crâne n'ont point,
» ou presque point , de sutures , & ils sont
» minces & mous vers leurs bords, afin qu'ils
» puissent glisser l'un sur l'autre , & diminuer
» ainsi le volume de la tête , lorsqu'elle passe
» par le *bassin ;* l'ouverture de la fontanelle y
» contribue aussi beaucoup (*u*) ». La tête a
donc différentes formes suivant que la partie
qui se présente vient par un accouchement
naturel ou aisé, ou long & difficile ; suivant
qu'elle est serrée par le forceps, ou que l'enfant est retourné & tiré par les pieds.

« Dans les accouchements les plus labo-
» rieux, dit *Smellie* (*x*), lorsque la tête a été
» poussée avec beaucoup de force , on lui
» trouve une forme fort allongée, dont l'axe
» le plus long s'étend de la face au vertex ou
» au sommet de la tête........J'avoue cepen-
» dant que cet allongement ou cette protu-
» bérance se trouve quelquefois à peu de dis-
» tance du vertex, soit en avant , en arrière,
» ou sur un de ses côtés ; quelquefois même,
» quoique fort rarement , c'est la fontanelle
» ou le front qui se présente ; en ce cas, il s'y
» trouve une protubérance , au lieu que le

____

(*u*) *Mon Essai, &c.* §. 48. pag. 184.
(*x*) *Tom. I.* pag. 84.

» vertex demeure tout-à-fait applati ». Cela prouve que la tête, pour ainsi dire, moulée, au temps de l'accouchement, peut prendre différentes formes : & ceux qui connoissent la véritable structure du crâne, verront bien que l'os frontal & les os pariétaux céderont davantage que les autres, & sur-tout que l'occipital qui est le plus fort, & par conséquent le moins capable de céder ; ce que la nature a sagement imaginé pour garantir le cervelet d'une trop grande compression, qui occasionneroit des convulsions & une mort prompte. Les os de la tête sont donc tellement construits, que chacun d'eux cède un peu, afin qu'elle puisse se mouler à la forme particulière du *bassin* : mais ceux-là cèdent davantage qui renferment des parties susceptibles de souffrir une compression sans danger ; au lieu que celles qui ne peuvent être comprimées, sans que la vie de l'enfant soit exposée, sont défendues par les os les plus forts, tels que l'occipital qui résiste le plus, & par-là garantit le cervelet d'une compression dangereuse : d'où il est clair que le danger de l'enfant augmente s'il vient à être comprimé malgré cette précaution de la nature. C'est donc à moi à expliquer maintenant d'une manière plus détaillée les effets de chaque opération, dont il a été fait mention ci-dessus.

Lorſque la tête de l'enfant eſt ſi volumineuſe qu'elle ne peut entrer dans le *baſſin*
ſans la plus grande difficulté, ſoit que le ſommet ſe préſente régulièrement la face étant
tournée vers le *ſacrum*, ou vers un côté du
baſſin, le cervelet ſera comprimé à proportion de la force ou de la foibleſſe des efforts
de la mère, parceque, dans ce cas, l'action
& la réaction ſont égales ; d'où il arrive que
plus la tête eſt ſerrée par les os du *baſſin*, plus
le cerveau eſt refoulé vers le cervelet ; ce qui
donne par conſéquent lieu aux malheurs ci-
deſſus expoſés. Il eſt donc évident par-là qu'il
y a d'autant moins de danger que le cerveau
eſt plus refoulé vers la partie oppoſée à celle
où le cervelet a ſon ſiège. Voilà l'état des
choſes, quand la tête ſe préſente : mais elle
eſt trop groſſe, ou le *baſſin* trop étroit, pour
que les efforts ſeuls de la mère terminent l'accouchement.

Si la tête eſt ſi fort comprimée, lorſque le
baſſin eſt trop étroit, ou la tête de l'enfant
trop volumineuſe, elle doit l'être encore bien
plus lorſqu'on emploie le forceps ; parceque,
ſuivant la manière dont *Smellie* conſeille de
s'en ſervir dans pluſieurs cas (*y*), lorſque la
tête eſt au-deſſus du *baſſin*, le volume de cet
inſtrument ſe trouve entre la partie la plus

(*y*) *Tom. I. depuis la pag.* 274 *juſqu'à* 296 *incluſiv.*

étroite de ce paſſage & la tête de l'enfant ;
d'où l'une & l'autre, mais ſur-tout la tête, ſont
alors plus comprimées ; & comme le forceps
agit principalement ſur la partie poſtérieure
de chaque os pariétal, il doit ajouter conſidérablement à la compreſſion du cervelet,
qui, comme je l'ai obſervé, n'étoit déjà que
trop conſidérable ; d'ailleurs la ſurface du forceps étant plus étroite que celle des os du
baſſin, & la force qui l'applique ſur la tête de
l'enfant étant auſſi plus grande, le mal qu'il
ſouffre doit augmenter dans la même proportion. Mais tous ces inconvénients ſont en
grande partie évités, en retournant l'enfant
& le tirant par les pieds, parcequ'alors la tête
n'eſt comprimée que par les os du *baſſin*, &
de façon que le cervelet en ſouffre beaucoup
moins, car la preſſion agit, dans ce cas, de la
partie inférieure de la tête, voiſine du cou,
vers l'os pariétal & l'os frontal, qui cèdent
tous deux ; enſorte que, la tête étant ſerrée
ſur les côtés, le cerveau comprimé à cet endroit fait moins de tort au cervelet que lorſque le ſommet ſe préſente le premier. En effet, dans le dernier cas, la contre-preſſion
du bord du *baſſin* empêche en quelque façon
l'os frontal & les os pariétaux de céder, d'où
l'on voit quelques enfants dont la tête paſſe
toute entière, lorſqu'on les tire par les pieds ;
au lieu qu'il auroit fallu l'ouvrir, ſi le *vertex*

se sut présenté. La Providence paroît avoir voulu prévenir le danger qui peut accompagner cette méthode, à cause de la grande force qu'il faut employer, en donnant aux os de la partie inférieure du crâne assez d'épaisseur pour garantir le cervelet.

Enfin l'enfant est encore exposé à la dislocation ou à la séparation des vertèbres du cou, lorsqu'on le retourne pour le tirer par les pieds ; mais un accoucheur adroit voit rarement arriver cet accident, si ce n'est lorsque la tête de l'enfant est si volumineuse qu'elle ne peut passer entière dans le *bassin*. Dans ce cas, il faut que l'enfant perde la vie avant de naître, parceque l'on doit diminuer le volume de sa tête. Le seul inconvénient est donc que l'enfant, par la première méthode, souffrira un peu davantage en disloquant ses vertèbres qu'en enfonçant un instrument immédiatement dans le cervelet; car je dois observer que s'il ne pénètre que le cerveau, l'enfant peut vivre quelque temps dans la souffrance, & éprouver plus de douleur que par la dislocation de ses vertèbres, qui le feroit mourir sur le champ. Mais s'il arrivoit que la tête fût trop volumineuse pour sortir entière après l'extraction du tronc, l'accoucheur pourroit l'en séparer avec un bistouri, pour la tirer ensuite par le secours de mon extracteur, avec sûreté pour la mère, & beaucoup de facilité pour lui-même, comme je le prouverai (46).

§. 118. Je paffe aux cas où l'on doit re-

____

(46) « Si la tête ne vient point (dans l'accouchement
» où l'enfant préfente les pieds) ainfi que cela arrive or-
» dinairement, lorfqu'elle eft plus groffe que l'ouverture
» du *baffin* n'eft grande, il ne refte plus qu'un feul moyen,
» qui eft,

1.º » De mouvoir le corps de l'enfant, comme on fait
» une tarrière, pour que la tête s'allonge & s'applatiffe;
» fi cela ne réuffit pas,

2.º » On perce le crâne dans la région de l'occiput,
» pour que le cerveau ou l'eau qui eft dans la tête s'écou-
» le, & que fon volume diminue ».

C'eft ainfi que s'exprime *Rœderer* (a), & l'on ne voit
pas qu'il confeille, comme *Burton*, de féparer la tête du
tronc, lorfqu'elle eft trop groffe pour paffer par le *baffin*,
plutôt que de la percer & d'en diminuer le volume en
évacuant le cerveau ou l'eau qu'elle contient quelquefois. Si l'on confulte les ouvrages des autres accoucheurs,
l'on n'en trouvera aucun qui ne recommande, dans le
même cas, cette dernière méthode, & qui, loin de confeiller de féparer la tête du tronc, ne redoute extrêmement les fuites de cet accident. Mais notre auteur ne l'en-
vifage plus avec les mêmes craintes, parcequ'il prétend
avoir inventé un inftrument par l'ufage duquel on tirera
facilement la tête reftée dans la matrice, & fans aucun
danger pour la mère : voilà fans doute ce qui le détermine à abandonner, dans le cas dont il eft queftion, la pratique généralement confeillée, pour donner la préférence à une autre méthode qu'il croit avoir perdu, par fa
nouvelle invention, fes dangers & fes inconvénients. Cependant en accordant à fon extracteur la fupériorité fur
tous les moyens qui ont été employés jufqu'à préfent
pour tirer la tête reftée feule dans la matrice, je n'ofe
point me déterminer pour le parti qu'il confeille de
prendre, lorfque la tête de l'enfant qui vient par les

____

a) Elém. de l'art des Accouchem. §. 601. pag. 331.

tourner l'enfant pour le faire sortir par les pieds.

1.° Dans tous les cas, toutes choses d'ail-

---

pieds eft trop volumineufe pour franchir le *baffin* ; & je fuis au contraire très-porté à croire que l'accoucheur, telle facilité qu'il puiffe avoir à faire fortir la tête avec ce nouvel inftrument, éprouvera plus de peine pour faire cette opération, emploiera plus de temps, & fera fouffrir davantage la mère, qu'en mettant en ufage l'autre moyen qui confifte à percer la partie poftérieure du crâne & à diminuer le volume de la tête par la fortie du cerveau ou des eaux qui y font contenues. En effet, en fuivant la méthode de *Burton*, il faut, la tête étant reftée dans la matrice, introduire une main dans cet organe, pour la tenir; enfuite y porter l'inftrument avec l'autre, le faire entrer dans le crâne & détruire la fubftance du cerveau, le fixer, & tirer pour faire fortir la tête, & délivrer tout-à-fait la mère : au lieu qu'il fuffit, dans l'autre méthode, de percer la partie poftérieure du crâne, ce qui exige certainement moins de temps; & enfuite la tête, dont le volume eft diminué, fuit naturellement le corps que l'accoucheur tire au dehors fans aucune peine, & fans qu'il foit befoin de l'introduction d'aucun inftrument dans l'*uterus*, ce qui n'eft jamais tellement exempt de danger qu'on ne doive préférer d'autres moyens lorfqu'il eft poffible, car enfin, même avec l'inftrument de *Burton*, il eft à craindre que les os ne cèdent, & que par-là la fubftance de la matrice ne foit offenfée. Celui qu'a imaginé M. *Levret* ne me paroît pas meilleur dans le cas préfent, car il eft fuppofé que la tête a trop de volume pour paffer par le *baffin*, or, cet inftrument ne le diminue point, d'où il ne peut tout au plus convenir que dans les cas où la tête, n'ayant que le volume ordinaire, ou à-peu-près, a été féparée du tronc par la mal-adreffe ou les efforts trop grands de la fage-femme ou de l'accoucheur : l'extracteur de *Burton* peut bien produire l'effet defiré, c'eft-à-dire diminuer le volume de la tête, mais, par les raifons que je viens d'expofer, je crois que la méthode de

leurs égales, où l'enfant eſt couché en travers dans la matrice, ou préſente quelqu'autre partie que la tête ou les pieds, & peut être retourné avec ſûreté pour la mère.

Ræderer vaut mieux, qu'elle eſt ſujette à moins d'inconvénients, & qu'il faut la préférer.

D'ailleurs il eſt rare que l'on ſoit obligé d'en venir à cette extrémité, car, quoique la tête ait un très-gros volume, l'accoucheur peut, en prenant les précautions néceſſaires, en mettant plus de temps, & à l'aide des efforts qu'il fait ſur le corps du fœtus, terminer l'accouchement ſans percer le crâne. *Lamotte* a amené au monde avec le plus grand ſuccès des enfants dont la tête étoit, comme il le dit lui-même (*a*), d'une groſſeur ſurprenante; ce qui ſuffit pour engager à apporter en pareil cas la plus grande patience, & à ne ſe décider à vuider la ſubſtance du cerveau que lorſque tous les autres moyens auront été employés inutilement, ou que l'état fâcheux de la mère fera craindre pour ſes jours ſi l'on ne termine auſſitôt l'accouchement. Je n'ai pas beſoin de faire obſerver que ſi la tête du fœtus trop volumineuſe ſe préſente la première, il eſt impoſſible qu'il ſorte dans cette poſition : « La groſſeur de la tête, dit *Lamotte* (*b*), eſt un obſtacle ɔ invincible à la nature; & c'eſt une néceſſité qu'elle ſoit ɔ ſecourue pour terminer ſon ouvrage, ſans quoi elle ɔ ſuccomberoit infailliblement ». Or le principal ſecours conſiſte ici à retourner l'enfant, à amener les pieds au paſſage, & à ſe conduire enſuite ſelon les règles ordinaires (*c*). Je ſuis convaincu qu'en les ſuivant exactement un accoucheur adroit & habile viendra preſque toujours à bout de tirer le fœtus du ſein de ſa mère ſans être obligé de lui ouvrir la tête pour en diminuer le volume, à moins qu'il ne ſoit hydrocéphale (*d*); car alors les eaux ſont

(*a*) Traité compl. des Accouch. Edit. 1765. obſerv. 256, 257. tom. 2. pag. 757.

(*b*) Réflex. ſur les obſ. 256. 257.

(*c*) Syſt. nouv. & compl. &c. not. 63, 64, 65, 66, 67, 69. pag. 216 & ſuiv. not. 106. pag. 316.

(*d*) Ibid. not. 110. pag. 368.

2.° Dans

2.º Dans tous les cas, toutes choses d'ailleurs égales, où la tête se présente au-dessus du bord du *bassin*, ou n'y est que peu avancée, mais dans une mauvaise position; excepté

quelquefois contenues dans le crâne en si grande quantité que le volume excessif qu'elles donnent à la tête l'empêchent de franchir le *bassin* malgré toute l'adresse & tous les efforts bien ménagés du chirurgien : au reste, l'on a moins à déplorer dans ce cas une operation cruelle, mais nécessaire pour sauver la mère, parcequ'il seroit impossible que l'enfant, en supposant qu'il pût venir au monde sain & entier, vécût long-temps après sa naissance.

Je ferai mention ici d'un accident dont on trouve des exemples dans le livre de *Lamotte* (a), savoir de celui où la tête de l'enfant est arrachée, le corps restant dans la matrice.

Dans les accouchements ordinaires, lorsque la tête se présente la première, elle est poussée hors de l'orifice par les douleurs de la mère, & ensuite elle est suivie naturellement des épaules & du reste du corps : mais il arrive quelquefois que le travail n'avance plus après qu'elle est tombée dans le *vagin*, que les épaules restent dans la matrice, & que les efforts de la mère ne sont pas capables de les en faire sortir. Dans ce cas, si un accoucheur mal-adroit obstine à tirer la tête, sans lever l'obstacle qui s'oppose à la sortie des épaules, il risque de la séparer du tronc, comme cela est arrivé à deux sages-femmes dont parle *Lamotte*.

La trop grande largeur des épaules est certainement un des obstacles qui les empêchent de suivre la tête & de tomber dans le *vagin*. On ne risque rien de présumer cette cause, lorsque la tête a franchi l'orifice interne de la matrice par l'effet des seules douleurs de la mère, & sans que la sage-femme ou l'accoucheur ait mis en usage quelque mauvaise manœuvre, comme de repousser en haut l'orifice, dans le dessein d'accélérer le travail (b);

(a) Edit. 1765. obf. 273, 274. tom. 2. pag. 811.
(b) Voy. le Syst. nouv. & compl. not. 45. pag. 177. n. 47. pag. 180.
48. p. 183.

V.

dans ceux où la tête se repose seulement ou
est pressée un peu obliquement sur la partie
antérieure ou le côté du *bassin*, & est en mê-

lorsque la main introduite dans le *vagin* trouve la tête
bien située, & se promène librement autour de sa circonférence ; lorsqu'on est sûr que le cordon trop long ne
fait pas plusieurs circonvolutions autour du cou de l'enfant, ou qu'il n'est pas trop court, ce qu'il est facile de reconnoître (*a*) ; enfin lorsque le *bassin* est bien conformé &
qu'il y a la distance requise entre l'os *pubis* & le *sacrum*
ou entre chacun des os *innominés*. Si, les choses étant
dans cet état, l'accoucheur se hâtoit de terminer l'accouchement en tirant trop fortement la tête, il risqueroit de
la séparer du corps. Mais au contraire il faut qu'il se conduise avec patience & lenteur, & qu'il ne s'allarme point
si la mère n'est pas épuisée & si ses douleurs sont fortes &
fréquentes, si elle n'a ni perte, ni convulsions, & si elle
n'éprouve aucun autre symptôme fâcheux : car alors les
douleurs réitérées, jointes aux doux efforts de l'accoucheur qui appliquera ses deux mains sur chaque côté de
la tête & qui la tirera à lui avec une force très-modérée,
pousseront les épaules en en-bas, & les feront assez avancer pour qu'il ait la liberté d'introduire ses doigts jusque
sous les aisselles, d'attirer les bras au-dehors l'un après
l'autre, & de terminer ensuite l'accouchement sans aucune peine, & sans qu'il y ait aucun accident à redouter.
C'est de cette manière que s'est gouverné *Lamotte* dans le
cas dont il est ici question, & d'après l'observation qu'il
rapporte (*b*), on peut établir ce précepte, auquel doivent faire attention tous les accoucheurs & sur-tout ceux
qui ne peuvent pas être encore instruits par une longue expérience, savoir qu'il faut suspendre son prognostic dans
les premiers instants de l'accouchement & ne se pas fier
tellement aux apparences flatteuses d'un travail qui paroît
devoir se terminer heureusement & en peu de temps,
qu'on promette aux assistants & à la mère elle-même un

(*a*) Voy. le Syst. nouv. & compl. not. 75. pag. 234.
(*b*) Edit. de 1765. obs. 155. Tom. I. pag. 482.

me temps affez petite pour paffer aifément par les efforts feuls de la mère. Alors la tête peut être facilement éloignée de cette partie

---

délivrance prompte & fûre, au rifque de paffer pour ignorant, s'il furvient des obftacles qu'il étoit impoffible de prévoir. Celui qui dépend de la groffeur des épaules eft de cette nature. L'accoucheur ne peut le reconnoître que lorfque la tête a franchi l'orifice interne de la matrice : tous les fignes ont été très-favorables jufqu'alors, la poche des eaux s'eft bien formée, elles ont fuffifamment dilaté l'orifice, les membranes fe font rompues naturellement ; &, avec le fecours des douleurs, la tête eft tombée dans le vagin : mais dès cet inftant elles n'ont plus le même effet, le travail fe rallentit confidérablement, &, fi l'accoucheur féduit par les premières apparences a porté un prognoftic trop avantageux, il voit fruftrer fon efpérance & celle qu'il avoit fait naître dans le cœur de tous les affiftants. Mais auffi, d'un autre côté, il eft effentiel qu'il ne foit point découragé par ce contre-temps, & qu'il fache de fang-froid lever l'obftacle & terminer l'accouchement : cela eft non-feulement important dans le cas dont nous traitons à-préfent, mais encore dans tous ceux où la nature, écartée de la route ordinaire, a befoin d'un fecours bien adminiftré : l'accoucheur qui eft rebuté par les obftacles, & qui s'effraye, au milieu du danger, perd en partie les facultés de fon efprit, & n'eft plus capable d'employer à-propos les moyens néceffaires pour arracher la mère ou l'enfant ou tous les deux au péril qui les menace. D'ailleurs la crainte & le faififfement qui fe manifeftent fur fon front, fe communiquent à tous ceux qui l'environnent : l'accouchée elle-même qui cherche à lire dans fes yeux, dans fon maintien, le jugement qu'il porte de fon état, s'abandonne au défefpoir, & l'effet en eft prefque toujours funefte. Si l'on prend tant de précautions pour ne pas exciter les paffions de l'ame d'une femme enceinte ou en couche, combien, à plus forte raifon, n'en doit-on pas apporter pour entretenir dans le plus grand calme & la plus grande tranquillité

contre laquelle elle eft preffée, foit avec le doigt de l'accoucheur, foit en introduifant feulement une branche de forceps, avec la-

---

d'ame celle qui éprouve les douleurs de l'enfantement ?

La groffeur des épaules peut n'être que relative, car fi le *baffin* de la mère a un diamètre trop petit, il arrivera que les épaules, n'ayant que le volume ordinaire, ne pourront fuivre la tête tombée dans le *vagin*, & l'on éprouvera pour terminer l'accouchement les mêmes difficultés que lorfqu'elles font pofitivement trop larges. Il faut tenir, dans ce cas, la même conduite que dans l'autre. Quoique le *baffin* foit un peu trop étroit pour laiffer paffer facilement les épaules, il y a cependant tout lieu d'efpérer qu'elles furmonteront l'obftacle, en fe conduifant de la manière que nous avons recommandée ci-deffus ; car puifque la tête a pu tomber dans le *vagin*, c'eft un figne que l'étroiteffe du *baffin* n'eft que médiocre, &, par conféquent, qu'elle n'apportera pas un obftacle infurmontable au paffage des épaules. Dans ce dernier cas, de même que dans l'autre, la mère peut être épuifée, fes douleurs peuvent ceffer, & alors la nature n'aidant pas les efforts de l'accoucheur, le danger devient plus grand. Quand cela eft ainfi, il ne faut pas encore s'obftiner à tirer la tête de force, fi l'on ne veut point rifquer de la féparer du tronc, accident qui eft d'autant plus à redouter que les douleurs ne facilitent point la manœuvre du chirurgien en pouffant le corps en en-bas & en le forçant à s'engager dans l'orifice : mais ce qu'il a à faire eft d'employer toute fa force & toute fon induftrie pour porter les doigts jufques dans la matrice, les placer fous chacune des aiffelles du fœtus, & tirer enfuite à foi de manière à obliger les épaules à franchir le paffage. On voit dans deux obfervations de *Mauriceau* (a) que cet illuftre accoucheur fe conduifit ainfi pour délivrer deux femmes foibles, dont les douleurs s'interrompoient, & dont l'enfant, mort depuis quelque temps dans leur fein, ne

____

(a) Obferv. 339, 445.

quelle il eſt poſſible de la faire deſcendre plus bas , pourvu que les douleurs ſoient fortes.

---

pouvoit ſortir , parceque les épaules ne pouvoient franchir le paſſage que la tête molaſſe & à demi corrompue n'avoit pas ſuffiſamment dilaté : ce qui établit un ſecond cas de la trop grande largeur relative des épaules.

Dans tous les cas mentionnés ci-deſſus , il n'eſt pas poſſible de ſonger à terminer l'accouchement en retournant l'enfant & en l'amenant par les pieds , car la tête tombée dans le *vagin* ne peut rentrer dans la matrice , & non-ſeulement un accoucheur inexpérimenté qui tenteroit cette méthode feroit des efforts inutiles , mais encore il produiroit un mal irréparable en meurtriſſant , ou peut-être en écraſant la tête , & tueroit le fœtus que l'on peut eſpérer l'amener vivant par les moyens que j'ai indiqués. Le lecteur fera l'application de cette remarque importante , & à laquelle il faut faire la plus grande attention , aux cas déjà détaillés , & à ceux dont je vais parler , dans leſquels les épaules ne peuvent ſuivre la tête , de quelque part que vienne l'obſtacle qui les tient arrêtées.

Il eſt un autre cas dans lequel la tête , qui a paſſé l'orifice de la matrice , n'eſt point ſuivie des épaules , quoiqu'elles n'aient que le volume ordinaire ; & ce cas eſt celui où le corps du fœtus eſt ſitué latéralement & obliquement. Il arrive alors qu'une épaule eſt appuyée ſur la ſymphiſe des os *pubis* , & que l'autre porte ſur la ſaillie de l'os *ſacrum* , les omoplates ayant leur place dans la cavité de l'os *ilium* droit ou gauche. En vain s'efforceroit-on , lorſque les épaules ſont ainſi ſituées , de tirer la tête pour faire ſortir le tronc & terminer l'accouchement ; tous ceux qui s'y ſont pris de cette manière , ignorant quel obſtacle s'oppoſoit au dégagement des épaules , ont perdu en efforts inutiles un temps qu'ils auroient pu employer plus utilement , ont laiſſé la femme s'épuiſer faute de mettre en uſage des moyens plus efficaces , & ſe ſont ſouvent rendus coupables de ſa mort & de celle de l'enfant , en le décolant , ou en le laiſſant périr dans la fâ-

3.° Dans tous les cas , toutes choſes d'ailleurs égales, où les efforts de la mère ſont trop foibles, & où la tête de l'enfant, ſi volu-

cheuſe ſituation que je viens de décrire. Il eſt donc eſſentiellement néceſſaire que les accoucheurs ſoient inſtruits des ſignes propres à la reconnoître , & même à la préſumer ; afin d'épargner aux femmes les maux qu'elle leur occaſionne , lorſqu'elle a lieu ; & de ſavoir leur adminiſtrer les ſecours convenables , lorſqu'ils n'auront pas été les maîtres de la prévenir.

Je ne m'étendrai point ſur les cauſes qui peuvent donner au corps de l'enfant renfermé dans la matrice une ſituation latérale & oblique , cela eſt peu important pour la pratique , & d'ailleurs je penſe qu'il n'eſt guères poſſible d'établir à ce ſujet des règles certaines. Il eſt vrai que l'attache latérale du *placenta* peut être regardée avec raiſon comme une cauſe de la ſituation latérale & oblique du fœtus , parcequ'elle l'oblige à ſe porter tout entier vers un côté de la matrice : cependant cette ſituation du fœtus n'a-t-elle pas manqué chez des femmes où le *placenta* s'eſt trouvé attaché latéralement , & , d'un autre côté , ne l'a-t-on pas pu obſerver quelquefois lors même que le *placenta* avoit ſon adhérence au fond de la matrice? ſi cela eſt , on ne peut pas regarder l'attache latérale du *placenta* comme une cauſe conſtante de la ſituation latérale & oblique de l'enfant. Diſons donc que cette ſituation reconnoît pluſieurs cauſes , telles que l'attache du *placenta* , toutes celles qui rendent la matrice oblique , car alors l'enfant eſt déterminé à ſe porter plus d'un côté que de l'autre , & peut-être pluſieurs autres que nous ne pouvons pas aſſigner , mais dont la connoiſſance n'eſt pas néceſſaire pour ſe bien conduire dans la pratique.

Ce qu'il y a de plus important , c'eſt de connoître les ſignes qui peuvent annoncer cette ſituation du fœtus, pendant la groſſeſſe ou au commencement du travail. Si elle eſt due à l'attache latérale du *placenta* , on la préſumera pendant la groſſeſſe par les ſignes qui indiquent que l'arrière-faix eſt attaché latéralement : Voy. ci-deſſus la

mineuſe qu'elle ne peut être pouſſée dans le
baſſin par les douleurs ſeules, peut cependant être amenée au-dehors par la force

---

not.9.pag.72. Mais en général toutes les fois qu'elle a lieu,
e ventre n'eſt pas arrondi, il eſt applati d'un côté & ſaillant de l'autre, les mouvements de l'enfant ne ſe font
ſentir que dans l'un des hypochondres, & la femme n'éprouve des engourdiſſements, des enflures dans les extrémités inférieures, des laſſitudes, des difficultés de
marcher que d'un côté, ſavoir celui où l'enfant ſe porte
e plus, & exerce par conſéquent une preſſion plus conſidérable ſur les muſcles, les veines, & les nerfs. Quant
aux ſignes qui accompagnent le commencement du travail, avant que les membranes ſoient percées, on les
connoîtra facilement ſi l'on veut faire attention que,
dans l'accouchement naturel, la matrice, un peu inclinée
en devant, eſt placée au milieu du ventre de la femme, &
que ſon orifice eſt à une égale diſtance de chacune des parois du *baſſin*; que l'enfant, renfermé dans cet organe, eſt
auſſi directement placé au milieu, en ſorte que le centre
de gravité de ſon corps répond préciſément au centre du
paſſage du *baſſin* compris entre la ſymphiſe du *pubis* & le
ſacrum; que, cette diſpoſition ayant lieu, la tête de l'enfant pouſſée par les contractions de la matrice preſſe uniformément ſur l'orifice, le dilate également de tous côtés, & donne par cette raiſon à la poche des eaux une
forme arrondie : mais qu'au contraire la matrice, entraînée par le poids de l'enfant placé latéralement & obliquement, quitte ſa ſituation naturelle, & ſe porte davantage
dans l'hypochondre droit ou gauche, d'où ſuit néceſſairement la déviation de ſon orifice; que le corps de l'enfant ainſi placé n'a plus ſon centre répondant au centre
du paſſage du *baſſin*; que, par conſéquent, il ne peut,
dans le travail, ni comprimer, émincer, & dilater également l'orifice, ni donner aux membranes gonflées par les
eaux cette forme arrondie qui eſt toujours le ſigne d'un
travail heureux. Voici donc les ſignes qui indiquent,
avant la rupture des membranes, la ſituation latérale du

V 4

ajoutée de l'accoucheur qui tire les pieds & les épaules.

D'où il suit que la tête de l'enfant peut

---

fœtus : 1.º l'orifice de la matrice est dérangé, & ne se trouve point dans le centre du passage du *bassin* : 2.º il est inégalement comprimé & plus émincé d'un côté que de l'autre, d'où, au lieu d'avoir une forme circulaire, comme dans l'état naturel, il en a une elliptique : 3.º les membranes gonflées par les eaux n'offrent pas un sac élastique & arrondi, mais mou & allongé. L'on notera que l'orifice se porte du côté opposé à celui où est placé l'enfant, & que sa partie la plus mince est celle qui avoisine la partie du *bassin* vers laquelle il a été poussé : ainsi, si l'enfant est placé dans l'hypochondre droit, l'orifice de la matrice quitte le centre pour se porter du côté opposé, & c'est aussi de ce côté qu'il devient plus mince. D'après cela, il ne sera pas difficile pour tout accoucheur un peu expérimenté de faire le diagnostic du cas présent, en *touchant* avant que les membranes soient rompues ; & il fera sur-tout attention à la figure elliptique de l'orifice de la matrice, car c'est elle qui indique principalement la situation latérale & oblique du fœtus. Mais avec ce signe, accompagné ordinairement de la déviation de l'orifice & de l'allongement de la poche des eaux, il prononcera encore plus hardiment si, ayant suivi la femme pendant le cours de sa grossesse, il a pu présumer, par les autres signes que nous avons détaillés ci-dessus, la véritable situation du fœtus : &, d'un autre côté, lorsqu'il a des raisons de présomption avant que le travail commence, il doit, lorsque les douleurs de l'enfantement se font ressentir, avoir promptement recours au *toucher* pour acquérir une certitude entière, & se déterminer de bonne heure à la conduite qu'il est de son devoir de tenir pour le salut de la mère & de l'enfant.

L'on se rappelle sans doute le précepte important que nous avons donné dans un autre endroit (*a*), savoir, de ne pas attendre que la nature rompe les membranes, &

____

(*a*) Syst. nouv. & compl. &c. not. 105. pag. 315.

avec raifon être confidérée comme trop volumineufe fous deux rapports;

1.º Lorfque fa groffeur eft telle qu'elle ne

___

de les percer foi-même, lorfqu'on reconnoît que l'enfant eft mal placé. Ce précepte doit être aufli appliqué au
cas dont il eft queftion : l'accoucheur fe gardera bien de
refter tranquille jufqu'à la rupture des membranes, s'il ne
veut pas expofer la mère & l'enfant au plus grand danger,
mais il aura foin de les percer, aufli-tôt qu'il jugera l'orifice fuffifamment dilaté pour permettre l'introduction de
fa main dans la matrice, il retournera l'enfant, & terminera l'accouchement en l'amenant par les pieds & en fuivant les règles ordinaires. Il pourroit encore opérer de
cette manière dans le cas même où la nature ayant percé
les eaux, la tête feroit déjà légèrement engagée dans l'o-
rifice.

Mais, foit que l'accoucheur n'ait pas agi comme il falloit, foit qu'il ait été appellé trop tard, les membranes
fe font rompues elles-mêmes, & la tête de l'enfant eft
tombée, après plufieurs douleurs, dans le *vagin*. Il n'eft
plus alors poffible de la faire rentrer dans la matrice, & il
ne l'eft pas davantage de la faire avancer parceque les
épaules ne peuvent franchir le paffage, étant retenues
entre la fymphife du *pubis* & du *facrum*, pofition qui dérive néceffairement de celle du corps placé obliquement,
dont un côté regarde le ventre, & l'autre le dos de la mère. Il n'y a donc pas d'autre parti à prendre que de changer la fituation des épaules : or, pour cela, il faut donner
à la femme une attitude favorable, & c'eft ce que l'on
fera en la plaçant fur fes genoux & fes coudes, la tête inclinée & retenue dans fes deux mains, ayant foin que fes
genoux & fes coudes foient écartés de façon à former un
quarré, pour qu'elle foit foutenue fur une bafe plus large
& qu'elle ne tombe point fur l'un ou l'autre côté. L'effet
que produit cette attitude eft de diminuer la preffion
qu'exercent les épaules de l'enfant contre les parties molles du *baffin*, & par conféquent de faciliter la manœuvre
de l'accoucheur. Mais, quelque bonne qu'elle foit &
quelque defir que l'on ait de la mettre en pratique, la

peut être pouffée dans le *baffin* par le feul
effort de la mère ;

2.° Lorfque fon volume eft tel qu'il faut

---

femme eft quelquefois déjà fi épuifée qu'il lui eft impoffible de la fupporter : dans ce cas, on la couchera fur le
dos prefqu'horizontalement, on tiendra fa tête un peu
élevée, &, en élevant le côté qu'occupe le fœtus, on
l'inclinera du côté oppofé. Enfuite, « l'accoucheur ayant
» porté fa main dans la matrice, en la paffant par la four-
» chette entre la tête de l'enfant & l'os *facrum*, pourra fai-
» fir aifément l'épaule, qui y eft comme accrochée, pour
» la tirer de côté, & par-là faire changer fa fituation laté-
» rale en une moyenne ou directe. On s'appercevra de la
» réuffite par la pirouette que fera, pour ainfi dire, la
» tête en fuivant celle du corps, autant que lui pourra
» permettre le lieu qu'elle occupe alors, & le volume du
» bras de celui qui opère ». Telle eft la méthode confeillée par M. *Levret* (a) qui a jetté les plus grandes lumières
fur le cas dont nous traitons : méthode fondée fur la plus
exacte obfervation des circonftances qui l'accompagnent;
que la raifon recommande, que l'expérience approuve ;
& dont cependant on ne trouve aucune trace dans les ouvrages des autres auteurs, même de ceux qui ont eu l'occafion de la mettre en ufage. En lifant attentivement les
obfervations 269 & 270 de *Lamotte* (b), on verra que les
deux cas qui en font le fujet, font tout-à-fait femblables
à celui dont nous traitons, mais que cet illuftre accoucheur l'a méconnu, d'où il n'a point expofé les fignes
propres à le reconnoître, ni établi les règles de pratique
qu'il faut fuivre. *Rœderer* n'a point ignoré la fituation latérale du corps de l'enfant dans l'accouchement (c), mais
il s'en faut bien qu'il ait indiqué la véritable manière de
fe conduire alors, comme en jugera le lecteur en conful-
tant l'endroit cité. Sa méthode eft abfolument dangereufe,
& l'on rifque, en la fuivant, de tordre le cou de l'enfant:

(a) Suite des obferv. pag. 24.
(b) Edit. 1765.
(c) Elements de l'art des accouch. §. 533 & fuiv.

l'ouvrir pour la rendre plus petite, & faciliter par-là son passage dans le *bassin*, qui n'est pas possible sans cette opération, quoiqu'elle

car l'on fera attention que la situation de sa tête, dont une oreille est placée en dessus & l'autre en dessous, est l'effet de la situation latérale du corps, ensorte que, tant que le corps reste latéral, on ne doit pas tenter de rendre à la tête sa position naturelle : commencez, sans vous embarasser de la tête, par décrocher les épaules & placer le tronc de façon que le ventre de l'enfant, regarde le dos de la mère ; & la tête, par le même mouvement qui aura été imprimé aux épaules, se retournera de façon que la face regardera le *sacrum*.

L'autre méthode exposée ci-dessus est donc la seule convenable, & on l'emploiera aussi-tôt qu'on aura reconnu, les eaux étant sorties & la tête étant tombée dans le *vagin*, que la situation latérale des épaules s'oppose à la terminaison de l'accouchement. Or voici les signes qui l'indiquent : en portant la main au fond du *vagin*, on y sent la tête, mais dans une autre position que celle qu'elle doit avoir naturellement, car le visage est tourné du côté droit ou du côté gauche ; cette tête est libre, & il est possible de promener la main autour de sa circonférence, mais toutefois avec une facilité plus ou moins grande, selon que le travail a déjà plus ou moins duré, car lorsque la tête est ainsi restée long-temps & sans qu'on ait apporté les secours nécessaires, les humeurs qui s'y accumulent l'enflent & lui donnent un tel volume qu'elle remplit quelquefois toute la capacité du *vagin* ; si l'on veut porter la main au-delà de la tête jusqu'à l'orifice de la matrice, on éprouve plus de difficulté d'un côté que d'un autre, selon que le corps de l'enfant placé obliquement est couché à droite ou à gauche ; ainsi, s'il est couché à droite il faudra porter la main du côté opposé pour qu'elle puisse parvenir jusqu'à l'orifice, & jusques dans la matrice elle-même ; enfin la mère n'éprouve plus aucune douleur depuis l'instant où la tête est tombée dans le *vagin*.

Ces signes ne sont pas difficiles à expliquer. La position

soit *comprimée au point de prendre la forme d'un pain de sucre :* quelle que soit, dans ce cas, la difficulté pour l'accoucheur, il doit

---

de la tête dépend nécessairement de la position latérale du tronc ; cette dernière est la cause, & l'autre est l'effet. On peut promener librement la main autour de la tête tombée dans le *vagin*, parcequ'elle a, aussi-bien que les parties naturelles de la mère, les dimensions ordinaires. On ne peut faire parvenir la main jusques dans la matrice par le côté où l'enfant est couché, parceque son corps y exerce une trop grande pression. Enfin les douleurs de la mère cessent, parceque leur cause immédiate n'a plus lieu (a) : les contractions de la matrice peuvent bien continuer encore, mais les épaules fixées entre l'os *sacrum* & la symphise du *pubis* ne font aucun chemin & ne forcent point les fibres du cou de la matrice à se distendre : or, comme leur distention forcée est la cause des douleurs de l'enfantement, dès qu'elle n'existe pas, les douleurs doivent cesser. Il arrive alors précisément la même chose que dans l'enclavement de la tête : l'effet des premières contractions de la matrice a été de pousser les épaules entre le *sacrum* & le *pubis*, & comme dans les premiers instants qui ont suivi la chûte de la tête dans le *vagin* elles pouvoient bien faire quelqu'effort contre l'orifice, la mère a du encore éprouver quelques douleurs ; mais à la fin fixées, engagées sans pouvoir avancer ni reculer, & véritablement enclavées, elles ne font plus aucune impression sur l'orifice, & la cessation totale des douleurs s'ensuit. Envain la matrice se contracte, envain la mère multiplie ses efforts, elle perd enfin toutes ses forces, son pouls s'éteint, elle a de fréquentes foiblesses, & elle expire.

On voit donc la nécessité de la secourir promptement, & de se conduire de la manière que nous avons indiquée ci-dessus. Il faut de même apporter toute la diligence possible pour sauver le fœtus, car il est aussi dans le plus grand risque de perdre la vie. Plus on perd de temps, plus

(a) Voy. ci-dessus, not. 30. pag. 214.

sauver l'enfant , si cela se peut, en le retournant avec les précautions ci-dessus mentionnées.

le danger augmente , & c'est malheureusement ce qui arrive lorsque l'on a affaire à une sage-femme ignorante ou
à un accoucheur peu expérimenté , ensorte qu'on n'a recours qu'à la dernière extrémité à quelque personne plus
habile , qui, lorsqu'elle arrive , trouve l'enfant mort &
la mère dans l'état le plus déplorable. La mauvaise odeur
qui s'exhale des parties naturelles ; les sérosités roussea-
tres & fœtides qui en sortent ; nulle pulsation de la part
des artères du cordon ombilical, qui le plus souvent, dans
le cas dont nous traitons , tombe dans le *vagin* ; les petits
cheveux qui quittent les téguments de la tête du fœtus &
restent attachés aux doigts que l'on a introduits dans les
parties naturelles, sont autant de signes qui annoncent sa
mort. Alors , comme le plus souvent il n'est pas possible
de pénétrer jusqu'aux épaules à cause de l'enflure extraordinaire de la tête, il ne faut pas hésiter d'ouvrir le crâne
pour vuider le cerveau , & ensuite l'on travaillera , de la
manière que nous avons enseignée , à décrocher les
épaules.

Un troisième cas dans lequel les épaules s'arrêtent , &
apportent un tel obstacle à la terminaison de l'accouchement que l'on courroit encore risque de décoler l'enfant
& de laisser le tronc dans la matrice si l'on faisoit de trop
grands efforts, est celui où l'orifice a été , par une manœuvre condamnable (*a*) , repoussé avec force par derrière la tête avant que la nature l'ait suffisamment dilaté ;
car alors il revient sur lui-même , & se resserre autour du
cou , aussi-tôt que la tête est tombée dans le *vagin* ; & il
n'est pas possible, en la tirant avec les mains ou même
avec le forceps , de faire sortir les épaules. Au contraire,
il faut bien se garder d'agir ainsi ; ce que l'on doit faire ,
consiste à porter les doigts jusqu'à l'orifice de la matrice
pour le dilater , effet que l'on peut encore faciliter par le
moyen de quelque corps gras , d'huile , de graisse , ou de

(*a*) Syst. nouv. & compl. &c. not. 45. p. 177. n. 47. p. 180. n. 48.
p. 183.

§. 119. *Smellie* n'a point donné à fes lecteurs cette diftinction, §. 118. comme il eft évident par le paflage fuivant (*z*) : « J'avouerai

beurre : mais l'on aura fur-tout foin d'opérer cette dilatation peu-à-peu, & par degrés infenfibles, de crainte de caufer trop de douleurs à la mère & d'exciter l'inflammation des parties. Il eft fans doute effentiel que ce fecours foit adminiftré promptement, car, s'il eft trop différé, l'orifice fe refferre de plus en plus, le cou du fœtus eft étranglé, fa tête tombée dans le *vagin* s'enfle & acquiert un volume exceffif, & il ne tarde pas à perdre la vie, ce que l'on connoît facilement par les fignes expofés ci-deffus, & parceque la mère ne fent plus fes mouvements. Dans cette extrémité, il n'y a plus qu'un parti à prendre pour fauver la mère, qui périra auffi fi on ne la délivre promptement ; il faut percer le crâne, vuider le cerveau, pénétrer jufqu'à l'orifice de la matrice, le dilater de force, & faire fortir le corps avec le fecours du crochet.

Je ferai remarquer que dans les différents cas dont je viens de faire mention, l'accoucheur qui n'a point affifté au commencement du travail & dont on n'a imploré le fecours qu'à la dernière extrémité, pourra fort bien, tel favoir & telle expérience qu'on lui fuppofe, ne pas être en état de prononcer fûrement fur la nature de l'obftacle qui a empêché les épaules de fuivre la tête : je dirai même que cela lui fera fouvent impoffible, parcequ'il n'aura pas la liberté de palper les différentes parties de la tête dont le volume remplit exactement le *vagin*, pour s'inftruire de fa pofition ; & parcequ'il ne pourra pas, à plus forte raifon, pénétrer jufqu'à l'orifice de la matrice, pour déterminer s'il étrangle le cou de l'enfant, ou fi les épaules font trop larges, ou fi elles font fituées latéralement. Il ne lui reftera donc, pour fonder fes préfomptions, que le récit de la perfonne qui aura fuivi le travail dès fon origine, mais l'on s'imagine bien qu'il n'ofera pas établir fon diagnoftic fur un pareil fondement. Au refte, fon in-

(*z*) *Tom. I. introd. pag. 63.*

» ingénuement que lorſque la femme n'a pas
» aſſez de forces, ou que les douleurs ne ſont
» pas ſuffiſantes pour expulſer l'enfant, & que

certitude ne peut être dangereuſe, parcequ'il n'a qu'un
parti à prendre, dans la circonſtance critique où il eſt
appellé, quelle que ſoit la cauſe qui ait empêché les
épaules de franchir l'orifice de la matrice ; ſavoir, de vuider le crâne de l'enfant dont la mort eſt certaine. C'eſt
après cette opération qu'il eſt plus à portée de reconnoître l'obſtacle & de mettre en uſage les moyens propres à
le lever & à délivrer la mère. Toutefois il ne peut pas encore promettre qu'elle ſurvivra long-temps à ſa délivrance, car elle eſt ſouvent ſi épuiſée qu'elle meurt bientôt après, ce qui eſt prouvé par pluſieurs obſervations
relatives aux cas préſents & rapportées par les plus célèbres accoucheurs (*a*).

Mais ſuppoſons qu'une ſage-femme ou un chirurgien
mal-habile s'eſt obſtiné à tirer avec force la tête tombée
dans le *vagin*, les épaules refuſant de la ſuivre, & qu'il l'a
ſéparée du tronc qui reſte dans la matrice. Que faut-il
faire alors pour délivrer la mère ? L'expérience prouve
que l'on peut quelquefois en venir à bout, après ce funeſte accident, ſans le ſecours d'aucun inſtrument, en
portant la main dans la matrice, en retournant l'enfant,
& en l'amenant par les pieds ; ou, lorſque les épaules
ſont aſſez avancées, en coulant les doigts ſous les aiſſelles en forme de crochet, & en tirant enſuite le corps qui
ſort avec aſſez de facilité. *Lamotte* rapporte deux obſervations où il a réuſſi de ces deux manières (*b*) : mais il faut
convenir qu'il ne dût ſon ſuccès, dans le cas qui fait le
ſujet de la première, qu'à l'extrême corruption qui s'é-
toit déjà emparée de toutes les parties & qui leur avoit
fait perdre leur reſſort, comme il le remarque lui-même;
& , dans celui qui fait le ſujet de la ſeconde, qu'à la très-
légère importance de l'obſtacle qui avoit arrêté les épau-

(*a*) M. *Levret*, Suite des accouch. labor. pag. 4. *Smellie*, tom. 2.
pag. 442. *Lamotte*, tom. 2. pag. 811. &c.
(*b*) Tom. 2. pag. 811. obſ. 273, 274.

» la difficulté ne vient ni de la groſſeur de la
» tête, ni du peu d'ouverture du *baſſin*, on
» peut eſſayer de tourner l'enfant avec quel-
» qu'eſpérance de ſuccès ; mais, dans tout au-
» tre cas *, je demande à tous les praticiens
» ſincères, ſi l'on n'a pas le chagrin de voir
» périr pluſieurs enfants, même lorſque la tête
» ne ſe préſente pas, & que le corps ſe préſen-
» te le premier au paſſage, parcequ'il n'eſt pas
» poſſible de délivrer le fœtus autrement. »

Ce paſſage me conduit naturellement à
examiner ce que notre auteur peut entendre
par cette expreſſion, *dans l'autre extrémité.*
S'il entend par-là que, quand la tête eſt trop

---

les & qui étoit en effet ſi peu conſidérable que l'enfant
n'auroit certainement pas été décolé, ſi la ſage-femme
eut manœuvré avec plus de ménagement, d'adreſſe, &
auroit été amené au monde, avec de la patience, ſain &
entier, par le même moyen dont ſe ſervit *Lamotte* pour
tirer le tronc ſéparé de la tête. D'où l'on doit conclure
que l'on n'aura pas la même facilité à délivrer la femme,
toutes les fois que cet accident arrivera ; & que la difficulté augmentera à raiſon de l'importance de l'obſtacle
qui aura arrêté les épaules, & du temps plus conſidérable
qui aura permis au cou de la matrice de ſe reſſerrer autour
du cou de l'enfant, & à la matrice elle-même de venir
s'appliquer ſur ſon corps. Car, quand cela eſt ainſi, il eſt
impoſſible de retourner le fœtus, d'ailleurs l'orifice reſſerré ne permet pas l'introduction de la main : il faut
donc commencer par le dilater, & enſuite l'on tirera le
tronc en ſe ſervant du crochet. Quand la tête aura été arrachée, les épaules étant ſituées latéralement & fixées en-

* *Il y a dans le texte Anglois :* in the other extreme : *ce qu'il faut
traduire ainſi :* dans l'autre extrémité.

volumineuſe

volumineuſe pour entrer entière dans le *baſſin* , l'accoucheur ne doit pas retourner l'enfant pour le tirer par les pieds, on peut dire
qu'il a, en quelque forte , raiſon : mais il eſt
évident pour moi que ce n'eſt pas là ce qu'il a
voulu ſignifier , parcequ'il recommande en
pareil cas l'uſage du forceps. Par conſéquent
ſon expreſſion eſt fort impropre dans cet endroit , parceque ſi la tête n'eſt pas aſſez volumineuſe pour exiger qu'on l'ouvre , on ne
peut pas dire qu'elle ſoit *dans l'autre extrémité* ; & ſi ſon volume en exige l'ouverture,
le forceps n'eſt pas dans cette circonſtance
l'inſtrument convenable , les autres méthodes

---

tre le *ſacrum* , & le *pubis* , on pourra quelquefois terminer
l'accouchement ſans le ſecours de cet inſtrument , en dé-
crochant les épaules par la méthode que j'ai enſeignée ;
pourvu que l'enfant n'ait pas été long-temps au paſſage ,
& qu'on ait un ſecours prompt & adminiſtré auſſi-tôt
après l'accident arrivé : mais ſi le travail a été très-long ,
& ſi la mère paſſe encore pluſieurs heures , après le décolement du fœtus , ſans être ſecourue à-propos , la matrice reſſerrée & contractée , rendra inſuffiſants les
moyens ordinaires , & il faudra encore avoir recours au
crochet. Le *crochet à gaîne* de M. *Levret* me paroît infiniment préférable à tous les autres , avec leſquels on riſque
beaucoup de bleſſer dangereuſement les parties de la
mère , lorſqu'ils viennent à lâcher priſe : il eſt tellement
conſtruit qu'on n'a plus à redouter cet accident en en faiſant uſage , ſoit dans le cas préſent , ſoit dans d'autres
analogues , comme s'en convaincra aiſément tout lecteur qui prendra connoiſſance de la deſcription très-dé-
taillée qu'en a faite ſon auteur , & à laquelle je le renvoie (*a*).

(*a*) Suite des obſerv. ſur les accouch. labor. pag. 27 & ſuiv.

X

étant beaucoup plus fûres & beaucoup plus expéditives ; bien plus, fi l'on s'en fert, il fait beaucoup de mal à la mère.

Il en appelle à tous les *praticiens fincères*, pour déclarer s'ils n'ont pas eu le *chagrin de voir périr plufieurs enfans, même &c.*

Pour moi je me flatte d'être du nombre de ces *praticiens fincères*, & par conféquent je déclare que dans le cours de vingt-deux ans je n'ai rencontré aucun cas, fi l'on en excepte un feul dans le mois de décembre 1751, où l'enfant, fuppofé vivant, ait perdu la vie ou ait été en danger de la perdre, en tirant les pieds les premiers. J'ai délivré plufieurs femmes d'enfants vivants dont la tête avoit depuis quatorze jufqu'à dix-huit ou dix-neuf pouces de circonférence : quelques - unes d'elles avoient eu recours, avant de m'appeller, à d'autres accoucheurs qui avoient prononcé qu'il étoit impoffible de tirer l'enfant fans le fecours des inftruments, parceque, difoient-ils, la tête étoit trop volumineufe ; cependant je ne fouffris pas qu'on en fît aucun ufage, & particulièrement dans un cas où je me rappelle qu'un des élèves de *Smellie*, chirurgien célèbre, fut embarraffé. Je déclare encore, comme une chofe que je crois fincèrement, que l'on ne peut pas dire avec raifon que tel enfant qui périt en l'amenant par les pieds, auroit pu être fauvé par quelqu'autre méthode, mise en usage par des mains habiles.

Le cas ci-dessus mentionné, où l'enfant, s'il étoit vivant, pouvoit avoir souffert, arriva dans cette ville (*Yorck*). La mère étoit à sa dixième grossesse : en la *touchant* je trouvai sa matrice mal-placée, & je ne pus sentir que le côté de son orifice, voisin du *pubis*, l'autre étant élevé : en même temps une partie de cet orifice aussi-bien qu'une partie du *vagin* étoit tellement poussée en bas dans le *bassin* & en avant, par la tête de l'enfant, qu'elle lui ôtoit le passage libre, & pendoit comme un sac vuide. Je retournai l'enfant, & tirai les deux pieds avec facilité, mais ce fut avec beaucoup de peine que je fis franchir à la poitrine & aux épaules le bord du *bassin*. Cependant, cela étant fait, & ces parties ayant passé l'orifice externe, la tête s'arrêta au bord du *bassin*, malgré les efforts que je fis, pour la faire avancer, en mettant un doigt dans la bouche, ou en tournant le menton vers un côté, ou en le poussant en haut, de façon que la partie la plus large du crâne répondit à un côté du *bassin*, & en tirant en même temps les épaules à moi avec beaucoup de force. Je réiterai cette méthode deux ou trois fois sans obtenir un meilleur succès : mais en employant mes plus grands efforts, je m'apperçus que les vertèbres du cou commençoient à se séparer de celle du dos, &, en continuant de même, la tête & le tronc se séparèrent bientôt. Je portai alors ma main gauche dans la matrice, je tournai le sommet de la tête vers l'orifice, j'introduisis ensuite mon extracteur, & je tirai aussi-tôt la tête de la manière que j'ai enseignée dans mon *Essai, &c.* Elle étoit excessivement grosse, très-ossifiée, & n'avoit qu'une petite ouverture à l'endroit de la fontanelle. La mère se rétablit de cette couche aussi-bien que des neuf autres, & sans avoir la plus légère inflammation dans les parties placées entre la tête de l'enfant & les os du *bassin*, qui étoit fort étroit, & qui avoit toujours occasionné un travail long & difficile dans les accouchements précédents, dont plusieurs des enfants qui en étoient provenus avoient perdu la vie par l'effet des couvulsions aussi-tôt après leur naissance, ou dans les premiers jours qui la suivirent.

Une femme qui étoit dans la chambre de la malade, & qui avoit précédemment assisté à deux accouchements où la tête de l'enfant étoit restée dans la matrice, sortit effrayée par les funestes conséquences qu'elle crut prévoir lorsqu'elle sut que le même accident étoit arrivé, car en effet l'accoucheur qu'on appella dans les deux cas ne put tirer de la matrice la tête ainsi séparée du tronc, & les deux malades périrent. Mais les craintes de cette femme fenfible furent bientôt diffipées, lorfque quelqu'un, qui fut témoin de mon opération, l'alla trouver & l'affura que fon amie étoit heureufement délivrée de la tête & de l'arrière-faix.

J'obferverai, 1.° que fi quelqu'accoucheur eut effayé de délivrer cette femme en ouvrant la tête reftée dans fa matrice avec des cifeaux, comme l'enfeigne *Smellie*, elle eut fouffert confidérablement, & peut-être perdu la vie.

2.° Qu'on ne doit plus redouter autant qu'autrefois les conféquences de cet accident, favoir de la tête de l'enfant féparée du corps & reftée feule dans la matrice, puifqu'on peut la faire fortir auffi-tôt par le moyen de mon extracteur : d'où il eft évident que, dans quelques cas dont nous ferons mention, le moyen le plus fûr & le plus facile de délivrer la femme, eft de féparer la tête, lorfque le corps vient le premier. Voy. ci-deffus, not. 46. p. 302.

3.° Que les parties placées entre la tête de l'enfant & les os du *baffin* ne pouvoient être beaucoup maltraitées, tant parcequ'il n'y avoit aucune fubftance dure qui exerçât une preffion immédiate contre ces parties, qu'à caufe de la molleffe des téguments du crâne de l'enfant, de la difpofition qu'ont les os de fa tête à fe mouler à la forme du *baffin*, & de la preffion qui n'agit pas feulement fur une ſurface étroite, mais de façon que chaque partie la ſupporte. Revenons à notre ſujet.

§. 120. Il eſt évident par ce qui a été dit ci-deſſus dans les 118 & 119 ſections, qu'il faut commencer par ouvrir le crâne & en tirer une partie de ce qu'il contient, ſoit que l'enfant préſente la tête ou les pieds, ſi la tête eſt volumineuſe au point de ne pouvoir ſortir entière : voilà ce que les expreſſions de *Smellie*, *autre extrémité*, doivent ſignifier. Cependant il dit dans un autre endroit (*a*) : « Mais ſi la tête eſt groſſe ou que le *baſſin* ſoit » étroit, on ne peut eſpérer de pouvoir ſau- » ver l'enfant, ſoit en le retournant ou en ſe » ſervant des forceps, juſqu'à ce que la tête » ſoit plus avancée ». Aſſurément, s'il ne nous eût point dit (*b*) qu'il a travaillé pendant *ſix ans* à ſon ouvrage, & que pendant tout ce temps-là il l'a *digéré*, *changé*, & *corrigé*, je me ſerois imaginé que ce dernier paragraphe s'y eſt gliſſé par un effet de ſon inattention. Car ſi la tête eſt ſi groſſe, ou le *baſſin* ſi étroit, *qu'on ne peut eſpérer de pouvoir ſau- ver l'enfant, ſoit en le retournant ou en ſe ſer- vant du forceps, qui fait, pour ainſi dire* (*c*),

---

(*a*) *Tom. I. pag.* 303.
(*b*) *Préface, pag.* xiv.
(*c*) *Tom. I. pag.* 270.

les fonctions de deux mains artificielles, fe peut-il que la tête s'avance par les efforts de la mère, lorfque, fuivant lui, l'enfant ne peut être fauvé par la force ajoutée de l'accoucheur ?

« Lorfque la tête eft reftée au-deffus des
» bords du *baffin*, ou qu'il n'y en a qu'une
» petite portion feulement qui y foit encla-
» vée, & qu'il paroît que le *baffin* eft trop
» étroit ou que la tête eft trop groffe, & par
» conféquent que les plus fortes douleurs du
» travail ne font pas capables de délivrer la
» femme ; en pareil cas, il n'y a pas moyen
» de fauver l'enfant, foit qu'on le retourne &
» qu'on le tire par les pieds, & qu'on effaye
» de le délivrer au moyen du filet & des for-
» ceps ; l'accoucheur fe voit donc dans la
» dure néceffité de recourir aux crochets
» pour en faire l'extraction. Cependant dans
» tous ces cas, il faut effayer auparavant s'il
» n'y a pas moyen de réuffir avec le forceps ;
» en effet, on réuffit quelquefois mieux qu'on
» n'avoit lieu de fe le promettre, pourvu que
» l'accouchement foit retardé par la foibleffe
» de la femme, & par la feconde, la troifiè-
» me, la fixième ou la feptième des caufes
» rapportées ci-deffus ; mais on ne doit pas y
» compter quand même le *vertex* fe préfen-
» teroit, fi le front refte engagé au-deffus du
» bord latéral ou poftérieur du *baffin*, & que

» la tête ne ſoit point deſcendue dans la ca-
» vité du *baſſin*, ou au moins s'il n'y en a
» qu'une très-petite partie qui y ſoit enclavée,
» à peu près comme le ſeroit la pointe d'un
» pain de ſucre, quoique la mère ait eu de
» fortes douleurs pendant pluſieurs heures en-
» core après la rupture des membranes ; car
» on peut déduire de toutes ces circonſtances-
» là , que la portion la plus conſidérable de
» la tête eſt reſtée engagée au-deſſus du bord
» du *baſſin*, & par conſéquent que la tête eſt
» trop large, ou que le *baſſin* eſt trop étroit.
» Cependant dans ces cas-là mêmes, on peut
» ſaiſir ſi bien la tête, ſoit avec le filet dont
» nous avons parlé en dernier lieu , ou avec
» une longue paire de forceps , qu'en tirant
» avec beaucoup de force, & en ſerrant bien,
» on pourra arracher la tête : mais une ſi gran-
» de violence eſt ordinairement fatale à la
» femme ; parcequ'elle peut occaſionner une
» ſi grande inflammation, & peut-être enco-
» re, un ſi grand déchirement des parties,
» qu'elles tombent en mortification (*d*) ». Je
dois cependant obſerver qu'il s'eſt exprimé
ainſi quelques pages plus haut ; « la tête deſ-
» cendra peu-à-peu dans le *baſſin* avec le
» temps, quand même elle ſeroit *trop groſſe*

(*d*) *Tom. I. pag.* 270. —— *pag.* 267. —— *pag.* 293.
—— *pag.* 300.

» pour qu'on la pût tirer avec le filet ou avec
» les forceps ». Ensuite il dit dans le paragraphe ci-dessus mentionné, que, *lorsque la tête
est trop grosse*, (même expression que ci-dessus) *l'enfant ne peut être délivré par les plus
fortes douleurs, ni être sauvé, en le tournant ou l'amenant par les pieds, ou avec le
filet ou le forceps, sans le crochet :* il ordonne toutefois d'*essayer auparavant le forceps*;
ensuite il avertit qu'il *ne faut pas y compter*;
néanmoins, si on l'en croit, *on peut saisir si
bien la tête, soit avec le filet ou avec une longue paire de forceps, qu'en tirant avec beaucoup de force, & en serrant bien, on pourra
arracher la tête,* tandis que, comme il le dit
dans un autre endroit, *l'on devroit toujours
se proposer, toutes les fois que la face ou le
front se présente, de rétablir la tête dans une
meilleure position, particulièrement encore
lorsque le* bassin *est trop étroit ou la tête trop
grosse* ; & il fait remarquer aussi que, quand
on met en usage le filet ou le grand forceps,
*une si grande violence est ordinairement fa-
tale à la femme, parcequ'elle peut occasionner une si grande inflammation, & peut-être
encore un si grand déchirement des parties,
qu'elles tombent en mortification.* Or j'observerai encore que, dans le cas qu'il a établi,
toute chose est supposée préparée, par la nature, pour l'accouchement ; mais que l'étroi-

teffe du *baffin*, ou la groffeur de la tête de l'enfant, font tous les obftacles à un accouchement facile : dans ce cas donc, nulles parties ne doivent être déchirées, excepté l'orifice de la matrice, qui eft fuppofé fuffifamment large, parceque notre auteur n'en a pas parlé comme d'un empêchement à la délivrance : & il eft évident que les parties de la femme, placées entre la tête de l'enfant & les os du *baffin*, ne font pas auffi fujettes aux inflammations que l'orifice externe. Quoi qu'il en foit, fi la tête a paffé dans le *baffin* qui eft la partie la plus étroite, un accoucheur adroit ne tirera jamais avec cette violence, dont *Smellie* paroît avoir l'idée, parceque le cas ne la réquiert pas ; d'autant plus que l'orifice externe fe dilatera aifément, tandis que le bord du *baffin* conferve la même largeur. D'ailleurs il nous dit que, lorf que la tête a *dépaffé le détroit, il eft rare qu'elle foit retenue dans la partie inférieure de cette cavité, à moins que la malade ne foit foible :* ce qui montre que la déchirure n'eft pas autant à craindre qu'il paroît l'infinuer.

« Dans tous ces cas, prononce-t-il, il faut » effayer auparavant s'il n'y a pas moyen de » réuffir avec le forceps; en effet, on réuffit » quelquefois mieux qu'on n'avoit lieu de fe » le promettre, pourvu que l'accouchement » foit retardé par la foibleffe de la femme, &

» par la seconde, la troisième, la sixième ou
» la septième des causes, &c. » Or la troisième de ces causes, exposée à la page 254, est
la rigidité de l'orifice de la matrice, du *vagin*,
& des parties extérieures, accident qui peut
dépendre de *l'âge de la femme*, de *quelques
callosités considérables*, ou de *quelque glande engorgée* & de *quelque tumeur squirreuse,
qui bouche le vagin* : toutes circonstances
dans lesquelles un accoucheur prudent ne
fera jamais usage du forceps, parceque cet
instrument ne peut détruire, ni la rigidité ou
la callosité de l'orifice de la matrice, ni les
glandes & les tumeurs squirreuses; & qu'il
ajoute au volume & à la dureté de la tête
de l'enfant, au lieu de les diminuer.

Si la tête de l'enfant est grosse au point de
ne pouvoir passer dans le *bassin* par les seuls
efforts de la mère, nous devons considérer
deux choses : 1.° si la tête de l'enfant seule
peut faire plus de mal à la mère, que lorsqu'on ajoute à son volume celui d'un autre
corps, dont la surface n'est peut-être pas fort
disposée à glisser sans un frottement considérable : 2.° si elle est plus comprimée par les
parties de la mère, en passant dans le *bassin*,
avec quelque corps qui ajoute à son volume,
que lorsqu'elle est seule.

Je vais, pour déterminer cela, examiner les

différentes méthodes qui ſont préſentement miſes en uſage, ou qui l'ont été juſqu'à nos jours, pour amener la tête de l'enfant entière dans le *baſſin* ; & montrer les dangers ou les inconvénients qui accompagnent chaque opération.

§. 121. Dans tous les cas où la tête de l'enfant ſe préſente bien, & ne peut être pouſſée dans le *baſſin* par les ſeuls efforts de la mère, ſans avoir un volume tel qu'on ne puiſſe la tirer entière, la méthode uſitée pour la faire avancer étoit d'appliquer le filet ou le forceps.

Le filet eſt un nœud coulant, fait à l'extrémité d'un ruban, d'une bande, d'une jarretière ou autre choſe ſemblable, que l'on gliſſe, en le portant ſur l'extrémité des doigts, par deſſus le front & le derrière de la tête : ou bien il eſt fait en forme de coëffe, dans laquelle eſt un morceau de baleine mince, d'environ un pied & demi, ou deux pieds de long. Voy. la Tab. fig. 1. Après avoir porté une main le long d'un côté de la tête de l'enfant, on doit introduire la baleine en double le long de cette main qui eſt déjà dans la matrice, entre elle & le côté de la tête de l'enfant, juſqu'à ce qu'un côté du filet puiſſe être paſſé par-deſſus le front, avec l'aide du pouce, & l'autre par-deſſus la partie oppoſée avec l'aide du petit doigt : le filet doit enſuite être maintenu en place, jufqu'à ce que la baleine foit retirée: cela fait, l'accoucheur doit tirer cette extrémité du filet *b*, qui fe meut dans l'anneau *c*, & qui eft fixée du côté oppofé, afin de ferrer par-là le nœud, & d'embraffer plus étroitement le cou de l'enfant: enfin lorfqu'il croit le bien faifir, il doit tirer à foi le filet avec une main, tandis qu'avec l'autre qui eft dans le *vagin*, il dirige la tête dans le centre du paffage, de la manière la plus avantageufe.

Je lis (*e*) que *Smellie* confeille de lier enfemble les bouts du filet, après en avoir dégagé la baleine; d'où le nœud fera affez lâche pour gliffer & abandonner la tête, ce qui n'arrivera pas auffi aifément par la correction que j'ai faite; car l'accoucheur pourra le ferrer au degré qu'il croira convenable, & dont il jugera par le fecours de fes doigts déjà introduits dans la matrice. Le menton & la partie poftérieure de la tête de l'enfant feront donc fuffifamment ferrés, mais le cou ne le fera pas au point d'empêcher le libre retour du fang au cœur: & fi l'accoucheur obferve que le filet l'eft trop, il peut, quand il veut, le relâcher, ou l'ôter tout-à-fait en tirant feulement cette extrémité ou ce côté, auquel eft fixé l'anneau. Fig. 1. *a*.

____

(*e*) *Tom. I. pag.* 266.

Je lis encore dans le même endroit; «tou-
» tes sortes de filets ont en commun ce defa-
» vantage, qu'il est très-difficile de les intro-
» duire & de les appliquer; & quoiqu'il soit
» plus aisé de se servir ou d'appliquer celui-ci
» que tous les autres, cependant lorsque le
» *vertex* se présente, le menton de l'enfant
» est si bien appliqué contre la poitrine, qu'il
» n'y a souvent pas moyen d'insinuer le filet
» entre deux; & si on l'applique sur la face
» ou sur le derrière de la tête, le plus souvent
» il glisse & lâche sa prise lorsqu'on vient à le
» tirer; mais en supposant que l'on ait la com-
» modité de le bien appliquer, lorsque la
» tête est grosse ou que le *bassin* est étroit, de
» manière que l'on soit obligé de tirer avec
» une grande force, le filet écorchera, &
» coupera même les parties molles jusqu'aux
» os». Je suis d'accord avec *Smellie*, excepté
sur le dernier point, car si le filet *coupe les*
parties molles jusqu'aux os, cela est nécessairement dû à l'ignorance de l'accoucheur
qui a mal choisi le filet ou qui l'a appliqué
mal-à-propos, car on ne cherche principalement, en employant cet instrument, qu'à
ajouter un secours modéré aux efforts de la
mère, & l'on ne doit jamais s'en servir dans
les cas où il est besoin d'une *très-grande force*,
quoique notre auteur dise dans la même section, que *dans ces cas-là mêmes, on peut fai-*

fir fi bien la tête , avec le filet, qu'en tirant avec beaucoup de force , & en ferrant bien , on pourra arracher la tête.

Il continue enfuite ; « & fi l'on emploie af-
» fez de violence pour arracher l'enfant tout
» d'un coup, les parties extérieures de la fem-
» me feront en grand danger d'être auffi dé-
» chirées tout d'un coup » : mais j'obferverai
que cet accident n'eft pas dû au filet, car il
arrivera par la même indifcrétion lorfque l'on
fe fervira de la même manière de fon inftrument favori, le forceps ; parcequ'auffi-tôt que
la tête eft paffée dans le *baffin*, elle a franchi
le paffage le plus étroit, qui ne cède point,
& où la plus grande force eft néceffaire ; au
lieu qu'il n'eft befoin enfuite que d'une force
moindre, & qui ne doit auffi être augmentée
que par degrés , parceque l'orifice externe
peut céder.

« Mais lorfque la tête eft petite & qu'elle
» fuit moyennant qu'on la tire avec une for-
» ce médiocre, on peut, au moyen de ce fe-
» cours, délivrer l'enfant fans qu'il en réfulte
» aucune mauvaife conféquence. Cependant
» en ce cas (favoir, lorfque la tête eft petite)
» l'expérience nous apprend qu'à moins que
» la femme ne foit attaquée de quelque fymp-
» tôme dangereux, la tête defcendra peu-à-
» peu dans le *baffin* avec le temps, quand mê-
» me *elle feroit trop groffe* pour qu'on la pût

» tirer avec le filet , ou avec les forceps ; ell
» nous apprend , dis-je , que l'enfant se déli
» vrera heureusement par le seul secours de
» douleurs du travail». Si *Smellie* entend
par la dernière partie mentionnée de ce pa
ragraphe , que cela doit engager les accou
cheurs à attendre , & à laisser la tête compri
mée pendant un si long temps , son conse
est préjudiciable , parcequ'il expose aux dan
gers , exposés dans la §. 1 17. & qui doven
être évités.

Ce paragraphe entier est tiré mot pou
mot de sa nouvelle édition, qu'il dit avoi
revue & corrigée : cependant je suis sûr , mal
gré les éloges que le journaliste lui a donnés
qu'il n'est pas possible de trouver aucun au
teur ancien ou moderne , qui ait été aussi pe
exact & qui se soit contredit autant de foi
dans un si court espace.

§. 122. Je vais à-présent examiner les avar
tages & les dangers qui accompagnent l'us
ge du forceps ; mais pour rendre à *Smelli*
autant de justice qu'il m'est possible , je pr
senterai d'abord au lecteur sa déclaration su
l'usage des instruments.

« J'avoue , dit-il (*f*), que les instrument
» ont quelquefois fait de grands ravages en
» tre les mains de gens mal-adroits & peu ac

(*f*) *Tom. I. pag.* 252.——*pag.* 268.

» coutumé

» coutumés à s'en fervir ; mais je fuis perfua-
» dé que tout bon praticien tentera tout ce
» que la prudence peut fuggérer pour la fû-
» reté de fes malades avant d'en venir à au-
» cun remède violent, foit avec les mains
» feules ou armées de quelqu'inftrument ; au
» refte il fe préfente quelquefois des cas dans
» lefquels les précautions les mieux concer-
» técs font tout-à-fait infruttueufes ».———
« Quant à moi, j'ai toujours différé de m'en
» fervir autant que j'ai cru pouvoir fans leur
» fecours, mettre la vie de mes malades en
» fûreté, & j'ai toujours confeillé cette maxi-
» me à ceux qui m'ont fait l'honneur de m'é-
» couter ».——— «Qu'on ne s'imagine cepen-
» dant pas fur ce que je viens de dire, que
» j'aie plus de préférence pour aucune de ces
» fortes d'inventions que pour les autres ».

Il eft très-vrai que l'on doit éviter, s'il eft
poffible, toutes les efpèces d'inftruments, &
j'ajouterai même que, toutes chofes d'ailleurs
égales, l'inftrument le moins dangereux doit
toujours être préféré à tout autre.

Malgré cette déclaration de notre auteur,
l'on verra que, loin d'éviter l'ufage des inftruments, il confeille, comme une chofe in-
différente, d'ufer du forceps, ou de retourner l'enfant ; tandis que cet inftrument ne doit
jamais être employé, lorfqu'on peut retourner l'enfant & le tirer par les pieds, comme

Y

il est évident par ce qui a été dit dans les sections 116, 117, 118. L'on verra encore qu'il se
sert fréquemment d'un instrument particulier
dans plusieurs cas, où l'on peut terminer l'accouchement sans avoir recours à lui ni à aucun autre, ou même dans ceux où les autres
espèces d'instruments sont moins dangereuses ; d'où le lecteur sera convaincu, à ce que
je crois, qu'il a *plus de préférence pour quel-*
qu'une de ces inventions que pour les autres.

§. 123. *Hyppocrate* fait mention d'une espèce de forceps (*g*), mais nous ne lisons pas
chez les autres auteurs anciens qu'il y en ait
eu quelqu'un d'imaginé pour sauver la vie de
l'enfant, jusqu'au temps d'*Avicêne* qui dit (*h*):
« Habent obstetrices quædam tenacula qui-
» bus circumligant pannos ne lædant vel of-
» fendant fœtum, iisque educunt (*i*) ». Les
instruments d'*Albucasis* (dans *Spachius* (*k*))
peuvent être, je crois, de la première espèce;
je les ai fait graver avec quelques autres anciens, & on peut les voir dans la planche que
j'ai jointe à cet ouvrage. Fig. 2 & 3.

J'avoue que je ne regarde pas l'instrument

(*g*) *Pag.* 618.
(*h*) Mercurialis *dans* Spachius , *pag.* 236.
(*i*) Les sages-femmes ont de petites tenailles qu'ils
couvrent de bandes de draps de crainte qu'elles ne blessent le *fœtus* , & le font sortir avec leur secours.
(*k*) *Pag.* 446.

dont *Avicêne* donne l'idée comme une efpèce de forceps pour fauver l'enfant, parcequ'il n'en fait pas mention comme d'un fecret, mais en parle comme d'une chofe bien connuc : en effet il dit, *habent obftetrices quædam tenacula*, &c. D'ailleurs, fi cet inftrument étoit une efpèce de forceps propre à fauver l'enfant, & fi bien connue, je fuis furpris que les autres efpèces aient été en ufage fi long-temps après, & qu'aucun auteur n'ait fait mention de la première : car, fuivant l'hiftoire de *Smellie*, il n'eft perfonne que l'on puiffe fuppofer avoir connu un tel inftrument depuis *Avicêne* jufqu'au dernier fiècle, où il dit que *Chamberlain* (*l*) en fit ufage : ce qui cependant n'eft pas tout-à-fait exact, car s'il eût confulté *Rueff* (dans *Spachius*) il auroit vu la figure d'une paire de forceps (quoique pas auffi bien adaptée à la tête que quelques efpèces plus modernes) dont on fe fervoit dans le fiècle précédent pour fauver l'enfant. Ce forceps n'étoit pas en effet auffi courbe que les nôtres, mais il paroît qu'on le faifoit fervir au même ufage (*m*), comme on peut le voir dans la table qui eft à la fin de ce volume. Fig. 13.

Smellie recommande (*n*), lorfqu'il eft fur

____

(*l*) *Introd. pag.* 56.
(*m*) Rueff *dans* Spachius, *liv.* 3. *pag.* 179.
(*n*) *Pag.* 279.

le point de ſe ſervir du forceps, pour garantir la femme du froid, *ſi ſon lit eſt trop éloigné du feu, ſi le temps eſt froid, ou ſi elle eſt d'un tempérament délicat, de tenir auprès ou ſous le lit un rechaud plein de braiſe, ou quelque vaiſſeau rempli d'eau chaude.* Mais 1.° ſi l'on emploie le premier moyen, au point d'échauffer tout ce qui environnera le rechaud, les perſonnes qui en ſeront voiſines pourront être bientôt ſuffoquées, & la malade elle-même en ſouffrira d'autant plus qu'elle ſera d'un tempérament plus délicat. 2.° Si l'on place auprès d'elle un vaiſſeau rempli d'eau chaude, la vapeur qui s'en élevera, quoique chaude, ſe refroidira bientôt au point de mettre en danger ſa vie, en mouillant ſes draps & ſes couvertures. Il n'y a point d'accoucheur prudent qui puiſſe conſeiller de traiter ainſi une femme en couche; eſt-ce donc là une de ces pratiques *ſi ſupérieures* dont nous parle le journaliſte N.° 3.?

« Lorſque l'opérateur, continue-t-il, a
» pourvu à toutes ces précautions, il ſe place
» à ſon tour ſur une chaiſe baſſe, & après
» avoir bien graiſſé de pommade les bran-
» ches de ſes forceps, ſa main droite & ſes
» doigts, il inſinue d'abord doucement ſa
» main dans le vagin, il la pouſſe à plat tout
» du long entre les parois de cet organe & la
» tête de l'enfant, juſqu'à ce qu'il ait intro-

» duit ses doigts au-dessus de l'orifice inter-
» ne, ensuite avec son autre main il prend
» une des branches de ses forceps dans l'en-
» droit où il l'avoit mise, & l'introduit entre
» sa main droite & la tête »; (il auroit dû
ajouter: sa surface concave étant tournée vers
la tête de l'enfant) « si par hasard l'extrémité
» ou la pointe de son instrument s'arrête à
» l'oreille, il doit le retirer un peu, & le diri-
» ger de nouveau en avant par un mouve-
» ment doux & léger; lorqu'il l'a fait dépaf-
» ser l'orifice interne, il faut l'introduire en-
» core plus avant, jusqu'à ce que l'endroit où
» les branches de l'instrument se joignent en-
» semble soit tout-à-fait contre la partie de la
» tête qui se présente en-bas, ou du moins
» jusqu'à un pouce de distance de cet en-
» droit». Voilà la seconde opération. Ensuite,
« lorsque l'accoucheur a introduit ainsi une
» des branches, il doit retirer sa main droite,
» & introduire la gauche dans la même direc-
» tion tout du long de l'autre côté de la tête,
» jusqu'à ce que ses doigts soient au-dessus de
» l'orifice interne ». Mais il a oublié de donner les instructions nécessaires pour tenir en
place la poignée de la première branche du
forceps, tandis que l'on introduit l'autre. Enfin, « avec la main qu'il vient de débarasser
» il prend l'autre branche dans l'endroit où il
» l'avoit mise, & l'applique sur l'autre côté de

» la tête avec les mêmes précautions dont il
» s'est servi pour introduire la première; cela
» fait, il retire sa main, & lorsqu'il tient la
» tête bien embrassée entre les branches de
» son instrument, il les joint ensemble, & at-
» tache les manches bien fermes l'un avec
» l'autre avec un ruban ou une jarretière».
Telle est la méthode qu'il enseigne lorsque la
tête est dans le *bassin*, & c'est la même que
tous les autres accoucheurs emploient avec
cette espèce de forceps en pareil cas, excepté
qu'ils joignent ordinairement ensemble les
branches, avant de retirer la main, de crainte que quelque partie de la femme ne soit
prise entr'elles, ce qui peut arriver dans plusieurs cas, sur-tout si l'on fait ce que notre
auteur recommande, savoir d'introduire l'instrument *jusqu'à ce que l'endroit où les branches se joignent ensemble soit tout-à-fait contre la partie de la tête qui se présente en bas,
ou du moins jusqu'à un pouce de distance de
cet endroit ;* il devoit donc avertir ses lecteurs
de prendre cette précaution, & d'autant plus
qu'il leur conseille de se servir du forceps
lorsque la tête est au-dessus du *bassin*, cas où
la précaution susdite est encore plus nécessaire, comme il l'enseigne dans un autre endroit.

§. 124. Les dangers qui accompagnent l'u-
sage du forceps regardent la mère ou l'en-

fant. La première peut être blessée par la compression des parties qui sont entre le forceps & les os du *bassin*, & elle le sera d'autant plus que, toutes choses d'ailleurs égales, la surface du corps comprimant sera plus étroite. Cette compression devient plus grande par l'addition au volume de la tête de l'enfant, ce qui peut être considéré sous deux rapports, comme je vais le montrer.

La mère peut encore souffrir de l'extension des parties externes plus grande que ne l'exige le volume de la tête de l'enfant : extension qui doit inévitablement avoir lieu, parceque le forceps ajoute au volume de la tête, & qui par conséquent peut les déchirer, sur-tout si l'instrument est entre les mains de quelqu'accoucheur mal-adroit, imprudent, & sans expérience, qui sera d'ailleurs d'autant plus sujet à occasionner cet accident avec le forceps de *Smellie*, qu'il a une forme desavantageuse : car, 1.° comme je l'ai montré dans mon *Essai*, *&c.* (o) les dimensions des parties naturelles ne sont point les mêmes chez toutes les femmes, le volume de la tête des enfants & l'épaisseur de leur cou varient aussi beaucoup ; cependant ces instruments, étant d'*une grandeur déterminée, ne peuvent être faits de façon à céder, d'où il suit né-*

(o) §. 101. *pag.* 327.

cessairement qu'ils font quelquefois fi grands, relativement aux dimenfions des parties naturelles de quelques femmes, que l'on rifque beaucoup en s'en fervant de déchirer le périnée. Cela peut être démontré auffi évidemment qu'aucune propofition d'*Euclide*; car, avec le forceps fait comme celui de *Smellie*, les extrémités qu'il place proche de l'oreille de l'enfant, fe toucheront, ou peu s'en faudra, fi elles n'en font empêchées par quelque corps interpofé; &, chaque branche pouvant être confidérée comme une courbe prefqu'elliptique, il eft évident que lorfqu'on fe fert de ces extrémités, elles doivent être étendues au moins de deux pouces, ou davantage; & il l'eft pareillement que le milieu de la partie cambrée de chaque branche doit également s'étendre par proportion : d'où il eft clair que l'on pourroit empêcher cette extenfion en conftruifant les branches du forceps de façon que leurs extrémités ne pourroient s'approcher plus près que de deux pouces, & alors elles auroient fuffifamment de prife, fans bleffer l'enfant, en comprimant & en meurtriffant fes parties.

Il eft encore évident que le frottement doit être d'autant plus grand, toutes chofes d'ailleurs égales, que la furface du forceps eft plus rude, &, par conféquent, qu'il eft befoin d'une plus grande force pour faire fortir l'enfant, comme on peut le démontrer par les loix de la méchanique ; d'où le mucus des parties de la femme fera emporté, ce qui les enflammera davantage. On doit donc conclure de-là qu'un cuir qui enveloppera en forme de fpirale chaque branche du forceps, fera plus de mal, quoique bien couvert de quelque corps gras, que l'acier poli tout nud ; car tels foins qu'on puiffe apporter, il y aura toujours une partie de ce cuir qui en fort peu de temps fera plus de faillie que les autres, fi même cela n'arrive pas auffi-tôt ; & il eft clair également que, lorfqu'il aura été une fois mouillé, il ne fera jamais ni auffi liffe ni auffi égal qu'auparavant. Je puis ajouter que le fang & les eaux abforbées par le cuir, & amaffées entre lui & l'acier, fe corrompront, acquerront une mauvaife odeur, & peut-être, dans quelques cas, porteront la contagion. Il eft vrai que, pour éviter cela, *Smellie* obferve (*p*), *qu'il faut toujours avoir foin de garnir les branches de l'inftrument d'un cuir neuf ou de linges blancs, toutes les fois que l'on s'en eft fervi* ; mais il faudroit donc que chaque accoucheur apprît à garnir parfaitement le forceps, parcequ'on ne trouve point dans tous les endroits des ouvriers propres à s'en acquitter.

(*p*) *Tom. I. pag.* 304.

§. 125. Les dangers auxquels le forceps peut expofer l'enfant font dûs à la compreffion que peut occafionner cet inftrument, en ferrant la tête plus que ne le feroient les parties de la mère; d'où les malheurs, rapportés dans la fect. 117. peuvent arriver. On doit donc, s'il eft poffible, les éviter : & comme la furface du forceps eft beaucoup plus étroite que celle des parties du *baffin*, non-feulement la tête de l'enfant doit être plus comprimée que lorfqu'on n'emploie pas cet inftrument, mais encore les inflammations & les autres accidents ci-deffus mentionnés font plus dans le cas de l'attaquer.

§. 126. Après avoir parlé de l'ufage du forceps de *Smellie*, je renvoie le lecteur à mon *Effai*, *&c.* (q) où fe trouve la defcription de celui dont je fais ufage, afin qu'en comparant les avantages & les defavantages de l'un & de l'autre, il puiffe décider par lui-même, lequel eft le plus avantageux & le moins préjudiciable à la mère ou à l'enfant.

Suppofons la tête de l'enfant dans le *baffin*: je porte alors la main gauche le long du côté de la tête, & avec l'autre j'introduis mon forceps avec les extrémités, entre la face interne de ma main & la tête de l'enfant, la grande vis regardant la main gauche, ce que je puis

____

(q) *Poft-fcript.* §. 6.

faire aifément à caufe de la forme elliptique
ou oblongue du *baffin* ; enforte qu'une aîle
fera tournée vers le *pubis*, & l'autre vers le
périnée , conformément à la forme de l'orifice externe. Lorfque les extrémités ont atteint l'oreille ou le cou de l'enfant, je déploie
doucement les aîles avec ma main droite, où
j'ouvre le forceps en pouffant avec la paume
de la même main contre la poignée, ce qui fe
fait fans mettre en mouvement quelqu'autre
partie de la machine; & enfuite rencontrant
l'oreille ou le côté de la tête de l'enfant , je
porte une aîle fur un côté, entre les os *pubis*
& la tête, ou entre le *facrum* & la tête, felon
qu'il m'eft plus commode, & enfuite je place
le forceps droit , en le tournant doucement
avec la poignée, tandis que les doigts de la
main gauche placent l'extrémité de l'aîle contre le cou de l'enfant, au-deffous de l'oreille,
prenant foin qu'il n'y ait rien d'interpofé entre la tête de l'enfant & le forceps. Par cette
manœuvre la feconde aîle doit naturellement
fe trouver toujours parallèle à l'autre: alors je
fire les aîles avec ma main droite, jufqu'à ce
que j'aie ferré la tête de l'enfant fuffifamment
& fans la bleffer: cela fait, en tirant la poignée,
& pouffant à l'endroit de la grande vis, tandis que la main gauche maintient en place
l'inftrument, je puis très bien juger , avec le
fecours de mes doigts qui guident les aîles

dans le *baffin*, à quel point la tête peut être ferrée fans danger : enfin , je fixe la grande vis avec mon pouce droit qui tient l'inftrument, enforte que la tête ne peut être ferrée davantage, en pouffant avec autant de force que je veux, & que l'inftrument ne peut glif-fer aifément ; je retire ma main gauche, & je l'emploie à fecourir la droite pour tirer la tête ; &, lorfqu'elle eft fuffifamment avancée , je lâche la vis avec mon pouce droit , & je re-tire le forceps.

Il eft évident , je crois, par ce qui a été dit dans les fections 123, 124, 125, 126, que mon forceps eft auffi bon, s'il n'eft pas meilleur , qu'aucun de ceux qui ont été inventés : car ,

1.° L'inftrument entier peut être introduit en une feule fois, après avoir porté les doigts ou la main dans le *vagin* ; au lieu que chaque branche de l'autre forceps doit être introduite féparément , & que la main doit être portée, deux fois au moins, dans le *vagin* ; enforte que toute l'opération caufe, jufqu'ici , une fois plus de douleur & de peine que la mienne.

2.° Comme les aîles font dans le *baffin*, elles peuvent être déployées plus ou moins, fans caufer aucune douleur à la mère.

3.° La main ou les doigts qui font dans le *vagin*, non-feulement feront moins de mou-vement que lorfqu'ils font employés à fixer l'autre efpèce de forceps , mais encore ils le feront en moins de temps ; deux avantages qui épargneront encore des douleurs à la mère.

4.° Comme les articulations de ces forceps font dans le *baſſin*, les aîles feront appliquées de façon à s'ajuſter à la tête de tout enfant, d'où les parties de la femme feront moins diſtendues qu'avec les anciennes eſpèces de forceps.

5.° Mon forceps eſt moins préjudiciable à la tête de l'enfant, parceque les aîles peuvent être fixées, à quelque degré déterminé d'extenſion, tellement qu'elles ne la compriment point plus qu'il n'eſt néceſſaire, d'où les accidents, dont il a été fait mention dans la ſect. 117. doivent être en grande partie évités ; au lieu qu'en ſe ſervant des autres forceps, plus on tire , & plus on ſerre la tête de l'enfant.

Parmi les objections que j'ai entendu faire contre mon forceps , la principale ſe tire de la difficulté de l'introduire à cauſe de ſon volume. Mais on s'appercevra ſûrement que cette difficulté n'eſt qu'imaginaire, ſi l'on fait attention que ſon diamètre n'a que trois pouces. Car ſi l'eſpace qui eſt entre les *pubis* & le *coccyx* ou le périnée ne permet pas la facile introduction d'un corps d'un pareil diamètre, comment permettra-t-il de paſſer à la tête de l'enfant qui a peut-être douze ou quinze pouces de circonférence ? Aſſûrément, ſi le premier ne paſſe pas, l'autre ne pourra ſortir ſans déchirer le *vagin*. Les cas particuliers que je vais expoſer, ſavoir ceux où le forceps ne doit point du tout être employé, rendront encore plus ſenſibles les deſavantages du mien ou de celui de *Smellie*.

§. 127. « Lorſque la tête, dit-il (*r*) eſt en-
» clavée * dans le *baſſin* », (il auroit pu ajouter : quoique dans une direction naturelle)
« qu'elle y reſte engagée pendant long-temps,
» & que les douleurs du travail ne ſuffiſent
» pas pour la délivrer, on peut fort aiſément
» & en toute ſûreté introduire le forceps qui
» fait, pour ainſi dire, les fonctions de deux
» mains artificielles ». Mais j'obſerverai

1.º Que la tête ne peut *reſter engagée*, lorſqu'*elle eſt avancée* dans le *baſſin*, à moins que ce ne ſoit à l'orifice externe, parceque dans un *baſſin* bien conformé le bord eſt la partie la plus étroite ; &

2.º Que, lorſque la tête *eſt avancée dans le baſſin*, ſi l'enfant s'*arrête*, cela eſt dû, ou à la contraction de l'orifice de la matrice autour du cou & des épaules de l'enfant, ou au cordon ombilical entortillé autour de ſon cou, ou à la mauvaiſe poſition de ſes épau-

---

(*r*) *Tom. I. pag.* 270.

* *Il y a dans l'original*, When the head is advanced, *ce qu'il faut traduire ainſi* ; lorſque la tête eſt avancée, &c.

les, ou au volume de ses épaules & de sa poitrine.

§. 128. Dans le premier cas, le crochet
mousse, appliqué sous l'aisselle entre un bras
de l'enfant & sa poitrine, manquera rarement de faire avancer l'enfant à travers l'orifice de la matrice, & ensuite la nature fera le
reste (47). Dans le second, l'enfant avancera
en coupant ou en rompant le cordon ombilical (48). Dans le troisième, le *forceps* ne doit
pas être employé, si les épaules sont arrêtées
sur le *sacrum* ou sur le *pubis*, parceque l'enfant peut être bien replacé par les doigts de
l'accoucheur (49). Enfin dans le quatrième,
le crochet mousse, appliqué comme ci-dessus, fera passer la poitrine & les épaules avec
bien plus de sûreté que le *forceps* (50), parcequ'il fera moins de mal à l'enfant : d'ail-
eurs il ne pourra arriver aucun mal à la mère,
parceque le crochet sera retiré, aussi-tôt que
es épaules feront dégagées, & avant que la
tête de l'enfant soit assez avancée pour remplir par son volume l'orifice externe. Cette
méthode, en pareil cas, manquera rarement

---

(47) Voy. ci-dessus, not. 46. pag. 302.
(48) Voy. le Syst. nouv. & compl. &c. not. 74, 75.
pag. 232, 234.
(49) Voy. ci-dessus, not. 46. pag. 302.
(50) Voy. ci-dessus, not. 46. pag. 302. & le Syst.
nouv. & compl. &c. not. 110. pag. 367.

de réuſſir, & par conſéquent on doit commencer par l'eſſayer, parcequ'elle peut éloigner tous les dangers relatifs à la mère, mentionnés dans la ſect. 124. & ceux auxquels la trop grande compreſſion de la tête expoſe l'enfant (51).

§. 129. « Lorſque la tête ſe préſente, mais » qu'elle eſt reſtée fort haut, que le front

---

(51) A l'égard de la contraction de l'orifice de la matrice qui retient les épaules & les empêche de ſuivre la tête, il vaut mieux employer la méthode expoſée ci-deſſus. Cependant, dans le cas où il ſe manifeſteroit des ſymptômes funeſtes, comme pertes, convulſions, &c. & où l'on auroit à craindre pour les jours de la mère ſi on ne la délivroit promptement, l'on fera bien de mettre en uſage celle de *Burton*, parcequ'à la faveur du crochet mouſſe placé ſous les aiſſelles, les épaules ſeront engagées de force dans l'orifice que les circonſtances n'auront pas permis de dilater ſuffiſamment. Mais, je le répète, comme cette pratique doit cauſer beaucoup de douleurs à la femme & même à l'enfant, l'on ne s'en ſervira point toutes les fois qu'il ſera permis d'agir avec la modération & la patience que j'ai recommandée.

L'on appliquera cette remarque au cas où l'enfant eſt retenu par le trop gros volume des épaules ou de la poitrine.

Quant à celui où les épaules ſont arrêtées par le *ſacrum*, ou le *pubis*, *Burton* dit bien qu'elles pourront être déplacées avec les doigts, mais il n'établit aucun principe, pour ſervir de règle de conduite. Ce cas important, dont notre auteur n'a ſûrement pas compris toute l'étendue, m'a paru mériter la plus grande attention; & j'aurois cru me rendre coupable, ſi je n'euſſe préſenté dans le plus grand détail, à ceux qui ſe propoſent d'aſſiſter les femmes dans leurs accouchements, les ſignes propres à le reconnoître ou à le prévoir, & les moyens qu'il faut employer pour le ſalut de la mère & de l'enfant. Voy. ci-deſſus, not. 46. pag. 305.

» porte

» porte contre , ou au-dessus de l'os *sacrum*,
» & qu'à cause de l'étroitesse du *bassin* dans
» cet endroit, on ne peut pas l'attirer du pre-
» mier ou du second essai, il faut tâcher de
» tourner un peu le front d'un côté ; mais s'il
» est si étroitement enclavé dans le *bassin*,
» qu'il n'y ait pas moyen de le tourner ainsi,
» il faut essayer avec les forceps de repousser
» la tête au-dessus du détroit, & la tourner
» ensuite d'un côté, pour profiter de la lar-
» geur du *bassin* dans cet endroit, qui est or-
» dinairement plus grande d'environ un
» pouce d'un côté à l'autre, que de devant en
» arrière (*s*) ». Si le *bassin* est aussi étroit que
Smellie le suppose ici , le volume du forceps
ajouté doit encore augmenter le danger auquel est exposée la mère ; non-seulement en
meurtrissant les parties qui se trouvent entre
lui & les os du *bassin* , mais encore en les déchirant, parceque leurs branches couvertes
d'un cuir , quoique bien frotté d'huile , ne
glisseront pas aussi aisément que l'acier poli.
D'ailleurs, la tête de l'enfant doit, par la même
raison , être plus comprimée dans la même
proportion, ce qui donnera lieu aux convulsions , si même une mort immédiate n'en est
pas la suite funeste. Je croirois qu'il seroit plus
prudent d'essayer d'abord de tourner le front

____

(*s*) *Tom. I. pag.* 284.

de l'enfant vers un côté du *bassin*, & ensuite,
si les douleurs sont fortes, d'attendre un peu,
pour connoître s'il y a quelque probabilité
que la tête avancera comme elle le doit ; ou,
ce qui est beaucoup à préférer, de s'efforcer
de retourner l'enfant, & de l'amener par les
pieds ; méthode qui n'exposera ni la mère ni
l'enfant, autant que celle de *Smellie*, par le
volume ajouté à celui de la tête, & par la
compression du cerveau. Elle peut être mise
en pratique aisément, puisque notre auteur
suppose qu'il est possible de repousser la tête
en haut, & de la tourner vers un côté après
qu'elle a été fixée dans le *bassin* ; or, dans ce
cas, si cela peut se faire avec le forceps, comme il l'enseigne, il est beaucoup plus aisé d'en
venir à bout avec la main seule ; & alors l'accoucheur peut en même-temps tirer l'enfant
par les pieds, ce qui, toutes choses d'ailleurs
égales, le fera moins souffrir aussi-bien que la
mère ; d'où il résulte que *Smellie*, malgré sa
déclaration mentionnée dans la section 22. conseille l'usage d'un instrument dans un cas où
la femme peut être délivrée sans un tel secours, si elle est entre les mains d'un accoucheur habile.

§. 130. Il continue ensuite : « lorsque la tête
» est descendue jusqu'au bas du *bassin*, &
» qu'on ne peut pas la faire baisser davantage,
» parcequ'il y a une épaule engagée au dessus

» du *pubis*, & que l'autre eft accrochée fur la
» partie fupérieure de l'os *facrum*, il faut la
» *faifir fortement* avec les forceps, & la re-
» pouffer autant qu'il eft poffible, en la re-
» muant à mefure de deffus une branche fur
» l'autre, afin de pouvoir porter plus aifé-
» ment les épaules au côté du *baffin* en tour-
» nant un peu la face ou le front vers une
» des deux, il faut enfuite repouffer le front
» en arrière dans la cavité de l'os *facrum*, &
» faire un nouvel effort pour la délivrer ».
Cette méthode ne réuffit-elle pas, « il faut re-
» pouffer la tête de nouveau, & la tourner de
» l'autre côté, parcequ'on ne fait pas laquelle
» des épaules refte engagée fur le *pubis* ou
» contre l'os *facrum* : fuppofons, par exem-
» ple, que ce foit l'épaule droite qui foit ar-
» rêtée au-deffous du *pubis*, & que le front
» foit alors dans la cavité que forme l'os *fa-*
» *crum* ; en ce cas, fi le front eft tourné du
» côté droit de la femme, on ne pourra pas
» faire remuer l'épaule ; au lieu que s'il eft tour-
» né du côté gauche, & que l'on repouffe en
» même temps un peu la tête afin d'élever &
» de dégager les parties qui étoient enclavées,
» l'épaule droite étant tournée du côté droit,
» & la gauche vers le côté gauche du bord du
» *baffin*, lorfque le front fera retourné en ar-
» rière dans la cavité de l'os *facrum*, il ne fe

Z 2

» trouvera plus d'obstacle, & on pourra déli-
» vrer la tête plus aisément ». Je remarquerai
encore qu'il recommande une pratique dangereuse pour la mère, &, selon toute probabilité, funeste pour l'enfant, lorsqu'on peut
employer une méthode plus sûre sans le secours des instruments:

Car 1.° si la tête est dans le *bassin*, comme
il le suppose, & si les épaules sont seulement
placées, comme il le décrit ci-dessus, la plus
facile & la plus sûre méthode est d'introduire
la main à plat dans le *bassin*, le long du côté
de la tête de l'enfant, où il y a une place suffisante; alors l'accoucheur peut aisément placer avec ses doigts les épaules dans la meilleure position, ce qu'il fera avec d'autant
plus de facilité, si elles peuvent être élevées
en haut par la méthode que *Smellie* conseille, parceque le *sacrum* est la partie la plus
élevée & la plus convexe du *bassin*; ensorte
qu'un fort petit mouvement, même sur un
niveau, déplacera promptement l'épaule:
d'où cette opération peut être achevée en
une seule fois, comme je l'ai fréquemment
fait sans aucun instrument, tandis que la méthode où l'on s'en sert exige deux opérations
au moins, si toutefois on peut la mettre en
pratique.

2.° Si la tête doit être *saisie fortement* avec

le forceps, la forte compreſſion que le cerveau éprouvera peut devenir funeſte à l'enfant, comme il a déjà été remarqué.

3.° Je doute beaucoup que la méthode
expoſée puiſſe être utile à quelque femme,
quoique j'avoue que je ne l'ai jamais eſſayée,
ayant toujours réuſſi par d'autres moyens, qui
ont été auſſi ceux de toutes les perſonnes que
j'ai interrogées ſur ce ſujet.

Je crois que la méthode de *Smellie* ne réuſſira pas, car quoiqu'il tourne la tête de l'enfant, dans le cas ſuppoſé, preſque tout-à-fait
circulairement, il ne fera pas mouvoir les
épaules, même lorſqu'il les pouſſe en haut.
Il pourra en effet pouſſer la tête plus près des
épaules, mais j'oſe dire qu'il ne pourra par-là
les mouvoir, ſur-tout ſans léſer la tête de l'enfant, parceque, comme la matrice ſe contracte & exerce une preſſion en avant, la
tête ſera en égale proportion fixée contre
cette partie qui l'arrête. Notre auteur lui-même a remarqué cela dans pluſieurs endroits
de ſon ouvrage, & ſur-tout dans celui où il
dit (*t*), *que le menton de l'enfant eſt ſi bien
appliqué contre la poitrine, qu'il n'y a ſouvent pas moyen d'inſinuer le filet entre deux.*
Or, s'il y a tant de difficulté à mouvoir la tête
de l'enfant de quelque façon, ou à pouſſer

(*t*) *Tom. I. pag.* 267.

fon corps en haut, affez feulement pour infinuer la baleine fur laquelle le filet eft porté,
comment eft-il probable que l'on puiffe
mouvoir les épaules en haut, & leur faire
prendre leur place convenable par les moyens
qu'indique *Smellie ?* L'on pourroit venir à
bout d'une telle entreprife fur une machine,
mais, pour plufieurs raifons, elle eft impoffible fur une femme en travail, parceque la
différence entre l'une & l'autre eft très-
grande.

On lit à la page 326 (*u*) que, lorfque les
pieds viennent les premiers, **& que la tête eft**
avancée, *la tête ne tourne pas auffi également que le corps*, & par conféquent que,
pour *céder quelque chofe par rapport à cette
différence*, on doit amener *le corps d'un
quart plus loin que l'endroit où il faut fixer
la tête.* Cependant, lorfque le corps eft au-
deffus du *baffin*, & que la tête eft avancée, fi
les épaules font mal placées, il ordonne à l'accoucheur de tourner la tête un peu vers une
des épaules, afin que le corps puiffe être éloigné; mais, fi la tête, qui n'eft pas comprimée
par la matrice, ne peut *tourner auffi également
que le corps*, comment efpère-t-il qu'il foit
mis en mouvement, en *tournant* feulement
la tête vers une épaule, lorfque la matrice,

______

(*u*) Smellie, *tom. I.*

ortement contractée autour de lui, le preffe
ontre le bord du *baffin ? Cette opération fe
pourroit faire fur une machine , mais non pas
fur un fœtus.*

Pour les mêmes raifons affignées dans la
fect. 129, & dans celle-ci, le forceps ne doit
pas être employé comme il l'enfeigne dans le
troifième cas (x) dont il fait mention , parceque la tête ne peut être pouffée en haut lorfqu'elle eft au-deflus du *baffin*, à moins que le
corps ne fe meuve auffi ; & alors l'enfant peut
être retourné & amené par les pieds.

§. 131. « Lorfque le front & la face de l'en-
» fant font tournés du côté du *baffin* , fi la
» femme eft couchée fur le dos, il fera difficile
» d'introduire les forceps de manière à pou-
» voir faifir la tête en appliquant une bran-
» che de l'inftrument fur chaque oreille ; par-
» ceque dans cette pofture , la tête eft fou-
» vent ferrée fi étroitement contre les os ,
» qu'il ne refte pas de place pour infinuer les
» doigts entre l'oreille & l'os *pubis* , afin de
» s'en fervir comme d'un conducteur , pour
» introduire fûrement les branches de l'inftru-
» ment dans l'intérieur de l'orifice interne ,
» ou pour en pouffer une entre les doigts &
» la tête de l'enfant. Lorfque les chofes font en
» cet état, la meilleure pofture où l'on puiffe

____

(x) *Tome I. pag.* 287. *art.* 3.

» mettre la femme, est de la faire coucher
» sur le côté, comme nous l'avons dit ci-des-
» sus, parcequ'alors les os prêtent un peu, &
» par conséquent qu'il est plus aisé d'intro-
» duire le forceps (y) ». Je ne puis m'empêcher de remarquer que lorsque *Smellie* rencontre quelque difficulté à faire usage de son
instrument favori, il paroît porté à prendre
quelque mesure, plutôt que de ne s'en pas servir: c'est pourquoi il est obligé de coucher la
femme sur un côté: (position qui, en général,
est la meilleure dans toutes les occasions,
pour les raisons que j'ai données dans mon
Essai, &c. (z) quoi qu'il ordonne en général,
pour l'honneur d'avoir un sentiment différent
de celui des autres, de placer la femme sur le
dos) & pour faire admettre l'usage de son
forceps, il suppose que les os cèdent un peu.
(Il entend apparemment ceux du *bassin*,
quoiqu'il ne nous dise point si c'est de ceux-
là qu'il veut parler, ou de ceux de la tête de
l'enfant): ce que je nie absolument pour plusieurs raisons, qui sont en trop grand nombre
pour que je puisse les détailler à-présent. Toutefois il est certain qu'après avoir examiné les
cadavres de plusieurs femmes qui moururent
sans être délivrées, leurs os ayant supporté

____

(y) *Tome I. pag.* 288. *art.* 4.
(z) §. 42. *pag.* 154.

de plus grands efforts que si elles étoient accouchées naturellement, ou qui perdirent la
vie à la suite de l'accouchement fort laborieux d'un enfant dont la tête étoit volumineuse, & avoir fait l'examen le plus scrupu-
leux, nous n'avons jamais observé, ni nous,
ni d'autres accoucheurs qui ont examiné le
bassin avec le même soin, la moindre séparation des os, ou rien qui y ressemblât (52).

(52) *Smellie* s'explique plus positivement dans un autre endroit de son ouvrage sur la séparation des os du *bassin*:
« Plusieurs auteurs, dit-il (a), & même de savans prati-
» ciens ont avancé que vers les derniers temps de la gros-
» sesse, lorsque toutes les parties de l'abdomen se trou-
» vent fortement comprimées par la dilatation extraordi-
» naire de la matrice, il se sépare une quantité prodigieu-
» se de mucus », ... « qu'au moyen de ce mucus, les
» ligamens & les cartilages s'amollissent & se relâchent,
» & qu'enfin les os s'écartent tant soit peu les uns des au-
» tres dans le temps de l'accouchement ; mais j'ose assurer
» sur mon expérience & les observations que j'ai faites à
» ce sujet, que cette séparation n'est point du tout ordi-
» naire, quoiqu'elle puisse arriver quelquefois ».... « J'a-
» voue qu'il se trouve des femmes dans lesquelles on peut
» appercevoir une sorte de mouvement obscur, lorsque
» la violence des douleurs comprime la tête de l'enfant
» dans le *bassin* : en ce cas l'articulation de l'os *sacrum*
» avec les os des *îles*, & celle des os *pubis* entre eux, pa-
» roissent alternativement céder tant soit peu, pour s'ac-
» commoder à la figure de la tête dans le temps qu'elle
» glisse & qu'elle passe au travers du *bassin* ; mais ces os
» ne s'écartent pas pour cela à une distance considérable ».
L'on voit donc que cet accoucheur n'a pas tellement
ajouté foi à ce qu'ont avancé d'autres auteurs sur l'écartement des os du *bassin*, qu'il n'en ait appellé à l'expé-

(a) Tom. I. pag. 72.

Voyons comment *Smellie* continue :
« Supposons l'accouchée (la femme) sur le
» côté gauche , & que le front de l'enfant

rience & à ce qu'il a pu observer lui-même dans le grand
nombre d'accouchements qu'il a faits. Après avoir rapporté ailleurs deux observations (a) , l'une de lui, dans laquelle on apprend qu'une femme en travail sentit une violente douleur dans l'endroit de l'articulation de l'os *ilium*
avec l'os *sacrum*, du côté gauche, & crut que ces os étoient
violemment écartés les uns des autres ; & l'autre du Dr.
Smollett , dans laquelle on assure que le relâchement de la
symphise du *pubis* fut tel chez une femme grosse de huit
mois, qu'il étoit très-facile , quand elle se tenoit couchée
sur le dos , de mouvoir les deux os de manière à les faire
chevaucher & croiser l'un par-dessus l'autre ; il avoue
qu'il n'a *jamais rencontré lui-même un pareil écartement de
ces os dans des femmes vivantes.* Toutefois il ne le nie
point ; & en effet ce que plusieurs anatomistes célèbres
& dignes de foi ont observé sur les cadavres de femmes
mortes peu de temps après leur accouchement, me semble mettre hors de doute que les os du *bassin* se séparent
quelquefois , d'une manière plus ou moins marquée,
dans le travail de l'enfantement, quand d'ailleurs je fais
réflexion que les cartilages qui les unissent sont abreuvés
& par conséquent relâchés par les humeurs qui deviennent
plus abondantes vers la fin de la grossesse , & qu'ils le
sont d'autant plus que la femme est d'un tempérament
plus humide & d'une complexion plus foible.

L'écartement des os du *bassin* dans le travail de l'enfantement est un de ces faits qui peuvent être prouvés par les
autorités, & que l'on doit croire si les auteurs qui en attestent la vérité sont en beaucoup plus grand nombre que
ceux qui refusent d'y ajouter foi. Or je ne finirois pas si je
voulois nommer ici tous les anatomistes ou accoucheurs
qui non-seulement admettent la possibilité de l'écartement
des os du *bassin* , mais encore attestent l'avoir observée.
On lit dans l'anatomie de *Palfin* (b) : « celle (l'articula-

(a) Tome II. pag. 1 & suiv.
(b) Edit. 1753. tom. I. pag. 155.

» foit tourné du même côté du *baſſin*, l'opé-
» rateur doit inſinuer les doigts de ſa main
» droite le long de l'oreille, entre la tête &

» tion) des deux os *pubis* entr'eux en diffère un peu : (de
» l'articulation du *ſacrum* avec l'os innominé) cette union
» s'appelle la ſymphiſe du *pubis*, & ſe fait par le moyen
» d'un cartilage épais, large, & qui peut un tant ſoit peu
» prêter dans des efforts très-violents, comme dans les
» accouchements contre nature ». *Heiſter* eſt du même
avis, comme il eſt conſtant par ce paſſage (*a*) : « Jungun-
» tur (oſſa innominata) in parte poſteriore utrinque oſſi
» ſacro per cartilagines & ligamenta, firmumque articu-
» lum, licet quodammodo mobilem, ibi conſtituunt ».
——— « In anteriore verò parte oſſa pubis inter ſe partim
» per cartilaginem, partim per ligamenta coeunt ; ubi
» quandoque in mulieribus, præſertim junioribus, in
» partu difficili, diductâ cartilagine parum à ſe invicem
» recedunt, pro fœtus egreſſu facilitando ». (Les os innominés ſont unis poſtérieurement & de chaque côté à
l'os *ſacrum* par des cartilages & des ligaments, & forment
à cet endroit une articulation ſolide, quoique quelquefois mobile.——— Mais les os *pubis* ſont unis entre eux antérieurement, en partie par le moyen de ligaments ; & ils
s'écartent quelquefois un peu l'un de l'autre dans les accouchements difficiles, ſur-tout chez les jeunes femmes,
pour faciliter la ſortie du fœtus). *Verdier* parle d'une
femme (*b*) qui, étant morte à la ſuite d'un accouchement
laborieux, fut ouverte par un chirurgien de l'Hôtel-Dieu,
& dans laquelle il trouva les os *pubis* ſéparés l'un de l'autre d'un demi-travers de doigt. *Ambroiſe Paré* (*c*) aſſure
qu'ayant ouvert pluſieurs femmes mortes auſſi-tôt après
leur accouchement, il auroit pu placer le doigt entre les
os innominés & l'os *ſacrum*, tant ils s'étoient écartés pendant le travail : & *Guillemeau* (*d*) atteſte avoir fait la

(*a*) Compend. anatom. pag. 45. §. 137.
(*b*) Oſtéol. pag. 109.
(*c*) Liv. 24. de la Génér. chap. 13.
(*d*) Des acc. heur. liv. 2. ch. 1.

» l'os *pubis*, jufqu'à ce qu'ils foient au-deffus
» de l'orifice interne : fi la tête eft *fi étroite-*
» *ment enclavée dans le baffin* qu'il ne refte

---

même obfervation. *Spigel* (a) rapporte auffi avoir vu, dans les cadavres de femmes mortes auffi-tôt après leur accouchement, les os qui forment le *baffin* confidérablement écartés. Le Dr. *Lawrence* & M. *Hunter*, cités par *Smellie* (b), ont vu ces os dont l'écartement alloit jufqu'à un pouce & les ont fait remarquer à ce médecin, dont le rapport doit être d'autant moins fufpect que cette obfervation ne quadre pas tout-à-fait avec ce qu'il a avancé ailleurs, fondé apparemment fur fa feule expérience, favoir que les os du *baffin* ne s'écartent pas à une diftance confidérable, comme on peut le lire dans l'endroit de fon ouvrage que j'ai rapporté ci-deffus. M. *Puzos* (c) a remarqué auffi l'extrémité de chaque pièce de l'os *pubis* éloignée l'une de l'autre d'un demi-travers de doigt ; & M. *Peu* (d) va jufqu'à dire qu'on a pu découvrir aifément par le tact, chez des femmes en travail, les os des îles & des hanches féparés du *facrum* d'un bon travers de doigt de largeur. Enfin ceux qui defireront ajouter encore d'autres autorités à celle de ces hommes célèbres, n'auront qu'à confulter les obfervations de *Corn. Stalpart vander wiel* (e), & *Morgagni* (f), où fe trouvent cités les différents auteurs qui ont remarqué l'écartement des os du *baffin* dans le travail de l'enfantement.

Il eft fans doute vrai que cet écartement n'arrive pas dans tous les accouchements, particulièrement dans ceux qui font heureux & faciles, où le *baffin* eft large & bien conftitué, où l'enfant a les dimenfions ordinaires, & lorfque la femme eft d'une forte complexion ; qu'il n'eft pas toujours fenfible, lors même qu'il a lieu ; & que fouvent on ne peut pas en découvrir les traces dans les cadavres

(a) Anat. liv. 2. ch. 24.
(b) Tom. II. pag. 6.
(c) Traité des accouch. pag. 7.
(d) Traité des accouch. p. 185.
(e) Cent. 1. p. 289.
(f) Adverf. anat. 3. p. 28.

» entre eux aucun paſſage , il pouſſera ſa
» main gauche entre l'os *ſacrum* & la tête de
» l'enfant, *qui étant élevée auſſi haut* qu'elle

___

de femmes, chez leſquelles il eſt arrivé , quoiqu'on les
ait ouvertes auſſi-tôt après leur accouchement. Voilà ſans
doute ce qui a trompé *Lamotte* (a) & *Burton* qui l'ont abſolument rejetté : car il eſt poſſible qu'ils n'aient point eu
l'occaſion de faire les obſervations qui nous ont été com-
muniquées & atteſtées par une foule d'autres auteurs
également recommandables. Toutefois je ne diſſimulerai
pas qu'il me paroît étonnant que le dernier , qui dit avoir
examiné les *baſſins* de pluſieurs femmes, n'ait jamais remarqué le plus petit écartement, tandis qu'un grand nombre d'autres accoucheurs qui les ont examinés de même
& après les mêmes circonſtances nous font un rapport
contraire : *Burton* auroit-il apporté trop peu d'attention
dans ſon examen , ou bien, trop préoccupé de ſon opinion, ne pourroit-il pas avoir méconnu le phénomène
qui frappoit ſes yeux ?

Quoi qu'il en ſoit, ces deux accoucheurs , ſavoir *La-*
motte & *Burton* ſont preſque les ſeuls qui le rejettent, &
certes leur autorité ne peut, dans ce cas , contrebalancer
celle du grand nombre d'autres qui l'admettent. En ne con-
ſultant que la raiſon, l'on ſent la poſſibilité de l'écartement des os du *baſſin*; & en recourant à l'expérience ,
l'on eſt certain qu'il a lieu dans quelques accouchements.
Il explique pourquoi certaines femmes éprouvent à la
ſuite d'un travail difficile, dans les hanches & à la ſymphiſe du *pubis*, une ſorte de foibleſſe & de douleur qui dure plus ou moins de temps ; & pourquoi, chez d'autres,
cette foibleſſe & cette douleur ſont portées à un ſi haut degré , qu'elles ne peuvent demeurer debout ni aſſiſes; il
n'y a point d'accoucheur expérimenté qui n'ait fait pluſieurs fois cette obſervation dans le cours de ſa pratique.
En examinant ces femmes avec la plus grande attention ,
on ne peut le plus ſouvent découvrir au *toucher* aucun
écartement , mais les femmes diſent qu'elles ſentent une

(a) Tom. I. pag. 393.

» le peut être , *au-dessus du bord du bassin ,*
» lui laissera une place suffisante pour le jeu
» de ses doigts & des forceps. Il glissera en-
» suite avec sa main droite une des branches
» de l'instrument. (Seconde opération). . . .
» Lorsqu'on en est là , il faut retirer sa main
» gauche avec laquelle on saisit le manche
» de la branche qui est déjà introduite, (troi-
» sième opération) pendant que l'on insinue
» (quatrième opération) les doigts de la main

forte de mouvement à l'endroit de l'articulation des os
innominés avec le *sacrum ,* & sur-tout à la symphise du *pu-*
bis. Il est vrai que l'on en voit se lever , marcher avec aisance , & même se transporter d'un lieu dans un autre
aussi-tôt après leur travail , telles que celles qui sont obligées d'accoucher dans le secret & de reparoître promptement en public de crainte de faire naître des soupçons
qu'ils ont le plus grand intérêt d'éloigner : mais toutes
n'ont pas à se féliciter des suites , & l'on peut seulement
conclure de l'exemple de celles qui n'éprouvent ni foiblesse , ni douleur dans les parties du *bassin ,* qu'elles ont
eu un accouchement heureux , & que la facilité avec laquelle l'enfant est venu au monde n'a point rendu nécessaire l'écartement des os : car , comme nous l'avons remarqué ci-dessus , il n'arrive que dans les travaux difficiles , d'où l'on pourroit avoir vu accoucher un grand
nombre de femmes sans qu'il se soit manifesté en aucune
façon , & cependant n'avoir pas le droit d'en conclure
comme *Lamotte* & *Burton,* qu'il n'arrive jamais.

Puisqu'au contraire il est certain qu'il a quelquefois
lieu , tirons-en cette conséquence : savoir qu'il faut engager les femmes à ne se point lever , & à ne point marcher trop tôt après leur travail , sur-tout lorsqu'il a été
difficile : afin de laisser le temps à toutes les parties du
bassin de reprendre leur ancien état ; de ne les point fatiguer avant que les cartilages , moins abreuvés & moin

» droite le long du *pubis*, comme on l'a dit
» ci-deffus; enfuite l'on introduit l'autre bran-
» che lentement & doucement, &c. &c.....
» Mais fi la tête ne vient pas aifément, il faut
» mettre la femme fur le dos, après que l'on
» a appliqué les forceps, &c.» Cependant il
a fuppofé dans le dernier paragraphe qu'il n'y
avoit point de place pour infinuer les doigts
entre l'oreille & l'os *pubis* fans que les os cèdent, ce qu'on lui accordera à peine.

---

relâchés, aient recouvré leur ancienne fermeté; & de
prévenir par-là les mauvaifes fuites que pourroit avoir
une conduite oppofée. C'eft l'ufage parmi nous de ne
permettre aux femmes de fe lever que le neuvième jour
après leur accouchement : mais dans les cas où l'on a lieu
de foupçonner l'écartement des os, il faut leur faire garder le lit plus long-temps; exiger encore d'elles, lorfqu'on leur permet de le quitter, qu'elles reftent quelques
jours fur leur fauteuil ou fur leur chaife longue; & leur
ordonner enfuite un très-léger exercice pour effayer leurs
forces, & pour juger, par ce qu'elles éprouveront, de
l'état de folidité ou de relâchement des différentes parties
du *baffin*. Si la foibleffe, la douleur, ou un mouvement
obfcur s'y faifoient encore fentir, il faudroit de nouveau
faire ceffer tout exercice, & recourir aux premières
précautions. Quant à celles qui craignent de faire foupçonner leurs couches, & qui par conféquent font tenuës
de reparoître auffi-tôt après au milieu de leurs parents ou
amis, on ne peut, dans cette néceffité, que leur donner
des confeils; comme de s'obferver beaucoup, de faire le
moins d'exercice poffible, de prendre dans le fecret certaines précautions; & du refte les plaindre d'être réduites
à cette cruelle alternative, ou d'expofer leur fanté &
même leur vie, ou de lui facrifier leur honneur & leur réputation.

En ſecond lieu il établit dans celui-ci, que la tête eſt *ſi étroitement enclavée dans le baſ-ſin*, qu'il ne reſte entre eux aucun paſſage. Comment donc l'accoucheur pourra-t-il *paſ-ſer ſa main gauche entre le ſacrum & la tête de l'enfant?* Ou comment la tête pourra-t-elle être *élevée au-deſſus du bord du baſſin?* Pour moi ſi je ne connoiſſois le lieu où eſt né notre auteur, je croirois, d'après cet endroit & quelques autres de ſon ouvrage, qu'il eſt venu du couchant plutôt que du nord de l'Angleterre.

Enfin je dois encore remarquer, comme je l'ai déjà fait, que, lorſqu'il eſt poſſible de repouſſer la tête, l'enfant peut être retourné, & amené par les pieds; au lieu de faire ſouf-frir tant de douleurs & de tourments à la femme, par une opération ſi longue & ſi en-nuyeuſe.

§. 132. « Lorſque la face ſe préſente en
» deſſous, & qu'elle reſte engagée à la partie
» ſupérieure du *baſſin*, il faut repouſſer la tête
» au fond de la matrice, retourner l'enfant
» & le délivrer par les pieds; parceque le der-
» rière de la tête eſt renverſé en arrière ſur
» les épaules, & qu'il n'eſt pas poſſible d'en
» faire l'extraction avec le forceps, à moins
» qu'elle ne ſoit fort petite; au contraire ſi
» elle avance un peu dans le *baſſin*, l'enfant
» pourra quelquefois ſe délivrer lui-même
» ſans

» fans aucun fecours extraordinaire. Mais s'il
» defcend lentement, ou qu'après qu'il eft
» tout-à-fait defcendu, il refte engagé pen-
» dant long-temps, la longue compreffion
» que reçoit le cerveau détruit fouvent l'en-
» fant, fi l'on n'a la précaution de le délivrer
» de bonne heure, foit en le retournant ou
» en le tirant avec les forceps (a) ». *Smellie*
n'avoit certainement aucune raifon pour dire
dans cet endroit, *qu'il faut retourner l'en-*
fant, parceque le derrière de la tête eft ren-
verfé en arrière fur les épaules, & qu'il n'eft
pas poffible d'en faire l'extraction avec le
forceps, à moins qu'elle ne foit fort petite :
car s'il pouvoit être retourné, comme je l'ai
déjà obfervé dans les fect. 129, 130, 131, il
devroit toujours, toutes chofes d'ailleurs égales, être amené par les pieds, & il ne faudroit
point penfer au forceps. Mais au lieu de cela
il confeille de mettre d'abord en ufage cet
inftrument dans ce cas, comme on peut le
voir dans les art. 2, 3, 4, & dans d'autres où
l'on ne peut l'employer convenablement ;
& enfuite il veut qu'on retourne l'enfant,
comme dans le cas prefent, ce qui eft contraire à fa déclaration, par laquelle il con-
feffe qu'il a toujours *différé de fe fervir des*
inftruments, autant qu'il a cru pouvoir, fans

____

(a) *Tom. I. pag.* 292. *art.* 5.

A a

leur secours mettre la vie de ses malades en sûreté, & qu'il a toujours conseillé cette maxime à ceux qui lui ont fait l'honneur de l'écouter; & à son assertion par laquelle il avertit le lecteur de ne point s'imaginer qu'il ait *plus de préférence pour aucune invention que pour les autres.* J'ai déjà observé, sect. 122. qu'il est indifférent, selon lui, que l'accoucheur *retourne l'enfant, ou le délivre avec le forceps :* & dans les cas mentionnés précisément au-dessus, il conseille l'usage de cet instrument, lorsque l'enfant peut être retourné & amené par les pieds, parcequ'il admet que la tête est au-dessus du *bassin*, ou peut y être repoussée ; tous cas dans lesquels l'enfant, toutes choses d'ailleurs égales, peut être retourné, aussi-bien que dans celui-ci, où son instrument favori ne peut toujours être employé. Il ordonne aussi dans d'autres endroits de l'essayer, même lorsque la tête est trop volumineuse, ou le *bassin* trop étroit, pour retourner l'enfant & le délivrer par les pieds, parcequ'en *agissant ainsi il peut causer à la mère des douleurs multipliées, & prendre lui-même beaucoup de peine sans nécessité :* cependant, plutôt que de ne pas se servir du forceps, il recommande de l'essayer, même lorsque la tête est trop volumineuse pour amener l'enfant par les pieds, sans le secours du crochet ; or cette méthode (l'usage du

forceps) doit faire *beaucoup souffrir la mère,
& causer beaucoup de fatigue.*

§. 133. Le cas dont il fait enfuite mention
eft celui à l'occafion duquel il dit (*b*): « Lorf-
» que la tête eft reftée enclavée fort haut,
» qu'elle ne paroît defcendre en aucune fa-
» çon, & que l'opérateur qui a dilaté les par-
» ties dans les vues de retourner l'enfant,
» s'apperçoit que le *baffin* eft étroit, & que
» la tête eft groffe, il ne doit pas entrepren-
» dre de le retourner, parceque, lorfqu'il en
» feroit venu à bout, ce qu'il ne pourroit
» peut-être obtenir qu'avec beaucoup de pei-
» ne, il ne lui feroit pas poffible de le déli-
» vrer fans le fecours du crochet». Il auroit
dû donner à fes lecteurs les inftructions les
plus amples qu'il eût été poffible pour leur
apprendre à connoître quand la tête eft trop
volumineufe, ou le *baffin* trop étroit pour
que le crâne forte tout entier.

Les fignes diagnoftiques doivent être tirés
des dimenfions du bord du *baffin*, & du volume de la tête de l'enfant. J'ai montré dans
mon *Effai, &c.* (*c*) que la diftance commune
entre l'os *facrum* & la face interne de l'os *pu-*

(*b*) *Tom. I. pag.* 292.
(*c*) §. 101. *pag.* 328. Il faut corriger la petite erreur
qui s'eft gliffée dans l'impreffion : au lieu de 4 pouces $\frac{1}{3}$,
lif. 4$\frac{1}{4}$.

bis, au ſommet, étoit ordinairement d'environ quatre pouces & un quart, ce que *Smellie* lui-même confirme (*d*): enſorte qu'un accoucheur peut former une conjecture très-raiſonnable ſur la diſtance de ces os, en introduiſant quelques-uns de ſes doigts ou ſa main dans le *baſſin*, de façon qu'un de ſes bords ou côtés touche la partie convexe du *ſacrum*, & l'autre l'os *pubis*. On parviendra d'ailleurs à acquérir cette connoiſſance en introduiſant fréquemment la main, de la manière que je viens de le dire, dans le *baſſin* de pluſieurs ſquelettes de différente grandeur. L'accoucheur, après avoir reconnu par ce moyen ſi le paſſage a la largeur requiſe, ou s'il eſt trop étroit, pourra preſque juger du diamètre, & enſuite il tâchera de connoître le volume de la tête de l'enfant.

J'ai encore montré dans mon *Eſſai*, &c. (*e*) qu'il y avoit, en général, environ trois pouces & demi d'un côté à l'autre de la tête de l'enfant nouveau-né : mais au reſte, que ce diamètre ſoit plus ou moins grand, l'accoucheur peut parvenir à le connoître à-peu-près, en le meſurant entre deux doigts ou entre un doigt & le pouce ; ou en retirant ſa main

---

(*d*) *Tome I. pag.* 76.
(*e*) *S.* 101. *pag.* 329.

dans la même poſition à travers le *baſſin* entre le *ſacrum* & les *pubis*, il pourra s'aſſurer du degré dans lequel il faut que la tête cède avant de pouvoir paſſer dans le *baſſin*, dont les os ne peuvent céder.

Enſuite il faut qu'il juge juſqu'à quel point la tête de l'enfant peut ſe mouler avec ſûreté à la forme & à l'étendue du bord du *baſſin*, ce qu'il pourra connoître, toutes choſes d'ailleurs égales, par la largeur ou la petiteſſe de la fontanelle, ou par l'ouverture qui ſe trouve aux angles de chaque os pariétal ou de l'os frontal, ou par les ſutures qui ſont entre ces os, & par la dureté ou la molleſſe du crâne entier : car ſi le volume de la tête eſt trop volumineux par proportion avec l'entrée du *baſſin*, ou ſi l'ouverture de la fontanelle eſt fort petite, & ſi les os du crâne ſont en même-temps preſque tous fixes & ſi fermes qu'ils peuvent à peine céder, il peut être certain que la tête ne pourra paſſer dans le *baſſin*. Mais au contraire s'il trouve les ouvertures, dont il vient d'être fait mention, larges; s'il reconnoît que les os ne ſont point ſolidement unis, & qu'il n'y a pas une grande difficulté à les faire céder, il n'y a point alors à douter que la tête ne puiſſe paſſer dans le *baſſin*, ſans être obligé de la vuider en partie, quoiqu'il ſoit poſſible qu'elle paroiſſe d'abord

trop volumineuſe à quelqu'accoucheur inexpérimenté. L'enfant doit donc dans ce cas,
toutes choſes d'ailleurs égales, être retourné,
& amené par les pieds.

§. 134. *Smellie* conſeille à ſes lecteurs,
dans le dernier paragraphe, une pratique fort
dangereuſe : « ce ſeroit ſans doute, dit-il, un
» grand avantage, toutes les fois que la face
» ou le front ſe préſente, de pouvoir repouſ-
» ſer la tête de façon que l'on eût la liberté de
» la rétablir dans une meilleure poſition, &
» de la tourner avec ſes mains de manière à
» faire préſenter la couronne de la tête. C'eſt-
» là le but que l'on devroit toujours ſe propo-
» ſer, particulièrement encore lorſque le *baſ-*
» *ſin* eſt trop étroit, ou la tête trop groſſe,
» & que l'on n'eſt pas ſûr de ſauver l'enfant en
» le retournant ». Celui qui fera attention à ce
que j'ai avancé dans les ſect. 116, 117, 119, 120,
verra aiſément que ces préceptes ſont abſolument faux, & expoſent à pluſieurs conſéquences funeſtes. J'ai d'ailleurs montré dans
la dernière, que l'enfant peut être ſauvé en le
retournant, quoique ſa tête ſoit ſi volumineuſe, ou le *baſſin* ſi étroit, qu'il ne puiſſe
paſſer le détroit par les ſeuls efforts de la mère ; même lorſque *le vertex ſe préſente le*
front étant engagé au-deſſus du bord latéral
ou poſtérieur du baſſin, que la femme a eu de

fortes douleurs après la rupture des membra-
nes , & que la tête reſſemble à la pointe d'un
pain de ſucre.

« Si l'on en vient à bout, & que la femme
» ait encore beaucoup de force , il faut con-
» tinuer comme dans les accouchements na-
» turels; mais quand cet expédient ne réuſſit
» point, il eſt plus à-propos d'attendre pa-
» tiemment que la tête ſoit deſcendue aſſez
» bas pour qu'on puiſſe la délivrer avec les
» forceps, & conféquemment que l'on puiſſe
» ſauver la vie de l'enfant ». Notre auteur enſeigne encore ici une méthode fort pernicieuſe pour la mère & fort dangereuſe pour
l'enfant, en faiſant ſouffrir à ſa tête une compreſſion plus longue qu'il n'eſt néceſſaire ;
parceque , ſi la tête de l'enfant (qui eſt trop
volumineuſe, le *baſſin* étant trop étroit , car
voilà le cas qu'il a ſuppoſé) peut deſcendre
dans le *baſſin* par les ſeuls efforts de la mère,
tout praticien haſarde ſa réputation en l'aban-
donnant à la nature , lorſqu'il auroit pu la délivrer plus promptement en retournant; par
conféquent , lui épargner une compreſſion ſi
longue ; & par-là éviter quelques-uns des accidents dont il a été fait auparavant mention
dans la ſect. 116. En ſecond lieu , je ſuis
comme certain que , ſi la mère eſt aſſez forte,
ce que *Smellie* ſuppoſe ici, pour pouſſer la
tête, comme il a été dit ci-deſſus , dans le *baſ-*

fin, les mêmes moyens la chaſſeront alors; toutes choſes d'ailleurs égales, hors des parties naturelles, où la réſiſtance eſt moindre : car c'eſt pour paſſer le détroit du *baſſin* que la tête éprouve la plus grande difficulté ; & lorſqu'elle l'a franchi, elle eſt rarement retenue à la partie inférieure, à moins que la femme ne ſoit foible. Pourquoi donc conſeille-t-il de l'abandonner à l'état de compreſſion qu'elle éprouve dans le premier cas, en attendant avec patience qu'elle deſcende naturellement; & de la délivrer immédiatement dans le dernier cas où elle ne peut être comprimée avec autant de force, ſavoir lorſqu'elle eſt à l'orifice externe ?

Je ne puis laiſſer ce paragraphe ſans remarquer qu'il paroît, par les propres expreſſions de notre auteur, que ſa principale intention, en attendant avec patience que la tête deſcende, eſt ſeulement de délivrer l'enfant avec ſon inſtrument favori : ou autrement comment pourroit-il ſi fort redouter les conſéquences funeſtes d'une compreſſion violente du cerveau, *lorſque la face eſt deſcendue & qu'elle s'arrête à l'orifice externe*, comme il nous le dit à la page 294, *qu'il faille délivrer promptement l'enfant* ; &, au contraire, *conſeiller d'attendre avec tant de patience que la tête deſcende naturellement aſſez bas pour qu'on puiſſe la délivrer avec le forceps,*

tandis qu'elle eſt plus violemment comprimée par le bord du *baſſin*, & que par-là elle
eſt expoſée de tous côtés à de plus grands
maux. Il reconnoît auſſi que la principale
cauſe qui empêche la tête de l'enfant d'être
délivrée lorſqu'elle eſt deſcendue dans le *baſ-*
ſin, eſt la forte contraction de la matrice autour du cou; même lorſqu'elle eſt ſi libre dans
le *baſſin*, que l'on peut quelquefois mouvoir
les doigts autour d'elle : d'où il eſt évident
que le cerveau ne peut pas alors être beaucoup comprimé, & que l'orifice externe ne
peut pas ſerrer la tête autant que le bord du
baſſin. J'obſerverai encore au ſujet de ce qu'il
ajoute, ſavoir *qu'il eſt rarement poſſible,*
lorſque la face eſt deſcendue & qu'elle s'ar-
rête à l'orifice externe, de la retourner à cau-
ſe de la contraction de la matrice, qu'en pareil cas, lorſque la mère & l'enfant ſont bien
conformés, la tête ne peut jamais être retour-
née dans la matrice, au-deſſus du *baſſin* (53).

---

(53) Ce que dit ici *Burton* eſt exactement vrai & conforme à l'expérience : d'où il eſt ſurprenant que la pratique n'ait pas appris à *Smellie* qu'il eſt toujours impoſſible
de retourner l'enfant dont la tête eſt tombée dans le *vagin*,
& dont le cou eſt retenu par la contraction de l'orifice de
la matrice. J'ai déjà fait cette remarque, (Voy. ci-deſſus,
not.46.p.302.) que j'ai même étendue juſqu'aux cas où, la
tête étant pareillement tombée dans le *vagin*, le corps ne
peut la ſuivre, de quelque part que vienne l'obſtacle : &
la règle de pratique qu'il faut en déduire, eſt de ne jamais
tenter de faire rentrer la tête & de retourner l'enfant,

§. 135. « Lorſque le menton ſe trouve du
» côté de l'os *ſacrum*, que le cou eſt ſi ſerré
» en arrière entre les épaules, qu'on ne peut
» dégager la face de deſſous les os *pubis*, il
» faut repouſſer avec ſa main la tête vers la
» partie ſupérieure du *baſſin*, introduire les
» forceps, & les appliquer ſur les oreilles,
» &c. (*f*) ». Mais, ſi la matrice eſt ſi peu contractée, que la tête puiſſe être repouſſée avec
la main, un accoucheur habile peut retourner l'enfant & l'amener par les pieds, ce qui,
pour les raiſons déjà aſſignées, eſt plus ſûr
que de le délivrer avec le forceps : &, par la
même raiſon, la méthode recommandée par
Smellie dans ſes maximes générales ſur l'uſage du forceps, doit être mauvaiſe, car il dit (*g*):
« Il faut dilater les parties & inſinuer ſes doigts
» au-delà de l'orifice interne ; pour cet effet
» ſi l'on ne peut y réuſſir autrement, il faut re-
» pouſſer la tête de deux ou trois pouces,
» afin que les doigts aient leur jeu plus libre.
» Lorſque l'on peut repouſſer la tête au-deſſus
» du bord du *baſſin*, les os qui forment cette
» cavité ne gênent plus la main, &c. ». Or ſi

mais de chercher à reconnoître l'obſtacle qui s'oppoſe au
paſſage des épaules, & de le lever par les moyens convenables.

(*f*) *Tom. I. pag.* 295.
(*g*) *Tom. I. pag.* 298.

la tête peut être repouffée de deux ou trois pouces, je fuis fûr que l'on peut en toute fûreté retourner l'enfant & l'amener par les pieds, parceque fon volume n'eft pas fi confidérable qu'elle ne puiffe paffer le bord du *baffin* fans une compreffion trop grande.

§. 136. Lorfque l'enfant préfente la tête, & qu'il ne peut être délivré après avoir été retourné, ni être tiré au dehors tout entier, vivant ou mort, il faut ouvrir cette partie, & diminuer fon volume, pour conferver la vie de la mère. On a inventé, pour faire cette opération, différentes méthodes, dont j'ai rapporté les principales dans mon *Effai*, &c. (*h*) où j'ai expofé fidèlement la plûpart des avantages ou des inconvénients qui accompagnent chaque inftrument & la manière de s'en fervir : je ne ferai donc mention ici que de celles qui méritent la préférence, & par-là l'on verra, je crois, clairement, que la méthode de *Smellie* n'eft, ni *la plus aifée*, ni *la plus fûre*, & qu'elle n'eft pas *auffi expéditive* que celle que j'enfeigne.

Après avoir parlé de différents inftruments propres à délivrer, il nous dit (*i*) : « Dans ces » derniers temps plufieurs maîtres en cet art » l'ont enrichi de différentes machines, telles

---

(*h*) *Depuis le* §. 101. *au* §. 107 *, incluſiv.*
(*i*) *Tom. I. pag.* 309.

» ſont le tire-tête de *Mauriceau*, l'inſtrument
» de *Simpſon*, (l'anneau-ſcalpel) le *terebra*
» *occulta* de M. *Ould*, corrigé par le Docteur
» *Burton* d'*Yorck*. On peut ſe ſervir de tous
» ces inſtruments avec ſuccès, pourvu que
» l'on ait ſoin de les manier de façon qu'ils
» ne bleſſent pas la femme ». Et on lit dans
ſon introduction (*k*); « Il préfere (*Ould*) ſon
» *terebra occulta* aux ciſeaux, ſans doute par-
» cequ'il ne connoiſſoit pas bien au juſte les
» dimenſions de ce dernier inſtrument ».
Mais s'il eût lu ſon livre, & s'il eût fait attention à la manière dont il s'exprime, il eût
trouvé que cet accoucheur apporte des raiſons très-fortes & ſuffiſantes pour ſe juſtifier
de ce qu'il préfère le *trepan caché* aux ciſeaux
nuds, (dont *Smellie* fait uſage) quelles que
ſoient leurs dimenſions : car il dit, à la page
165, que regardant comme mauvaiſe la méthode d'ouvrir la tête avec des ciſeaux, il ſe
mit à chercher s'il n'étoit pas poſſible d'inventer un inſtrument coupant, tel qu'il put être
introduit dans la matrice, ſans l'endommager, elle ou le *vagin* : & que conſidérant,
d'un autre côté, que le *vagin* exerce preſque
de tous côtés une preſſion ſur tous les corps
qu'il admet, ſi petits qu'ils ſoient; il en con-
clut que rien ne pourroit le protéger contre

(*k*) *Pag.* 65.

les atteintes dangereuses d'un instrument coupant, qu'une espèce de gaîne, où il resteroit caché jusqu'à ce qu'il pût être conduit jusqu'à la partie sur laquelle il doit agir : d'où je dois faire remarquer, qu'il n'y a pas trop de bonne foi à faire ses efforts pour insinuer que quelqu'un peut n'avoir eu d'autre motif de ses actions que l'ignorance, lorsqu'il a donné des raisons plausibles pour justifier sa pratique : d'ailleurs si *Smellie* les regardoit comme insuffisantes, il devoit le prouver.

Il continue : « La méthode suivante bien » pratiquée, selon l'exigence des cas, me pa- » roît la plus aisée, la plus salutaire & la plus » sûre de toutes celles que l'on a inventées » jusqu'ici ; particulièrement lorsqu'il est be- » soin *d'employer une si grande force pour* » *faire l'extraction de la tête* ». Mais je dois observer que la force nécessaire pour faire l'extraction de la tête, diminue à mesure que son volume devient moins considérable ; ensorte que dans les cas où sa grosseur est le seul obstacle qui s'oppose à son expulsion, cette cause cessant, l'effet doit cesser aussi. Toutefois je ne puis m'empêcher de dire qu'il paroît se servir des expressions, *grande force pour faire l'extraction de la tête*, dans la vue d'employer son forceps, ou l'instrument dont il parle ensuite, le double crochet, parcequ'une *grande force* est nécessaire.

« L'accoucheur doit s'armer d'une paire
» de crochets faits d'après les corrections de
» *Meſnard*, d'une paire de ciſeaux d'environ
» neuf pouces de long, dont le clou ſoit vers
» le milieu des branches , & d'un crochet
» mouſſe ». Lorſque la tête ſe préſente comme il a été dit ci-deſſus, il ajoute : « La tête
» eſt ordinairement aſſez abaiſſée & aſſez fer-
» mement maintenue en cet état par la forte
» contraction de la matrice autour de l'enfant;
» mais ſi elle ſe portoit plus d'un côté que de
» l'autre , il faudroit pour l'aſſujettir , faire
» poſer la main de quelqu'aſſiſtant pour ap-
» puyer ſur le ventre de la femme ». *Smellie*
recommande ici une pratique fort dangereuſe pour la mère , en ſuppoſant même qu'elle
réponde aux vues qu'il ſe propoſe , ce qui
n'arrivera pas , parcequ'alors les muſcles de
l'*abdomen* ſont ſi diſtendus & ſi douloureux
que la femme ne peut ſupporter aucune preſſion capable de maintenir la tête tellement
fixe qu'elle ne puiſſe point gliſſer lorſqu'on
lui appliquera les ciſeaux, de la manière qu'il
enſeigne. Pourquoi faire ſouffrir à la mère
plus de douleurs qu'il n'eſt néceſſaire , ſur-
tout lorſque la tête peut être maintenue avec
la main , qu'il recommande d'introduire? car
voici comme il s'exprime : « Pendant ce
» temps-là (tandis que le ventre eſt compri-
» mé) l'opérateur doit introduire ſa main &

» preſſer avec ſes deux doigts contre une des
» ſutures du crâne, il prendra enſuite ſes ci-
» ſeaux (ſeconde opération) dans l'endroit
» où il les avoit poſés, les conduira le long de
» ſa main & de ſes doigts juſques ſur le cuir
» chevelu, & les enfoncera peu-à-peu juſqu'au
» clou ». ——— « Il faut que les ciſeaux ſoient
» aſſez pointus pour s'inſinuer au travers des
» téguments & des os, en les pouſſant avec
» une force médiocre ; mais il n'eſt pas beſoin
» qu'ils ſoient bien tranchants, parcequ'ils
» pourroient bleſſer les doigts de l'accou-
» cheur, ou le vagin en les introduiſant ». ——
« Si la tête fuit de manière qu'il ne ſoit pas
» poſſible de les inſinuer dans le crâne par
» cette ſuture, il faudra les faire entrer au tra-
» vers de la ſubſtance des os, en les tournant
» circulairement d'un côté à l'autre de la ſur-
» face de ces os, comme s'il s'agiſſoit de les
» tarauder ; pour cet effet, il faudra conti-
» nuer ce mechaniſme juſqu'à ce que l'on s'ap-
» perçoive que la pointe des ciſeaux eſt bien
» engagée, parceque ſans cette attention elle
» gliſſeroit continuellement ſur la ſurface des
» os ». *Smellie* enſeigne encore ici à ſes lecteurs une opération qui n'eſt point néceſſaire, & qui eſt en même temps dangereuſe,
comme on peut le prouver ; car *ſi la tête fuit*
de manière qu'il ne ſoit pas poſſible de les in-
ſinuer (les ciſeaux) *dans le crâne par cette ſu-*

ture, comment la maintiendra-t-on fixe, tandis qu'on *les fera entrer au travers de la subs-tance des os ?* En effet il faut moins de force pour fixer la tête, lorsqu'on pousse la pointe des ciseaux au travers des téguments entre les os du crâne jusqu'au cerveau, que lorsqu'on est obligé de tarauder, pour ainsi dire, ces os, en tournant les ciseaux circulairement. Mais supposons cette opération achevée.

« Lorsque l'on a ainsi insinué les ciseaux
» dans le crâne jusqu'au clou qui se trouve au
» milieu de leurs branches, il faut les tenir
» fermes dans cette situation, retirer ensuite
» la main (troisième opération) que l'on avoit
» insinuée dans le vagin, pour saisir de chaque
» main (quatrième opération) les manches
» des ciseaux qu'il faut tirer en les écartant
» l'un de l'autre, afin que leurs branches fas-
» sent une plus grande ouverture au crâne. Il
» faut ensuite les fermer (cinquième opéra-
» tion) les repousser dans un autre sens, & les
» tirer encore en écartant leurs manches afin
» de faire une incision cruciale ; par ce moyen
» on fait une ouverture assez grande, & suffi-
» sante pour y introduire les doigts ; on fer-
» me ensuite (sixième opération) les ciseaux
» & on les introduit jusqu'au-delà du clou,
» après quoi on les ouvre, (septième opéra-
» tion) & on leur fait faire quelques demi-
» tours d'un côté à l'autre, jusqu'à ce que l'on
» ait

» ait tellement brifé le crâne qu'il ne refte au-
» cune difficulté à en faire l'extraction. Après
» cette opération, il faut (huitième opération)
» fermer & tirer les cifeaux ; & s'ils ne remplif-
» fent pas affez cette dernière indication, on
» pourra y fuppléer en introduifant le cro-
» chet dans l'ouverture du crâne. Lorfque
» l'on a ainfi détruit le cerveau & que l'on a
» retiré l'inftrument, il faut introduire la main
» droite (neuvième opération) dans le vagin,
» & deux doigts dans l'ouverture que l'on
» vient de faire, afin que s'il refte quelques
» efquilles des os, qui s'écartent en pointe,
» on puiffe les rompre & les emporter de
» crainte qu'elles ne bleffent le vagin de la
» femme ou les doigts de l'accoucheur ». Les
dangers & les inconvénients qui accompagnent toute cette opération naiffent,

1.° De l'introduction d'un inftrument
pointu & nud dans la matrice ou le *vagin*;

2.° Des pointes des cifeaux qui gliffent de
deffus les os;

3.° De la néceffité d'ouvrir & de fermer
les cifeaux, lorfqu'ils font dans *le vagin*;

4.° De l'impoffibilité où eft quelquefois
l'accoucheur d'introduire un crochet , ou
quelqu'autre inftrument dans l'ouverture qui
a été faite à la tête.

1.° Comme je l'ai fait voir dans mon *Ef-*

ſai , &c. (*l*) « Il eſt clair que l'on riſqueroit
» beaucoup de bleſſer la mère par l'introduc-
» tion de cet inſtrument nud, quand même la
» tête de l'enfant ne ſeroit éloignée de l'orifi-
» ce externe des parties naturelles que de
» deux ou trois pouces, & quand même il n'y
» auroit aucune enflure qui ajoutât à la diffi-
» culté de l'opération , &c. combien plus
» grand doit donc être le danger, lorſque la
» tête eſt à une plus grande diſtance, ou lorſ-
» qu'elle eſt compriſe entre des parties enflées?
» Ajoutez à tout cela les mouvements de la
» mère , mouvements qu'excite la douleur
» qu'elle éprouve, & dont le moindre eſt de
» la plus dangereuſe conſéquence, tandis que
» cet inſtrument nud eſt dans la matrice ou le
» *vagin* ».

2.° Le ſecond danger peut naître des pointes des ciſeaux qui gliſſent en faiſant les efforts
néceſſaires pour les enfoncer dans le crâne,
ce qui peut arriver aiſément, en ſuppoſant
même la tête fixée , comme il paroîtra évident à toute perſonne qui conſidérera que le
crâne eſt en partie convexe, d'où le moindre
mouvement de la femme peut faire gliſſer les
pointes des ciſeaux, accident qui aura encore lieu, ſi la main de l'accoucheur qui tient cet

____

(*l*) §. 104. *pag.* 340.

inftrument varie dans une direction oblique. Mais ſi la tête ſe meut de côté, de manière qu'il ne ſoit pas poſſible d'*inſinuer les ciſeaux dans le crâne par la future*, le danger, dans ce cas, ſera augmenté, parceque les os ſont plus durs & plus raboteux, comme je l'ai obſervé ci-deſſus, que les téguments entre les futures.

3.° Il eſt encore dangereux d'ouvrir & de fermer les ciſeaux, tandis qu'ils ſont totalement ou en partie dans le *vagin*.

« Lorſque l'on a introduit, dit *Smellie* (m), » toute la main dans le *vagin*, (dans un ac- » couchement qui traîne en longueur) il eſt » quelquefois à-propos de gliſſer les doigts, » & la main à plat entre la tête & l'orifice in- » terne, parceque quand on n'a point eu cette » précaution aſſez à temps, l'orifice de la ma- » trice eſt ſouvent pouſſé devant la tête, (par- » ticulièrement la partie voiſine du *pubis*) » même au travers de l'orifice externe ». J'ajouterai qu'une main large ne paſſera pas cet orifice auſſi aiſément qu'une plus petite, & que, plus la matrice ſera oblique, plus les parties ſeront expoſées à être pouſſées en avant, comme il eſt arrivé dans le cas ci-deſſus mentionné, ſect. 119. de façon qu'un côté du *vagin* pendra auſſi comme un ſac entre l'orifice ex-

---

terne & l'interne, ce que *Smellie* reconnoît auſſi pour vrai par ces inſtructions qu'il donne dans un autre endroit (*n*): « Lorſque la tête eſt » haute, on peut fermer les forceps au milieu » du *baſſin* ; mais, dans ce cas, il faut avoir » ſoin de bien s'aſſurer avec ſes doigts que » l'on portera tout autour, ſi l'on n'engage » point en même temps quelque partie du » *vagin* ».

Il avoue ici que la femme peut être bleſſée en fermant les forceps, ſi l'on n'a pas ſoin *de bien s'aſſurer avec les doigts que l'on porte-ra tout autour, ſi,* &c. & le tort qu'elle rece-vroit conſiſteroit ſeulement dans la meurtriſ-ſure de ſes parties : quelles précautions ne faut-il donc pas apporter pour garantir ces parties dans le même cas, *lorſqu'il ouvre & ferme ſes ciſeaux ſi ſouvent,* ſes deux mains étant placées à l'extérieur de l'orifice externe : ſur-tout lorſque non-ſeulement elles ſont en danger d'être contuſes, mais encore d'ê-tre coupées ? Pourquoi courir ces haſards, dans un cas où l'on peut employer des mé-thodes plus ſûres, ſur-tout lorſque les parties voiſines de l'os *pubis* ſont plus ſujettes que les autres, comme *Smellie* en convient en-core, à pendre, ou à être pouſſées en avant ?

____

(*n*) *Tom. I. pag.* 272.

4.° Lorſque le crâne eſt ouvert, l'opérateur ne peut pas toujours introduire un crochet ou quelqu'autre inſtrument dans l'ouverture, ou même il ne le peut que fort rarement;
ſur-tout lorſque le ſeul obſtacle qui empêche
l'enfant d'avancer dépend du volume de ſa
tête. Car, comme je l'ai obſervé dans mon
Eſſai, &c. (o) l'inciſion étant faite, l'organiſation du cerveau étant en partie détruite, &
les ciſeaux étant retirés, la preſſion de la matrice agira tellement ſur le bord de chaque os
pariétal, qu'elle fera gliſſer l'un ſur l'autre; d'où
il ſera difficile dans tous les cas, & impoſſible
dans quelques-uns, d'introduire le crochet
pour détruire le cerveau de la manière qu'enſeigne *Smellie* : & lorſqu'il le fera, ce qui eſt
contenu dans le crâne ſortira par l'effet de
chaque douleur, les bords des os plus comprimés gliſſeront davantage l'un ſur l'autre,
& par-là rendront plus difficile l'introduction
d'un inſtrument ou même d'un doigt dans
l'inciſion.

Smellie paroît douter que les ciſeaux rempliſſent l'indication, & enſuite il dit que les
doigts ſont plus facilement introduits qu'un
inſtrument, comme il l'enſeigne dans ſa neuvième & dernière opération, avant l'extraction du fœtus, parcequ'ils peuvent être cour-

____

(o) §. 104. *pag.* 341.

bés tandis qu'ils font dans la matrice ou le *vagin*. Quoiqu'il ne nous ait pas appris, dans ce cas, comment l'enfant doit être délivré, & s'il doit être abandonné aux feuls efforts de la mère, ou aidé par les doigts de l'accoucheur tandis qu'ils font dans le crâne, je foupçonne qu'il eft pour la dernière pratique, par ce qu'il enfeigne dans le cas fuivant (*p*): «Si l'obfta- » cle vient d'un hydrocéphale, il faut infinuer » fes doigts dans l'ouverture, placer fon » pouce en dehors, & profiter d'une douleur » pour attirer le crâne s'il eft poffible : en cas » que les douleurs foient foibles, il faut en- » courager la femme à pouffer en bas du » mieux qu'elle pourra; par ce moyen on dé- » livre fouvent l'enfant, parceque quand les » eaux font évacuées, la tête doit néceffaire- » ment s'affaiffer ».

§. 137. Il enfeigne ici à fes lecteurs une opération fort dangereufe & fort longue; d'autant plus qu'il ne faut pas, comme il en convient lui-même, une très-grande force pour faire fortir l'enfant, lorfque fa tête eft ouverte & que l'organifation du cerveau eft détruite. J'ai fait voir les dangers de fa méthode : je vais à-préfent expofer une pratique beaucoup *plus fûre, plus facile, & plus expéditive*, principalement tirée de mon traité fur la

____

(*p*) *Tom. I. pag.* 314. *art.* 3.

théorie & la pratique des accouchements; je préfenterai auffi dans tout leur jour les prétendus inconvéniens qui l'accompagnent, & je répondrai aux objections dont j'ai eu connoiffance.

Je fuppofe une femme dans le cas où *Smellie* la fuppofe lui-même dans la dernière fection : alors (*q*), il fait introduire les doigts, ou une main, s'il eft néceffaire, la gauche p. ex. dans le *vagin*, jufqu'à la tête de l'enfant, pour reconnoître fa fituation ; & , fi elle n'eft pas fixée, l'accoucheur peut avec fes doigts ou fa main la faifir, tandis qu'il cherche, avec le pouce ou un doigt, la future lambdoïde & la future fagittale, dans laquelle il doit enfoncer l'inftrument, ou auffi près qu'il eft poffible du fommet : enfuite il doit prendre mon extracteur de l'autre main, en pofant *l'index* contre l'extrémité de la capfule voifine de la poignée pour la maintenir ferme, le côté de la capfule où la vis eft fixée étant tourné vers la main qui eft introduite ; & gliffer doucement l'autre extrémité de la capfule le long de la main ou des doigts qui font dans le *vagin*, jufqu'à ce qu'elle touche à la tête de l'enfant ; d'où l'extrémité fupérieure de la capfule fera guidée jufqu'à la future dans laquelle le perçoir doit être pouffé, tandis que

(*q*) §. 107. *pag.* 352.

la tête eft maintenue ferme par les doigts ou la main qui eft dans le *vagin*.

C'eft ainfi que nos deux méthodes font prefque femblables, avec cette différence que, par la mienne, la femme n'eft tourmentée en aucune façon par les efforts vains des affiftants pour comprimer fon ventre, & maintenir par-là la tête ferme ; & qu'elle ne peut être bleffée, quand même elle remueroit beaucoup les feffes, parceque la gaîne qui renferme mon inftrument s'oppofe à tout le mal qu'il pourroit faire, au lieu que celui de *Smellie* eft tout-à-fait nud.

L'accoucheur doit enfuite détruire l'organifation du cerveau, en déployant les aîles de mon extracteur, qui font déjà dans le crâne ; ce qu'il peut faire en appliquant le pouce de la main droite à la vis ou au bouton qui eft dans la poignée de l'inftrument, en le pouffant en haut, & en faifant faire à l'extracteur un, deux, ou trois demi-tours : la fubftance du cerveau fera par-là fuffifamment détruite, & elle fortira facilement par la compreffion de la tête, d'autant plus que la *deforganifazion* eft fur-tout plus grande près de l'ouverture, & que cette partie du crâne eft la plus capable de céder. Ajoutez à cela que, pendant cette opération, la mère ne fent en aucune façon le mouvement de l'inftrument, parceque l'accoucheur lui fait faire fes demi-tours dans la main qui eſt introduite. Mais, au lieu de ce mouvement facile, *Smellie* eſt obligé 1.° *de retirer la main qu'il avoit inſi-nuée dans le vagin :* 2.° *de ſaiſir de chaque main les manches des ciſeaux qu'il faut tirer en les écartant l'un de l'autre, afin que leurs branches faſſent une plus grande ouverture au crâne :* 3.° *de fermer, de tourner, & d'ou-vrir les ciſeaux à pluſieurs repriſes :* 4.° *de les fermer & de les introduire plus loin :* 5.° *de les r'ouvrir, & de leur faire faire quel-ques demi-tours d'un côté à l'autre, pour dé-truire le cerveau :* 6.° *de les refermer, & de les retirer :* 7.° enfin, dans le cas où cette méthode ne réuſſiroit pas pour détruire la ſubſtance du cerveau, ce qu'il dit ſans nous donner des règles certaines pour le recon-noître, *d'introduire le crochet dans l'ouver-ture du crâne pour y ſuppléer.* J'ai déjà expli-qué la difficulté de cette dernière opération dans la §. 136. N.° 4.

§. 138. Lorſque la ſubſtance du cerveau eſt détruite, l'on n'a plus qu'à délivrer la femme, ſoit par ſes efforts ſeuls, ou par le ſecours de l'art. Si le ſeul obſtacle qui s'oppoſe à la naiſ-ſance de l'enfant vient du volume de ſa tête un peu trop gros, la mère peut accoucher ſans aucun autre ſecours, en faiſant ceſſer cette cauſe : l'accoucheur pourra d'ailleurs accélé-rer la délivrance, en comprimant les os de la tête, ou en les tirant avec sa main, ou en introduisant un doigt ou deux dans l'ouverture du crâne, & aidant par-là les efforts de la mère.

Mais, dit *Smellie* (r), « lorsque le *bassin* » est étroit, il faut beaucoup plus de force » pour attirer la tête, à moins que les dou- » leurs ne soient assez fortes pour la pousser, » & pour en diminuer le volume à force de » comprimer le cerveau ; en ce cas, l'opéra- » teur doit tirer ses doigts de l'ouverture », (ce que j'ai observé, §. 136. être sa dixième opération) « les glisser le long de la tête au- » delà de l'orifice de la matrice » (d'où je dois remarquer que toutes les autres opérations ont été faites par lui, tandis que la tête étoit au-dessus de l'orifice de la matrice, & dans ce viscère ; d'où les dangers sont plus grands pour la mère) ; « ensuite (douzième opéra- » tion) avec sa main gauche il prend un des » crochets dans l'endroit où il l'avoit mis, il » l'introduit le long de sa main droite, la » pointe tournée du côté de la tête de l'en- » fant, & le pose au-dessus du menton, dans » la bouche, derrière le cou, au-dessus des » oreilles, ou en tout autre endroit quelcon- » que où il trouve une bonne prise : lorsqu'il » a placé son instrument, il doit (treizième

____

(r) *Tom. I. pag.* 314. *art.* 4.

opération) retirer fa main droite & s'en fervir pour faifir le manche ou la poignée du
crochet ; après quoi (quatorzième opération) il introduit fa main gauche avec laquelle il faifit les os dans l'endroit où il a
ouvert le crâne , comme nous l'avons dit
ci-deffus, afin de bien affujettir la tête & de
la tirer avec fes deux mains ».

Toutes ces opérations douloureufes d'*in-
roduire la main le long de la tête de l'enfant,
ntre elle & la matrice* ——— *d'introduire &
e fixer le crochet qui n'a jamais qu'une pri-
e mal-affurée* ——— *de retirer une main , &
'introduire l'autre* , peuvent être évitées : car
non extracteur étant introduit, les aîles étant
éployées, comme il eft dit dans la §. 137. &
hacune des aîles étant fixée contre le centre
u la partie la plus forte de chaque os parié-
al, comme je l'ai enfeigné dans mon traité (*s*),
e qui fe fait aifément, lorfque l'extrémité de
a capfule eft difpofée en travers de la future,
e dont on s'affure avec le doigt qui eft dans
e *vagin* ou dans la matrice ; l'accoucheur doit
ppliquer l'extrémité d'un doigt à l'extérieur
e chaque os pariétal , enforte que ces os
uiffent être maintenus entre les aîles & les
xtrémités des doigts ; car, par ce moyen, il
entira fi les os ou les téguments cèdent, lorf-

(*s*) §. 107. *pag.* 353.

qu'il emploiera une grande force, ce qui arrive quelquefois, lorſqu'il y a déjà long-temps que l'enfant eſt mort, ou qu'il eſt hydrocéphale. Mais alors, lorſque le ſeul obſtacle qui s'oppoſe à la délivrance vient du volume de la tête, on fait ceſſer l'effet en détruiſant la cauſe, *ſublatâ cauſâ tollitur effeꞔtus*, & ainſi l'enfant peut être amené avec fort peu de force, s'il eſt beſoin d'ajouter quelque ſecours aux efforts de la mère, & dans ce cas la priſe dont il a été parlé ci-deſſus ſera ſuffiſante.

L'extraꞔteur & les doigts étant fixés, comme il a déjà été enſeigné, l'accoucheur doit amener l'enfant en tirant avec les deux mains, dont l'une ſe ſaiſit de l'inſtrument dans le *vagin*, les doigts étant appliqués contre le crâne, & l'autre de ſon manche. Les avantages ſuivants réſultent donc évidemment de cette pratique, car

1.° Cet inſtrument fixé dans le ſommet de la tête, le dirige vers le centre du paſſage:

2.° En tirant cette partie, il rend la tête plus oblongue, & par conſéquent il diminue ſon diamètre, ce que *Smellie* regarde auſſi, dans un endroit de ſon ouvrage, comme un avantage:

3.° S'il eſt néceſſaire de tirer un côté de la tête plus que l'autre, pour le débarraſſer de deſſous la partie ſaillante du *ſacrum* ou du *pubis*, on en vient aiſément à bout, en tirant le manche, dans le premier cas, vers le *pubis*, &, dans l'autre, vers le périnée :

4.° La fubftance du cerveau détruite fort aifément par l'ouverrure faite avec le perçoir, parceque les os font comprimés, en même temps que l'extraĉteur empêche leurs bords d'enjamber les uns fur les autres ; car plus cet *enjambement* a lieu, & moins la fubftance du cerveau fort librement :

5.° Les aîles de l'inftrument étant fixées contre la partie la plus forte de chaque os pariétal, la plus grande force peut être employée avec moins de danger, toutes chofes d'ailleurs égales, qu'en fe fervant de quelqu'autre inftrument ; parceque rien ne peut céder que l'accoucheur n'en foit averti par le fecours de fes doigts, & que la force eft appliquée fur une furface plus grande, car les aîles ne tirent pas avec leurs extrémités, mais avec leurs côtés plats appliqués contre les os, d'où l'extraĉteur ne peut glifler auffi aifément que le crochet, mis en ufage de la manière qu'a enfeigné *Smellie* dans le cas ci-deffus mentionné :

6.° L'on évite le danger de blefler la femme, comme avec les cifeaux, le crochet, ou les autres inftruments nuds :

7.° Mon inftrument eft fixé avec plus de facilité & de fûreté, tant pour la mère que pour l'accoucheur :

8.° Il peut être retiré, quand on veut, avec autant de ſûreté; car en tirant avec le pouce la vis ou le bouton qui eſt au manche de l'extracteur, les aîles deviennent parallèles aux côtés de la verge de fer; & en pouſſant avec l'*index* de la même main contre l'extrémité de la capſule qui en eſt voiſine, ou en ſaiſiſſant ce tube avec la main qui eſt dans le *vagin*, le perçoir eſt ramené dans la cavité de la capſule, & la femme eſt encore à l'abri du mal que pourroit lui faire ſa pointe ou ſon tranchant.

§. 139. Dans le dernier cas mentionné, où il eſt beſoin d'une force beaucoup plus grande que dans le précédent, ſi le crochet ou une main ne peut achever l'opération, *Smellie* dit (*t*) : « Si la tête eſt encore retenue à » cauſe de l'*étroiteſſe extraordinaire* du *baſ-* » *ſin*, il faut introduire ſa main gauche du côté » oppoſé, afin qu'elle ſerve de *conducteur* à » l'autre crochet, (quinzième opération) qui » étant auſſi appliqué (ſeizième opération) & » fermé ou joint avec le premier, de même » que l'on joint les forceps, ſera conjointe- » ment tiré avec une force ſuffiſante, en don- » nant quelques ſecouſſes de côté & d'autre ». J'obſerverai que ſes préceptes ne ſont pas, dans ce cas, auſſi *clairs* ni auſſi *évidents* qu'ils

____

(*t*) *Tom. I. pag.* 315. *art.* 4.

devroient l'être, parcequ'il y a une grande différence entre le cas où les efforts feuls de la mère ne peuvent faire avancer l'enfant, parceque fa tête eft trop volumineufe, le *baf-fin* étant bien proportionné; & celui où il eft arrêté, parceque le *baffin* eft trop étroit. Dans le premier, le volume de la tête diminué par la fortie d'une partie de ce qu'elle contient fatisfera, toutes chofes d'ailleurs égales, aux vues que l'on fe propofe, ou l'accouchement fe terminera en ajoutant une force modérée, comme il a été dit dans les fect. 137, 138. Mais, dans l'autre, quoique le volume de la tête foit beaucoup diminué, elle ne pourra pas avancer plus loin que dans le *baffin*, parceque les épaules ou le thorax s'arrêteront au-deffus, ou au bord, à caufe de l'*étroiteffe extraordinaire des os qui compofent cette ouverture*; étroiteffe que *Smellie* affure être rare, comme on le lit à la fin de la page fuivante (*il eft rare de trouver le baf-fin par trop étroit*) quoiqu'il fe contredife quelques lignes après, en difant qu'elle *arrive fouvent*.

J'ai donné dans la fect. 133. quelques règles générales pour trouver le diamètre du bord du *baffin*: ainfi fi l'accoucheur reconnoît que le *facrum* & le *pubis* font trop près l'un de l'autre, & fi, après avoir diminué fuffifamment le volume de la tête, l'enfant n'avance pas, quoique pouſſé par une force raiſonnable; il doit employer une autre méthode que de tirer la tête dont les os ſont, dans ce cas, promptement ſéparés. Je vais parler de la manière dont il doit ſe comporter, après avoir fait mes remarques ſur l'opération ſuivante de *Smellie*.

§. 140. « Dans ces ſortes de cas, (§. 137, 138, » 139.) lorſque je m'apperçois qu'il eſt im-» poſſible d'en venir à bout en pouſſant à » l'ouverture avec mes doigts, & que la fem-» me n'a pas eu de fortes douleurs, j'introduis » dans l'ouverture l'extrémité du crochet » mouſſe (dix-ſeptième opération) & je place » mes doigts contre la pointe au-dehors du » crâne, pour pouſſer avec une force *de plus* » *en plus grande* (dix-huitième opération); » mais comme il eſt rare d'avoir une bonne » priſe de cette manière ; ſi cet expédient ne » répond pas bientôt à mon attente, j'intro-» duis mes doigts (dix-neuvième opération) » plus loin, comme il a été dit ci-deſſus, & » je gliſſe extérieurement la pointe de mon » inſtrument au-deſſus de la mâchoire infé-» rieure. Cet inſtrument (le crochet mouſſe) » m'a réuſſi pluſieurs fois, ou peut-être tou-» jours, ſi ce n'eſt dans certains cas où le *baſ-* » *ſin* étoit ſi étroit qu'il étoit beſoin d'une » plus grande violence ; alors il faut avoir re-» cours à quelqu'autre inſtrument. Il vaut
» mieux

» mieux sans doute essayer d'abord avec le
» crochet mousse, parceque ses pointes sont
» moins dangereuses, & qu'on peut l'intro-
» duire plus aisément, la pointe de côté.
» Lorsque l'instrument est introduit assez
» avant, on peut retourner cette pointe du
» côté de la tête ; & comme *il est rare de*
» *trouver le bassin par trop étroit*, le crochet
» mousse réussit assez ordinairement (*u*)».

Remarquez ce que dit *Smellie* : 1.° *que le*
crochet mousse réussit assez ordinairement,
parcequ'il est rare de trouver le bassin par
trop étroit : 2.° *qu'il est plus aisément intro-*
duit, & que ses pointes sont moins dangereuses.

Comme il a donné ces raisons pour le premier usage du crochet mousse, après ses méthodes dangereuses & longues d'ouvrir la
tête & de détruire la substance du cerveau, de
la manière qu'il l'a enseignée ; (sect. 1 3 6.) j'es-
père qu'il me permettra d'user des mêmes raisonnements qu'il a employés, car certainement ils sont aussi forts entre mes mains qu'entre les siennes. Si j'accorde que ces preuves
sont suffisantes pour faire préférer l'usage du
crochet mousse à celui des doigts ou du crochet, le même raisonnement n'aura-t-il pas
autant de force par rapport aux autres cas ?

____

(*u*) *Tom. I. pag.* 316.

N'eſt ce pas en partie par ces raiſons que mon extracteur doit être préférable à ſes ciſeaux, &c.? N'eſt-il pas plus facile, & moins douloureux pour la mère d'introduire, de déployer les aîles déjà introduites dans le crâne, & de les y fixer, que de porter la main dans le *vagin* ou la matrice, & d'introduire enſuite le crochet mouſſe dans la tête & de l'y fixer, comme il l'enſeigne? Si, en plaçant ſes doigts contre la pointe du crochet mouſſe à l'extérieur du crâne, il peut pouſſer avec une force *de plus en plus grande*, lorſqu'il ne ſe ſaiſit que d'un os pariétal, ou que d'un os du crâne; un accoucheur qui ſe ſert de mon inſtrument ne peut-il pas employer une force beaucoup plus conſidérable, lorſqu'il eſt fixé aux deux côtés, & que par-là il a une priſe bien plus ferme? D'ailleurs, le crochet mouſſe n'ayant de priſe que d'un côté, il doit diriger la tête vers ce côté-là, en même temps qu'il ne tirera qu'un côté de l'os dans le centre du paſſage, parcequ'il a ſa priſe près du bord qui eſt la partie la plus foible de l'os: au lieu que les aîles de mon extracteur vont juſqu'au centre de chaque os pariétal, où ſont les plus fortes parties de l'oſſification : c'eſt pourquoi, à moins que les os du bord du *baſſin* ne cèdent, elles ne peuvent tirer ceux du crâne de côté, ſur-tout tandis que les doigts ſont placés à l'extérieur du crâne, de chaque côté de l'extracteur, contre les aîles déployées, qui peuvent procurer une bonne prise, si l'on suit mes instructions.

Si la méthode d'introduire le crochet mousse dans l'ouverture du crâne ne réussit pas, *Smellie introduit ses doigts plus loin, & glisse extérieurement la pointe de son instrument au-dessus de la mâchoire inférieure.* Mais

1.º Ceux qui considéreront les suites de cette pratique par laquelle l'accoucheur doit tirer un crochet fixé au-dessus de la mâchoire inférieure, verront qu'elle ne pourra supporter une force aussi grande que celle qui est appliquée par mon extracteur, comme il leur paroîtra évident, s'ils connoissent l'union délicate des côtés de cette mâchoire : & si, l'enfant étant mort depuis long-temps, les os du crâne sont hors d'état de supporter l'effort de l'accoucheur, les ligaments de la mâchoire inférieure ne seront-ils pas également corrompus, & ne se rompront-ils pas promptement ?

2.º Ceux qui connoissent la forme de la tête, verront encore évidemment qu'une force appliquée au-dessus du menton, comme *Smellie* le conseille, tournera le sommet directement vers un côté du passage ; &, la tête étant ouverte, les bords des os du crâne pourront bleſſer la matrice ou le *vagin*; deux circonſtances qu'il faut éviter.

§. 141. Il ajoute (*x*): « Lorſque l'on a déli-
» vré la tête de cette manière, ſi l'on ne peut
» pas tirer le corps parcequ'il eſt trop gonflé,
» qu'il eſt d'une groſſeur prodigieuſe, ou, ce
» qui arrive ſouvent, parceque le *baſſin* eſt
» trop étroit, il faut ceſſer de tirer, de peur
» de ſéparer la tête du reſte du corps, & in-
» troduire (vingt-unième opération) une
» main, juſqu'à ce que l'on puiſſe atteindre
» avec ſes doigts aux aiſſelles ou à la poitrine;
» à la faveur de cette main, il faut introduire
» (vingt-deuxième opération) un des cro-
» chets la pointe tournée du côté du fœtus,
» & là, lui donner une bonne priſe ; on la re-
» tire enſuite (vingt-troiſième opération) &
» on s'en ſert pour tirer le crochet, pendant
» que de l'autre on fait la même manœuvre
» ſur la tête & ſur le cou de l'enfant. Si l'on
» s'apperçoit que l'inſtrument commence à
» lâcher priſe, il faut (vingt-quatrième opé-
» ration) le pouſſer plus avant, & après l'avoir
» bien appliqué, renouveller ſes efforts, en-
» fin le hauſſer toujours de plus en plus, juſ-
» qu'à ce que l'on ait dégagé le corps».

Obſervez qu'il dit, ſix lignes au-deſſus de

(*x*) *Tom. I. pag.* 317.

cette partie du paragraphe, qu'on *rencontre rarement un baffin fort étroit* ; & au contraire dans cet endroit, *qu'il arrive fouvent que le baffin eft trop étroit, ce qui empêche de tirer le corps de l'enfant.*

En fecond lieu, il y a quatre opérations différentes à faire :

1.° Il faut *introduire une main, jufqu'à ce que l'on puiffe atteindre avec fes doigts aux aiffelles ou à la poitrine.* Or notre auteur ordonne de faire cela lorfque la tête ou le cou de l'enfant eft dans l'orifice externe ; (car autrement on ne peut pas dire que la tête foit délivrée) d'où il eft évident qu'en introduifant la main, tandis que l'une ou l'autre des parties ci-deffus nommées eft dans l'orifice externe, on fait non-feulement fouffrir la femme, mais encore qu'on l'expofe au danger d'avoir le périnée déchiré, parceque la main, ou peut-être, s'il y a néceffité de la porter plus haut, le bras fe trouve alors dans l'orifice externe en même temps que la tête ou le cou de l'enfant. Pour la première opération, il ordonne d'*introduire une main jufqu'à ce que l'on puiffe atteindre avec les doigts aux aiffelles ou à la poitrine.* Il fuppofe, dans le cas qu'il établit, que l'*on ne peut pas tirer le corps, parcequ'il eft trop gonflé, qu'il eft d'une groffeur prodigieufe, ou, ce qui arrive fouvent, parceque le baffin eft trop étroit*, & non pas parcequ'il est mal-placé dans le *bassin* ou au-dessus du bord du *bassin*. Par conséquent, dans les deux premiers cas, quelle que soit la cause, si les parties sont volumineuses au point de ne pouvoir être extraites par la force dont il a été fait mention ci-dessus, l'accoucheur éprouvera une très-grande difficulté à introduire sa main *jusqu'aux aisselles ou jusqu'à la poitrine de l'enfant*, & il sera alors obligé de pousser ses doigts avec force entre l'os *pubis*, ou le *sacrum* & les parties de l'enfant, *aussi loin qu'il faudra pour guider le crochet & lui donner une bonne prise* : & si le volume de ces parties est si considérable qu'elles s'arrêtent tout-à-fait, malgré la force ci dessus mentionnée, cette opération ne pourra être terminée qu'avec la plus grande violence ; d'ailleurs les parties de la femme qui sont situées entre l'enfant & les os du *bassin* seront considérablement maltraitées par la main de l'accoucheur & le crochet ; ou autrement les épaules doivent être poussées plus haut, pour leur faire place, auquel cas la tête, que *Smellie* suppose délivrée, doit également rentrer dans le *vagin*, comme il paroîtra évident à toute personne qui se rappelle les dimensions particulières du *bassin*, telles qu'il nous les a données, & la longueur ordinaire du cou de l'enfant. Quoi qu'il en soit, le crochet, qui n'est point fait pour céder, doit ajouter au volume de l'enfant, déjà trop gros. *Smellie* auroit dû désigner l'espèce de crochet dont il faut se servir, car, dans cette occasion, le courbe distendra les parties plus que l'autre qui est droit, & d'ailleurs sera plus difficile à introduire & à fixer.

La seconde opération consiste à introduire & à fixer le crochet, & à lui donner *une bonne prise*, qui doit être aux aisselles, ou au thorax. J'ai montré dans mon traité (y) que les articulations des membres des enfants nouveau-nés sont fort flexibles, leurs ligaments extraordinairement longs, & que les épiphyses & apophyses de leurs os sont composées de cartilages très-mous : d'où il est évident qu'ils céderont considérablement de plusieurs façons : il est par conséquent à-propos d'examiner de quelle façon les parties dont il est question céderont le plus.

Ceux qui considéreront le mouvement du thorax dans l'inspiration & l'expiration, trouveront que le mouvement des côtes se fait par en haut vers la tête, & que la poitrine a plus de circonférence dans l'inspiration qu'auparavant : par conséquent tout ce qui fait mouvoir toutes les côtes ou une partie des côtes vers la tête, doit augmenter dans

____

(y). §. 48. pag. 184.

la même proportion le diamètre du thorax. Qu'on se rappelle encore que les côtes sont faites pour céder en en-bas sans qu'il en résulte aucun mal, mais qu'elles ne peuvent se mouvoir par en-haut avec la même aisance ou la même sûreté. D'où il est évident qu'une méthode qui remplit la même indication, sans élever les côtes vers la tête, ou ne les élevant que beaucoup moins, doit être, toutes choses d'ailleurs égales, meilleure & plus sûre.

Il en faut dire autant à l'égard des épaules: car ceux qui se donneront la peine d'examiner, trouveront que, lorsque les épaules s'éloignent de la tête en se portant en-bas, la circonférence de l'enfant diminue, & d'autant plus qu'elles descendent davantage; *&
vice versâ:* d'où, lorsque la tête est avancée dans l'accouchement, on doit augmenter le volume de l'enfant en fixant le crochet sous les aisselles, & en tirant ensuite, plus qu'en employant la même force pour tirer les épaules vers les hanches. D'où il est encore clair que la méthode qui pousse les épaules en en-bas, doit être, toutes choses d'ailleurs égales, la meilleure.

Sa troisième opération, après avoir fixé le crochet, consiste à *retirer la main, & à s'en
servir pour tirer le crochet, pendant que de
l'autre on fait la même manœuvre sur la tête
& sur le cou de l'enfant.* Mais ne seroit-il pas

mieux pour l'accoucheur de faifir le crochet avec la même main qui tient le cou de l'enfant, parcequ'alors, dans le cas où la tête & le cou avanceroient, il pourroit mieux juger fi les parties auxquelles le crochet eft fixé avancent aufli ?

Enfin fa quatrième opération confifte à *pouffer l'inftrument plus avant fi l'on s'apperçoit qu'il commence à lâcher prife, &, après l'avoir bien appliqué, à renouveller les efforts, enfin à le hauffer toujours de plus en plus, jufqu'à ce que l'on ait dégagé le corps.* Mais j'obferverai encore que, toutes chofes d'ailleurs égales, l'opération eft d'autant plus difficile que l'inftrument eft pouffé plus haut; que plus il approche du ventre de l'enfant, moins il a une bonne prife ; & par conféquent que cette méthode ne remplit pas les vues.

Après avoir fait mes remarques fur cette opération longue & dangereufe de notre auteur, & avoir relevé quelques articles qu'il a paflés fous filence, je vais expofer une méthode plus expéditive, plus facile tant pour la mère que pour l'accoucheur, & moins dangereufe pour la mère.

§. 142. J'ai expofé dans la feet. 137. ma méthode de pénétrer le crâne & de détruire la fubftance de cerveau : j'ai montré dans la ſect. 1 3 8. comment mon extracteur devoit être fixé, l'avantage ſupérieur qu'il a ſur la méthode de *Smellie* pour la priſe, auſſi-bien que pour extraire la tête. §. 1 40. Mais s'il arrive que les os de la tête ne ſupportent pas une force ſuffiſante pour extraire les épaules & la poitrine, l'accoucheur peut ramener les aîles de chaque côté parallèlement à la verge de fer, comme je l'ai enſeigné ci-deſſus ; §. 1 3 8. cela fait, qu'il porte l'extrémité ſupérieure de la capſule, qui étoit contre le crâne, vers la partie ſupérieure du *ſternum*, où eſt la glande thymique ; qu'il dirige cette extrémité vers cet endroit & qu'il l'y maintienne avec les doigts, qui étoient placés à l'extérieur du crâne ; enſuite qu'il pouſſe le perçoir dans cette partie, & déploie les aîles, qui non-ſeulement ont une meilleure priſe, parcequ'elles s'appuyent ſur une ſurface plus large que le crochet, mais encore ſont appliquées ſur la partie la plus forte de la poitrine, & tireront l'enfant dans le centre du paſſage mieux que lorſqu'on fixe ſeulement un crochet à l'extérieur du thorax. Il eſt encore évident, par les raiſons expoſées dans la dernière ſection, que les parties de la femme ne ſeront pas auſſi diſtendues par cette méthode.

§. 1 43. Enſuite *Smellie* ſe déchaîne contre les accoucheurs qui ont avancé que la tête

s'applatissoit quelquefois en descendant, lesquels, dit-il (*z*), *n'ont là-dessus que des idées confuses & imparfaites :* « car si cela arrivoit
» effectivement, il en devroit arriver autant
» toutes les fois que la tête est chassée en-bas
» par les douleurs dans un bassin étroit, par-
» ceque la compression se fait dans la même
» direction dans l'un & dans l'autre cas : au lieu
» que dans l'une comme dans l'autre, on trou-
» ve *toujours le vertex* avancé en forme de
» pointe, & toute la tête chassée & allongée
» en forme de pain de sucre ».

Que le lecteur determine en cette occasion celui qu'il faut accuser *d'avoir les idées le plus confuses ;* car on lit dans différents endroits de l'ouvrage de notre auteur, *que l'étendue du bord du bassin est plus grande d'un pouce, d'un côté à l'autre, que de devant en arrière (a) :* ——— *que le vertex demeure quelquefois tout-à-fait applati (b) :* ——— *que la tête de l'enfant reste quelquefois si long-temps enclavée, & est si étroitement pressée par les os du bassin, que les os qui forment la partie supérieure de la boëte du crâne s'affaissent & se dejettent les uns par-dessus les autres en différents sens, selon la position de la tête, &c.ª que, quand c'est la*

(*z*) *Tom. I. pag.* 318.
(*a*) *Tom. I. pag.* 76.
(*b*) *Tom. I. pag.* 85.

412 *Suite du système nouveau & complet*

fontanelle qui se présente, & qu'elle est chassée en avant, la tête s'allonge en s'applatissant en forme de coin (c) : ———— que la tête comprimée est sujette à prendre différentes formes (d). Par conséquent, si le *bassin* est étroit, toutes choses d'ailleurs égales, la tête doit dans quelques cas s'applatir.

Je dois encore faire observer qu'il a confondu les objets, dans le paragraphe dont il a été fait mention ci-dessus (e), loin d'avoir posé des principes *clairs & évidents*, & qu'il n'a point établi la distinction convenable entre ces deux cas, savoir l'un dans lequel la tête comprimée n'est point ouverte, & l'autre dans lequel elle est ouverte & débarassée de ce qu'elle contenoit. Dans le premier, soit que la tête souffre une compression de la part du *bassin* étroit, ou de la part du forceps, le cerveau sera en partie refoulé vers le sommet, où la résistance est moindre, parceque l'occiput & la partie antérieure du fond du crâne ne céderont pas aisément, d'où le *vertex* sera allongé : mais dans le dernier, après que la plus grande partie du cerveau sera sortie du crâne, la force compressive affaissera les os, sans que le *vertex* s'élève en pointe, parce-

(c) *Tome I. pag.* 461.
(d) *Tome I. pag.* 84.
(e) *Tom. I. pag.* 318.

qu'il n'y a plus aucune réfiftance de la part des parties contenues.

On conclura fans doute de fon paragraphe fuivant qu'il a manqué à cette *candeur* & à cette *modération* dont le journalifte fait l'éloge, N.° 3. & qu'il n'eft pas exempt des *vaines exagérations* autant que nous l'annonce le même journalifte. « Quoique quelques-uns fe
» foient élevés contre l'ufage des crochets,
» qu'ils ont regardé comme des inftruments
» dangereux, *par ignorance, faute d'expé-*
» *rience*, ou parcequ'ils ont été *mal-inftruits*,
» comme nous l'avons obfervé ci-devant ; ce-
» pendant je puis *affurer* qu'il ne m'eft jamais
» arrivé de déchirer, ni de bleffer les parties
» de la femme avec cet inftrument. Il eft vrai
» que je me fuis fouvent bleffé le dedans de la
» main lorfqu'ils venoient à lâcher prife, juf-
» qu'à ce que j'aie imaginé de me fervir de
» crochets courbes, qui à beaucoup d'égards
» l'emportent fur les droits; & je fuis perfuadé
» que fi on les manie de la manière que nous
» venons d'indiquer , il n'arrivera jamais de
bleffer la malade ».

Mais, malgré fes réflexions defavantageu-fes à l'égard de certains accoucheurs, fans que l'on en puiffe affigner d'autre caufe que la différence d'opinion, j'ai, comme l'on voit, effayé, (&, je crois, avec fuccès) de prouver que l'ufage du crochet eft accompagné d'un

grand danger ; & j'ai démontré qu'il y a une
méthode beaucoup *plus sûre , plus facile , &*
plus *expéditive* , tant pour la femme que pour
l'accoucheur, que celle où l'on emploie cet
inſtrument dangereux & preſqu'inutile. Cependant il paroît être en partie convaincu
des dangers qui accompagnent l'uſage des ciſeaux, puiſqu'il avoue *qu'il s'eſt ſouvent bleſ-*
ſé le dedans de la main lorſqu'ils venoient à
lâcher priſe : d'où je conclus qu'il ne faut pas
s'en ſervir. Il avoue également, que (*f*) , *lorſ-*
qu'on a ouvert le crâne , les jeunes praticiens
qui ne ſont encore ni bien formés , ni aſſez
fermes dans leur pratique , peuvent eſſayer
de le tirer avec de petites ou de grandes pin-
ces. S'ils peuvent mettre en pratique cette
dernière méthode, pourquoi a-t-il donc enſeigné juſqu'ici à ſes élèves , pour leſquels il
a compoſé ſon livre , d'employer ces inſtruments dangereux auſſi-bien que les ciſeaux
dont l'uſage expoſe à tant d'accidents funeſtes ?

J'oſe croire que ma méthode de délivrer
les femmes avec mon extracteur, dans les cas
mentionnés , eſt ſupérieure aux autres par la
facilité, la ſûreté , & la promptitude : je vais
à-préſent ſatisfaire à la promeſſe que j'ai faite
en rapportant les objections qui ſont venues

―――――――――――――――――――――――

(*f*) *Tom. I. pag.* 319.

à ma connoiſſance, & en montrant leur in-
ſuffiſance.

§. 144. 1.° *Si l'inſtrument*, dit quelqu'un,
*vient à gliſſer, qu'en réſultera-t-il pour la
femme ?* Cette objection peut ſe faire contre
l'uſage de tous les inſtruments qui gliſſent.
Mais j'ai montré que le mien ne peut gliſſer,
comme le crochet ; & ſi, l'enfant étant mort
depuis long-temps, les os du crâne ne donnent pas une bonne priſe & ne peuvent réſiſter à une grande force, les autres parties de
l'enfant doivent être auſſi corrompues dans
la même proportion. Ce qu'il y a de certain,
c'eſt que ſi le volume de la tête eſt la ſeule cauſe qui s'oppoſe à la délivrance, cette partie
eſt plus aiſément ouverte, & la ſubſtance du
cerveau eſt auſſi détruite avec plus de facilité,
de ſûreté, & de promptitude, que par la méthode de *Smellie.* J'ajouterai encore, que ſi
l'extracteur eſt appliqué comme je l'ai enſeigné, il ne peut jamais bleſſer aucune partie en
gliſſant, parceque, ſi les os cèdent, cet inſtrument peut être retiré.

2.° *Cet inſtrument eſt-il ſuffiſamment fort
pour permettre d'employer la force requiſe
pour tirer le fœtus ?* Mais celui qui fait cette
objection ne conſidère pas la différence qu'il
y a entre un corps qui tire en ligne droite,
car dans cette direction un ſimple fil d'archal
pourra tirer un poids conſidérable, & un au-

tre corps que l'on emploie comme un levier. Et, comme le poids & la puiſſance ſont la même choſe dans ce cas, il pourra bientôt ſe convaincre que ſon objection n'a aucune force, en pendant un poids conſidérable à l'inſtrument, fixé de la même manière que lorſqu'il eſt introduit dans la tête de l'enfant.

3.° *Cet inſtrument n'eſt-il pas inutile, quoique l'on doive convenir que c'eſt une invention ingénieuſe? & n'eſt-il pas impoſſible de s'en ſervir, dans les cas où la tête eſt au-deſſus du bord du baſſin?* Smellie a propoſé lui-même cette objection à ſes auditeurs, & il s'eſt efforcé de leur faire croire qu'elle étoit ſolide. Mais elle n'eſt appuyée ſur aucun fondement : quelques-uns de ſes diſciples en ſont aujourd'hui convaincus, après m'avoir vu démontrer l'uſage de mon inſtrument dans ces mêmes cas, & après avoir lu mon traité ſur les accouchements : au contraire, plus la tête eſt haute, & plus mon inſtrument mérite la préférence.

4.° « D'autres veulent qu'on perce le crâne
» avec un inſtrument à deux pointes recour-
» bées & jointes enſemble, que l'on écarte
» lorſqu'on les a introduites dans le grand
» trou, pour avoir priſe intérieurement; mais
» on parvient au même but avec les ciſeaux,
» & en introduiſant enſuite le crochet mouſſe,
» comme nous l'avons dit ci-deſſus; il eſt donc
» *inutile*

« *inutile de multiplier les instruments,* » *&c.* (*g*) ». Si *Smellie* veut parler de mon extracteur, comme je le soupçonne en effet, parceque je n'ai jamais entendu parler d'aucun instrument qui eût des articulations mobiles comme le mien, il ne l'a pas fidèlement représenté, car les aîles font droites & non pas *recourbées.* Le double crochet d'*Albucasis,* comme on peut le voir dans la table qui est à la fin de cet ouvrage, a en effet des aîles recourbées, mais elles font fixées & ne peuvent être *féparées* ou déployées. En second lieu, s'il faut avoir égard au nombre des instruments plutôt qu'à leur utilité, on peut retorquer l'argument de *Smellie,* & le faire valoir contre lui-même ; &, à ne s'en rapporter qu'à fes propres expreffions, mon instrument doit être préféré, parcequ'il fert autant que deux, & même trois : car, 1.° il recommande les cifeaux pour ouvrir le crâne, 2.° le crochet, s'ils ne fuffifent pas pour détruire la fubftance du cerveau, 3.° le crochet moufle pour tirer la tête : trois opérations qui feront plus aifément, plus fûrement, & plus promptement faites avec mon extracteur feul, comme je l'ai déjà prouvé, à la fatisfaction de ceux, *dont les idées fur ces objets ne font pas confufes & imparfaites.*

(*g*) *Tom. I. pag.* 380.

Dd

§. 145. Il traite dans son chapitre suivant de ce qu'il appelle les *accouchements contre-nature* : &, au sujet de leur définition, il s'efforce de faire croire à ses lecteurs qu'elle sera *moins embarrassante & plus à la portée* des jeunes praticiens, que celle des autres accoucheurs. Mais je ne suis pas d'accord avec lui sur ce point.

« Lorsque le front, dit-il (*h*), est retenu,
» & qu'il ne peut descendre jusqu'à la par-
» tie inférieure de l'os *sacrum*, soit à cau-
» se de la figure extraordinaire de la tête,
» ou de la mauvaise conformation du *bassin*
» (lorsque les pieds viennent les premiers) &
» qu'on ne peut en faire l'extraction, en fai-
» sant faire pour cet effet un demi-tour dans
» l'endroit du *pubis*, il faut essayer de faire ce
» tour dans une direction contraire, & au lieu
» d'introduire les doigts dans la bouche de
» l'enfant, il faut lui assujettir la poitrine sur la
» paume de la main gauche, (si la femme est
» couchée sur le dos) placer sa droite sur ses
» épaules, & étendre ses doigts de chaque
» côté du col, pour l'amener sur le périnée.
» Par cette compression la face & le menton
» qui sont en dedans du périnée se relèvent
» davantage en haut, & la tête sort en faisant
» un demi-tour au-dessous des os *pubis* ; par-

(*h*) *Tom. I. pag.* 330.——— *pag.* 333.

» ceque le centre du mouvement fe trouve
» alors dans l'endroit où le devant du col
» preffe contre le périnée, au lieu que, felon
» l'autre méthode, la partie poftérieure du
» col eft contre la partie inférieure du *pubis,*
» fur lequel la tête tourne. Si le front n'eft pas
» tourné d'un côté, qu'au contraire il foit en-
» gagé à la partie fupérieure de l'os *facrum,*
» particulièrement lorfque le *baffin* eft étroit,
» il faut mettre fes doigts dans la bouche de
» l'enfant, pour effayer de le tourner vers un
» des côtés de la faillie de l'os *facrum* ». Et
dans un autre endroit; « Lorfque le derrière
» de la tête eft accroché aux *pubis,* & le front
» à la partie fupérieure de l'os *facrum,* il eft
» rare de pouvoir amener la tête, à moins
» que l'accoucheur n'introduife fes doigts
» dans la bouche de l'enfant pour la tourner
» de côté, lui faire appuyer le menton fur la
» poitrine, & pour attirer le front dans la ca-
» vité de l'os *facrum,* &c. De plus, dans cette
» extraction en tirant, *on n'emploie que la*
» *moitié de la force fur le col, parceque l'au-*
» *tre moitié eft appliquée fur la tête au moyen*
» *du doigt que l'on a placé dans la bouche,*
» &c. Lorfque l'accoucheur, ayant fes doigts
» dans la bouche de l'enfant, *ne peut pas faire*
» *defcendre* le front dans la cavité de l'os *fa-*
» *crum, il doit infinuer le doigt index de la*
» *main gauche* entre le col & le *pubis,* afin

420 *Suite du syſtême nouveau & complet*

» d'élever le derrière de la tête ; après quoi
» *le front deſcend avec moins de peine* , parti-
» culièrement ſi l'on obſerve de *pouſſer* & de
» *repouſſer* en même-temps ou alternative-
» ment ». Mais quand on fait attention à l'u-
nion délicate des deux côtés de la mâchoire
inférieure de l'enfant , comme je l'ai remarqué dans mon *Eſſai, &c.* (*i*), on reconnoît
bientôt le danger extrême qu'il y a de les
luxer , ſur-tout *lorſqu'on n'emploie , en tirant , que la moitié de la force ſur le col ,
l'autre moitié étant appliquée ſur la tête au
moyen du doigt que l'on a dans la bouche* ,
tandis que le cou pourroit ſupporter une force beaucoup plus grande que la mâchoire ,
ſans courir aucun riſque : d'ailleurs quoique
la mâchoire ne ſoit pas poſitivement luxée ,
les enfants reçoivent fréquemment de grands
dommages par cette méthode , & quelquefois
ne peuvent teter , comme *Smellie* en convient (*k*).

Pour éviter ces dangers, j'ai conſeillé à l'accoucheur , dans mon traité , à l'égard du premier cas mentionné , d'appliquer ſes doigts
à l'extérieur de la mâchoire de l'enfant , & de
tourner ſon menton d'un côté , méthode qui
ne l'expoſe à aucun accident ; & , à l'égard de

(*i*) §. 56. pag. 219, 220.
(*k*) *Tom. I. pag.* 461.

l'autre, de gliſſer ſa main, auſſi-tôt que les épaules ont franchi l'orifice externe du *vagin*, ſa face étant tournée vers le dos de la mère, de gliſſer ſa main, dis-je, le long du dos de l'enfant, juſqu'à ce qu'il puiſſe introduire un doigt obliquement & en haut, à côté du cou, en ſorte que ſon extrémité touche à la partie poſtérieure de la tête : car alors, en pouſſant avec le doigt, le menton ſera rapproché de la poitrine, ou de l'épaule, s'il eſt néceſſaire, tandis qu'avec les doigts de l'autre main, placés de chaque côté du cou, on fera ſortir l'enfant du *vagin*. Cette autre méthode prévient encore pluſieurs accidents ; car,

1.º Ni la mâchoire ni la bouche de l'enfant ne peut être offenſée.

2.º L'on ne court pas le danger de déchirer le périnée, ou de faire ſouffrir à la femme de plus grandes douleurs en introduiſant la main dans le *vagin*, pour porter les doigts juſqu'à la bouche de l'enfant.

3.º L'introduction du doigt ſur le côté de ſon cou, comme je l'enſeigne, cauſe moins de douleur à la mère, que lorſqu'il eſt pouſſé entre l'os *pubis* & le cou ; car alors le doigt de l'accoucheur éprouve une plus grande compreſſion, qui exige par conſéquent de ſa part une plus grande force.

4.º Ma méthode d'appliquer le doigt à la partie poſtérieure de la tête de l'enfant, fait deſcendre le front *avec moins de peine*, comme *Smellie* en convient ; & par conséquent l'on prévient le danger auquel on expoſe l'enfant *en appliquant la moitié de la force ſur le menton*. Pourquoi donc notre auteur conſeille-t-il à ſes élèves d'eſſayer l'autre méthode qui eſt moins ſûre ? Je ſuis auſſi en peine de ſavoir pourquoi il leur recommande de *pouſſer* & de *repouſſer* en même temps , ou *alternativemnt*. Quant à ſa dernière expreſſion , *alternativement* , je ne puis dire pourquoi elle ſe trouve en cet endroit, parceque, à moins que l'accoucheur ne tire avec une main en même temps qu'il pouſſe avec l'autre, la tête de l'enfant peut retourner à ſa première ſituation. (54).

§. 146. « Lorſqu'on reconnoît , dit-il (*l*),
» au travers des membranes avant qu'elles
» ſoient rompues, que l'enfant ſe préſente
» mal , & qu'en même temps les douleurs les
» pouſſent, de manière qu'elles dilatent plus
» ou moins l'orifice interne » : . . . « ſi l'orifi-
» ce interne n'eſt pas ſuffiſamment dilaté &
» que la femme ne paroiſſe courir aucun dan-
» ger, on peut abandonner le travail à la na-
» ture juſqu'à ce que les parties ſoient dilatées

---

(54) Voyez le Syſt. nouv. & compl. de l'art des accouchements , not. 66. pag. 219. not. 67. p. 220.

(*l*) Tom. I. pag. 342 , 344 , 345.

» davantage, &c. » .... Les membranes étant rompues, & l'accoucheur ayant porté la main entre la surface interne des membranes & le corps de l'enfant, « il le tournera, en plaçant » la tête & les épaules vers le fond de la ma-» trice, les fesses en bas vers sa partie infé-» rieure, & le devant vers le dos de la mère ». L'opération qu'il enseigne ici est difficile & de plus inutile, parceque si, dans le cas qu'il suppose, l'accoucheur s'efforce de tourner la tête & les épaules de l'enfant vers le fond, les douleurs les forceront à redescendre, aussi-tôt qu'il aura retiré sa main ; par consé-quent, au lieu de cette manœuvre superflue, il devroit se saisir des pieds & les tirer, &, à mesure qu'ils avanceroient, l'enfant tourne-roit vers le fond avec une grande facilité, car la tête & les épaules monteroient, à mesure que les fesses descendroient; parceque la ma-trice n'embrasse point encore étroitement l'enfant, qui est retourné si promptement après la rupture des membranes, & que la tête n'est en aucune façon comprimée contre le bord du *bassin.*

§. 147. « Lorsque la femme , dit-il enco-» re (*m*), est attaquée de quelque perte vio-

---

(*m*) *Tom. I. pag.* 345. ——— *pag.* 347. ——— *pag.* 348. ——— *pag.* 350. ——— *pag.* 351.

» lente, que cette perte eft occafionnée par
» la féparation du *placenta* d'avec la matrice,
» foit que cette féparation foit entière, ou
» d'une partie feulement, pendant le cours
» des quatre derniers mois de la groffeffe, &
» que l'on a effayé inutilement toutes fortes
» de moyens pour diminuer & arrêter cette
» évacuation, felon les moyens que nous
» avons indiqués, liv. 2. chap. 3. fect. 3. &c. »
——— « Lorfque l'orifice de la matrice eft ou-
» vert, fi la tête fe préfente & que les douleurs
» foient fortes, on diminuera les pertes en
» rompant les membranes; mais fi les pertes
» font fi confidérables que la mère foit en
» danger de fa vie, & que la dilatation n'a-
» vance pas le travail, ou au moins qu'elle ne
» l'avance pas affez pour une pareille cir-
» conftance, il faut tout de fuite travailler à
» l'accoucher de la manière fuivante ».———
« Le plus grand danger qu'il y ait à appréhen-
» der en pareil cas, vient le plus fouvent de
» l'évacuation fubite de la matrice & du bas-
» ventre, parceque quand l'accouchement fe
» termine de lui-même, ou qu'on le conduit
» méthodiquement, lorfque les membranes
» font rompues, les pertes diminuent infen-
» fiblement, & les douleurs expulfent, pre-
» mièrement l'enfant, enfuite le *placenta*, de
» manière que la compreffion ou la réfiftance
»

» qui agit fur le bas-ventre & fur la matrice
» de la femme n'eſt pas détruite tout d'un
» coup, & leur laiſſe le temps de ſe contrac-
» ter par dégrés ; par conféquent il ne doit
» pas arriver de ces foibleſſes ni de ces accès
» convulſifs, qui ne font occaſionnés pour
» l'ordinaire que par la ceſſation ſubite de
» cette compreſſion, qui agiſſoit fur le cours
» de la circulation. Pour prévenir ces funeſtes
» ſymptômes, je recommande à un aſſiſtant,
» (quelquefois avec aſſez de ſuccès) d'ap-
» puyer avec ſes mains fur le ventre de la
» femme pendant que la matrice ſe vuide ; ou
» bien après avoir rompu les membranes, re-
» tourné la tête vers le fond de la matrice, &
» fait deſcendre les jambes & les cuiſſes, je
» retire un peu mon bras pour laiſſer ſortir
» les eaux, ſans cependant retirer tout-à-fait
» ma main que je laiſſe encore pendant quel-
» que temps dans la matrice & ſans délivrer
» les jambes , juſqu'à ce que je m'apperçoive
» que la matrice s'eſt étroitement reſſerrée ſur
» l'enfant. Bien plus, dans certains cas où les
» pertes étoient arrêtées, ou du moins que
» l'écartement étoit diminué, j'ai laiſſé l'en-
» fant dans la matrice, quelquefois pendant
» dix ou quinze minutes, après quoi je le dé-
» livrois, & lorſque l'hémorrhagie étoit arrê-
» tée, j'abandonnois l'expulſion du *placenta*

» aux soins de la nature. Quoi qu’il en soit, au
» reste, toutes les fois que les pertes sont con-
» sidérables, il faut procéder à l’accouche-
» ment sans y perdre de temps, en observant
» toujours de faire appuyer sur le ventre de
» la femme, parcequ’elle est pour l’ordinaire
» dans une si grande foiblesse, que, quoique
» l’on pût terminer l’accouchement, elle
» n’auroit pas assez de force pour y résister».
——— « Aussi-tôt après l’accouchement la ma-
» trice se contracte, & les orifices des vais-
» seaux se resserrent: de manière que les per-
» tes cessent, &c. » ——— « Lorsqu’une fem-
» me est prise de douleurs d’enfantement pen-
» dant le cours de ses pertes, ou lorsqu’en es-
» sayant de temps à autre de dilater l’orifice
» interne avec ses doigts, on excite le travail,
» au moyen de quoi les membranes ou la tête
» de l’enfant sont poussées en bas & ouvrent
» l’orifice interne, il faut rompre les mem-
» branes afin qu’une partie des eaux étant éva-
» cuée, la matrice puisse se contracter & ex-
» pulser le fœtus. . . . Malgré cet expédient,
» si les pertes continuent, & qu’il n’y ait point
» d’apparence de délivrer bientôt l’enfant, il
» faut le retourner tout de suite, ou, si la tête
» est enclavée dans le *bassin*, le délivrer avec
» les forceps: & si ces deux méthodes sont
» également infructueuses, soit à cause de l’é-

« troitesse du *baffin*, ou à caufe de la groffeur
» de la tête, il faut l'ouvrir & la délivrer avec
» le crochet »,

J'ai montré ci-deffus les dangers de la pratique par laquelle on laiffe une femme fans la délivrer, lorfqu'elle commence à avoir une perte ; & les inconvénients qui accompagnent l'évacuation trop prompte des eaux, d'où il eft mal de rompre les membranes avant que tout foit préparé pour une prompte délivrance.

Smellie attribue les foibleffes & les convulfions des femmes en travail à la ceffation fubite de la compreffion ou de la réfiftance du fang qui fe porte en bas, lorfqu'elles font délivrées fur-le-champ de l'enfant & du *placenta :* il eft certain que ce cas a quelquefois lieu. Or, pour prévenir ces inconvénients, il confeille de délivrer la femme par dégrés, c'eft-à-dire, de rompre les membranes, afin que par l'évacuation des eaux la matrice foit moins diftendue ; enfuite il laiffe les chofes dans cet état *pendant quelque temps ; & fi la perte ceffe, ou même diminue, il laiffe l'enfant dans la matrice, pendant dix ou quinze minutes, après quoi il le délivre ; & lorfque l'hémorrhagie eft arrêtée, il abandonne l'expulfion du placenta aux foins de la nature.*

Ceux qui connoiffent la véritable ftructure de la matrice & du *placenta,* auffi-bien que leur ufage, d'après les meilleures autorités recueillies dans mon *Traité fur l'art des accouchements (n)*, feront bientôt convaincus que, quand le *placenta* s'eft une fois féparé de la matrice, la perte ne ceffe point, à moins que ce vifcère ne fe débarraffe de tout ce qui y eft contenu; qu'elle fera plus ou moins confidérable, toutes chofes d'ailleurs égales, felon qu'il y aura une partie plus ou moins grande de la furface du *placénta* féparée de la matrice ; qu'elle continuera quelquefois même après l'expulfion du *placenta*, fur-tout fi la matrice eft trop affoiblie ; & qu'elle durera d'autant plus que la force contractile de la matrice fera moins grande : toutes chofes qui font tous les jours confirmées par l'expérience. *Smellie* nous dit que tout ce qui empêche la matrice vuide de fe contracter, telle qu'une grande foibleffe & une grande fatigue, à la fuite des pertes réitérées qui ont précédé l'accouchement; ou l'évacuation fubite de la matrice ; ou quelquefois, quoique rarement, un morceau de *placenta* laiffé dans ce vifcère ; occafionne les pertes après la délivrance : d'où il eft évident qu'une femme en pareil cas doit être délivrée auffi promptement qu'on le peut en toute fûreté, fans atten-

---

(n) §. 6, 7, 8, 9, 10, 11, 12, 17, 18, 19, 24, jufqu'à la §. 33, *inclufiv.*

dre la ceſſation de l'hémorrhagie, ceſſation purement imaginaire, & qui peut-être n'arrivera que quelque temps après qu'on aura délivré la femme de l'enfant & du *placenta*. J'ai fait voir avec le plus grand détail dans mon *Eſſai, &c.* les conſéquences funeſtes que peuvent occaſionner une perte abondante par la matrice, & la préſence de l'arrière-faix ou ſeulement de quelque partie laiſſée dans cet organe. D'où il eſt encore évident,

1.° Que la femme perd beaucoup plus de ſang par la méthode de *Smellie* que ſi on la délivroit auſſi-tôt après avoir retourné l'enfant ; ce qui doit beaucoup l'affoiblir ; & l'état de foibleſſe auquel elle eſt réduite, avant l'accouchement, durera d'autant plus, toutes choſes d'ailleurs égales, que la matrice mettra plus de temps à ſe contracter ou à reprendre ſon premier volume, & elle en emploiera d'autant plus, toutes choſes d'ailleurs égales, qu'elle aura perdu une quantité de ſang plus conſidérable : de-là l'origine de pluſieurs infirmités qui ne ſe guériſſent parfaitement qu'avec la plus grande peine, ſi toutefois on peut en venir à bout.

2.° Qu'il eſt mieux & moins douloureux pour la mère d'être délivrée ſur-le-champ, après avoir ſouffert l'opération par laquelle on retourne l'enfant dans ſa matrice, que d'ê.

tre expofée aux fuites de l'autre pratique par laquelle l'accoucheur *laiffe quelque temps fa main dans la matrice fans rien faire*, ou la retire, *& attend peut-être dix ou quinze minutes*, pour l'introduire enfuite de nouveau & achever l'ouvrage qu'il avoit fufpendu: d'ailleurs en laiffant fa main dans la matrice, l'exceffive compreffion à laquelle elle eft expofée, peut l'obliger à différer encore l'opération, & à caufer à la femme de nouvelles douleurs, étant dans la néceffité de changer de main.

§. 148. Ainfi *Smellie* donne à fes lecteurs des préceptes, qui, s'ils font fuivis, expofent la femme à tous ces dangers, & d'ailleurs pour *prévenir les foibleffes & les convulfions*, il enfeigne une méthode, qui, mife en pratique, fera fans efficacité, ou au moins ne réuffira pas autant que quelqu'autre; & qui en fecond lieu eft fi douloureufe, que la femme ne peut la fupporter, comme je l'ai déjà remarqué.

Car ceux qui confidéreront que les parties inférieures de la femme reçoivent un fang qui paffe à travers l'aorte defcendante; & qui connoiffent celles que cette artère parcourt, & où elle fe divife; verront facilement que la preffion de quelqu'affiftant fur le ventre ne peut empêcher la defcente du fang, parceque la force qu'il y met n'agit que fur une partie de l'*abdomen*, où la femme ne peut supporter une pression aussi considérable que celle qui est nécessaire pour s'opposer à la descente du sang, sur-tout avant qu'elle soit délivrée; &, en supposant qu'elle fût capable de la souffrir, la matrice pourroit être tellement comprimée entre l'enfant & les mains de l'assistant, qu'il y auroit beaucoup à craindre une inflammation de ce viscère après l'accouchement, dont les suites deviendroient peut-être funestes.

Ceux qui considéreront encore que la cause de ces foiblesses, est, comme je l'ài dit dans mon *Essai, &c.* (o), la résistance du sang dans l'aorte descendante diminuée par la délivrance de la femme, & que la pression exercée par la matrice distendue est presqu'égale dans la circonférence des parties internes de la femme, feront bientôt convaincus, qu'une application extérieure & qui agira également en resserrant, approchera le plus de celle de la nature, sera moins douloureuse pour la femme, & par conséquent aura le plus d'efficacité: or c'est ce que fait un bandage, comme je l'ai recommandé dans mon *Essai, &c.* & comme le confirme une observation de *Lamotte*, que j'ai rapportée dans le même endroit. Le lecteur peut donc juger de l'effet

____

(o) §. 55. *pag.* 211.

d'un tel bandage qui presse également sur la face externe de l'*abdomen*, &, en resserrant la cavité interne, exerce sur les viscères une pression plus uniforme, qui s'oppose à la descente trop rapide du sang dans l'aorte descendante de la même manière que lorsqu'on fait la ponction à quelqu'un attaqué d'un ascite. Je veux que ces bandages ou ceintures soient faites avec des courroies, ensorte qu'on puisse les resserrer à mesure que la résistance qui vient de l'intérieur diminue, pour entretenir l'équilibre convenable entre les vaisseaux qui sont au-dessus & au-dessous du cœur. C'est ainsi que l'on prévient *le grand danger qui résulte de l'évacuation subite de la matrice & du ventre*, plus efficacement & avec moins de douleur pour la malade, que par la méthode de *Smellie*.

Ensuite, après tout cela, il dit, que, *lorsque l'hémorrhagie est arrêtée, il abandonne l'expulsion du placenta aux soins de la nature* : or j'observerai qu'il n'y a point d'accoucheur judicieux qui puisse admettre une telle pratique ; car, dans le cas qu'il suppose, le *placenta* doit avoir été entièrement ou en très-grande partie séparé de la matrice : par conséquent l'hémorrhagie doit durer aussi long-temps qu'il reste dans cet organe, d'où la mère deviendra de plus en plus foible ; & même elle augmentera par l'effet des douleurs

leurs qui continueront, ou reviendront pour chasser l'arrière-faix. Ensorte que la femme souffrira plus de toute façon que si l'accoucheur avoit extrait ce corps aussi-tôt après la naissance de l'enfant, ce que l'on doit sur-tout faire dans ce cas, attendu qu'elle étoit déjà beaucoup affoiblie avant l'accouchement. Il est donc encore évident que la pratique de *Smellie* n'est pas aussi *supérieure* que nous l'a annoncé son écho, le journaliste, N.º 3.

Je passe à sa troisième classe des accouchemens contre nature, où il enseigne comment il faut retourner l'enfant dans la matrice.

§. 149. « Lorsque l'accoucheur a introduit
» sa main dans la matrice, . . . si les fesses sont
» plus hautes que les parties supérieures, ou
» de niveau avec elles, il doit essayer de re-
» tourner la tête & les épaules vers le fond,
» & de lui attirer les fesses en bas, ce qu'il
» pourra faire en attirant ces parties & en re-
» poussant les autres (*p*) » ; & on lit plus haut (*q*); *que les eaux étant évacuées, la matrice se contracte & expulse le fœtus.* Ensorte que, toutes les fois qu'un accoucheur s'efforce de repousser en haut la tête & les épaules, la force contractile de la matrice les repousse en bas, lorsqu'il retire sa main, comme en con-

_____

(*p*) *Tome I. pag.* 354.
(*q*) *Tome I. pag.* 351.

E e

vient *Smellie* lui-même en pluſieurs endroits (*r*) : & elle les repouſſera avec d'autant plus de force, que les eaux auront été évacuées, toutes choſes d'ailleurs égales, depuis plus long-temps, & qu'il en reſtera une moindre quantité. Par conféquent, cette méthode *de repouſſer la tête & les épaules* eſt nonfeulement fort fouvent inutile, mais encore conſtamment douloureuſe pour la mère, & plus fatiguante pour l'accoucheur. Car, dans ce cas, outre que la tête & les épaules de l'enfant doivent être repouſſées en haut, il faut encore que la main de l'accoucheur monte jufqu'au fond de la matrice ; d'où cet organe fera plus diſtendu que ne l'exige le volume de l'enfant ; d'où la mère aura à fouffrir dès douleurs plus vives ; d'où enfin fa matrice pourra fe crever ; parcequ'il ne fera pas facile de la diſtendre de nouveau, comme toute perſonne s'en convaincra bientôt, fi elle connoît tout ce qu'on a découvert jufqu'ici fur le véritable méchaniſme de ce viſcère, & fi elle conſidère comment il fe diſtend pendant là groſſeſſe. En effet, fa diſtention ne fe fait pas comme celle de la veſlie, ou de quelqu'autre corps membraneux femblable, par l'air, l'eau, ou quelqu'autre matière, qui exerce, dans l'intérieur même de la cavité, une preſſion

____

(*r*) *Tome I. pag.* 356, 369.

ſur les parois, obligées par-là de ſe diſtendre ; mais elle s'opère en partie par l'accroiſſement de l'enfant, &c. & en partie par le ſang qui diſtend les vaiſſeaux & les ſinus de ſa ſubſtance, à meſure que l'autre force, qui agit dans l'intérieur même du viſcère, eſt augmentée par dégrés : enſorte qu'il exiſte une eſpèce de proportion entre ces deux forces diſtenſives, proportion qui ne peut plus avoir lieu lorſque la matrice eſt ſubitement diſtendue, comme cela arrive en effet, lorſqu'elle l'eſt par la main de l'accoucheur, par comparaiſon au progrès lent de la nature pendant la groſſeſſe : d'où je conclus qu'il y a beaucoup à craindre de la crever, malheur qui, je crains bien, a plus fréquemment lieu que quelques-uns ne ſe l'imaginent. Il eſt donc évident, que l'accoucheur doit, autant qu'il lui eſt poſſible, éviter de diſtendre de nouveau la matrice ; que, s'il eſſaye de le faire, ce doit être avec les plus grandes précautions ; & que, lorſqu'il diſtend la matrice, ou qu'il retourne l'enfant dans ce viſcère, il doit occaſionner la diſtention vers un côté, plutôt que vers la partie antérieure ou poſtérieure ; parceque ces deux dernières ſont plus roides que les côtés, d'où elles ne céderont pas auſſi facilement, & ſe creveront plus promptement. N'obſervons-nous pas que la matrice, revenue à ſon premier état, n'a pas une forme ronde, mais applatie? Or elle auroit la première, fi toutes fes parties étoient également roides. Je ne me rappelle aucun auteur qui ait averti de prendre cette précaution importante.

§. 150. Cette méthode *de repouffer la tête & les épaules de l'enfant* vers le fond de la matrice, telle que la recommande *Smellie*, non-feulement diftend cet organe par l'addition de la main & du bras de l'accoucheur, mais encore par la manière dont eft retourné l'enfant, laquelle lui fait occuper plus d'efpace, & par conféquent occafionne une diftention de la matrice plus confidérable: d'où le fœtus ne peut être auffi facilement retourné que lorfqu'on le tire feulement par les pieds. Cela eft évident pour tous ceux qui favent que les vertèbres du cou, du dos, & des lombes d'un enfant, font tellement formées par la nature, qu'elles ne peuvent être courbées en arrière, fans le rifque de lui faire beaucoup de mal en rompant l'épine: au lieu qu'elles peuvent l'être en devant, jufqu'au point de former un demi-cercle depuis le fommet de la tête jufqu'aux feffes, fans lui porter aucun préjudice.

Il faut encore confidérer que, lorfque les feffes font au-deffous de la tête & des épaules, ou de niveau avec ces parties, ou même plus haut, à moins que la tête ne se présente & que les fesses ne soient tout-à-fait au fond de la matrice, l'enfant *est replié sur lui-même en forme de peloton*, comme *Smellie* l'observe (s), ayant le menton fortement pressé contre sa poitrine : &, par conséquent, lorsque l'accoucheur tire ses pieds, il est remué facilement, sans trop distendre la matrice. Mais c'est tout le contraire, lorsqu'on essaye de *repousser la tête & les épaules vers le fond* ; car alors on allonge l'épine qui va du cou au *sacrum*; d'où la tête de l'enfant & ses fesses sont à une plus grande distance ; d'où la matrice est plus distendue que par l'autre méthode; d'où l'accoucheur doit aussi employer une force plus grande ; d'où enfin l'enfant doit souffrir par la courbure en arrière qu'on donne aux vertèbres, & qui est contraire à celle de la nature. Par conséquent il n'est point du tout nécessaire que l'accoucheur pousse sa main dans la matrice plus haut qu'il ne faut pour se saisir des pieds de l'enfant, lorsqu'il est dans le cas d'être retourné, ou qu'il tourmente la mère pour repousser la tête, excepté dans le cas dont il va être fait mention dans la section 151.

L'orifice externe, s'il ne se déchire point, sera au moins distendu outre mesure, par la

(s) *Tom. I. pag. 352.*

E e 3

méthode de notre auteur : car il dit (*t*) : « il
» faut continuer cette manœuvre, c'eſt-à-
» dire, pouſſer & repouſſer juſqu'à ce que
» l'on ait élevé la tête & les épaules juſqu'au
» fond de la matrice; parceque ſi l'on ceſſoit
» trop tôt, & que l'on retirât ſa main, quoi-
» que l'enfant ſoit ſorti juſqu'aux hanches,
» &c. » D'où il eſt évident que, ſi la main eſt
portée aſſez haut dans la matrice pour *repouſ-*
ſer la tête & les épaules juſqu'à ſon fond
l'enfant étant *ſorti juſqu'aux hanches*, cette
dernière partie & la main de l'accoucheur
doivent ſe trouver en même temps dans l'orifice externe, qui, par conſéquent, doit être
exceſſivement diſtendu, & en grand danger
d'être déchiré, tandis que le bras doit rendre
auſſi la deſcente de l'enfant plus difficile. Il
continue : … « juſqu'aux hanches, la tête eſt
» quelquefois ſi *fortement pouſſée en bas, & ſi*
» *bien engagée dans le paſſage avec le corps*
» qu'il n'y auroit plus moyen de le délivrer
» ſans l'emporter par lambeaux avec le cro-
» chet ». Ceux qui connoiſſent le volume
d'un fœtus, la grandeur & la forme du *baſſin*
& les loix de la méchanique, jugeront aiſément que ce cas ne peut jamais arriver. Car
ſuppoſons l'enfant *ſorti juſqu'aux hanches,*
(tel eſt le cas dont il s'agit) la diſtance entre

(*t*) *Tom. I. pag.* 356.

la partie inférieure & supérieure du *pubis*
n'étant que de deux pouces (*u*), si la tête est
fortement pouffée en bas & engagée dans le
paffage avec le corps, elle doit fe trouver à
deux pouces, au plus, des hanches, &, par
conféquent, elle doit être dans le *baffin* en
même temps que le corps. Or je laiffe à *Smel-*
lie le foin de prouver comment le fœtus eft
capable d'être ainfi plié en double, & de
quelle manière la matrice peut favorifer cette
pofition : pour moi je la regarde comme impoffible, & je crois qu'elle le paroîtra de même à toute perfonne qui connoît les dimenfions du *baffin*, les proportions de la tête de
l'enfant, & le volume de fon corps & de fes
hanches, d'après l'expofé qu'il en a fait lui-
même : la partie la plus large du *baffin* n'a que
cinq pouces & un quart, felon fon propre
calcul (*x*), comment donc la tête pourroit-
elle être engagée avec le corps dans un paffage auffi étroit ?

Il enfeigne à l'accoucheur de *pouffer* & d'*at-*
tirer avant d'appliquer un lacq fur un pied
de l'enfant ou fur tous les deux : mais cette
opération n'eft pas aifée avec une feule main
introduite dans la matrice. Car lorfque l'accoucheur abandonne la partie qu'il vient de

---

(*u*) Smellie, *tom. I. pag.* 77.
(*x*) *Tom. I. pag.* 76.

pousser, la matrice la repousse de nouveau en bas en se contractant, avant d'avoir le temps de se saisir de la partie qu'il doit attirer: d'où la mère est misérablement tourmentée sans aucun succès.

§. 151. Toutes les fois que les cuisses, les jambes & les pieds de l'enfant viennent parallèlement à son corps & à sa tête, ou sont amenés ainsi par l'accoucheur, s'il ne tiroit alors que les pieds, il presseroit davantage la tête contre le bord du *bassin*, au risque de détruire l'enfant ou de lui causer beaucoup de mal: mais, en pareil cas, l'accoucheur, ayant attaché un lacq aux jambes, peut tirer avec une main, tandis qu'avec l'autre *il repousse la tête & les épaules, & par cette méthode trouve moyen d'attirer les fesses* (y); *alors il attire d'une main les parties inférieures pendant qu'il travaille à repousser avec l'autre :* c'est ainsi que *par cette double manœuvre*, comme le dit notre auteur, *on peut venir à bout de retourner l'enfant, même dans les cas les plus difficiles.*

Je crois cependant qu'il n'a pas suffisamment détaillé la méthode par laquelle la tête doit être repoussée; car il ne faut pas que l'accoucheur essaye de la repousser, elle & les épaules, en droite ligne vers le fond, ce qui

____

(y) Smellie, *tom. I. pag.* 356. —— *pag.* 361.

pourroit occafionner plufieurs accidents ; mais il eft à-propos qu'il opère de manière que l'enfant refte, autant qu'il le pourra, replié fous une forme ronde ; ce qu'il fera, fi cela eft poffible (& cela l'eft ordinairement) en preffant très-fortement fon menton contre fa poitrine, pour lui faire conferver, le plus qu'il fe pourra, la forme convenable ; & en pouffant en même temps en haut la partie antérieure des épaules, & en leur faifant faire par dégrés un mouvement vers un côté de la femme, jufqu'à ce que la partie antérieure du fœtus foit vers le bord du *baffin* ; tandis qu'avec l'autre main il tirera les pieds ou le filet qui y eft fixé, & par lequel l'enfant fera aifément retourné, fans pouffer ni l'une ni l'autre plus haut. Cela eft évident pour toute perfonne tant foit peu inftruite des loix de la méchanique, « dont l'application, dit *Smellie* (ζ) dans
» quelqu'endroit, ne peut être plus utile en
» aucune autre circonftance que lorfqu'il faut
» tourner & délivrer l'enfant par les pieds ; en
» effet, on doit alors confidérer principale-
» ment la contraction de la matrice, la fitua-
» tion de l'enfant, & la manière dont fe meut
» un corps refferré dans des bornes fi étroi-
» tes ». Ce qui, en effet, peut être démontré aufli clairement qu'aucune propofition d'*Eu-*

(ζ) *Tom. I. pag.* 264.

clide : &, par conséquent, il doit avoir donné un mauvais précepte, lorsqu'il a conseillé
de *pousser la tête & les épaules vers le fond
de la matrice.*

Ensuite, il entre dans un détail assez grand
pour apprendre comment on doit fixer le filet
autour des jambes (*a*), tandis qu'on peut le
faire fort aisément avec le secours d'une baleine, comme je l'ai enseigné ci-dessus en parlant de la manière de fixer le filet autour du
cou de l'enfant.

§. 152. « Lorsque par imprudence, par
» ignorance, ou faute d'expérience, on atti-
» re l'épaule (le bras étant sorti) de façon à
» l'engager dans le vagin, dans l'espérance de
» délivrer de cette manière, & même que
» l'on en voit une partie au dehors de l'ori-
» fice externe, il faut employer beaucoup de
» force pour faire rentrer cette portion dans
» la matrice ; parcequ'alors, l'épaule, une
» partie des côtes, la poitrine & le côté sont
» déjà sortis de la matrice, & que l'on est
» obligé de la dilater non-seulement assez
» pour les recevoir de nouveau; mais encore
» pour permettre l'introduction de la main
» & du bras de l'accoucheur (*b*) ». Mais j'observerai que, comme l'enfant est situé dans la

---

(*a*) *Tom. I. pag.* 362, 363.
(*b*) *Tom. I. pag.* 370.

matrice prefque tranfverfalement, s'il ne l'eft pas tout-à-fait ; il n'y a point autant de difficulté à retourner l'épaule dans la matrice, que lorfque le corps du fœtus eft plus parallèle à celui de la mère ; & que, dans ce cas, l'accoucheur a rarement occafion d'introduire fon bras dans la matrice , parcequ'il peut ordinairement atteindre les pieds de l'enfant en n'introduifant que la main.

Smellie continue ainfi : « lorfque l'on ne
» peut pas venir à bout de faire une dilata-
» tion fuffifante, il faut glifler fes doigts juf-
» qu'au col de l'enfant, & avec des cifeaux
» détacher la tête de deffus les épaules ; on
» commence enfuite par délivrer la tête ainfi
» féparée , ou bien on tire fur les bras pour
» avoir le corps ; ou, fi le cas le demande,
» on fe fert d'un crochet : &, après avoir dé-
» livré le corps, on procède à l'extraction de
» la tête, felon les règles que nous donnerons
» dans la fection V. » Mais fi *l'on voit l'épaule au dehors de l'orifice externe , & fi une partie des côtes , la poitrine & le côté de l'enfant font dèjà fortis de la matrice, & ne peuvent y rentrer ,* la partie fupérieure de l'épaule fera preffée avec une telle force contre une partie du *baffin* , où font également une partie des côtes, la poitrine , & le côté de l'enfant, que l'accoucheur ne pourra glifler fes doigts jufqu'à fon cou , pour guider les

ciſeaux & empêcher ce dangereux inſtrument de bleſſer la mère; ce qu’il eſt d’autant plus capable de faire, qu’il faut l’ouvrir & le fermer pluſieurs fois, tandis qu’il eſt fortement comprimé entre la mère & l’enfant: d’ailleurs, tout bien conſidéré, puiſque *Smellie* ſuppoſe ce dernier tellement fixé qu’il n’eſt pas poſſible de le repouſſer, les ciſeaux ne ſépareront pas aiſément les vertèbres du cou.

En ſecond lieu, il ordonne de délivrer la tête la première, après l’avoir ſéparée, mais il garde le ſilence ſur les moyens. Pour moi, je ſuis très en peine de ſavoir comment cela eſt poſſible, ſur-tout en ſuivant la méthode qu’il nous a donnée pour délivrer la tête ſéparée du tronc, telle qu’elle eſt expoſée dans la ſect. 5. de ſon ouvrage, & dans les ſect. 136 & 156. de celui-ci; parcequ’il ne peut atteindre la tête enclavée & s’en ſaiſir, ſans introduire la main, &, peut-être, une partie du bras dans la matrice, ce qui ne ſera pas plus praticable après que cette tête aura été ſéparée qu’auparavant: car la matrice embraſſera encore étroitement l’enfant, & la ſéparation de la tête ne fera pas rentrer l’épaule, une partie des côtes, la poitrine, & le côté de l’enfant qui étoient déjà hors de ce viſcère. Ses préceptes ſont donc, à cet égard, non-ſeulement défectueux, mais encore faux.

§. 153. « On imagine bien fans doute, dit-
» il un peu plus loin (c) , que fi le *baffin* étoit
» trop étroit, ou la tête trop groffe , il ne
» faudroit pas s'amufer à la retourner (c'eft-à-
» dire, à amener l'enfant par les pieds). Il eft
» plus à-propos, ou plutôt on doit en pareil
» cas (lorfque le cordon ombilical defcend
» avec la tête) effayer de repouffer la tête,
» s'il eft poffible , du moins autant qu'il le
» faut pour faire rentrer le cordon ombilical,
» après quoi on abandonne le travail à la
» nature, &c. » Mais fi la tête eft fi groffe, ou
le *baffin* fi étroit , que l'enfant ne puiffe être
tiré par les efforts de l'accoucheur ajoutés à
ceux de la mère, comment ces derniers pourront-ils feuls la faire fortir ? ou fi elle fort enfin, le cerveau aura été fi long-temps comprimé, que l'enfant viendra au monde mort,
ou qu'il mourra bientôt après fa naiffance
dans les convulfions ?

On lit à la fin de la page fuivante : « s'il étoit
» toujours poffible de rétablir la tête (lorf-
» qu'elle eft mal-placée) dans fa fituation na-
» turelle, l'accoucheur s'épargneroit par cette
» opération beaucoup de fatigue , il épargne-
» roit auffi beaucoup de douleur à la malade,
» & il fauveroit l'enfant d'un grand danger ».
Voilà trois propofitions qu'il établit dans ce

____

(c) *Tom. I. pag.* 371.

petit paragraphe, mais qui, à ce que je crois, ne seront reconnues pour vraies par aucun praticien expérimenté.

1.º L'accoucheur, au lieu de *s'épargner beaucoup de fatigue*, en éprouveroit, pour l'ordinaire, davantage; parcequ'il seroit obligé de retourner l'enfant, long-temps après l'évacuation des eaux, & lorsque la matrice s'appliqueroit exactement sur son corps; qui d'ailleurs, comme *Smellie* en convient lui-même (*d*), est plus difficile à retourner, lorsque le *vertex* se présente. Outre cela, lorsque la main de l'accoucheur est introduite pour replacer la tête, comme il le conseille, y auroit-il alors moins de peine pour retourner l'enfant, qu'il n'y en auroit à l'introduire de nouveau, peut-être quelques heures après, pour faire cette même opération, lorsque la matrice seroit plus fortement contractée autour du corps du fœtus? Mais, en supposant que l'accoucheur a replacé la tête, & qu'il a envain attendu la naissance de l'enfant, la mère souffrira-t-elle moins, lorsqu'il faudra la délivrer avec son instrument favori, le forceps, & par-là ajouter aux douleurs qu'elle a déjà souffertes pour replacer la tête, que si l'accoucheur eût retourné l'enfant, tandis qu'il avoit sa main dans la matrice? & ce der-

____

(*d*) *Tom. I. pag.* 374.

nier n'éprouvera-t-il pas une peine beaucoup plus grande, s'il est obligé, après tout, d'ouvrir la tête, suivant les préceptes de notre auteur, & de tirer l'enfant avec le crochet?

2.° Sa seconde proposition n'est pas, je crois, mieux fondée que la première; car j'ai vu un grand nombre de femmes, tant de celles dont j'ai eu soin, que de plusieurs autres, qui ont constamment déclaré qu'elles avoient moins souffert dans les cas où l'accoucheur avoit amené l'enfant par les pieds après l'avoir retourné, & beaucoup plus dans ceux où ils avoient attendu que leurs efforts réitérés & leurs douleurs seules terminassent l'accouchement : ce qui exige toujours un temps considérable, sur-tout dans les cas, où *Smellie* recommande particulièrement d'attendre, savoir lorsque la tête est trop large, ou le *bassin* trop étroit. D'ailleurs je demande, comme ci-dessus, si la femme sera moins fatiguée, lorsqu'il faudra ajouter aux douleurs qu'elle a déjà supportées pour replacer la tête celles que lui causera encore l'instrument favori, le forceps, en la délivrant, que si l'accoucheur eût tout de suite retourné l'enfant, lorsqu'il avoit une main dans la matrice.

3.° Le danger n'est pas si grand pour l'enfant que *Smellie* voudroit le faire croire, comme je l'ai amplement démontré (*e*) : car la tête ſera moins comprimée par les os du *baſſin*, l'enfant étant retourné, que par le forceps placé entr'elle & ces os ; & le danger éminent d'une longue & grande compreſſion ſur le cerveau ſera auſſi par-là évité.

Il s'eſt efforcé ci deſſus de faire admettre à ſes lecteurs l'uſage du forceps dans des cas où il eſt plus à-propos d'employer d'autres méthodes ; & à-préſent il tâche d'imaginer des cas pour qu'on y ait recours plus fréquemment : c'eſt à l'affectation avec laquelle il admet le ſentiment contraire à celui de tous les autres, & à ſon envie demeſurée d'introduire l'uſage de ſon inſtrument favori, qu'il faut attribuer cette conduite.

On lit encore à la page qui ſuit immédiatement : « Mais ſi l'enfant eſt petit, & que le » *baſſin* ne ſoit point trop étroit, on auroit à » ſe reprocher de n'avoir pas retourné l'en- » fant pour le délivrer par les pieds, pendant » que l'on avoit ſa main dans la matrice ; par- » cequ'en pareil cas, on eſt preſqu'aſſuré de » le ſauver ». Mais l'enfant ne ſe trouvera-t-il pas mieux de venir au monde par l'effet des ſeuls efforts de ſa mère, lorſque ſa tête eſt replacée, ſi elle n'eſt pas trop groſſe, ni le *baſ-*

____

(*e*) §. 117, 118, 119.

ſin

fin trop étroit, que quand les deux circonftances contraires ont lieu? Si l'opération de
retourner l'enfant fatigue trop la mère, dans
le cas ci-deſſus mentionné ; cette même opération n'occaſionnera-t-elle pas, toutes choſes d'ailleurs égales, la même douleur, dans
l'autre cas ? & s'il eſt moins fatiguant de replacer la tête que de retourner l'enfant, pourquoi recommander cette dernière opération,
lorſque la tête n'eſt point trop groſſe ni le
baſſin trop étroit, c'eſt-à-dire dans un cas où
quelques efforts de la mère ſeuls peuvent l'expulſer ?

Mais *Smellie* reconnoît enſuite, (*f*) *qu'on
ne peut pas ſe promettre de réuſſir lorſque la
tête eſt deſcendue au paſſage, & qu'enfin,
une fois que l'opérateur a introduit ſa main
dans la matrice, il ne doit point s'expoſer à
un pareil danger, d'autant plus qu'il a moins
d'avantage à retourner l'enfant : ou qu'il
doit avoir recours aux moyens extrêmes,
c'eſt-à-dire, ouvrir la tête & en faire l'extraction avec le crochet.* Enſorte qu'après
avoir pris beaucoup de peine pour faire ſuivre une méthode, il conſeille à ſes lecteurs
de ne point s'expoſer à un pareil danger ;
ce qui eſt aſſurément une grande preuve de
la *clarté* & de l'*évidence* de ſes préceptes.

(*f*) *Tom. I. pag.* 376.

§. 1 5 4. « Lorſque l'on a, dit-il (*g*), amené les
» jambes & les cuiſſes de l'enfant au paſſage...
» s'il ſe trouve arrêté par la groſſeur du ven-
» tre ... il faut ouvrir cette cavité avec la
» pointe des ciſeaux, ou bien encore le dé-
» chirer avec la pointe d'un crochet ». Le
trépan caché de *Ould*, ou mon extracteur
ſont des inſtruments plus ſûrs, & par conſéquent plus convenables que les ciſeaux nuds
ou le crochet ; car l'introduction de l'un ou de
l'autre de ces derniers inſtruments entre l'o-
rifice externe & l'enfant, ſes feſſes étant engagées dans cet orifice, n'eſt pas exempte de
danger, à cauſe de leur pointe qui eſt abſolument nue, & qu'aucune canule n'empêche
d'endommager les parties voiſines (55).

On lit à la ſuite : « Lorſque l'on a délivré
» le corps de l'enfant, qu'on lui a dégagé les
» bras, & que l'on a employé inutilement
» tous les moyens que nous avons preſcrits
» juſqu'ici pour l'extraction de la tête qui reſt
» engagée, parcequ'elle eſt naturellement
» trop groſſe, qu'elle eſt tout-à-fait oſſifiée
» ou hydropique, ou à cauſe de l'étroiteſſ
» & de la mauvaiſe conformation du *baſſin* ;
» l'enfant eſt encore en vie, il faut eſſaye
» de le délivrer avec le forceps ; mais lorſqu

(55) Voy. le Syſt. nouv. & compl. not. 110. pag. 367

(*g*) *Tome I.* pag. 279.

» l'on prévoit qu'il n'y a pas moyen de déli-
» vrer la tête d'une manière à pouvoir sauver
» la vie de l'enfant, quelques-uns conseillent
» d'enfoncer la pointe des ciseaux dans le
» grand trou de l'occipital, d'en ouvrir en-
» fuite les branches, afin de dilater davanta-
» ge l'ouverture & de pouvoir par ce moyen
» y introduire un crochet mousse ou pointu...
» d'autres veulent qu'on perce le crâne avec
» un inftrument à deux pointes recourbées &
» jointes enfemble, que l'on écarte lorfqu'on
» les a introduites dans le grand trou, pour
» avoir prife intérieurement ; mais on par-
» vient au même but avec les ciseaux , & en
» introduifant enfuite le crochet mouffe ; il
» eft donc inutile de multiplier les inftru-
» ments, d'autant plus encore que cette mé-
» thode n'eft pas fi fûre que celle que nous al-
» lons indiquer ». Je vais montrer dans mes
remarques fur ce paragraphe la difficulté, je
puis même dire l'impoffibilité de réduire en
pratique les préceptes que *Smellie* donne ci-
deffus. Car ceux qui feront attention à la
connexion de la tête avec les vertèbres du
cou, jugeront que ce n'eft pas une chofe aifée de faire, avec la pointe des ciseaux, à travers les téguments & les mufcles de la partie
poftérieure de la tête, une ouverture fuffifamment large pour laiffer fortir ce qui eft con-

tenu dans le crâne, & par-là diminuer le volume de la tête : & s'ils confidèrent encore la dureté de l'os occipital, ils verront que toute la force de l'accoucheur appliquée à l'extrémité des cifeaux ne fera pas capable de dilater le grand trou de l'occipital, après y avoir introduit cet inftrument, fur-tout fi la tête *eft tout-à-fait offifiée :* car cet os fera, quant à la dureté, dans la même proportion que les autres. La nature l'a fait le plus fort & le moins mobile de tous ceux qui compofent le crâne, afin que le cervelet foit à l'abri de toute compreffion extérieure. Mais fuppofons l'ouverture faite : il faut encore introduire le crochet mouffe dans le crâne après avoir retiré les cifeaux, ce que toute perfonne ne regardera pas comme facile, fi elle connoît le volume & la forme de cet inftrument. Enfin fuppofons-le encore introduit : il arrivera qu'en tirant la tête, elle fe portera plus d'un côté que de l'autre, parceque le crochet ne fera appliqué que fur un côté de l'ouverture. Mais le perçoir de mon extracteur, tranchant des deux côtés, entre librement dans le grand trou de l'occipital en coupant de côté & d'autre les téguments & les mufcles du cou, &, lorfqu'il y eft introduit, il tire la tête dans le centre du paffage, ou de telle manière qu'il plait à l'accoucheur, parcequ'il a une prife folide fur chaque côté de l'ouverture : outre cela on l'introduit tout entier par une feule opération.

Il eft inutile de multiplier les inftruments : il y a une autre méthode plus fûre : Voilà les raifons qu'apporte *Smellie* pour condamner l'ufage de mon extracteur.

Mais j'ai déjà montré, §. 144. N.º 3. que la première étoit fort foible, & d'ailleurs, en l'admettant, qu'on pouvoit également s'en fervir contre l'ufage de fon inftrument favori, le forceps. Enfuite j'ai prouvé que mon extracteur tenoit lieu, de deux ou de trois de fes inftruments, comme on le voit à l'égard du dernier cas mentionné, & même avec plus de facilité & de fûreté à tout égard.

En fecond lieu, examinons l'autre métho-de qu'il dit *être plus fûre que la mienne.* Mais j'obferverai d'abord qu'il confeille, dans le cas dont il eft fait mention ci-deffus, d'*effayer le forceps, fi le ventre de l'enfant n'eft point ouvert, & s'il eft encore en vie ;* quoique la tête foit *trop volumineufe,* ou *offifiée,* ou *hy-dropique,* ou le *baffin trop étroit,* ou mal-conformé, toutes chofes dont j'ai déjà ample-ment parlé.

« Lorfqu'on n'a pu réuffir, dit-il (*h*), par au-

____

(*h*) *Tom. I. pag.* 381.

» cun des moyens que nous avons indiqués
» pour avoir la tête , il faut couler sa main le
» long de la tête & insinuer ses doigts dans
» l'orifice de la matrice , &c. » Mais si je comprends son livre , la tête de l'enfant doit être tombée dans le *vagin* , & , par conséquent, doit avoir passé l'orifice de la matrice : car il dit un peu plus loin (*i*) , que , lorsque ces méthodes n'ont pas réussi , & qu'on est obligé de séparer la tête du tronc , il faut ensuite *la repousser dans la matrice* ; d'où , à ce que je présume , il suppose qu'elle a été extraite auparavant : or , dans ce cas, sa méthode d'introduire *ses doigts dans l'orifice de la matrice est inutile* ; & , d'un autre côté , si l'enfant n'est pas dans la matrice , les préceptes qu'il donne *pour le repousser dans ce viscère* sont faux. (Voy. ci-dessus, not. 53. pag. 377.) Je reviens à mon sujet.

... « Puis glisser (seconde opération) un
» des crochets courbes le long de l'oreille
» entre sa main & la tête de l'enfant , afin de
» l'enfoncer à sa partie supérieure , &c. » Si la tête de l'enfant est au-dessus du *bassin* , (comme il est supposé) & si l'instrument doit être glissé *entr'elle & la main de l'accoucheur* , son poignet ou une partie de son bras sera nécessairement dans l'orifice externe en mé-

----

(*i*) *Tome I. pag.* 383.

me temps que le cou de l'enfant ; & je laisse au lecteur judicieux le soin de déterminer, quel mal il en peut résulter pour la mère.

… «Après quoi on retire sa main, (troisiè-
» me opération) on empoigne d'une main le
» manche de l'inftrument, dont on tourne la
» courbure par-deffus le front; & de l'autre,
» on faifit (quatrième opération) le col & les
» épaules que l'on attire à foi ». Il s'imagine que, dans quelques cas, la tête peut être délivrée par ce moyen; car il ajoute auffi-tôt: «le
» crochet ainfi placé à la partie fupérieure de
» la tête, où les os font minces & cèdent fa-
» cilement, fait une large ouverture qui don-
» ne iffue à tout ce qu'il y a dans le crâne,
» le crâne s'affaiffe & devient par conféquent
» plus aifé à délivrer; quant à l'inftrument, il
» trouve affez de prife lorfqu'il vient à s'ac-
» crocher fur le coronal, fur les os des tempes
» & fur la bafe du crâne ». Mais je lui ferai obferver que le front étant une partie du haut de la tête *où les os font minces & cèdent fa-cilement,* le crochet *ne peut y avoir une bon-ne prife :* &, d'un autre côté, je ne conçois pas bien, comment il en peut trouver une folide *en s'accrochant fur les os des tempes & fur la bafe du crâne,* fans bleffer la femme; puifqu'il eft fixé *à la partie fupérieure de la tête.* Enforte que les os & les téguments d'un

côté du crâne doivent céder avant que l'extrémité du crochet puiffe avoir une telle prife dans la dernière partie mentionnée ; &, comme il n'y a pas une main dans le *vagin* pour empêcher les bords des os de bleffer la femme, elle peut l'être fans laiffer aucune efpérance de pouvoir la guérir. Quoi qu'il en foit, fi le crochet peut trouver quelque prife fur l'os des tempes ou la bafe du crâne, qui ne doit pas être éloignée de l'orifice externe ; comme les épaules font à l'extérieur de cet orifice, le crochet droit vaut mieux que le courbe. En effet, plus cet inftrument eft courbe, & plus il doit diftendre les parties naturelles : car la courbure eft faite, afin qu'il réponde à la forme de la tête, tandis que la partie arquée eft appliquée fur fes côtés. Outre cela, *Smellie* n'a pas expliqué comment l'on doit donner au crochet cette prife fur l'os *pétreux* & la bafe du crâne : & il faut de plus remarquer, qu'en le fuppofant ainfi fixé, il détournera la tête du centre du paffage vers un côté.

§. 155. « Si l'on s'apperçoit que ce ne foit
» point affez d'un crochet, il faut en intro-
» duire un fecond de la même manière, du
» côté oppofé, le fermer avec l'autre, & en-
» fin les joindre enfemble pour tirer la tête à
» foi, en la remuant de façon qu'elle s'accom-

» mode à la figure du *baſſin* (*k*) ». J'ai déjà remarqué dans mon *Eſſai* , *&c.* que, de la manière dont ces crochets ſont faits , ils ne peuvent point du tout céder, &, par conſéquent,
qu'ils empêchent les os de la tête de s'affaiſ-
ſer, & de ſe mouler à la forme du *baſſin*. J'a-
jouterai encore que ce n'eſt point la partie ſupérieure de la tête qui en empêche l'extraction, mais la baſe & l'occiput qui ſont les parties les plus ſolides , & au volume deſquelles
les crochets ajoutent beaucoup.

§. 1 5 6. « Mais ſi tous ces expédients ne réuſ-
» ſiſſent pas, ſoit à cauſe de l'oſſification ex-
» traordinaire, ſoit à cauſe du trop grand vo-
» lume de la tête , ou bien enfin à cauſe de
» l'étroiteſſe & de la mauvaiſe conformation
» du *baſſin*, lorſque l'on s'eſt ſervi du crochet
» ſans aucun avantage, il faut ſéparer la tête
» du tronc avec un biſtouri ou avec une pai-
» re de ciſeaux »; (ce qu'on peut appeller la
neuvième opération) « on *repouſſe* enſuite
» (dixième opération) *la tête dans la matri-*
» *ce* », (ce qui prouve, comme je l'ai obſervé
dans la ſect. 1 5 4. qu'elle doit en être ſortie)
« pour lui tourner la face vers le fond, & le
» *vertex* en bas vers l'orifice interne & les
» bords du *baſſin :* on recommande à un des
» aſſiſtants (onzième opération) d'appuyer

(*k*) *Tome I. pag.* 3 8 2.

» avec ses deux mains sur le bas-ventre, afin
» d'assurer fermement la matrice & la tête
» dans cette position; puis on ouvre le crâne
» avec des ciseaux, on détruit la structure du
» cerveau, (douzième opération) &, (trei-
» zième opération) on le tire avec des cro-
» chets, comme nous l'avons dit chap. 3.
» sect. 5. (56) ». Comme *Smellie* ordonne ici
d'ouvrir le crâne de l'enfant avec des ciseaux,
de détruire la structure du cerveau, & de tirer
la tête, comme dans l'autre endroit qu'il cite;

. (56) *Smellie* a pris cette pratique de *Celse*, qui dit dans
un endroit de son ouvrage, à l'occasion de la tête du fœtus séparée du tronc & restée dans la matrice (*a*) : « Si
» tamen id incidit, super ventrem mulieris duplici panni-
» culo injecto, valens homo, non imperitus, à sinistro
» latere ejus debet assistere, & super imum ventrem ejus
» duas manus imponere, alterâque alteram premere.
» Quo fit, ut illud caput ad os vulvæ compellatur, idque
» tum eâdem ratione, quæ supra posita est, unco extrahi
» possit ». (Lorsque cet accident arrive (*b*), on étend sur
le ventre de la femme un linge plié en deux : un homme
vigoureux & entendu se place à son côté gauche ; lui applique sur le bas-ventre ses deux mains, & les appuyant
l'une sur l'autre, presse & pousse vers l'orifice de la matrice, la tête que le chirurgien arrache avec le crochet,
ainsi que nous l'avons dit plus haut).

Mais cette pratique, employée du temps de *Celse*, est
mauvaise ; l'expérience acquise depuis cet auteur en a
fait sentir les dangers, & nos accoucheurs, instruits par
leurs propres travaux & par ceux de la longue suite
d'hommes illustres qui se sont livrés à la même profession,
ne la mettent jamais en usage. Il est étonnant qu'elle ait été
conseillée par *Smellie*.

(*a*) Lib. 7. cap. 29.
(*b*) Trad. franç. liv. 7. chap. 29. tom. 2.

il eſt non-ſeulement à-propos, mais même abſolument néceſſaire, de conſulter un peu la ſect. 136. où j'ai fait quelques remarques ſur cette partie de ſa pratique. J'y renvoie donc le lecteur, pour éviter les répétitions : &, après avoir fait de juſtes réflexions, il jugera ſans doute;

1.º Qu'un aſſiſtant ne peut, en comprimant le ventre, comme notre auteur l'enſeigne ci-deſſus, remplir les vues qu'on ſe propoſe; parcequ'il n'eſt pas poſſible que la tête ſoit maintenue ſuffiſamment ferme, juſqu'à ce que les ciſeaux aient été pouſſés à travers les ſutures, ou juſqu'à ce qu'ils ſe ſoient fait jour à travers les os en les perçant; parceque la tête tournera pour peu que l'inſtrument, que l'on pouſſe contre elle, agiſſe un peu obliquement : enfin parcequ'elle ne ſera pas maintenue fixe & inébranlable lorſqu'on dilatera l'ouverture avec les ciſeaux;

2.º Que la manière de détruire la ſtructure du cerveau, en ouvrant, en tournant les ciſeaux, & en rapprochant leurs manches, fera en même temps tourner la tête;

3.º Que l'introduction du crochet dans l'ouverture faite avec les ciſeaux, ſera plus difficile que lorſque la tête étoit fixée au corps de l'enfant.

§. 157. « Cet accident (de ſéparer du tronc » la tête qui reſte derrière) peut arriver éga-

» lement, dit *Smellie*, à un habile accou-
» cheur, lorfque l'enfant eft mort depuis plu-
» fieurs jours & que le corps eft beaucoup
» mortifié, quand même il mettroit en ufage
» toutes les précautions néceffaires pour le
» prévenir. En pareil cas, pourvu que la tête
» ne foit point trop groffe, ou que le *baffin*
» ne foit point trop étroit, & que le front foit
» tourné du côté de l'os *facrum*, il faut gliffer
» fa main le long de la partie poftérieure du
» *baffin*, paffer enfuite deux doigts dans la
» bouche, & le pouce au-deffous du menton,
» puis effayer d'amener le front dans la con-
» cavité que forme l'os *facrum*. ——— Si la
» tête eft petite, on la tirera aifément ; s'il refte
» quelque fragment du col, ou quelque por-
» tion de la peau, on peut la faifir & en pro-
» curer la fortie en l'attirant avec fon autre
» main. Si la tête eft defcendue affez bas, on
» peut la délivrer avec les forceps. » Mais je
penfe,

1.° Qu'un *accoucheur habile* ne féparera
pas la tête du tronc, lorfque cette partie n'eft
point *très-volumineufe, ni le baffin étroit*, car
tel eft le cas fuppofé par *Smellie* ; parceque,
cet accoucheur, fi l'enfant eft mort depuis
plufieurs jours, fera plus facilement l'extraction de la tête, tandis qu'elle eft unie au corps
par le moyen de toutes les articulations des
vertèbres, des mufcles, & des téguments du

cou ; & parceque, dans le cas où le moindre obftacle s'oppoferoit à fa libre fortie, il prendroit le parti, ayant du favoir & de l'habileté, d'introduire un doigt dans la bouche de l'enfant mort, pour aider l'autre main à le tirer au dehors.

2.° Si ces parties font mortifiées au point de fe féparer de la tête & de la laiffer en arrière, *après que toutes les précautions néceffaires auront été mifes en ufage, la tête étant petite*, pourquoi *Smellie* confeille-t-il à fes élèves de vaines tentatives pour délivrer la femme, puifque cette pratique inutile l'expofe à tant de maux & de douleurs? car lorfque la force des vertèbres, des mufcles, & des téguments du cou, & le doigt de l'accoucheur introduit dans la bouche de l'enfant, ne peuvent empêcher la tête de quitter le tronc, comment la fimple articulation de la mâchoire inférieure feule, ou *même aidée par quelques fragments du cou ou quelques portions pendantes de la peau*, pourroit-elle fupporter une force fuffifante pour amener la tête au dehors, puifqu'elle n'a pu être délivrée par les moyens ci-deffus mentionnés, & lorfqu'on employoit une force fi confidérable? Enfin fi ces parties, dont il a d'abord été fait mention, *font mortifiées à un tel point depuis la mort de l'enfant arrivée plufieurs jours auparavant ; le menton, les fragments du cou, ou les por-*

tions pendantes de la peau, ne doivent-elles pas être au même dégré de corruption? Mais, de plus, au sujet des instructions que notre auteur donne ensuite, il y a une difficulté qu'il ne paroît pas résoudre. Car, dans le cas qu'il suppose, la tête est *au bord du bassin ou au-dessus*, ou autrement elle ne pourroit pas s'arrêter *à l'endroit où le sacrum* fait saillie : or alors, lorsque l'accoucheur introduit une main *pour se saisir du menton*, comment pourroit-il en même temps se saisir *avec l'autre, de quelque fragment du cou ou de quelque portion pendante de la peau?* car ce fragment sera, au plus près, dans le *vagin*; enforte que l'accoucheur, pour faire cette opé ration doit avoir une main dans le *bassin*, en même temps que l'autre y sera aussi toute entière ou en très-grande partie: d'où la femme souffrira un grand nombre de douleurs fans nécessité, & sera exposée à avoir le périnée déchiré.

3.° *Si la tête est descendue assez bas, on peut la délivrer avec les forceps.* Je ne puis m'engager plus loin fans observer, que *Smellie* introduit encore, dans toutes les occasions possibles, l'usage de son instrument favori, soit qu'il offre, ou non, la méthode la plus convenable. Le prétexte qu'il a donné ci-dessus pour justifier l'usage de cet instrument, a été *de conserver la vie de l'enfant :*

mais il n'a nulle force dans l'occasion présente : par conséquent, puisque la malade peut être blessée par le forceps, ainsi qu'il est prouvé dans la sect. 124. pourquoi courir ces risques, lorsqu'on peut employer d'autres méthodes plus sûres, comme on va le voir ?

Après que l'accoucheur a introduit une main dans le *bassin*, peut-être même toutes les deux ; qu'il a fait les tentatives inutiles, ci-dessus mentionnées ; & qu'il a aussi fait en-vain usage des forceps, qui doivent être introduits de la manière qu'il a déjà été enseigné ; il lui ordonne (*l*) *de glisser une main à côté de la tête, jusqu'au-delà de l'orifice interne*, ce qu'on peut appeller au moins la quatrième opération, & ensuite, « il faut, dit-
» il, avec son autre main, (cinquième opéra-
» tion) introduire un des crochets courbes,
» pour l'appliquer sur la partie supérieure de
» la tête ; on retire ensuite la main (sixième
» opération) que l'on avoit introduite d'a-
» bord, avec cette main on saisit l'instru-
» ment, & on pousse (septième opération)
» les doigts de l'autre dans la bouche de l'en-
» fant, pour tirer (huitième opération) avec
» toutes les deux, comme nous l'avons dit
» ci-dessus. Lorsque la tête n'est pas entière-
» ment ossifiée, le crochet déchire toute la

____

(*l*) *Tom. I. pag.* 384.

› boëte oſſeuſe du crâne, qui perdant par ce
› moyen de ſon volume peut enſuite ſortir
› toute entière, quand même le *baſſin ſeroit*
› *étroit* ›. Ceux qui connoiſſent la ſtructure
de la tête de l'enfant, & comment les parties
reſpectives qui la compoſent peuvent céder,
ſeront bientôt convaincus qu'en amenant la
baſe de la tête la première, ils feront plus de
mal à la mère, que lorſque le ſommet eſt placé comme dans un accouchement régulier :
or les raiſons pour amener la baſe la première,
comme il eſt mentionné ci-deſſus, ſect. 117.
N.° 3. ne ſubſiſtent pas plus long-temps,
puiſque l'enfant eſt mort ; par conſéquent
l'accoucheur, ayant une main dans la matrice, doit plutôt retourner le ſommet pour
amener la tête de la manière la plus facile :
en quoi il peut être conſidérablement aidé
par la priſe ſolide du crochet courbe à la baſe
du crâne, en maintenant le ſommet fixe avec
les doigts d'une main.

Il continue : « mais ſi malgré cet expé-
› dient on ne peut venir à bout de remuer
› la tête, il faut introduire (neuvième opé-
› ration) l'autre crochet le long de l'autre
› côté de la tête, l'appliquer ſur le crâne, &
› les fermer tous deux enſemble ; après quoi
› (dixième opération) l'on attire & l'on tour-
› ne en même temps le front dans la cavité
› de l'os *ſacrum*, & l'on fait l'extraction (on-
› zième

» zième opération) au moyen d'un demi-tour
» en haut, comme quand on délivre avec les
» forceps ». Mais fi un côté du crochet, conduit par une main, peut faire l'extraction de
la tête, *même lorfque le baffin eft étroit, Smellie* doit fuppofer, dans ce dernier cas, ou que
la tête eft très-volumineufe, très-offifiée, ou
que *le baffin eft en effet très-étroit :* or, dans
tous ces cas, le mal caufé à la mère doit être
augmenté par le forceps ou les crochets; ce
dont il paroît convaincu par ce que le lecteur
peut lire à la page fuivante, (386) favoir que,
fi ces moyens ne réuffiffent pas, à caufe du
volume de la tête, ou de l'étroiteffe du *baffin*,
il faut ouvrir le crâne.

Ses inftructions font encore, dans cette
occafion, imparfaites ; car il auroit dû enfeigner à fes élèves les moyens de connoître
quand la tête eft trop volumineufe & le *baffin* trop étroit : ce qui, dans ce cas, eft faci-
e, parceque, quand la main eft introduite
dans la matrice, l'accoucheur peut fans peine, en fuivant les préceptes que j'ai déjà donnés ci-deffus, §. 133, diftinguer fi le *baffin* eft
trop étroit, ou la tête trop volumineufe ou
trop offifiée, cas où la tête doit être ouverte;
d'où il faut éviter toutes les opérations dou-
oureufes & dangereufes, ci-deffus mentionnées. Mais, en fuppofant même qu'on ne
puiffe obtenir la connoiffance des propor-

tions de la tête & du *bassin*, comme la méthode la plus sûre, la plus prompte, & la moins douloureuse pour la mere, *lorsqu'elle est bien exécutée*, est d'ouvrir la tête de l'enfant & d'en faire l'extraction après avoir diminué son volume, & comme de plus c'est celle à laquelle *Smellie* a enfin recours, dans les cas les plus difficiles, pourquoi ne la conseille-t-il pas à ses lecteurs?

Lorsque la tête laissée seule dans la matrice ne peut être tirée par aucun des moyens, dont il a été fait mention ci-dessus, & qu'il faut l'ouvrir, voici ce qu'il enseigne (*m*): « il » faut la pousser & la renverser le haut en bas; » recommander à un des assistants d'appuyer » avec ses deux mains sur le ventre de la femme, de les porter d'un côté à l'autre, & de » presser dans une direction qui puisse chasser » la tête vers l'orifice interne, & la maintenir » fermement dans cette position; après quoi » on l'ouvre pour en faire l'extraction de la » maniere que nous avons indiquée, chap. 3. » sect. 7. art. 2. » Mais il est absolument impossible qu'une femme puisse supporter une telle pression sans souffrir les plus grands maux & les plus grandes douleurs, comme je l'ai déjà remarqué, sect. 136. quoique *Smellie* ait recommandé cette pratique dans plusieurs

---

(*m*) *Tom. I. pag.* 386.

endroits de son ouvrage. Car, après un travail aussi long & aussi mauvais que celui dont
il a été fait mention ci-dessus, elle ne pourra
souffrir la moindre pression sans douleur ; &,
en supposant qu'elle le pût, la méthode proposée ne remplira jamais aussi certainement
l'indication , & ne sera pas aussi sûre, que
celle par laquelle l'accoucheur *maintient la
tête fixe dans la position convenable* , avec la
main qui est déjà introduite dans la matrice,
*pour la pousser & la tourner comme elle doit
être* , ainsi que je vais le démontrer.

En second lieu, après que la femme a été
tourmentée par sept ou huit opérations différentes, la tête de l'enfant étant séparée du
tronc, il veut que l'accoucheur lui fasse souffrir de nouvelles douleurs par d'autres opérations pour ouvrir & faire l'extraction de la tête,
lesquelles font au moins au nombre de neuf,
comme on peut le voir en consultant le chap.
3. sect. 7. n.° 2. & la sect. 136. de cet ouvrage
où j'ai rassemblé mes objections. On peut les
éviter toutes, en se servant de mon extracteur, & en suivant les préceptes que j'ai donnés dans mon *Essai* (*n*) : car lorsque la tête
de l'enfant est restée seule dans la matrice :
soit que la tête ait trop de volume, ou qu'elle
soit petite ; ou que le *bassin* soit étroit , ou

____

(*n*) §. 107.

qu'il ſoit ample ; ou que l'enfant ſoit mort depuis un temps long ou court ; il faut que l'accoucheur introduiſe ſa main, & délivre la femme, de la manière expoſée dans les ſect. 137, 138, 140. d'où les avantages de ma méthode ſont fort ſenſibles ; d'où elle eſt *plus ſûre, plus facile, & plus expéditive,* qu'aucune de celles qui ſont connues.

§. 158. On lit, quelques lignes au-deſſous : « Comme on peut avoir de plus grands obſ-
» tacles à vaincre, ſoit à cauſe de l'inflamma-
» tion des parties, ſoit à cauſe de la contrac-
» tion de la matrice, ſoit à cauſe de la lubrici-
» té ou de la groſſeur de la tête, ou bien en-
» core à cauſe de l'étroiteſſe du *baſſin*, il me
» paroît à-propos de communiquer quelques
» autres moyens qui me paroiſſent de quel-
» qu'utilité, particulièrement dans certains
» cas où les parties peuvent être fort reſſer-
» rées & enflammées. En pareille circonſtan-
» ce, il faut introduire la main dans le vagin,
» & s'il n'y a pas moyen de l'inſinuer juſques
» dans la matrice, on tâche du moins d'y avan-
» cer les doigts de façon qu'ils puiſſent attein-
» dre juſqu'à la tête, la remuer, repouſſer la
» face & le menton dans le fond de l'uterus,
» retourner le *vertex* du côté de l'orifice in-
» terne, & placer le front vers un des côtés de
» l'os *ſacrum*. Après cette opération, l'accou-
» cheur doit gliſſer le long de l'oreille, une

» branche du long forceps, qui a une cour-
» bure fur le côté ; il change enfuite de main
» pour infinuer de même l'autre branche du
» côté oppofé ; lorfqu'il les a bien placées , il
» les ferme & en attache les manches avec un
» ruban ; puis il tire deffus pour amener la
» tête auffi bas qu'elle peut defcendre ; alors
» il les confie à un affiftant auquel il recom-
» mande de les bien tenir, & toujours dans
» la même pofition, pendant ce temps-là il
» fait au crâne une grande ouverture avec fes
» cifeaux, après quoi il preffe la tête le plus
» qu'il peut, pour en faire enfuite l'extraction
» doucement & par dégrés ». Ceux qui connoiffent la difficulté d'introduire & de fixer
le forceps, de la manière dont il eft ici enfeigné, lorfque *les parties font très-contractées
& enflées* , & qui font en même temps au fait
de la méthode de notre auteur *de faire une
large ouverture dans le crâne avec les cifeaux,*
jugeront qu'elle eft à peine praticable : car, fi
les parties font très-contractées & enflées , &
fi les forceps font fixés comme il eft dit ci-
deffus, comment les cifeaux doivent-ils être
introduits ? &, lorfqu'ils le font, comment
l'accoucheur doit-il les ouvrir & les fermer
affez pour *faire une large ouverture* , fur-tout
lorfque la tête eft fortement ferrée par les
forceps ? car, en employant la méthode par

laquelle on ouvre le crâne avec les ciſeaux ; on élargit l'ouverture en écartant l'une de l'autre les pointes de cet inſtrument, ce qui déchire à l'extérieur les téguments & briſe les os, que le forceps empêche de céder. Quoi qu'il en ſoit, *plus eſt grande la contraction & l'enflure de la partie*, plus on riſque de couper & de meurtrir la mère avec les ciſeaux, d'où l'inflammation ſera encore augmentée, auſſi-bien que par l'introduction répétée de la main, des doigts & des inſtruments : ce qu'on peut éviter en très-grande partie avec mon extracteur, comme le verra évidemment toute perſonne qui conſidérera attentivement ce que j'ai dit ci-deſſus.

§. 159. Enfin *Smellie* avance qu'il a rendu le tire-tête de M. *Levret plus ſimple, plus commode, & moins couteux.* Il ajoute : « Lorſ-
» que l'on a renverſé le *vertex*, comme nous
» l'avons dit ci-deſſus, il faut introduire le
» long de ſa main, les trois branches de cet
» inſtrument jointes enſemble, juſqu'à la par-
» tie ſupérieure de la tête, enſuite, avec l'au-
» tre main, on ouvre les branches de l'inſtru-
» ment de manière qu'elles puiſſent embraſ-
» ſer la tête ; on les remue légèrement & d'une
» manière aiſée, circulairement & en long,
» afin qu'elles puiſſent paſſer par-deſſus les
» inégalités qui ſe rencontrent autour de la

» tête, & de leur faire éviter la réſiſtance
» qu'elles rencontrent , ſoit de la part de la
» tête ou de celle de la matrice ; lorſqu'on
» les a bien appliquées à une égale diſtance
» les unes des autres, il faut retirer ſa main,
» joindre leurs manches, les attacher enſem-
» ble avec un lacet, puis tirer, dilater, & faire
» l'extraction de la manière indiquée ci-de-
» vant ». Je ferai obſerver que toutes les objections, expoſées dans la dernière ſection,
ont beaucoup plus de force contre la méthode
ici propoſée ; parceque le forceps n'a que
deux côtés & peut être appliqué à la partie
la plus étroite de la tête ; au lieu que ce dernier inſtrument fait prendre aux parties une
forme plus circulaire, & par conſéquent,
dans quelques endroits, au-delà de ce qu'exige le volume de la tête : car ſes côtés ne peuvent céder, étant d'un diamètre déterminé,
lorſqu'il eſt ouvert ; &, par conſéquent, il ne
convient pas de s'en ſervir dans les cas où les
parties ſont très-contractées. Ajoutez à cela,
qu'il empêche, plus que le forceps, d'ouvrir
la tête avec les ciſeaux.

Je finis par-là mes remarques ſur la pratique de *Smellie* dans les différentes eſpèces
d'accouchement : le lecteur me permettra
d'en ajouter encore quelques-unes ſur ſa pratique dans quelques-unes des maladies qui
ſuivent la délivrance.

Gg 4

§. 160. Il dit (o), au sujet des pertes qui surviennent après que l'enfant est sorti : « Comme il n'y a pas de temps à perdre, & que les remèdes intérieurs ne peuvent pas opérer assez vîte pour remplir les indications qu'on se propose, il faut recourir tout de suite à l'usage des topiques. Lorsque cet accident vient de foiblesse, que cette foiblesse empêche la matrice de se contracter, de manière que les orifices des vaisseaux demeurent ouverts ; ou, quand même la matrice seroit un peu contractée, si elle ne l'est pas assez pour empêcher l'évacuation de la partie tenue du sang ; ou lorsqu'en détachant le *placenta*, l'accoucheur a écorché ou déchiré la surface interne ou la membrane intérieure de la matrice ; dans tous ces cas, il faut se servir de moyens propres à aider la force contractile de la matrice, & à empêcher le sang de s'y porter avec tant de rapidité, de même que dans les vaisseaux voisins. Pour cet effet, on peut appliquer sur le ventre & sur le dos de la femme, quelques linges trempés dans une liqueur froide & astringente, telle que l'oxicrat ou le vin rouge». J'ai fait voir, en exposant la structure de la matrice, qu'il n'y avoit à la surface interne de ce viscere aucune membrane qui

____

(o) *Tom. I. pag.* 425.

pût, dans quelqu'état que ce soit, occasionner une perte, comme peut le dire toute
personne versée en anatomie. D'ailleurs il n'y
a pas de praticien, même de la classe la moins
distinguée, qui ne puisse avancer, que les astringents appliqués sur le dos & sur le ventre,
ne peuvent porter leur influence jusqu'à la
matrice : en effet, elle s'étend rarement au-
delà des téguments : comment donc pourroient-ils, appliqués sur les parties que je
viens de nommer, agir sur la matrice à travers un aussi grand nombre de muscles &
d'os qui ne sont point du tout contigus à ce
viscère, & qui n'ont pas plus de communication avec lui qu'avec les autres parties du
corps ? Enfin on risque, avec les topiques
froids, d'exposer les jours de la mère, parcequ'ils causeront une suppression totale des
lochies en arrêtant la transpiration. *Smellie*
convient (*p*) que quand cette évacuation n'est
pas assez abondante ou qu'elle s'est arrêtée
tout d'un coup, il en résulte des symptômes
plus dangereux que lorsqu'elle est trop considérable. Il ne faut donc employer aucune
méthode qui puisse convertir un mal moindre en un autre plus grand.

Il continue ainsi : « Quelques-uns conseil-
» lent de tirer cinq ou six onces de sang du

(*p*) *Tom. I. pag.* 436.

» bras, dans l'intention de procurer par ce
» moyen une révulſion. Cette évacuation
» peut être de quelqu'utilité lorſque la ma-
» lade a le pouls fort, autrement la ſaignée
» feroit plus de mal que de bien. D'autres
» veulent que l'on ſe ſerve de ligatures pour
» arrêter le retour du ſang dans les veines des
» jarrets, des bras & du col, & retenir par ce
» moyen le plus de ſang qu'il eſt poſſible dans
» les extrémités & dans la tête. Outre ces re-
» mèdes extérieurs, on peut garnir le vagin
» de bourdonnets trempés dans quelqu'une
» des liqueurs mentionnées ci-deſſus, dans
» laquelle on aura fait diſſoudre un peu d'alun
» ou de ſucre de Saturne : il y a même des pra-
» ticiens qui ſe ſervent d'eſprits tout purs en
» injection, ou qui en abreuvent des linges
» ou des éponges qu'ils introduiſent & qu'il
» expriment dans la matrice, afin de reſſer-
» rer les vaiſſeaux ». Si *Smellie* rapporte ce
différentes méthodes comme autant de préceptes qu'il faut ſuivre, il induit ſes lecteurs
dans des erreurs conſidérables : or il eſt clair
que telle eſt ſon intention, parcequ'il fait
quelques réflexions à l'égard de la ſaignée
& enſuite il dit, *on peut garnir le vagin, &c.*
ce qui prouve que c'eſt une méthode qu'il
approuve ; &, quant aux autres, il leur accorde une approbation tacite, puiſqu'il ne
propoſe aucune objection contr'elles ; car, s'il

les eût jugé mauvaises , ou il n'en auroit pas fait mention parmi celles qu'il regarde comme bonnes , ou il les auroit fait remarquer comme autant d'écueils qu'il faut éviter.

Je suis surpris de l'entendre rapporter, que ces pratiques ridicules *de faire des ligatures aux jarrets , aux bras , &c.* peuvent empêcher une perte ; tandis qu'une funeste expérience a appris qu'elles ne font aucun bien. Pour que la vie s'entretienne, la circulation du sang ne doit point être interrompue ; or le cœur ne peut pousser le sang dans les autres parties du corps, si cette humeur n'abonde pas dans ses ventricules ; & il est comme évident que ces ligatures ne pourront resserrer les vaisseaux de la matrice , qui sont supposés être trop ouverts : par conséquent, que la quantité du sang soit grande ou petite, il sortira par l'issue qui lui est offerte , aussi long-temps qu'il restera fluide.

Les bourdonnets introduits dans le vagin & trempés dans quelque liqueur , coaguleront tous les fluides animaux tant que leur effet subsistera : par conséquent , en supposant qu'ils aillent jusqu'au fond de la matrice, tout le sang des sinus de la substance même de ce viscère sera coagulé , avant que l'effet soit passé jusqu'aux artères qui leur fournissent ce fluide. D'ailleurs , comme les orifices de ces sinus qui s'ouvrent dans la cavité de la matrice ſont beaucoup plus petits que les ſinus eux-mêmes, le ſang ainſi coagulé y ſéjournera ; & quoique l'hémorrhagie s'arrête par ce moyen ou diminue, il donnera lieu à un autre accident plus grave & plus funeſte. Cela eſt évident pour tout homme qui connoît la véritable ſtructure de la matrice, comme je l'ai décrite dans la première partie de cet ouvrage, & telle que l'œil même peut la découvrir. Quoi qu'il en ſoit, l'effet des bourdonnets qui garniront le *vagin* ne s'étendra pas au-delà de cette partie & coagulera le ſang qui s'y trouve, mais il ne paſſera pas juſqu'au fond de la matrice, d'où coule la plus grande quantité de ce fluide ; &, comme les aſtringents ne ſont pas volatils , leurs vapeurs ne pourront pas s'élever plus haut que la partie où ils auront leur ſiège.

On peut faire la même objection contre *les eſprits tout purs injectés,* ou *contre les linges & les éponges abreuvées de ces mêmes eſprits, & introduites dans la matrice,* ce qui, en effet, cauſeroit un mal plus prompt. Mais d'ailleurs l'introduction d'une éponge imbibée de quelque liquide dans la matrice ne ſera point facile pour l'accoucheur, & ſera une opération fort douloureuſe pour la mère , qui ſouffrira beaucoup plus qu'elle n'auroit ſouffert par l'introduction d'une main pour aller chercher le *placenta* immédiate-

ment après la délivrance de l'enfant, tant parceque l'orifice de la matrice doit être plus
contracté, que parceque la main de l'accoucheur doit être plus distendue à cause de l'é-
ponge qu'elle contient. Pourquoi courir ces
hasards, si ce que dit *Smellie* dans un autre
endroit est vrai (q), savoir *qu'il est rare que
l'écoulement des lochies soit assez violent
pour emporter tout d'un coup la malade ?*
Cette méthode, dans plusieurs cas, doit être
certainement mortelle : & il convient aussi
que quand l'évacuation des lochies n'est pas
assez abondante ou qu'elle s'est arrêtée tout
d'un coup, il en résulte des symptômes plus
dangereux. D'où il paroît que sa pratique
n'est pas aussi *supérieure* que l'auteur du journal voudroit le faire croire, n.° 3. (r), (57).

---

(57) Il est sans doute vrai qu'il ne faut pas avoir recours
aux moyens extrêmes, lorsque les pertes qui suivent l'accouchement sont légères, & qu'on peut les arrêter par
des moyens plus doux : mais il l'est aussi que le sang
coule quelquefois avec tant de rapidité & avec tant d'a-
bondance qu'il ne faut penser qu'à l'arrêter à quelque
prix que ce soit, pour sauver les jours de la mère qui sont
dans le plus grand danger. Il y a donc des cas, quoi qu'en
dise *Burton*, rares à la vérité, dans lesquels il faut employer les plus forts astringents, sans s'embarasser des
suites de la suppression totale des lochies qu'ils peuvent
occasionner, parcequ'il s'agit de remédier d'abord au péril le plus éminent : mais ensuite, lorsqu'il sera éloigné,

(q) *Tom. I. pag.* 435, 436.
(r) *Voyez ci-dessus la préface.*

§. 161. Selon lui (s), les tranchées furvien-nent ordinairement, *lorfque la partie fibreu-fe du fang eft retenue dans la matrice ou dans le vagin, où elle forme de gros caillots.* Par conféquent, ne doit-on pas éviter tout ce qui peut augmenter le volume ou le nombre de ces caillots? or l'un & l'autre feront augmen-tés par la méthode recommandée dans la der-nière fection, d'où les tranchées feront aufli plus fortes; &, toutes chofes d'ailleurs égales, plus elles font fortes, plus le fang eft expri-mé de la fubftance de la matrice : notre au-

---

l'on ne manquera pas de prendre les précautions nécef-faires pour prévenir les maux auxquels peut donner naif-fance le fang fubitement arrêté & amaffé dans les vaif-feaux de la matrice. Je blâmerai toutefois l'ufage des lin-ges ou des éponges abreuvées des efprits aftringents, in-troduites & exprimées dans la matrice : cette méthode eft fujette à plufieurs inconvénients, & il vaut beaucoup mieux fe fervir d'une feringue pour injecter dans ce vifcère les liqueurs aftringentes.

Quant aux moyens plus doux, comme les aftringents ou les topiques froids appliqués fur le dos ou fur le ven-tre, ou les frictions faites fur les mêmes parties; je penfe que *Burton* a tort de les condamner, car, quelles que foient fes raifons, on a fouvent le bonheur de les voir réuffir, & il eft même très-à-propos d'y avoir recours aufli-tôt que l'on voit les lochies couler en trop grande quantité, & lorfque la matrice eft lente à fe contracter; de crainte que la perte ne devienne plus confidérable, & qu'il ne faille employer, pour la combattre, les moyens les plus forts.

Voy. le Syft. nouv. & compl. not. 130. pag. 486.

(s) *Tom. I. pag.* 428.

teur avoue lui-même (*t*), que la compreſſion qu'elles occaſionnent excite l'évacuation des lochies.

Un lecteur ſans expérience pourroit être induit en erreur par ce qu'il enſeigne, en s'imaginant que les tranchées dépendent de *larges caillots de ſang retenus par la contraction ſubite de la matrice après que le* placenta *eſt délivré.* Mais je lui ferai obſerver que cette cauſe ne peut jamais les produire, parceque les caillots ſont alors proche de leur ſortie, & que les tranchées ont leur ſiège dans la ſubſtance de la matrice : car tout accoucheur expérimenté & intelligent ſait bien, que, quand les tranchées ont été fort violentes, on ne trouve, en introduiſant la main, aucuns caillots dans la cavité de cet organe. Mais elles ſont fréquemment cauſées par le ſang grumelé logé dans les ſinus de la ſubſtance de la matrice, comme je l'ai prouvé dans mon *Eſſai, &c.* (*u*) Car j'ai montré que ces ſinus ſont aſſez larges dans le neuvième mois de la groſſeſſe pour admettre l'extrémité du plus gros doigt, & que leurs orifices, qui s'ouvrent dans la cavite de la matrice, peuvent admettre dans le même temps l'extrémité du petit doigt : d'où le lecteur ana-

______

(*t*) *Tom. I. pag.* 430.
(*u*) §. 166. *pag.* 507.

tomiſte comprendra aiſément, comment le ſang artériel, qui eſt toujours plus fibreux que celui des veines, peut former des caillots plus durs que ce dernier : & pourquoi, par l'expulſion du fœtus & du *placenta*, les orifices qui s'ouvrent dans la cavité de la matrice doivent ſe contracter : d'où il concevra auſſi promptement, comment ce ſang grumelé peut être retenu dans les ſinus, d'autant plus qu'ils ſont toujours pleins, tandis que la matrice eſt diſtendue, & que le *placenta* y adhère encore : d'où enfin il connoîtra évidemment l'uſage & l'avantage des tranchées qui, en comprimant ou en ſtimulant les vaiſſeaux & les fibres muſculaires, les font entrer en contraction & exprimer ce ſang grumelé, qui pourroit ſéjourner & occaſionner des inflammations, &c. Par conſéquent, l'on doit éviter toute méthode qui peut coaguler le ſang dans ces ſinus, comme je l'ai dit dans la dernière ſection : &, par-là, nous ſommes naturellement dirigés vers une pratique capable de prévenir ou de faire diſparoître ces accidents, laquelle conſiſte à empêcher pendant un peu de temps la matrice de ſe contracter trop fortement, chez les femmes qui ont éprouvé de violentes tranchées dans les accouchements précédents ; ce que l'on fait en laiſſant pendant quelque temps dans la matrice, la main qui y eſt introduite, après avoir

délivré

délivré l'enfant & le *placenta.* Je ne me rappelle aucun auteur qui ait fait mention de
cette pratique, & j'en dois la découverte au
hasard, comme je l'ai rapporté dans ma 27ème
& 28ème observation. En empêchant la matrice de revenir trop sur elle-même, le sang que
contiennent les sinus est plus aisément évacué
ou exprimé à travers les orifices, qui, dans ce
cas, ne peuvent se resserrer autant, ni aussi
promptement, que si la matrice étoit tout-à-
fait vuide : & ce viscère sera, dans ce cas, un
peu distendu avec moins de peine & avec
moins de danger, qu'il ne le seroit par les
plus grands efforts, tandis qu'il contenoit le
fœtus. L'accoucheur, en suivant cette pratique, & en faisant faire à son poignet un petit
mouvement de rotation, sentira souvent le
sang sortir des orifices des sinus sous la forme
de filaments ou de petits caillots, qui pourront se distinguer entre ses doigts, même
après qu'il aura retiré sa main de la matrice: &
quelquefois, en sortant, elles exciteront sur sa
main une sensation de chaleur plus grande
que ce qui est contenu dans la cavité de cet
organe. Cette pratique a été suivie par plusieurs accoucheurs, depuis la publication de
mon ouvrage, & par d'autres à qui j'avois recommandé de l'éprouver avant qu'il vît le
jour ; particulièrement dans des cas où les
femmes étoient accouchées d'enfants morts:

H h

d'où l'on peut auffi expliquer pourquoi les femmes ont rarement des tranchées à leur premier enfant, comme l'obferve *Smellie* (x), parcequ'alors les finus de leur matrice ne font pas beaucoup diftendus, &, par conféquent, ne contiennent point autant de fang que dans les groffeffes fuivantes (58).

---

(58) Les tranchées, appellées par les Latins *dolores poft partum*, fe font fentir tantôt plutôt, tantôt plus tard, mais toujours dans l'efpace de temps qui s'écoule depuis la fin de l'accouchement jufqu'au troifième jour. Elles font quelquefois auffi vives que dans le temps du travail : leur fiège eft entre le nombril & les parties naturelles, elles durent peu de temps, & font fuivies d'une excrétion en raifon de l'intenfité de la douleur.

Les Anciens n'ont rien dit des tranchées, & les accoucheurs modernes ont forgé des fyftêmes, qui ont plus fervi à embrouiller cette matière qu'à l'éclaircir. Je ne trouve aucun auteur qui ait affigné la véritable caufe des douleurs qui fuivent l'accouchement : fans en excepter *Burton* qui paroît cependant en avoir affez bien connu les effets.

Il faut diftinguer avec grand foin les vraies tranchées des fauffes. Voy. le Syft. nouv. & compl. not. 133. p. 506. Celles qui viennent paffé le troifième jour font fauffes, il faut s'en défier, elles ne font pas dans l'ordre de la nature, & elles annoncent prefque toujours quelque dépôt. Les tranchées font encore fimples ou compliquées, fortes ou modérées. Les tranchées vraies font quelquefois fi fortes, qu'elles caufent des maux de tête, des infomnies & d'autres accidents pareils.

Il eft d'obfervation que les femmes qui accouchent pour la première fois ne font pas fujettes aux tranchées ; qu'il n'y en a point ou qu'elles font en très-petit nombre, quand le travail a été long & difficile ; qu'il y en a beau-

(x) *Tom. I. pag.* 429.

§. 162. Après avoir examiné les différentes pratiques de *Smellie*, & avoir démontré,
je crois, d'une manière satisfaisante, qu'il y
en a d'autres bien préférables aux siennes, je
vais faire une courte récapitulation des cas
particuliers où je fais usage de mon extracteur,
& comparer ma pratique avec la sienne dans

coup au contraire , quand le travail a été prompt & facile ; que les femmes qui ont des accouchements contre
nature en font communément exemptes ; & , par la même raison, que les jeunes femmes en éprouvent plus que
celles qui font âgées. Tout cela est certain , appuyé sur
l'expérience, & il ne faut que la consulter & ouvrir les
ouvrages des accoucheurs, pour ne pouvoir pas le révoquer en doute. « Cette Dame, dit *Lamotte* (a), se trouva
» parfaitement bien après cet accouchement, qui étoit
» son premier , après lequel , & pendant la durée des
» couches, les femmes ne font pour l'ordinaire que peu
» ou point tourmentées de douleurs , de tranchées , com-
» me elles le font dans les autres suivantes ». Je n'ajouterai point d'autre autorité à celle de cet illustre praticien ,
il sera facile au lecteur de constater ce que je viens d'avancer, & d'ailleurs il verra par la suite que le raisonnement
d'accord avec l'expérience donne la plus grande évidence aux principes ci-dessus posés.

La cause des tranchées a été cherchée par tous ceux qui
les ont connues. Les uns les ont attribuées à des vents :
mais alors il est bien difficile d'expliquer pourquoi ces
tranchées ne se font pas sentir dans certains accouchements, pourquoi la douleur n'existe qu'à un seul endroit,
pourquoi après la douleur les lochies coulent plus abondamment. Les vents répandus dans le bas-ventre pourront
bien augmenter l'intensité des tranchées, mais il n'est pas
possible de les regarder comme leur véritable cause.
D'autres ont dit qu'elles font causées par le mauvais ré-

(a) Edit. 1765. tom. II. pag. 725.

quelques cas, afin que le lecteur puisse tout d'un coup juger de celle qui est la plus sûre, la plus facile, & la plus expéditive, tant pour la malade que pour l'accoucheur. On pourra recourir, si l'on veut avoir le détail exact des raisons pour & contre, aux parties de cet ouvrage où elles sont exposées.

§. 163. *Premier cas.* Lorsque l'enfant présente la tête, & qu'on ne peut le délivrer, après l'avoir retourné, ni le faire sortir entier, soit qu'il soit en vie ou mort, il faut lui ouvrir la tête, & en diminuer le volume, pour

gime, par l'effet des sucs indigestes qui s'amassent dans les premieres voies : ces sucs produiront bien la diarrhée, comme cela arrive souvent, mais jamais des tranchées : ou bien ils pourront les augmenter, les rendre plus violentes, mais voilà à quoi aboutit tout leur effet. Les accoucheurs qui reconnoissent cette cause ordonnent en conséquence un bon régime pendant toute la grossesse : cependant, malgré leurs soins, on voit tous les jours des femmes vivre uniquement de lait ou d'aliments très-choisis jusqu'à leurs couches, & avoir beaucoup de tranchées après le travail ; tandis qu'on en voit d'autres pauvres & misérables se crever, pour ainsi dire, d'aliments sans choix & sans aucune précaution, n'en point éprouver après leur accouchement. Accordons donc seulement que les tranchées pourront avoir plus d'intensité si les premières voies sont remplies de crudités, fruits d'une mauvaise nourriture : mais pour la cause principale, il faut la chercher ailleurs.

Mauriceau, qui a assigné quatre causes des tranchées,(a) a été refuté par *Dionis* (b). « Nous ne conviendrons pas, » dit ce dernier, « des quatre causes que *Mauriceau* nous

(a) Edit. *in-*4. 1694. liv. 3. chap. 8. pag. 404.
(b) Liv. 4. chap. 5. pag. 333.

conferver à la mère fa vie & fa fanté. Dans ce cas, *Smellie* ordonne à l'accoucheur ce qui fuit : (§. 1 3 6.)

Dans le même cas, (§. 1 37.)

1.° De faire preffer par un affiftant fur le ventre de la femme, afin de maintenir fixe la tête de l'enfant.

1.° J'introduis une main, la gauche p. ex. pour atteindre la tête de l'enfant, que je faifis ; & avec le pouce ou un doigt je cherche la future fa-

---

» en rapporte. La première, il la cherche dans des vents
» contenus dans les inteftins ; alors c'eft une colique &
» non pas des tranchées. (Voy. ci-deffus) La feconde, à
» des caillots de fang qui fe forment dans la matrice ; c'eft
» pour-lors une perte de fang. La troifième, à la fuppref-
» fion des vuidanges ; ce qui ne peut point être, parce-
» qu'elle n'arrive que quelques jours après l'accouche-
» ment, & les tranchées commencent immédiatement
» auffi-tôt que l'enfant eft forti » : (l'on fera attention
que cette réponfe de *Dionis* n'eft pas exactement vraie,
car il eft certain qu'il s'écoule quelquefois un efpace de
temps affez confidérable entre l'inftant où fort l'enfant,
& celui où commencent les tranchées : mais la caufe
affignée par *Mauriceau* n'en eft pas moins fauffe) « & en-
» fin la quatrième, à l'extenfion violente des ligaments
» de la matrice ; les douleurs caufées par les ligaments,
» fe font fentir dans la région des reins, & celles des
» tranchées dans la matrice même : il faut donc la cher-
» cher ailleurs, & tâcher d'en trouver une caufe qui foit
» plus vraifemblable ». Mais *Dionis* lui-même n'a pas été
plus heureux, car celle qu'il affigne ne peut être admife.
Il a prétendu expliquer pourquoi les femmes n'éprouvoient point de tranchées à un premier accouchement,

2.° D'introduire sa main, & de pousser deux doigts contre une des sutures du crâne.

gittale, que je maintiens dans le centre du passage.

2.° Je prends mon extracteur avec l'autre main & je glisse doucement l'extrémité supérieure de la capsule le long de la main qui est dans le *vagin*, jusqu'à ce qu'elle atteigne la suture ci-dessus nom-

---

& en éprouvoient aux autres; en disant que les cicatrices des vaisseaux qui ont laissé couler les vuidanges à la première couche, & se sont bouchées ensuite, obligées de se rouvrir à la seconde & aux suivantes, pour laisser couler pareillement les vuidanges, occasionnent *ces douleurs qu'on appelle des tranchées, qui ne durent que les premiers jours, parceque les vuidanges, s'étant une fois ouvert le chemin, elles sortent ensuite sans douleurs.* Mais par quelle raison supposer ces cicatrices? qui les a observées? Cette assertion tombe d'elle-même, car quoique nous ayons avancé qu'une femme n'avoit pas communément de tranchées à son premier accouchement, on voit cependant plusieurs exceptions, & l'on rencontre des femmes qui en ont à leur première couche, par exemple celles qui sont déjà bien ouvertes & qui jouissent d'une bonne & forte constitution. Le sentiment de *Dionis* doit donc être rejetté.

Il ne sera pas plus raisonnable d'admettre celui de M. *Puzos* (a), qui avance que les tranchées sont l'effet d'un combat perpétuel de la matrice sur les vuidanges, & deslo-

(a) Traité des accouch. chap. 14. pag. 159, 160.

mée , dans laquelle elle eſt enfoncée.

3.° De prendre ſes ciſeaux, de les guider avec la main & les doigts juſqu'à ce qu'ils atteignent le crâne de l'enfant, & de les y enfoncer : mais ſi la tête gliſſe de côté, de manière qu'on ne puiſſe les faire entrer dans le crâne à l'en-

3.° Je déploie les aîles, je détruis avec elles la ſtructure du cerveau , en faiſant faire deux ou trois demi-tours à l'inſtrument, du mouvement duquel la femme ne s'apperçoit point du tout.

---

chics contre la matrice , ou de ce qu'il appelle la fonte ſuppurée de cet organe : car puiſque cette fonte a lieu continuellement, pourquoi les tranchées ne prennent-elles que par intervalles ? En vain cet auteur s'efforce-t-il de rendre raiſon du cours alternatif de douleurs & de calmes, en comparant les contractions & les relâchements de la matrice aux diaſtoles & ſyſtoles du cœur : les unes ne peuvent être comparées aux autres. De plus cette fonte de ſuppuration ne doit point être douloureuſe, cependant les tranchées ſont toujours accompagnées de douleur. Enfin il n'eſt pas poſſible d'expliquer avec ce ſyſtême pourquoi les tranchées ne ſe font communément ſentir ni après un premier enfant, ni après un accouchement laborieux.

Je lis dans l'ouvrage de *Lamotte* (a) : « Je ne rapporte » la cauſe de ces tranchées légères ou fortes, qu'à la com- » preſſion qui arrive à la matrice après l'accouchement , » pour ſe décharger des matières dont elle s'étoit abreu- » vée pendant la groſſeſſe , quoique toutes les femmes » n'y ſoient pourtant pas aſſujetties , puiſque j'en ai ac-

(a) Tom. II. pag. 1186.

H h 4

droit de la suture, de
faire un trou dans l'é-
paisseur même des os,
jusqu'à ce qu'ils pénè-
trent dans la tête.

4.° De retirer la
main qui étoit dans le
vagin.

4.° Je retire ensuite
la main gauche qui
tenoit la tête, en pla-
çant l'extrémité des
doigts à l'extérieur
du crâne contre l'aîle

» couché plufieurs qui n'en ont jamais eu, & que la plus
» grande partie des femmes n'en ont point dans leur pre-
» mière couche ». Il faut avouer que cet auteur a plus approché de la vérité qu'aucun autre, quoiqu'il ne se soit
pas encore expliqué assez clairement pour faire comprendre le véritable méchanisme des tranchées. Mais il se
trompe, lorsqu'il ajoute : « Ces douleurs ressemblent
» assez à celles que la femme souffre au temps de son tra-
» vail, puisqu'elles ne font causées dans ces deux diffé-
» rent temps que par les compressions de la matrice ; à
» la différence seulement que les unes servent à la sortie
» de l'enfant, & les autres à procurer celle des vuidan-
» ges ». Car, quoique les douleurs qui accompagnent
le travail & celles qui le suivent, ou les tranchées, se ressemblent, elles ne reconnoissent cependant pas la même
cause immédiate. Les douleurs de l'enfantement font immédiatement dues à la compression exercée par la poche
des eaux ou par l'enfant sur l'orifice de la matrice, (Voy.
ci-dessus, not. 30. p. 214.) ensorte que cette compression est
la cause prochaine des douleurs, la contraction de la matrice qui pousse les eaux ou le fœtus contre l'orifice n'é-
tant que la cause éloignée : au lieu qu'à l'égard des tranchées, la cause immédiate est la contraction de la matrice : ce que je vais tâcher de faire comprendre.

Quand on porte la main dans la matrice, après l'accou-

5.° De se saisir des manches des ciseaux, avec chaque main, & de les pousser en écartant les branches, afin qu'elles dilatent & fassent une large ouverture au crâne.

6.° De les fermer,

de l'extracteur; & enfin

5.° Je tire l'instrument & je délivre la femme, ce qui sera fait aisément, si le seul obstacle qui s'oppose à la délivrance vient du volume de l'enfant.

---

chement, pour en tirer des caillots de sang, elle est fortement comprimée, s'il survient une tranchée : il n'y a point d'accoucheur à qui cela ne soit arrivé. Après chaque tranchée il se fait une excrétion par la vulve. Les femmes rapportent toujours leurs douleurs à la région de la matrice, & ces douleurs reviennent par intervalles comme celles de l'enfantement. Ainsi la matrice seule est la cause & le siège des tranchées. Cet organe, pendant l'accouchement, a fait de violents efforts; il a fait un travail auquel il n'est point accoutumé; il est alors dans le cas de tous les muscles qui ont travaillé plus que de coutume. Tout le monde sait que les muscles des cuisses, des fesses restent fatigués, & ne se contractent point sans douleur, lorsque l'on a couru ou marché beaucoup; qu'il en est de même à l'égard de ceux des bras & des épaules lorsque l'on s'est livré à quelqu'ouvrage pénible & auquel l'on n'est point habitué. La même chose arrive à l'égard de la matrice : ses efforts multipliés, ses contractions fortes & réitérées, l'ont extrêmement fatiguée, &, ainsi que tous les autres muscles du corps qui ont travaillé plus qu'à l'ordinaire, elle ne pourra pas se contracter de nouveau sans exciter de la douleur. Si elle reste tranquille, il n'y aura pas de tranchées; mais elles se feront sentir, dès qu'elle commencera à entrer en contraction. Or cette contraction sera déterminée par l'irritation qu'exciteront

de les tourner, & de pousser encore les branches en les écartant, de façon à faire une incision cruciale.

7.° De les refermer encore & de les introduire jusqu'au-delà de l'endroit où les deux branches se réunissent.

8.° De les rouvrir

---

les sucs engorgés dans les vaisseaux de la matrice : car, lorsque l'enfant est sorti, les vaisseaux répandus en très-grand nombre dans la substance de l'*uterus* sont remplis de sang, & en telle quantité, qu'il n'est pas possible qu'il ne se fasse quelque petit engorgement dans quelqu'endroit de ce viscère : or la suite nécessaire de cet engorgement, si léger qu'il soit, sera l'irritation des vaisseaux où il aura son siège, irritation qui gagnera de proche en proche, se communiquera bientôt aux vaisseaux voisins, de-là aux plus éloignés, & déterminera par cet effet la contraction de la matrice.

On voit donc, 1.° que cette contraction est la cause prochaine & immédiate des douleurs qui suivent l'accouchement ou des tranchées, puisque d'ailleurs l'expérience apprend qu'elles ne se font sentir que lorsque la contraction a lieu, & qu'il n'y en a pas, tant que la matrice reste dans l'inertie : 2.° que leur cause éloignée est l'irritation des vaisseaux occasionnée par les sucs qui y sont contenus. Cette contraction, outre qu'elle sert à détacher le *placenta*, est encore nécessaire pour deux raisons : la première, afin que l'*uterus* revienne sur lui-même, & reprenne le volume qu'il avoit avant la grossesse ; la seconde, afin d'opérer le dégorgement de ses vaisseaux ; en

& de leur faire faire des demi-tours d'un côté à l'autre, pour rompre la ſtructure du cerveau.

9.° De les refer-mer & de les retirer (*y*).

10.° D'introduire ſa main droite dans le *vagin*, & deux doigts dans l'ouverture ; de

---

effet ce viſcère en exprime, en ſe contractant, le ſang qu'ils contiennent, lequel tombe dans ſa cavité, & ſort par ſon orifice auſſi-tôt que le relâchement a lieu, ce qui explique d'une manière ſatisfaiſante pourquoi chaque tranchée eſt ſuivie d'une excrétion par la vulve. D'où *Burton* a raiſon de dire qu'il faut éviter toute méthode capable de coaguler le ſang dans les vaiſſeaux, (Voy. ci-deſſus not. 17.p.477) car en effet, ce ſeroit s'oppoſer à l'in-tention de la nature qui fait tous ſes efforts pour opérer un dégorgement ſalutaire : & quant à ſa pratique pour dimi-nuer le nombre & la violence des tranchées, pratique que le haſard lui a appriſe, & qu'il vante d'après une lon-gue expérience, je m'imagine qu'on peut l'expliquer d'a-près les principes mêmes que nous avons établis.

Le fœtus vient au monde après un travail court & facile, il eſt bientôt ſuivi de ſon *placenta*, la matrice ſe contracte promptement & avec force, elle va reprendre en peu de temps le volume qu'elle

(*v*) *Mais ſi les ciſeaux ne peuvent remplir les vues que Smellie ſe propoſe, il introduit un crochet pour détruire la ſubſtance du cerveau ; autre opération qui n'eſt pas facile à faire.*

les fixer dans l'inté-
rieur du crâne, le
pouce étant placé à
l'extérieur de l'ouver-
ture.

11.° Enſuite de ti-
rer & de délivrer la
femme, ſi la tête
avance; mais, ſi elle
exige plus de force,

12.° D'introduire
la petite extrémité du

---

avoit avant la groſſeſſe : qu'arrive-t-il de ce reſſerre-
ment ſi prompt & ſi ſubit ? Les vaiſſeaux de la matrice n'ont pas le temps de ſe dégorger, cependant il leur
en faut d'autant plus qu'ils contiennent encore une plus
grande quantité de ſucs à raiſon de la facilité avec laquelle s'eſt fait l'accouchement, ce que je ferai comprendre
par la ſuite; leurs orifices ſont déjà preſque bouchés, &
ils ſont eux-mêmes encore diſtendus par un fluide abondant; d'où l'engorgement ſubſiſte toujours, & occaſionne par conſéquent l'irritation, qui excite & entretient les
contractions de la matrice, contractions qui ont d'autant
plus de force & de durée, que leur effet eſt moins ſenſible, à cauſe de la réſiſtance que trouve le ſang à s'é-
chapper par les orifices des vaiſſeaux déjà reſſerrés. Mais
que fait-on par la pratique de *Burton ?* On modère les
contractions de la matrice, la main admiſe & laiſſée quelque temps dans la cavité de cet organe l'empêche de ſe
contracter avec autant de force, & de ſe reſſerrer auſſi
promptement; par une conſéquence néceſſaire, les orifices de ſes vaiſſeaux reſtent ouverts plus longtemps, &
permettent aux ſucs de s'échapper, ce qui diminue par
degrés l'engorgement & l'irritation : enſorte qu'il n'y a
plus à craindre, en retirant enſuite la main, qu'ils ſubſiſ-

crochet mousse (§.
140.) dans l'ouverture
du crâne, &, en pla-
çant l'extrémité des
doigts contre la poin-
te à l'extérieur du crâ-
ne, de tirer avec une
force de plus en plus
grande : si cela ne
réussit pas,

13.° De retirer les
doigts, & de les glisser

---

tent trop long-temps, & qu'ils entretiennent les tranchées au-delà de leur durée & de leur force ordinaire.
Pour que tout se passe dans le meilleur ordre après l'accouchement, il faut que la matrice se contracte, car si
elle reste dans l'inertie, il en résulte des pertes dangereuses (a) : les mêmes accidents arrivent encore, lorfqu'elle ne se contracte que mollement & avec lenteur :
mais il faut aussi que ses contractions ne soient point trop
violentes, car l'excès de leur force peut avoir des suites
fâcheuses. C'est à l'accoucheur instruit à distinguer ces
différents cas, & à mettre en usage, selon les circonftances, les moyens convenables.

Déterminons à-présent pourquoi il n'y a pas communément de tranchées à un premier enfant ? Outre la raison qu'en apporte *Burton* & qu'on ne peut pas rejetter,
savoir, que les vaisseaux de la matrice ne sont pas aussi
distendus par le sang à une première grossesse, que dans
les suivantes, il y en a encore une autre qui est fort simple. La femme qui accouche pour la première fois a ordinairement un travail long, la matrice revient sur elle-même pendant le temps qu'il dure, & quand l'enfant sort

(a) Voyez le Syst. nouv. & compl. not. 130. pag. 486. & ci-dessus,
not. 57.

le long de la tête au-
delà de l'orifice de la
matrice.

14.° De retirer la
pointe du crochet de
l'ouverture, de la glif-
fer le long de la furfa-
ce extérieure, au-def-
fus de la mâchoire in-
férieure, & de tirer
enfuite ; mais, fi cela
ne réuffit pas encore,

---

elle eſt déjà revenue au volume qu'elle n'auroit eu que
trente heures après, fi l'accouchement eût été prompt.
Cependant s'il arrivoit qu'un premier accouchement fe
terminât promptement, la matrice, alors peu revenue
fur elle-même, entreroit en contraction, & de-là les douleurs, les tranchées. C'eſt par la même raiſon que les
femmes qui ont eu pluſieurs enfants éprouvent plus de
tranchées que les autres : car, en général, plus une femme a eu d'enfants & plus promptement elle accouche, le
fœtus ne fait, pour ainſi dire, que gliffer, & la matrice
reſte dans un grand état de dilatation ; mais elle fe rapé-
tiffe enſuite en fe contractant, ce qui ne peut fe faire fans
douleurs. Cependant on voit des femmes qui n'ont point
de tranchées, même après pluſieurs enfants : cela arrive
ordinairement quand le fœtus vient en double ou en travers, car alors l'accouchement eſt néceffairement long
& pénible, la matrice a le temps de fe contracter pendant
le travail & de venir s'appliquer fur le corps du petit enfant, enforte que, lorſqu'il fort, tout eſt dans le même
état que dans un premier accouchement. D'ailleurs lorfque les contractions de la matrice ont été multipliées,
elles ont opéré le dégorgement des vaiffeaux, il n'y a
donc aucune ſtaſe, & les fibres de ce viſcère qui n'éprou-

15.° De retirer la main, &, en glissant les doigts le long de la tête au-delà de l'orifice de la matrice,

16.° D'introduire un côté du crochet, (§. 138.) & de le fixer au-dessus du menton, dans la bouche, à la partie postérieure du cou, au-dessus des

---

vent plus aucune irritation ne sont point sollicitées à se contracter encore. Remarquez de plus que ce dégorgement est d'autant plus facile, que la distribution des sucs se fait avec plus d'économie & d'égalité dans toute la matrice : d'où il est aisé de comprendre comme le mauvais régime peut faire naître ou augmenter les tranchées, en fournissant des sucs épais, qui, en circulant difficilement, causent des stases, des engorgements, & exigent plus de force de la part de la matrice pour s'en débarasser.

Les tranchées occupent la région de la matrice, parcequ'elle en est la principale cause : elles ne se font sentir que de moments à autres, parceque la matrice ne se contracte que par intervalles : elles cessent, lorsque le lait monte aux mammelles, parceque les sucs remontent, que la matrice se trouve livre, & qu'elle n'éprouve plus aucune irritation.

Si l'on a bien compris tout ce qui précède l'on en conclura que les tranchées font dans l'ordre de la nature, parcequ'elles ramènent la matrice dans l'état où elle doit être. Elles ne font maladie que lorsqu'elles deviennent excessives. C'est donc une absurdité de vouloir les arrêter, c'est vouloir déranger l'ordre de la nature. On voit tous les jours des malheurs arriver, faute d'être assez

oreilles, ou à toute autre partie où il trouvera une bonne prife :

17.° De retirer la main droite de dedans la matrice, & de s'en fervir pour faifir l'extrémité ou le manche du crochet.

18.° D'introduire la main gauche pour fe faifir des os ;

---

convaincu de ce principe. Il eft donc effentiel de favoir diftinguer les tranchées fortes de celles qui font légères ou ordinaires : tout accoucheur, s'il eft bien inftruit de la théorie que nous venons d'expofer, pourra même pour fa propre réputation prévoir fi telle femme qu'il accouche aura des tranchées ou n'en aura pas. Mais ce qui eft le plus important, c'eft de diftinguer les vraies des fauffes, ce qui n'eft pas très-difficile : ajoutez aux fignes que j'ai déjà donnés pour établir un bon diagnoftic, (Syft. nouv. & compl. not. 133, pag. 506.) que les fauffes tranchées font fouvent précédées d'un friffon ; qu'elles arrivent communément au feptième, au huitième jour, & quelquefois auffi au quatrième, ce qui rend le cas le plus embarraffant. Mais, en général, quand une femme a du friffon le quatrième jour après fon accouchement, il ne faut pas l'attribuer aux bonnes tranchées, & elle a befoin alors d'être traitée par un homme très-expert.

Chaque fage-femme a fon fecret pour les tranchées : l'une donne un bouillon de perdrix avec les poireaux, l'autre une potion huileufe avec quelque fyrop ; d'autres enfin adminiftrent mille petits remèdes affez indifférents : heureux quand elles n'ordonnent rien qui puiffe faire du mal, comme de l'*opium* que quelques-unes ont la hardieffe

19.° Et

19.° Et de tirer avec les deux mains pour terminer la délivran-ce.

La tête étant délivrée de cette manière; si le corps ne peut l'être, sans risquer de séparer la tête du tronc: *Smellie* enseigne à l'accoucheur:

20.° D'introduire une main assez loin pour atteindre les

Dans ce cas, (§. 142.)

6.° Je porte seulement un doigt à l'ouverture, vers la partie

---

de faire prendre, & dont l'effet est d'arrêter ces tranchées qui sont dans l'ordre de la nature : ou s'il n'en arrive pas de mal sur le champ , il est au moins certain qu'il est la source d'autres maux qui se manifesteront par la suite. Quant aux autres petits remèdes , il n'y a rien à craindre ; il faut même les mettre en usage de son propre gré , parceque les femmes veulent être soulagées : elles souffrent , & , par conséquent , elles ne sont pas disposées à acquiescer aux raisons qu'on auroit à leur présenter. Il est absurde de faire manger une femme qui a des tranchées , la nourriture solide ne fera qu'augmenter les sucs dont la nature s'efforce de débarasser la matrice , & par conséquent elle multipliera les douleurs. Il faut donc au contraire , pour en diminuer l'intensité , se borner à la boisson; elle diminuera la quantité des sucs en provoquant la sueur , elle humectera, relâchera les fibres , & les contractions en seront moins douloureuses. D'ailleurs on fera fort bien de bassiner les parties naturelles , de frotter le ventre avec quelques adoucissants & quelques humectants. Les lavements doux & émolliens auront aussi leur utilité , ils procureront un dégorgement facile. Tout doit se borner à humecter , à relâcher , à diminuer la quantité des sucs. Il faut donc procéder ainsi : dans le commencement

épaules ou la poitrine avec les doigts:

21.º De conduire le long de cette main, avec l'autre, un des crochets & de le bien fixer :

22.º De retirer la main qui eſt dans le ſupérieure du *ſter-num*, où eſt le *thy-mus :* enſuite

7.º J'introduis mon extracteur le long du doigt qui eſt au *ſter-num*, je l'enfonce à cet endroit dans la poitrine, je déploie les aîles ;

8.º Et enſuite je délivre la femme en

---

on preſcrit la diète ; douze heures ſont-elles paſſées? on baſſine les parties naturelles , on fait prendre deux lave-ments emollients ; douze autres heures ſont-elles encore écoulées ? on frotte le ventre , & on ordonne quelque potion adouciſſante. Cependant on a gagné du temps , le lait monte aux mammelles , les tranchées ceſſent parce-qu'elles doivent ceſſer , & le public ignorant attribue à des remèdes innocents un effet qui eſt abſolument ſelon le cours ordinaire de la nature. C'eſt ainſi qu'il faut tromper les femmes , & de cette manière on conſulte vraiment leurs intérêts , en les amuſant avec certains remèdes , dont on pourroit ſe paſſer , mais qui ne peuvent leur por-ter aucun préjudice , & qui les empêchent de conſulter quelqu'autre perſonne , peut-être téméraire & ignorante, qui leur adminiſtreroit quelque médicament dangereux , tel que l'*opium*, dont l'uſage peut avoir dans cette circonſ-tance les ſuites les plus fâcheuſes.

Mais les meilleures tranchées , les vraies agitent quel-quefois beaucoup. Cela peut dépendre de l'excès des ſucs qui ſont dans la matrice , & des efforts impuiſſants qu'elle fait pour s'en débaraſſer. Il faut y faire une très-grande attention ; la fièvre s'en mêle ; il y a perte de repos , de ſommeil ; il faut craindre l'inflammation de la matrice ,

vagin, & de s'en fervir pour fixer le crochet, tandis que l'autre eft employée de la même manière fur la tête & le cou de l'enfant; &, fi l'inftrument cède,

23.° De le poufler plus haut, de le fixer de nouveau, & de réitérer les efforts, en l'appliquant encore tirant l'inftrument & la tête.

---

le dépôt, ce qui arrive quelquefois fi l'on n'a foin de mitiger la violence des douleurs. Le régime le plus humectant & le plus émollient eft celui qu'il faut prefcrire alors, & la diète doit être rigoureufe. Il y a engorgement, les fucs ne peuvent pafler, le dépôt eft à craindre, il y a de plus un éretifme confidérable: il faut faigner. Cette pratique eft hardie, mais il eft alors néceffaire de l'employer, il faut fouler aux pieds les préjugés dans un cas fi critique, & ne pas héfiter d'ouvrir la veine. Ce moyen eft celui fur lequel on doit fonder principalement l'efpoir de guérifon, & après lui les fueurs font la voie la plus efficace pour diminuer la furabondance des fucs, & faire difparoître les fymptômes fâcheux auxquels elle donne naiffance. D'ailleurs on fera fur l'*abdomen* des embrocations émollientes, on donnera des lavements humectants, & on emploiera les bains de vapeurs. Les injections de même nature auront auffi leur utilité, cependant on ne les mettra en ufage que le plus tard qu'on pourra. Il faut, autant qu'il eft poffible, s'en tenir à la faignée & aux remèdes que je viens d'indiquer, car ils ne peuvent produire aucun mauvais effet. Cependant lorfqu'il n'y a point encore de fièvre, mais qu'on craint de la voir arriver, on pourra fe permettre de donner quelqu'antifpafmodique,

de plus haut en plus haut, juſqu'à ce que le corps ſoit ſorti.

Voyez les objections que j'ai faites contre ces méthodes dans la ſect. 141. (ʒ).

Il eſt donc évident que ma méthode n'exi-

---

ou quelque léger narcotique : toutefois le plus ſûr ſera de le faire prendre en lavement. Ainſi on donnera de cette manière une *teinture de caſtor*, ou une infuſion de *caillelait* ou de poudre de *valeriane ſauvage*. Mais, je le repète, il faut bien prendre ſon temps, car ces remèdes, au lieu d'être avantageux, deviendroient nuiſibles. Il y a des médecins qui oſent donner par la bouche la *liqueur d'Hoffmann*. Les cas où l'on doit adopter cette pratique ſont extrêmement rares. S'il eſt quelquefois permis de donner par en haut un petit narcotique, c'eſt chez les femmes extrémement ſenſibles, & vaporeuſes : & alors il vaut mieux choiſir le *ſyrop de Diacode*, ou plutôt la ſimple décoction de la tête de pavot, car il ne faut que diminuer la douleur, la rendre ſupportable, & bien ſe garder de la faire ceſſer, parceque les excrétions ſ'arrête-roient & qu'il en réſulteroit certainement quelqu'accident.

Dans les fauſſes tranchées, la ſaignée eſt encore le principal remède, & ſur lequel il faut encore plus inſiſter que dans les tranchées vraies, mais exceſſives. D'ailleurs tous les autres médicaments humectants & relâchants doivent être employés avec la plus grande célérité ; & l'on doit, ſans perdre de temps, prendre toutes les pré-cautions poſſibles pour empêcher le mal de croître ; car, ſi l'on n'eſt prompt à adminiſtrer les ſecours néceſſaires, il fait les progrès les plus rapides, & il eſt bientôt ſuivi de la cangrêne & de la mort.

(ʒ) *NB. Dans ces dernières opérations, la main de l'ac-coucheur, le crochet, & le cou ou les epaules de l'enfant, ſont dans l'orifice externe en même temps.*

ge que huit opérations, tandis que celle de *Smellie* en requiert vingt-trois, dont plu-sieurs sont aussi fort douloureuses pour la mère.

§. 164. *Second cas.* Lorsque les jambes & les fesses de l'enfant sont descendues, & qu'il est alors arrêté par le volume du ventre, (§. 154.) *Smellie* ordonne

De l'ouvrir, en y enfonçant les pointes des ciseaux, ou de le délivrer avec le cro-chet : or ces deux ins-truments sont nuds.

Je fais la même opération avec mon extracteur, ou avec le *trépan caché* de *Ould*, qui a, de même que l'autre, sa capsule, & ne peut par consé-quent blesser la fem-me.

§. 165. *Troisième cas.* Lorsque le corps & les bras de l'enfant sont sortis & que la tête est arrêtée : s'il est impossible de le délivrer & de lui sauver la vie, *Smellie* ordonne à l'accou-cheur, (§. 155.)

1.° D'introduire sa main le long de la tête, & ses doigts au tra-vers de l'orifice de la matrice :

Dans ce cas, si je vois que la tête ne vienne pas avec cette facilité qu'exige la sû-reté de la mère, après avoir examiné avec un doigt pour éviter de déchirer le périnée, je conseille

1.º De séparer la tête du tronc :

2.º De glisser en haut un des crochets courbes le long de l'oreille entre sa main & la tête de l'enfant, sur la partie supérieure de laquelle il faut le fixer.

2.º D'introduire une main, p. ex. la gauche, de tourner le sommet de la tête vers l'orifice de la matrice & l'orifice externe, & de la maintenir fixe dans cette position.

3.º De retirer sa main :

3.º D'introduire mon extracteur comme dans le premier cas, dont il vient d'être fait mention.

4.º D'empoigner l'instrument avec une main, de saisir avec l'autre le cou & les épaules, de tirer ; &, si la tête n'avance pas,

4.º De détruire la structure du cerveau, & ensuite,

5.º D'introduire sa main comme auparavant,

5.º De tirer la tête en tenant les doigts comme je l'ai enseigné dans le cas mentionné ci-dessus.

6.º De pouffer en haut, & de fixer l'autre crochet courbe le long du côté oppofé;

7.º De retirer fa main & de joindre les crochets ;

8.º Enfin de tirer , &c. mais , fi cela ne réuffit pas,

9.º De retirer l'inftrument, &,

10.º De féparer la tête du tronc.

11.º D'introduire fa main, de repouffer la tête dans la matrice, de tourner la face vers le fond & le *vertex* en bas vers l'orifice interne & le bord du *baffin* ;

12.º D'ordonner à un affiftant de preffer fur le ventre de la femme avec les deux mains, de maintenir la tête & là matrice fermes dans cette pofition;

13.° De délivrer en-
suite le crâne avec les
ciſeaux ;

14.° De détruire la
ſtructure du cerveau,
comme il eſt expliqué
dans le premier cas
dont il a été fait men-
tion ;

15.° De retirer les
ciſeaux.

16.° D'introduire
& de fixer le crochet
(ce qui exige au moins
deux opérations) &

17.° De l'extraire.

On peut voir dans
la ſect. 156. les objec-
tions que j'ai faites
contre ces méthodes.

§. 166. *Quatrième cas.* Lorſque la tête a
été ſéparée du tronc & laiſſée dans la matrice, (§. 157.) *Smellie* enſeigne à l'accoucheur,

	Je conſeille
1.° De pouſſer ſa main dans la matrice & d'introduire deux doigts dans la bouche	1.° D'introduire une main , avec la-quelle on peut tour-ner le ſommet de la

de l'enfant, ayant le pouce au-deſſous du menton ; & , s'il ne peut en faire l'extraction de cette manière,

2.° D'employer le forceps, ſi la tête eſt baſſe ; mais , ſi ce moyen ne réuſſit pas davantage,

3.° De pouſſer une main le long du côté de la tête , juſqu'à ce qu'elle ait paſſé au-delà de l'orifice externe;

4.° D'introduire avec l'autre main le côté du crochet courbe & de le fixer ſur la tête ;

5.° De retirer la main qui étoit introduite , de ſe ſaiſir de l'inſtrument;

6.° De gliſſer ſes doigts dans la bouche de l'enfant;

7.° De tirer en bas avec les deux mains ;

tête de l'enfant vers le centre du paſſage , & l'y maintenir ;

2.° D'introduire mon extracteur dans la ſuture convenable , comme il a été enſeigné ci-deſſus;

3.° De détruire la ſtructure du cerveau , &c. &,

4.° D'extraire la tête ſelon la méthode décrite ci-deſſus.

&, si cela ne réussit pas,

8.º D'introduire l'autre crochet le long du côté opposé de la tête, de le fixer sur le crâne, & d'arrêter l'un avec l'autre;

9.º De tirer & de s'efforcer de délivrer; mais, si cela n'est pas possible,

10.º De repousser la tête de l'enfant & de tourner en bas le côté supérieur;

11.º D'ordonner à un assistant de presser le ventre de la mère avec les deux mains, en leur faisant faire un mouvement d'un côté à l'autre, & en leur faisant tenir une telle direction qu'elles poussent la tête vers l'orifice interne & la retiennent dans cette position; de l'ouvrir ensuite & de l'extrai-

re suivant les inftruc-
tions qu'il a données
dans fon livre, chap.
3. fect. 7. n.° 2. ce qui
exige encore , au
moins , neuf opéra-
tions. Ainfi le nombre
de celles qu'il faudroit
faire, en fe conduifant
comme il l'enfeigne,
dans ce quatrième cas,
monteroit à vingt.

§. 167. *Cinquième cas.* Lorfque les parties
de la mère font très contractées & enflées,
la tête de l'enfant étant laiffée dans la matrice,
Smellie ordonne à
l'accoucheur :

1.° D'introduire
une main dans le *va-
gin*, & , s'il ne peut la
faire entrer dans la
matrice, d'introduire
les doigts , & de tour-
ner le fommet de la
tête de l'enfant vers
l'orifice interne, &c.

2.° D'introduire
avec l'autre main une
branche du long for-

Je confeille de fui-
vre, autant qu'il eft
eft poffible, la même
méthode que dans le
dernier cas; d'où l'ac-
coucheur n'aura que
quatre opérations à
faire.

ceps, le long d'une oreille ;

3.° De retirer la main du *vagin* ;

4.° D'introduire l'autre ;

5.° De porter l'autre branche du forceps le long de l'oreille opposée : d'arrêter ensemble les deux branches ;

6.° De retirer la main ;

7.° De tirer la tête aussi bas qu'il se pourra ;

8.° De faire tenir le forceps par un assistant, tandis qu'il fera une large ouverture avec ses ciseaux ;

9.° Enfin de comprimer la tête avec une grande force & de l'extraire lente-

Il est donc très-évident pour tout lecteur judicieux & impartial que la pratique de *Smellie* n'est ni aussi sûre, ni aussi facile, ni aussi expéditive que la mienne. Parmi ceux que j'ai convaincus de son avantage supérieur pour délivrer les femmes, il en est qui ont été les élèves de notre auteur, & qui n'ont adopté ma pratique, qu'après avoir essayé envain celle qu'il indique pour faire l'extraction de la tête : & je puis déclarer, sans manquer à la bonne foi, que j'ai toujours délivré heureusement les femmes avec mon extracteur, dans les cas ci-dessus mentionnés (59).

J'ai encore quelques remarques à ajouter:

§. 168. On lit à la page 463 (a) : « Lorsqu'immédiatement après sa naissance l'en-

---

(59) Nous avons déjà traité des pertes, de la suppression des lochies rouges, de l'apoplexie laiteuse, de la péripneumonie laiteuse, des dépôts laiteux au sein ou dans les autres parties du corps, (Voy. le Syst. nouv. & compl. n. 130. p. 486. n. 131. p. 492. n. 132. p. 494. & suiv.) & des tranchées : (ci-dessus, not. 58. pag. 482.) il nous reste, pour compléter ce qui concerne les maladies qui suivent l'accouchement, à parler du milliet, de la suffocation, & du dévoiement.

Du Milliet.

Quand le lait ne coule ni par la vulve, ni par le sein, & qu'il se jette sur toute la peau, il occasionne alors cette maladie qu'on nomme le milliet.

Il est essentiel ou symptomatique, grand ou léger. Quand il est grave, il y a un très-grand frisson, & les plus grands symptômes des fièvres ont lieu. Quand il est léger, le frisson est à peine marqué, les excrétions se font à-peu-près bien, & il se termine en neuf jours. Ainsi il faut distinguer deux fièvres miliaires ; l'une, plus grave, qui est

(a) Smellie, *tom. I.*

» fant eſt attaqué de convulſions, à cauſe de
» cette compreſſion (celle de la tête pendant
» le travail) & que l'on n'a pas eu la précau-

fièvre miliaire proprement dite ; l'autre, de plus mince
importance, qu'on peut appeller le petit milliet, qui eſt
auſſi une dépuration du ſang par la peau, mais d'une façon douce, ſans aucun danger, que l'on pourroit plutôt
appeller ſymptomatique, & qui n'eſt enfin que la fièvre
de lait prolongée.

La fièvre miliaire proprement dite eſt ou bénigne, &
alors elle participe du genre des putrides ; ou maligne,
& elle participe des fièvres qu'on nomme malignes.
Après avoir fait quelques réflexions ſur le petit milliet,
nous paſſerons à ce qui regarde la fièvre miliaire proprement dite.

Il y a des femmes chez qui le lait eſt ſi abondant, qu'il
ne peut ſortir entièrement par le ſein & par la vulve. Ces
femmes ont une fièvre de lait très-longue, leur vulve eſt
très-humide, leurs mammelles ſont très-gonflées : cependant l'excrétion qui ſe fait par ces deux voies ne ſuffit pas
pour abſorber toute la quantité du lait, il en reſte encore
une partie qui roule dans la maſſe des humeurs, & qui eſt
pouſſée par la force de la vie à la périphérie du corps.
Quand les femmes ſuent, leur peau ſe couvre de petits
boutons qui reſſemblent à des grains de milliet : cela arrive ſouvent chez les femmes groſſes, mais d'une manière
plus marquée chez celles qui viennent d'accoucher, parceque la ſueur emporte avec elle la trop grande quantité
de lait, & forme ſur toute la ſurface du corps des véſicules, qui ſont ſur-tout ramaſſées autour de la poitrine &
des mammelles.

La fièvre de lait annonce cette éruption, elle n'en eſt
que la ſuite, & elle n'a point lieu lorſque la quantité de
lait eſt petite. En conſéquence, les accidents ſont ceux
de la fièvre de lait, mais qui durent plus long-temps. Les
femmes ſe plaignent de chaleur à la peau, de démangeaiſon. La peau eſt rouge par placards & couverte de boutons, ou l'on ne voit point de ces placards & la peau eſt
rouge uniformement. Le pouls eſt plein, mais point fié-

» tion de laisser dégorger un peu les vais-
» seaux du cordon ombilical, il faut tout de
» suite ouvrir la veine jugulaire & en tirer une

vreux ; il y a un petit mal de tête ; les urines sont trou-
bles ; la peau est rude ; la langue est humide, mais chargée. La terminaison est très-rarement mauvaise, pourvu
toutefois que l'on garde une bonne conduite ; car si l'on
manque aux précautions nécessaires, il arrive les accidents les plus terribles par la métastase de l'humeur laiteuse qui quitte la peau, pour se jetter sur quelque viscère
important. Le petit milliet est assez commun à *Paris*, où
l'on tient chaudement les femmes en couche pour les faire
suer ; c'est un bien, il faut le faire valoir, ne le négliger
jamais, & le veiller de très-près pour prévenir les accidents.

Que faire pour tenir l'humeur laiteuse à la peau ?

Il faut prescrire l'abstinence la plus sévère. Cependant
faisons une distinction : quand les boutons s'en vont par
écailles, on peut se lâcher un peu sur le régime, & permettre quelque nourriture légère, comme un œuf frais,
une soupe, &c. mais quand la peau est couverte de petites
vessies, de pustules qui ne s'en vont point par écailles, il
ne faut absolument donner aucune nourriture solide, autrement il en résulte quelque mal, comme indigestion
sensible ou insensible, ou, ce qui est le plus fâcheux, la
métastase de l'humeur. D'ailleurs on sera simple spectateur, il n'y a point de remèdes à donner, à moins qu'on
ne prescrive quelques lavements & une boisson légèrement diaphorétique. Quelques-uns veulent purger pour
diminuer la quantité du lait : mais ils ont tort parceque ce
milliet est critique, & que les purgatifs pourront produire un vuide qui causera la rentrée de l'humeur. On ne
purgera donc point, tant que ce petit accident existera ;
il faut le respecter, ne faire aucun remède, il n'y a rien
à craindre en se conduisant ainsi. Au bout de huit ou dix
jours les boutons disparoissent, la peau se nettoie : c'est
alors que l'on pourra exciter quelques légères évacuations avec le *sel de duobus*, pour débarasser les premières

» à deux onces de ſang. *Cette opération eſt*
» *très-aiſée à pratiquer dans les jeunes en-*
» *fans :* il faut procurer l'évacuation des uri-

---

voies, & évacuer les reſtes de l'humeur laiteuſe. Paſſons au milliet proprement dit.

Nous avons déjà obſervé qu'il étoit bien plus grave. Il n'y a pas de doute que la cauſe immédiate ne ſoit le dépôt du lait ſur la peau, de même que le virus variolique dans la petite vérole eſt la cauſe des boutons qui s'élèvent ſur toute la ſurface du corps. La ſeule différence qu'il y a entre le petit milliet & l'autre ne conſiſte que dans le plus ou moins d'humeur laiteuſe répandue dans le ſang. Selon que le lait s'étend, les éruptions ſont différentes. Dans le milliet ordinaire, ce ſont des exanthêmes, portés par une peau un peu rouge. Il y en a un autre qui reſſemble aſſez au grain de la petite vérole : on voit des puſtules grandes, larges, & étendues, comme ce qu'on appelle le *maître-grain* dans la maladie que je viens de nommer. Enfin on voit, dans quelques cas, ſur la peau, des taches qui reſſemblent à la rougeole, & à la rougeole boutonnée : on ſait que, dans cette dernière maladie, la peau eſt couverte de plaques rouges au milieu deſquelles s'élèvent de petits boutons : or, le milliet offre quelquefois les mêmes apparences. Il y a encore une différence à raiſon des exanthêmes qui viennent ſur la peau. Le milliet benin a toujours des petits boutons qui deviennent cryſtallins, & ne laiſſent aucune tache ſur la peau ; bien plus elle devient quelquefois plus belle lorſqu'ils ont diſparu. Il y en a une ſeconde eſpèce où les grains ſont plus gros, & elle eſt plus mauvaiſe. Mais l'eſpèce la plus maligne eſt celle qui eſt compliquée de la première & de la ſeconde ; il y a de grandes tâches rouges, & de gros boutons çà & là.

Il faut compter parmi les cauſes éloignées du milliet, le mauvais état de la femme après l'accouchement, la cacochymie ou la ſurabondance de mauvaiſes matières qui ſont dans les premières voies, & paſſent dans les ſecondes : auſſi voit-on que les femmes gourmandes & qui

» nes

» nes & du *mæconium, & lui appliquer entre*
» *les épaules un petit emplâtre véficatoire* ».
Mais, en premier lieu, l'ouverture de la ju-

n'obfervent pas de régime font plus communément attaquées de la fièvre miliaire. Le milliet bénin & le milliet
malin reconnoiffent la même caufe : mais dans le dernier,
il fe porte une plus grande quantité de lait fur la peau, le
fang en conferve encore beaucoup, & une partie va fe jetter fur le cerveau.

Voici les fymptômes de la fièvre miliaire bénigne. Il
y a chaleur, démangeaifon à la peau ; elle eft rude, âpre,
sèche ; elle fe couvre de petits grains ramaffés & elle devient femblable à la peau du chagrin. Tous ces petits
grains font pointus, remplis d'une matière féreufe, dont
le plus fubtil s'évapore & dont le plus groffier refte.
Avant que les boutons paroiffent, il y a mal-aife dans
toute l'habitude du corps, angoiffe, inquiétude, fièvre
qui a été précédée d'un petit friffon. Le fein eft d'abord
gros, il diminue enfuite & s'affaiffe, mais pas fi complétement que quand le milliet eft malin. La refpiration eft
gênée ; il y a toux comme fi le poumon étoit enflammé ;
le ventre fe bouffit, il eft rempli de vents ; il y a quelquefois un dévoiement, ce qui eft avantageux, & d'autres fois
il n'a pas lieu. Les femmes ont d'abord un délire fourd,
mais qui augmente promptement & devient une vraie
phrénéfie. La langue eft extraordinairement chargée, la
malade a foif, fon vifage eft manifeftement altéré, les urines font rouges & en petite quantité. Le corps eft couvert
de fueur au commencement, mais elle fe sèche ; ou, fi
elle continue, la fièvre miliaire eft vraiment putride.
Lorfque les boutons paroiffent, l'oppreffion, la douleur,
le mal-aife, tout ceffe, & il ne refte plus qu'une petite
démangeaifon. C'eft ordinairement vers le fein qu'ils
commencent à fe manifefter, enfuite aux parties fupérieures, de-là aux inférieures, en attaquant d'abord les
parties naturelles & les reins. La fièvre dure trente-fix ou
quarante heures, pendant lefquelles la peau devient âpre
& inégale, & enfin elle s'éteint. Voilà ce qu'on obferve

K k

gulaire est rarement praticable chez les enfants nouveau-nés, sur-tout dans le cas dont
il est fait ici mention ; parceque, quand les

ordinairement : cependant on a vu quelquefois l'éruption
du milliet être précédée de symptômes si doux & si modérés, qu'il paroissoit *ex abrupto.* Les boutons diminuent
par dégrés au bout de cinq ou six jours, la peau se sèche,
& tombe en farine : mais il reste encore des écailles à la
poitrine, & au ventre, au bout de trois semaines ou un
mois. Dans le milliet malin, l'agitation, l'inquiétude, le
mal de tête, les élancements, les dardements à la peau,
tout est plus marqué. Il y a un abattement, un accablement singulier. L'altération du visage est remarquable ;
le délire est sourd ; la langue est serrée, brûlée, noire,
& cependant sans soif. Les femmes ne parlent que de
choses sinistres. Le pouls est dès le commencement dur,
serré, inégal. Les yeux sont hagards, hébétés. Cependant
la fièvre s'abaisse ; les yeux deviennent ternes ; il n'y a
plus de mal de tête, mais un appésantissement. Le pouls
se rapproche de l'état naturel ; la chaleur diminue ; on
observe des convulsions dans les doigts, les yeux, les lèvres, & elles gagnent bientôt toute l'habitude du corps.
Enfin le milliet s'applatit, & en même temps les autres
symptômes deviennent plus graves : la langue est noire,
les urines sont crues, le ventre est serré, les lochies sont
séreuses, & la mort est presque certaine. A ces symptômes, qui ne reconnoît pas une fièvre maligne ? Les fièvres
ne sont malignes que parceque le système nerveux est
abattu : or le lait procure ici cet abattement, parcequ'une
partie se jette sur le cerveau, &, en le comprimant, gêne
la circulation de l'esprit vital ; ce qui donne naissance aux
mouvements convulsifs des muscles des yeux, de ceux
des lèvres, & des doigts.

Le milliet soit bénin, soit malin, est de la plus grande
importance, & d'autant plus qu'il arrive dans le temps
des couches. Il faut craindre, dans le milliet bénin, la dé-
litescence de l'humeur, parcequ'elle cause les accidents
les plus graves. Quelquefois on a vu la tête se prendre,

enfants font fi volumineux qu'ils reftent auffi long-temps au paffage, & éprouvent une compreffion auffi confidérable que celle dont

au moment où l'on croyoit n'avoir plus rien à redouter , parcequ'on voyoit la peau devenir belle. Quand le milliet bénin eft bien traité il fe termine ordinairement en neuf ou dix jours. Mais l'autre eft le plus fâcheux : ce n'eft pas le dépôt fur la peau qui eft à craindre , mais la complication avec les fymptômes qui dépendent du cerveau. Cependant, en s'y prenant bien, on peut encore conferver l'efpérance de guérir.

Dans le milliet bénin , réglez exactement le régime. Il y a furabondance de lait , il faut tâcher de le diminuer , & de fixer l'humeur fur la peau. On tiendra donc la malade chaudement , & on lui fera prendre quelque boiffon diaphorétique. D'ailleurs il fera bon d'entretenir le ventre libre avec l'*arcanum duplicatum* , mais l'on s'abftiendra des purgatifs plus forts, parcequ'ils cauferoient la délitefcence. Il ne fera permis de s'en fervir que quand les boutons feront tombés , & ils feront même alors falutaires pour fuppléer au défaut de la crife.

Lorfqu'il s'agit du milliet malin, il faut adminiftrer l'émétique pour peu que l'on foupçonne de la faburre dans les premières voies : mais on aura foin de le donner avant que le dépôt foit formé, car ce n'eft qu'alors qu'il peut produire du bien. Avant l'émétique, on fera une faignée du pied, fi la fièvre eft aigue , fi les yeux font étincellants, & fur-tout fi le battement des artères temporales eft confidérable. Mais malgré toutes les précautions poffibles le dépôt eft formé, & la tête eft prife : il faut alors tenir le ventre très-chaudement, exciter un petit dévoiement en mettant dans la tifanne l'*arcanum duplicatum* ou un peu de *tartre ftibié*. La boiffon fera diaphorétique & antiputride. Si ces moyens ne fuffifent pas, il fera néceffaire de faire fucer les mammelles, afin de déterminer le lait à fe porter vers cette partie, & de débaraffer le cerveau qui en eft furchargé ; ou l'on fera appliquer les fangfues aux parties naturelles ; ou l'on emploiera ce dernier moyen

parle *Smellie*, il eſt à peine poſſible de trouver & d'ouvrir une veine ; ſoit au cou, au bras, ou au pied ; car, alors, la membrane

---

en même temps que l'autre pour opérer un effet plus prompt, & forcer la matière laiteuſe, qui eſt la ſeule cauſe du mal, à ſortir du corps par toutes les voies poſſibles. En ſuppoſant que tout cela ne réuſſiſſe pas encore, il n'y a pas d'autre parti à prendre que d'avoir recours aux véſicatoires : il faut agir, dans ce cas, promptement & ſans timidité, les véſicatoires doivent être larges, & appliqués à la fois ſur pluſieurs parties du corps : s'ils mordent, & ils mordront preſque ſûrement ſi l'on ſe conduit avec cette vigueur, ils produiront une évacuation abondante, & ſauveront la malade. On ne doit pas s'embaraſſer des exanthémes ; ils diſparoîtront, il eſt vrai, mais les évacuations y ſuppléeront.

Ai-je beſoin d'avertir qu'il faut bien ſe garder de donner les narcotiques, ſi légers qu'ils ſoient ? Ils deviennent mortels & ſuſpendent les excrétions : il n'y a que des ignorants qui puiſſent les adminiſtrer alors, mais tout homme inſtruit en connoîtra le danger dans un cas où il eſt ſi eſſentiel d'aider le travail de la nature au lieu de l'arrêter, & ne les preſcrira jamais.

Des Convulſions & des Suffocations.

L'on ſait que les convulſions ſont des mouvements irréguliers & involontaires, dont la cauſe prochaine eſt le flux irrégulier de l'eſprit vital.

« Si les convulſions qui précèdent l'accouchement, » dit *Lamotte* (a), ſont d'un mauvais augure, celles qui le » ſuivent ne ſont pas un préſage moins ſiniſtre pour les ac- » couchées ; car quand cet accident arrive pendant le » temps de la groſſeſſe ou celui de l'accouchement, l'ac- » coucheur ſait à quoi il doit s'en tenir, le remède étant » d'accoucher la malade le plutôt qu'il eſt poſſible, mais » c'eſt une choſe bien différente après qu'elle eſt accou- » chée, &c. » En effet les convulſions des femmes en

(a) Tom. II. pag. 1225.

adipeufe eft tellement épaiffie par une exceffive quantité de graiffe, que l'on ne peut fentir
les vaiffeaux qui font deffous. Et, en fecond

couche font très-dangereufes par elles-mêmes & par leurs
fuites : d'ailleurs elles peuvent reconnoître plufieurs
caufes différentes, enforte que c'eft au médecin ou à
l'accoucheur à diftinguer celle qui exifte, & à employer
enfuite les moyens néceffaires pour la combattre. Il faut
toutefois avouer qu'avec un peu d'attention & d'expérience il fera facile d'établir fûrement le diagnoftic de la
caufe, ce qui eft le plus effentiel pour faire le jufte choix
des remèdes convenables : car, quant aux convulfions
elles-mêmes, il n'y a perfonne qui puiffe les méconnoître.

Obfervons d'abord que les convulfions prennent quelquefois leur fource dans la conftitution même de la femme. Celles qui font délicates, fenfibles, & qui ont la
fibre tenue & vibratile, y font plus fujettes & en font plus
tourmentées; & les femmes hyftériques en ont après l'accouchement, comme en tout autre temps. C'eft principalement à l'égard de ces femmes qu'il faut prendre certaines précautions, comme de ne leur caufer aucun faififfement, de ne rien dire devant elles qui puiffe les cha-
griner ou les affecter trop vivement, & de ne leur laiffer
refpirer aucune odeur forte. On ne doit jamais omettre
aucune de ces précautions dans le traitement des femmes
en couche, mais, je le répète, elles doivent fur-tout être
le plus fcrupuleufement obfervées à l'égard de celles qui
jouiffent d'une grande fenfibilité & qui font naturellement
vaporeufes. On trouve dans tous les livres des accoucheurs des exemples de femmes qui ont éprouvé des convulfions cruelles, pour avoir eu quelque faififfement,
ou pour avoir reçu quelque trifte nouvelle, ou pour s'ê-
tre fervi de linge parfumé avec du mufc, ou pour avoir
fimplement refpiré l'odeur d'un bouquet. Faites enforte
que tout ce qui environne les nouvelles accouchées ne
leur préfente que des idées agréables, entretenez leur
ame dans le plus grand calme, cachez-leur foigneufe-

lieu, comme les convulſions ſont ſuppoſées provenir de la compreſſion trop grande & trop longue ſur la tête de l'enfant pendant le

---

ment tout ce qui pourroit leur cauſer la plus légère peine, & écartez d'elles les odeurs & tous ceux qui en ſont parfumés.

Mais malheureuſement ces précautions ſont quelquefois négligées. Telle femme qui vient d'accoucher ſe porte au mieux, ſes excrétions ſe font parfaitement bien, tout fait eſpérer que ſes couches ſe paſſeront le plus heureuſement ; cependant on lui annonce bruſquement quelque nouvelle fâcheuſe, où on lui donne imprudemment quelque ſujet d'inquiétude, où elle éprouve un ſaiſiſſement cauſé par quelqu'objet inattendu, ou elle reſpire l'odeur du muſc ou quelqu'autre plus ou moins active, & elle eſt auſſi-tôt priſe de convulſions, quelquefois à un tel point que ſa raiſon ſe perd, que ſa gorge enfle, qu'elle eſt preſque ſuffoquée, & que ſon pouls extrêmement foible & languiſſant, fait craindre pour ſes jours. Il faut, dans ce cas, mettre ſous le nez quelqu'eſprit volatil, & travailler à modérer le mouvement deſordonné des eſprits par quelque potion antiſpaſmodique, & par des lavements de petit lait, dans leſquels on fera entrer quelques grains de *camphre* ou de *caſtoreum*. D'ailleurs il n'eſt pas beſoin d'avertir qu'il faudra avoir ſoin de faire ceſſer la cauſe qui aura excité ces convulſions : ainſi on ôtera auſſi-tôt à la femme ſes linges muſqués, & ſon atmoſphère ne ſera plus parfumée, ou, lorſqu'elle ſera un peu revenue à elle-même, on fera tous les efforts pour rendre la tranquillité à ſon eſprit agité. Ce qu'il y a le plus à redouter de ces convulſions, c'eſt qu'en reſſerrant les vaiſſeaux, elles n'empêchent les évacuations & ne ſuppriment les lochies ; ce qui exigeroit d'autres remèdes, comme la ſaignée, & tout ce qui ſeroit capable de relâcher, tels que les lavements émolliens & rafraichiſſants, qui réuſſiſſent ordinairement lorſqu'ils ſont adminiſtrés à-propos: car autrement le ſang qui s'amaſſe dans les vaiſſeaux de la matrice, au lieu d'être évacué, cauſe l'engorgement

travail, il y a auffi obftruction & inflammation des plus petits vaiffeaux : or tout ce qui
augmente la vîteffe & la force de la circula-

---

l'inflammation de ce vifcère ; & cette inflammation, qui
eft l'effet des convulfions, en devient à fon tour la caufe,
les entretient, & leur donne une intenfité plus grande.

Les convulfions font un des fymptômes des pertes qui
furviennent après l'accouchement. Un homme qui meurt
dans une hémorrhagie expire au milieu des convulfions,
elles font l'effet des évacuations exceffives. C'eft par
cette raifon qu'il n'eft pas fage de faire faliver les femmes
enceintes attaquées du mal vénérien, parceque la faliva-
tion eft une évacuation trop confidérable, & par conféquent dangereufe à caufe des mouvements convulfifs
qu'elle pourroit exciter. Or, par la même raifon, le même
effet eft à craindre des pertes des femmes nouvellement
accouchées, & on ne peut l'empêcher que par les moyens
capables d'arrêter l'écoulement du fang. (Voy. le Syft.
nouv. & compl. not. 130. pag. 486.) L'inanition peut encore, de même que les grandes hémorrhagies, occafionner des convulfions. Auffi n'eft-il pas rare d'en voir attaquées les femmes à qui l'on a fait obferver pendant la
groffeffe un régime trop ftrict, ou qui font réduites à un
tel état de mifère qu'elles n'ont pu fe nourrir fuffifamment.
Il n'y a point d'autre moyen pour les guérir que de leur faire
prendre des aliments reftaurants, tels que de bons bouillons, avec cette précaution de leur en donner peu à la fois,
mais fouvent.

Si les convulfions qui fuivent l'accouchement dépendent, comme cela arrive quelquefois, de douleur, de
rupture, de déchirure, ou de contufion faite à la matrice ou aux autres parties naturelles, l'on ne peut les faire
ceffer qu'en détruifant la caufe, c'eft-à-dire, en calmant
la douleur, ou en guériffant par les remèdes néceffaires
les bleffures de la matrice & des autres parties.

Dans certains cas, la crifpation des vaiffeaux de la matrice donne naiffance aux convulfions : & voici les fignes
qui annonceront qu'elles reconnoiffent cette caufe. En

tion, doit augmenter ces accidents, au lieu de les diminuer ; par conséquent, on ne doit jamais, en pareil cas, appliquer un véficatoire entre les épaules.

---

examinant les linges, on voit qu'ils ne font point teints ou qu'ils ne le font qu'imparfaitement ; le ventre eft élevé, dur & tendu ; la fièvre eft ardente ; & , en portant la main dans le *vagin*, on trouve l'orifice de la matrice fermé, enflé, chaud & douloureux. Quand les chofes font ainfi, on peut être fûr que cet organe eft enflammé, & que fon inflammation eft la caufe de la fuppreffion des lochies, & des convulfions qui fe manifeftent. C'eft aux remèdes anti-phlogiftiques qu'il faut alors avoir recours. (Voy. le Syft. nouv. & compl. §. 164. p. 491. not. 131. p. 492.)

Il y a des femmes, qui, comme je l'ai obfervé ci-def-fus, étant de nature hyftérique, ont des vapeurs dans leurs couches, comme dans tout autre temps. Or il eft effentiel d'en être inftruit : & fi l'on ne peut l'être par foi-méme, faute de connoître la malade pour laquelle on eft appellé, on tirera les informations néceffaires de ceux qui l'environnent. D'ailleurs on aura lieu de juger que les vapeurs ou fuffocations d'une femme qui vient d'accoucher font dues à fa conftitution, lorfqu'après un mûr examen on ne pourra en affigner aucune autre caufe. On fait toutes les viciffitudes auxquelles les vaporeufes font fujettes. Elles perdent connoiffance ; leur bouche eft ouverte ; leurs yeux font fermés ; leurs bras & leurs jambes font agités par des mouvements convulfifs. Il y en a qui reftent comme cataleptiques. Quelques-unes ne perdent pas tout-à-fait connoiffance : mais toutes reviennent à elles après un temps plus ou moins long, & dans l'intervalle de leurs accès elles font fages & raifonnables. Lorf-qu'ils reviennent elles fentent une pefanteur du côté de la matrice, elles difent qu'elles ont une maffe au-deffus du *pubis*, enfuite du côté de la poitrine ; enfin elles fentent le globe hyftérique qui monte jufqu'au cou & qui les étrangle ; elles font comme étouffées & fuffoquées, elles ont la voix *ftrangulatoire*, elles ne refpirent qu'avec la

§. 169. On lit au commencement de la même page : « Il faut aussi lui faire évacuer » (à l'enfant nouveau-né) le *mæconium* le plu-» tôt qu'on peut, afin de procurer plus de li-

---

plus grande peine, on croiroit qu'elles vont expirer, tant il y a de symptômes effrayants. Cependant les lochies coulent à-peu-près comme dans l'état naturel ; les excré-ments sont de bonne nature ; les urines sont claires ; le vi-sage n'est pas trop altéré ; le pouls est serré, convulsif, & il se perd quelquefois. Les accès d'hystéricisme qui sui-vent l'accouchement ne sont pas dangereux par eux-mê-mes, ils ne le deviennent qu'autant qu'ils se multiplient & reviennent trop souvent, car la suppression des lochies peut en être la suite. Il faut donc faire tous ses efforts pour abréger la durée des accès & les rendre plus rares. En con-séquence on travaillera à dégorger la matrice en faisant des frictions avec les émollients & les antispasmodiques, ou avec quelqu'huile où l'on mêlera un peu de celle de *succin* : on donnera des lavements avec le *castoreum* en poudre, dont on mettra 30 gr. dans une décoction de *matricaire* : ou l'on administrera même la *liqueur d'Hoff-mann*, & l'on prescrira une *tisanne antispasmodique*. Il fau-dra de plus solliciter les excrétions par le moyen du sel *de duobus* ou de quelque minoratif. Mais on n'appliquera point de vésicatoires, & l'on ne saignera pas, de peur qu'il n'en résulte un affaissement dangereux : si toutefois on avoit affaire à une femme très-pléthorique, l'on pour-roit faire une ou deux saignées pour donner le calme, éloigner les paroxysmes, & empêcher la crispation qui force les sucs à séjourner. L'usage de faire des fumigations n'est pas mauvais, tout ce qui a une odeur puante est bon à présenter aux femmes qui ont des suffocations : il y en a qui font des camouflets. Pour s'opposer au retour des ac-cès, l'essentiel est d'éloigner les causes disposantes, d'en-tretenir la malade dans le repos & la tranquillité, de l'é-gayer, de la purger, & d'exciter des sueurs modérées. Le régime est nécessaire, mais il ne sera pas trop rigou-reux, car il est aussi dangereux par la vacuité dangereuse

» berté au cours des fluides dans *l'abdomen*,
» & de rappeller le sang du cerveau qui en a
» été surchargé & comprimé. Pour cet effet,

---

qu'il produit, que la nourriture trop abondante par la surcharge qu'il occasionne sur un viscère qui fait mal ses fonctions.

Les nouvelles accouchées peuvent encore avoir certaines suffocations, contre lesquelles on emploie envain tous les remèdes usités ; savoir celles qui dépendent de caillots de sang amassés dans la matrice. Le sang sorti des vaisseaux de cet organe, à la suite de l'accouchement, s'arrête quelquefois dans sa cavité, laisse échapper sa sérosité, & forme une masse que l'on a vu égaler par son volume celle de la tête d'un enfant. De-là des suffocations, mais qui se dissipent comme par enchantement, aussi-tôt qu'on a enlevé ce corps étranger formé par l'amas de la partie rouge du sang. Quand la matrice étoit pleine pendant la grossesse, il y avoit communication entr'elle & le fœtus ; elle pouvoit donc se dégorger, & elle n'étoit point surchargée par une trop grande quantité de sucs. Mais c'est bien différent quand elle est remplie par le *coagulum* dont je parle, il n'y a plus alors aucune communication, ce viscère applique immédiatement ses parois sur le corps étranger, & il ne lui est plus possible de se dégorger ; elle emploie bien toutes ses forces, mais elles ne sont pas assez grandes, de-là l'irritation qui se communique bientôt à toutes les parties du corps. Quand cette cause a lieu, les femmes éprouvent les mêmes symptômes que dans l'hystéricisme : & on les fait cesser aussi-tôt, en portant la main dans la matrice & en la débarrassant de toute la masse du sang qui y est amassée & coagulée. Envain administreroit-on d'autres secours, tant qu'on n'enlevera pas cette cause principale, ils seront infructueux : & on la soupçonnera avec raison, toutes les fois que la femme ne sera pas naturellement vaporeuse, & qu'on ne pourra reconnoître aucune des autres causes que nous avons détaillées. Toutefois, quand on aura débarrassé la matrice, on fera bien d'administrer quelque re-

» on pourra fe fervir de fuppofitoires, de la-
» vemens, lui faire prendre quelques dofes
» d'huile d'amande douce mêlée avec la pou-

mède pour aider le dégorgement de cet organe, & pour
rendre le calme à la machine ébranlée.

Quand le lait fe jette fur quelque vifcère important,
comme les poumons & le cerveau, elle caufe des maladies funeftes, qui font aufli accompagnées de convulfions,
mais bien différentes des vapeurs ou fuffocations. Elles
font alors purement fymptomatiques, & la maladie principale doit captiver toute l'attention du médecin ou de
l'accoucheur. (Voy. le Syft. nouv. & compl. not. 132.
p. 494. & fuiv.)

De la Diarrhée.

La diarrhée des femmes en couche a toujours été regardée comme très-fâcheufe. Cependant il eft certain
qu'il furvient après l'accouchement des dévoiements de
différente efpèce, dont quelques-uns ne font nullement
à craindre : c'eft faute d'avoir approfondi cette matière
que l'on a regardé comme mortels tous les dévoiements
qui viennent alors & qui durent plus de huit jours. Il y a
pour les femmes nouvellement accouchées des diarrhées
dangereufes, mais il en eft d'autres qui font falutaires :
& même l'on ne manque pas d'indices certains pour diftinguer les unes des autres.

La diarrhée eft une excrétion fréquente de matières liquides par le fondement. Elle eft critique ou fymptoma-
tique, voilà la diftinction importante. La diarrhée critique eft celle qui enlève une partie de l'humeur laiteufe,
& en décharge le fang, fans caufer aucun trouble. Ne fait-
on pas que le dépôt du lait fur les mammelles eft une crife
véritable? Qu'importe que ce lait forte par l'urine, ou par
la fueur, ou par les excréments ? tout cela eft égal, or un
dévoiement eft capable de procurer une bonne crife. Ceux
qui ne font pas cette fpéculation s'effrayent lorfqu'ils
voient une femme nouvellement accouchée attaquée
d'un dévoiement, ils l'arrêtent, &, par cette pratique per-

» dre de rhubarbe, ou d'*althea*, ou le ſyrop
» de chicorée compoſé de rhubarbe ». Cette
pratique, quoique trop communément ſui-

---

nicieuſe, cauſent ſouvent la mort. Mais la diarrhée
ſymptomatique n'entraîne qu'une très-petite portion de
lait, dérange tout, met le trouble dans toute la machine,
& tourne au détriment de la malade : c'eſt celle-là qu'il
eſt néceſſaire d'arrêter. La quantité & la nature des matières évacuées, l'âge & le temperament de la malade peuvent encore apporter quelques différences que l'on ſaiſira
facilement.

La cauſe prochaine du dévoiement eſt l'excrétion trop
abondante de ſéroſités amaſſées dans les inteſtins dont la
contraction les chaſſe au dehors. D'où tout ce qui ſera capable d'exciter cette contraction, fera naître le dévoiement. Ainſi il peut dépendre de l'irritation & de la phlo-
goſe excitée dans les inteſtins par les lavements âcres,
faits avec le vin, le ſel, la bierre, l'urine, & dont on doit
s'abſtenir par cette raiſon ; ou, ce qui eſt le plus commun, d'une diſpoſition des inteſtins acquiſe par ce qui
s'eſt paſſé avant l'accouchement. Quelques-uns aſſignent
encore pour cauſe le trémouſſement de l'enfant lorſqu'il
vient au monde, & la preſſion qu'il exerce ſur le gros
boyau. Mais aucune de ces cauſes n'a lieu, & le dévoiement
commence le troiſième jour : celui-là eſt cauſé par l'ir-
ruption du lait, & il eſt critique : car la nouvelle accouchée eſt dans le calme en même temps que ſon ſein eſt
moins élevé, ce que l'on obſerve également quand les
ſueurs ou les urines ſont abondantes. Au contraire les dévoiements ſymptomatiques ſont produits par l'agacement
de matières crues amaſſées dans les derniers temps de la
groſſeſſe, où les femmes ont coutume de beaucoup manger. C'eſt pourquoi il eſt ſage d'adminiſtrer un purgatif
dans les derniers temps qui précèdent l'accouchement :
ou, ſi l'on y manque, les mauvaiſes matières accumulées
dans les inteſtins, acquérant chaque jour de l'acrimonie,
produiront un dévoiement précoce & contre les vues de
la nature. Il en eſt de même de ceux qui, commençant

vie, ne peut obtenir mon approbation, fur-
tout lorfque l'enfant eft foible, ou né avant
le terme ordinaire de la groffeffe : & la raifon,

dans les derniers temps de la groffeffe, fe prolongent jufqu'à vingt-quatre heures après l'accouchement : quelquefois ils durent plus long-temps, & alors ils font fymptomatiques très-fâcheux ; ils conduifent ordinairement les
femmes au tombeau.

Il eft fi effentiel de bien diftinguer les dévoiements
fymptomatiques des critiques, qu'il faut faire la plus
grande attention aux fymptômes des uns & des autres.

Les dévoiements fymptomatiques commencent au bout
des trente premières heures qui fuivent l'accouchement ;
les matières font délayées, aqueufes, grifes, bonnes chez
d'autres, toujours très-puantes, & quelquefois fanguino-
lentes. On conçoit facilement pourquoi les matières font
de cette nature : il eft naturel qu'elles foient délayées &
fondues après un long féjour, qu'elles foient fétides après
avoir fermenté, & qu'elles tirent du fang des inteftins par
leur âcreté, d'où elles font brunes ou même fanguino-
lentes, fi cette âcreté eft exceffive. Enfin à force d'agacer
& d'irriter, elles donnent naiffance à la difpofition phlo-
giftique : de-là les douleurs qui fe font toujours fentir.
Ces fymptômes ne font pas les feuls. Les femmes font ap-
péfanties ; fouffrent dans tout leur corps, dans le ventre,
dans les reins, & font vexées par une foif ardente. Elles
parviennent en peu de temps à l'épuifement, parcequ'elles n'ont pas affez de force pour fupporter une excrétion
auffi abondante. Elles ont des maux de tête, & ils font accompagnés d'une fièvre qui eft d'autant plus confidérable que l'érétifme eft plus grand. Les lochies coulent
dans le commencement, mais elles ceffent bientôt. Le
ventre devient de plus en plus douloureux, tout le corps
enfle ; & enfin, quand le mal eft porté au plus haut degré, l'inflammation furvient. Le dévoiement critique ne
vient qu'à la fin du troifième jour, ou au commencement
du quatrième. La matière, femblable à une purée, eft
cuite, digérée, & a un peu de confiftence. Elle eft plus

ſoutenue par l'expérience journalière, me convainc qu'on doit lui préférer la méthode ſuivante, dans le cas où l'enfant vient au

---

ou moins jaune, elle n'eſt pas putride, mais elle a un petit goût aigre. Le ventre eſt mollet, les lochies coulent, & ont la qualité requiſe, quoiqu'elles ſoient à la vérité en moindre quantité. Les femmes diſent elles-mêmes qu'elles ſe portent bien ; elles n'ont ni accablement, ni mal de tête ; leur pouls eſt légèrement élevé, ſouple, mollet, & égal. La peau n'eſt ni sèche, ni ardente. Il n'y a point de ſoif, parceque la dépuration ſe fait bien, & que les inteſtins n'éprouvent preſqu'aucune irritation ; la matière n'ayant qu'un petit aigre qui n'eſt pas capable de les trop ſtimuler, & qui ſuffit pour ſolliciter l'excrétion.

Le dévoiement ſymptomatique eſt très-fâcheux, ſoit qu'il ne ſoit que la ſuite d'un dévoiement qui a exiſté dans les derniers temps de la groſſeſſe ; ſoit qu'il ait commencé trente heures après l'accouchement. Il eſt ſuivi de convulſions, de ſuffocations, & enfin de la mort. L'autre eſt bénin & ſalutaire, mais il faut prendre garde qu'il ne prenne un mauvais caractère, & qu'il ne devienne ſymptomatique ; car, ſi cela arrive, la mort de la malade eſt preſque ſûre. Il ne faut pas douter que ce malheur ne ſoit ſouvent arrivé par l'ignorance de ceux qui ont toujours eu pour but d'arrêter le dévoiement des nouvelles accouchées, ſans diſtinguer s'il étoit nuiſible ou avantageux. Ne voyons-nous pas tous les jours qu'une criſe, bonne d'ailleurs & favorable, devient funeſte parcequ'on la ſaiſit mal ? Par exemple, on voit ſouvent ſurvenir dans les fièvres malignes un dévoiement, que l'on doit entretenir, parcequ'il eſt vraiment critique, & qu'il ſert à évacuer la matière qui cauſoit la maladie : confiez-en le ſoin à un ignorant, il l'arrêtera, & il ſera enſuite étonné de la mort de ſon malade. Mais, au contraire, il ſeroit bien plus étonné qu'il eût réſiſté à ſa mauvaiſe pratique. Ce dévoiement étoit une criſe ſalutaire, on a travaillé à le ſupprimer, & il a pris un mauvais caractère, il eſt devenu ſéreux, & il a fallu que le malade ſuccombât, parcequ'il a été fruſ-

monde au bout des neuf mois révolus, comme dans celui où il naît plutôt.

§. 170. J'ai observé dans mon *Essai, &c.* (b)

---

tré du seul moyen que la nature employoit pour le sauver. C'est la même chose dans le cas dont il s'agit ; la plûpart de ceux qui ont traité les dévoiements des nouvelles accouchées, les ont toujours considérés comme fâcheux, & se sont conduits d'après ce faux principe : de-là les morts fréquentes qui en ont été la suite.

Si le dévoiement est critique il y a très-peu de chose à faire. Le devoir du médecin consiste dans ce cas-là à être simple observateur, en paroissant cependant agir, & à examiner soigneusement si l'excrétion ne prend pas un mauvais caractère. Il ordonnera quelque potion tempérante & adoucissante, de l'eau d'orge ou de ris, & des lavements émollients. D'ailleurs il réglera la diète, & tiendra la malade chaudement. Cependant il examinera souvent les linges : si les lochies coulent toujours, il n'y a rien à craindre. Ensuite il faudra purger, & ne pas attendre six semaines : quelque minoratif, comme de la *manne*, sera très-bon, & au bout de huit ou dix jours on pourra réitérer. Si ce dévoiement duroit trop long-temps, on pourroit ordonner un purgatif, & même une infusion aromatique de *cimarouba*, de *chamædrys*, ou quelqu'autre semblable.

Le traitement du dévoiement symptomatique est bien différent, car on doit l'arrêter autant qu'il est en soi. Si l'on avoit à traiter un malade dont la fibre est extrêmement sensible, & dont les intestins sont remplis de mauvaises matières qui lui causent de vives douleurs, que feroit-on ? L'on commenceroit par chasser ces matières, & ensuite on travailleroit à endormir la fibre. C'est précisément ce qu'il faut faire dans le cas présent : d'où il suit que la conduite la plus sage consiste à évacuer le plus promptement possible, à adoucir la matière qui reste, & à diminuer la sensibilité des fibres ; c'est-à-dire, à pur-

(b) §. 35. 176.

que l'on trouve dans l'estomac & les intestins grêles des enfants nouveau-nés, une substance visqueuse, qui acquiert plus d'épaisseur & une couleur plus foncée à mesure qu'elle descend dans les gros, & qui s'appelle *meconium;*

---

ger, à donner des adoucissants, & ensuite des narcotiques. Mais si au moment où l'on est appellé, on trouve déjà le ventre de la femme dur & élevé, il n'est plus permis d'administrer aucun purgatif, ou, si l'on veut, on donnera tout au plus des huileux animés avec un peu de *casse* : encore vaudra-t-il mieux s'en abstenir à cause de la grande chaleur qui domine alors. Mais le principal remède est la saignée, qu'il faudra même réitérer. Ne saigneroit-on pas un homme qui auroit une inflammation dans le bas-ventre ? oui sans doute. Or le cas présent est le même, il faut donc tenir la même conduite. Mais la saignée supprimera les lochies. Cette objection est mauvaise, parcequ'il faut apporter remède au mal le plus urgent, & que d'ailleurs les lochies sont déjà beaucoup diminuées, & vont cesser entièrement par l'effet du dévoiement symptomatique, quand même on ne saigneroit point. Ainsi on n'hésitera pas d'ouvrir la veine, & l'on prescrira ensuite les mucilagineux, la racine de *grande confoude*, la *guimauve*, la *mauve*, & autres remèdes analogues : ou l'on fera boire une dissolution de gomme arabique, qui produit un effet excellent en se mêlant aux matières, & en les adoucissant. On donne en même temps des lavements anodins & émollients. C'est par ces moyens qu'on tâchera de modérer & d'arrêter les symptômes. S'ils continuent encore, il faudra donner de l'*opium*, ou du *laudanum*, ou du *syrop de Diacode*, à dose médiocre. Enfin on aura recours aux toniques, aux astringents, & aux eaux ferragineuses. Quand on sera parvenu à faire cesser le dévoiement, il faudra penser à retablir les forces épuisées avec les bons bouillons, les bons consommés, & les aliments nourrissants & de facile digestion. Il sera aussi à-propos de pousser un peu la transf-

laquelle

aquelle n'eſt que le compoſé des parties les plus groſſières des liquides filtrés dans le canal inteſtinal, de la bile & du ſuc pancréatique (60): que cette ſubſtance épaiſſe & viſqueuſe, tandis que les forces digeſtives de

piration pour ſuppléer à la dépuration qui ne s'eſt pas faite, & d'exciter quelques légères évacuations de quatre jours l'un, cinq ou ſix repriſes.

On traitera de même le dévoiement qui, ayant commencé avant l'accouchement, durera encore quarante heures après; en adminiſtrant d'abord les remèdes les plus doux, tels que les huileux, les laxatifs, & en paſſant par dégrés aux plus forts, ſi le dévoiement ne cède point aux premiers.

(60) Les parties les plus groſſières des liquides filtrés dans les inteſtins contribuent ſûrement à compoſer le *meconium*, mais il réſulte auſſi en partie de la liqueur de l'*amnios* dont le fœtus eſt nourri, ce que je crois avoir ſuffiſamment prouvé (*a*), quoique *Burton* admette le ſentiment oppoſé. Quant à ce qu'il dit, ſavoir, que le *meconium*, loin de prouver que la liqueur de l'*amnios* ſert à la nourriture du fœtus, paroît au contraire, à cauſe de ſa petite quantité, fournir un argument puiſſant contre cette opinion: on peut lui répondre qu'il n'en eſt pas de la liqueur de l'*amnios* dont le *fœtus* ſe nourrit dans le ſein de ſa mère, comme des autres aliments qu'il prend après ſa naiſſance; que la quantité d'excréments qui réſulte de ces derniers doit être prodigieuſement plus grande que celle qui réſulte de la liqueur de l'*amnios*; que les uns, plus ſolides, ont une partie groſſière plus conſidérable qui reſte néceſſairement dans le canal inteſtinal, & donne naiſſance à des *fæces* beaucoup plus abondants; enfin que la liqueur de l'*amnios* a beaucoup moins de conſiſtence, qu'elle eſt en très-grande partie reſorbée par les veines de l'eſtomac & des inteſtins, &, par conſéquent, qu'elle ne contribue que très-peu à former le *meconium*. Sa cou-

(*a*) Syſt. nouv. & compl. &c. n. 18. pag. 64. n. 27. pag. 110.

L l

l'enfant nouveau-né ſont très-foibles, peuvent produire de mauvais effets, en s'attachant aux inteſtins, en obſtruant les vaiſſeaux lactés, &c. D'où nous voyons que, pour prévenir ces maux, la première & la principale indication eſt de délayer, & la ſeconde de chaſſer par les ſelles les matières contenues dans les inteſtins.

Pour remplir la première indication, il faut faire prendre à l'enfant quelque liquide capable de délayer ; or celui que je juge le meilleur dans cette circonſtance eſt le petit lait pur, fourni par le lait d'une vache que l'on vient de traire tout récemment. Il excite, lorſqu'on le donne chaud, une ſenſation ſi agréable ſur le palais de l'enfant nouveau-né, qu'il en prendra autant ou plus que de tout autre liquide, & même fort ſouvent plus que du lait de ſa mère : lequel eſt bon ou mauvais ſuivant l'état de ſa ſanté, & la facilité ou la difficulté du travail. Son *meconium* ſera d'autant plus délayé, & par conſéquent d'autant plus facilement chaſſé au dehors, qu'il prendra une quantité plus conſidérable de petit lait.

---

leur, que *Burton* objecte encore, n'eſt pas plus contraire au ſentiment que nous avons établi, parcequ'elle doit être celle des matières qui fourniſſent davantage : or, comme la liqueur de l'*amnios* entre dans ſa compoſition dans une proportion bien moins grande que tous les ſucs filtrés dans le canal inteſtinal, il eſt clair que c'eſt de ces derniers qu'il doit plutôt tenir ſa couleur.

On pourra, s'il eſt néceſſaire, y faire fondre un peu de manne pour le rendre plus relâchant. Il eſt donc évident que tout ce qui peut empêcher l'enfant de prendre une quantité aſſez grande de cette ſubſtance délayante, ou augmenter la quantité des humeurs viſqueuſes qui ſont dans ſon eſtomac & ſes inteſtins, doit lui être préjudiciable.

Parmi les enfants nouveau-nés, ceux mêmes qui ſont venus au monde au terme ordinaire de la groſſeſſe, qui ſont vigoureux & jouiſſant d'une ſanté parfaite, prennent rarement, auſſi-tôt après leur naiſſance, une grande quantité de liquide ; parceque leur eſtomac & leurs inteſtins ſont déjà ſurchargés par une matière viſqueuſe & par le *meconium :* mais la partie de cette matière qui a ſon ſiège dans le *rectum* fait place, en ſortant, à ce qui eſt au-deſſus, & par ce moyen les humeurs viſqueuſes de l'eſtomac deſcendent par dégrés dans les inteſtins, à travers leſquels elles ſont pouſſées à la faveur du mouvement périſtaltique, qui commence à avoir lieu, ou qui eſt conſidérablement augmenté, lorſque l'enfant vient à reſpirer : & à meſure que ces humeurs deſcendent, toutes choſes d'ailleurs égales, ſon appétit devient plus conſidérable.

Il ne prend qu'avec repugnance tout ce qui excite ſur ſon palais une ſenſation déſagréable, quoiqu'il ait paru affamé avant de le lui préſenter ; par conſéquent, il n'en boit pas autant que ſon état actuel l'exige : & ſi ce qu'on lui donne charge en même temps ſon eſtomac & lui cauſe des nauſées , ſon appétit diminuera , tandis que ſa répugnance à prendre quelque choſe augmentera. L'huile d'amandes douces mêlée avec de la rhubarbe en poudre , le ſyrop de chicorée compoſé de rhubarbe , &c. ne lui conviennent donc point du tout ; & particulièrement , ces ſubſtances médicamenteuſes produiſent ſouvent des effets très-funeſtes , lorſqu'on les donne à la manière des nourrices , qui les adminiſtrent fréquemment ſans aucun mêlange de quelqu'autre ſubſtance plus liquide , ce qui expoſe l'enfant au danger d'être ſuffoqué.

Plus il eſt foible & délicat, moins il deſire de nourriture ; & par conſéquent il ne faut lui donner aucune de ces ſubſtances déſagréables & peſantes, dont il a été fait mention ci-deſſus. Il faut à plus forte raiſon, s'exempter de les adminiſtrer aux enfants nés un mois, ſix ſemaines, ou deux mois avant le terme ordinaire de la groſſeſſe , parcequ'ils ont rarement beſoin de prendre quelque nourriture, & parcequ'il ne faut leur en donner à la fois qu'une petite quantité : & dans le cas où leur *meconium* n'eſt pas bien évacué, ils ſouffrent conſidérablement & meurent fréquemment par les efforts réitérés que l'on fait pour leur donner les huiles, les fyrops, &c. tandis que l'on peut fouvent les conferver par une conduite plus convenable, & que le *meconium* peut être évacué fans le fecours de ces remèdes qui chargent & foulèvent l'eftomac.

Pour mieux comprendre ce qui fuit, il faut que le lecteur faffe attention aux parties qui font principalement employées à chaffer & à évacuer les excréments.

1.° Les poumons jouent un rôle important dans cette fonction : l'air y eft d'abord attiré, & enfuite retenu, tandis que l'on pouffe avec quelque force pour faire fortir ce qui eft dans les inteftins.

2.° La puiffance expultrice eft, toutes chofes d'ailleurs égales, plus forte ou plus foible, fuivant le dégré de force des mufcles abdominaux.

3.° Il faut fe reffouvenir que la nature eft régulière dans tous fes procédés, qu'elle prépare tous les organes animaux à leurs ufages refpectifs, pour le temps où ils doivent être employés ; ce que l'on peut prouver par plufieurs exemples. Ainfi, vers le temps où doit arriver l'accouchement, les poumons & les vaiffeaux contenus dans la poitrine font difpofés à fupporter les efforts de l'enfantement : mais par une conféquence néceffaire, cette difpofition doit être plus ou moins imparfaite dans les accouchements précoces, felon qu'ils arrivent dans un temps plus ou moins éloigné du terme ordinaire de la groffeffe. On peut raifonner de même à l'égard de la force des mufcles abdominaux, qui doit par conféquent, toutes chofes d'ailleurs égales, être plus ou moins foible, felon que le fœtus fort de la matrice plus ou moins avant les neuf mois révolus : & à l'égard des inteftins, dont le mouvement périftaltique ne fera pas auffi fort, dans les accouchements précoces, que dans les cas où l'enfant naît au terme accoutumé. D'où il eft évident,

1.° Que les enfants, nés avant le terme ordinaire de la groffeffe, ou venus au monde au bout des neuf mois révolus, mais foibles, ne doivent prendre par la bouche que très-peu de nourriture, &c. &, par conféquent, qu'on ne doit leur donner d'abord que des fubftances délayantes, agréables au goût, & que l'eftomac fupporte facilement :

2.° Qu'ils ne peuvent, à caufe de la foibleffe & de la délicateffe de leurs organes, chaffer & évacuer leurs excréments, fur-tout s'ils font durs & vifqueux : &, par conféquent, que l'on doit éviter de leur donner tout ce qui feroit capable de les refferrer.

Dans ces cas, la méthode fuivante m'a paru avoir un meilleur fuccès que toutes les autres. J'ordonne que l'on ne donne à l'enfant que le lait de fa mère ou de fa nourrice, ou

du petit lait, comme il a été dit ci-deſſus ; &,
s'il eſt néceſſaire, je l'adoucis quelquefois
avec un peu de manne. Enſuite, lorſqu'il a
été remué, je lui fais donner un lavement,
compoſé de deux parties d'eau d'orge, ou
ſimplement d'eau chaude, & d'une partie
d'huile d'olives, qu'on lui injecte dans le *rectum* avec une ſeringue dont l'extrémité eſt
armée d'un petit canon. La partie du *meconium* qui a ſon ſiège dans cet inteſtin, & qui
eſt ordinairement la plus dure & la plus viſqueuſe, eſt par-là bientôt délayée & évacuée ;
&, par le vuide qui a alors lieu, ce qui eſt immédiatement au-deſſus eſt plus facilement
pouſſé en avant, auſſi-bien que tout ce que
contient le canal inteſtinal juſqu'à l'eſtomac,
& qui eſt également délayé par ce qu'on a fait
avaler à l'enfant dans une quantité d'autant
plus grande qu'on lui a moins donné d'huiles
& de ſyrops. Je fais réitérer les lavements, tels
que celui dont je viens de parler, toutes les
trois, quatre, ou cinq heures, ou après des
intervalles plus longs, ſelon que les circonſtances l'exigent. Par cette pratique le nouveau-né prendra ſouvent de la nourriture,
aura moins de tranchées ou ſera moins malade, & évacuera plus d'excréments dans un
temps donné, que ſi l'on ſuit l'autre méthode,
qui, je ne le dis qu'à regret, a été très-ſouvent la cauſe de la mort de pluſieurs enfants.

Ll 4

EXPLICATION DES FIGURES.

*F*ɪɢ. *I.* Elle repréſente le filet ſur la baleine. *a ,* Une de ſes extrémités, avec un nœud coulant pour la diſtinguer de l'autre extrémité *c ,* qui eſt introduite dans l'anneau *b ; d d ,* les extrémités de la baleine ſur laquelle le filet eſt porté.

*F*ɪɢ. *II.* Elle repréſente la forme de l'*almiſdach d'Albucaſis ,* avec lequel il briſoit & tiroit les têtes volumineuſes. NB. Le *Miſdach* avoit la même forme , mais ſon volume étoit moins grand.

*F*ɪɢ. *III.* Elle repréſente le forceps *d'Albucaſis ,* armé de dents pour briſer la tête de l'enfant.

*F*ɪɢ. *IV.* Elle repréſente le *vertigo d'Albucaſis ,* avec lequel il ouvroit la matrice.

*F*ɪɢ. *V.* Elle repréſente un autre inſtrument d'*Albucaſis ,* pour pouſſer la tête de l'enfant.

*F*ɪɢ. *V I.* Elle repréſente la forme du crochet ſimple d'*Albucaſis.*

*F*ɪɢ. *VII.* Elle repréſente la forme du crochet double d'*Albucaſis.*

*F*ɪɢ. *VIII.* Elle repréſente encore un inſtrument du même auteur, pointu & tranchant à ſes deux extrémités, pour ouvrir la tête de l'enfant, & détruire la ſubſtance du cerveau.

*F*ɪɢ. *IX.* Elle repréſente un autre inſtrument de quelques perſonnes , deſtiné au même uſage.

*F*ɪɢ. *X & XI.* Elles repréſentent l'extracteur d'*Ambroiſe Parée ,* qu'il appelloit , à cauſe de ſa reſſemblance , *pied de griffon ,* & dont il ſe ſervoit pour faire l'extraction des moles.

*F*ɪɢ. *XII.* Elle repréſente une autre eſpèce de *pied de griffon ,* imaginée par le même auteur pour tirer la tête de l'enfant ſéparée du tronc & reſtée ſeule dans la matrice. NB. Il en avoit encore inventé une autre de la même figure , mais à quatre côtés.

*F*ɪɢ. *XIII.* Elle repréſente le forceps long de *Parée ,* pour ſaiſir la tête de l'enfant.

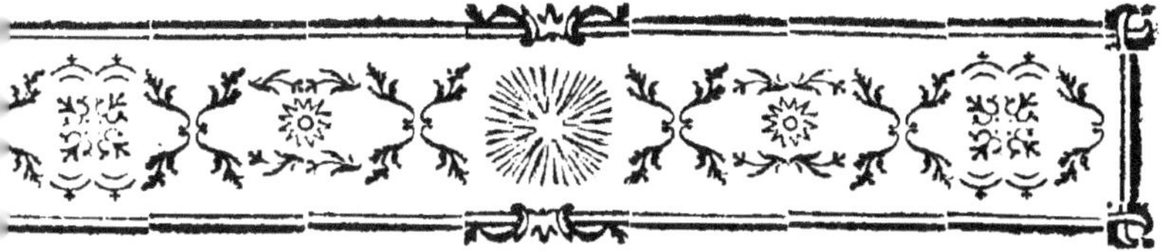

TRAITÉ

DES MALADIES DES ENFANTS

Depuis leur naiſſance juſqu'à leur adoleſcence.

Comme le Docteur *Burton* n'a traité que très-ſuperficiellement ce qui concerne le traitement de l'enfant après ſa naiſſance, & a tout-à-fait paſſé ſous ſilence les maladies auxquelles il eſt ſujet les premiè-res années de ſa vie ; j'ai cru qu'il étoit de mon devoir, pour compléter ſon ouvrage & lui donner toute la perfection poſſible, de m'étendre ſur une matière auſſi importante, & d'établir des préceptes qui puiſ-ſent ſervir de règle de conduite à ceux que leur pro-feſſion met tous les jours dans le cas d'adminiſtrer les premiers ſecours à l'enfant nouveau-né, ou qui ſont ordinairement conſultés pour apporter remède aux maux qui l'affligent dans le cours de ſes premières années.

Quant au premier point, ſavoir celui qui eſt relatif au traitement de l'enfant nouveau-né, je crois l'avoir ſuffiſamment diſcuté dans un autre endroit (*a*) : ainſi j'y renvoie le lecteur, & je paſſe tout de ſuite au ta-bleau des maladies.

Elles ſont de trois eſpèces. Les unes dépendent de

(*a*) Syſt. nouv. & compl. &c. not. 49. pag. 184. not. 137, 38 , 139 , 140. pag. 534 & ſuiv.

l'accouchement & en font la fuite ; les autres ne font que des vices de conformation ; enfin, les troifièmes qui ne dépendent ni de l'une ni de l'autre caufe, mais de la nature même de l'enfant, font appellées *maladies proprement dites*. Je vais traiter de ces trois différentes efpèces de maladies dans autant de chapitres, en commençant par celles qui dépendent de l'accouchement.

CHAPITRE PREMIER.

Des Maladies de l'Enfant qui dépendent de l'accouchement.

C E S maladies n'ont jamais lieu chez l'enfant nouveau-né que lorfque l'accouchement a été long, difficile & laborieux : elles font la fuffocation, la déformation du vifage, le déplacement des os du crâne, les contufions, les fractures & les luxations.

De la Suffocation.

Il arrive quelquefois que l'enfant forti du fein de fa mère paroît inanimé : il ne crie point, on ne fent ni le battement de fon pouls ni celui de fes artères, il ne donne aucun figne de vie : de plus, fes yeux font faillants, fa face eft bouffie, & l'on obferve ordinairement à la partie fupérieure de fa tête une tumeur en forme de champignon.

Cet état eft vraiment apoplectique. Ce qui le prouve, c'eft que l'on a trouvé, chez des enfants qui y ont fuccombé & qui ont été ouverts, la fubftance du cerveau gorgée d'une grande quantité de fang ; & un grand nombre de vaiffeaux, qui dans tout autre temps n'auroient pas même été vifibles, développés, gonflés, ou même rompus. Quant à la caufe, elle

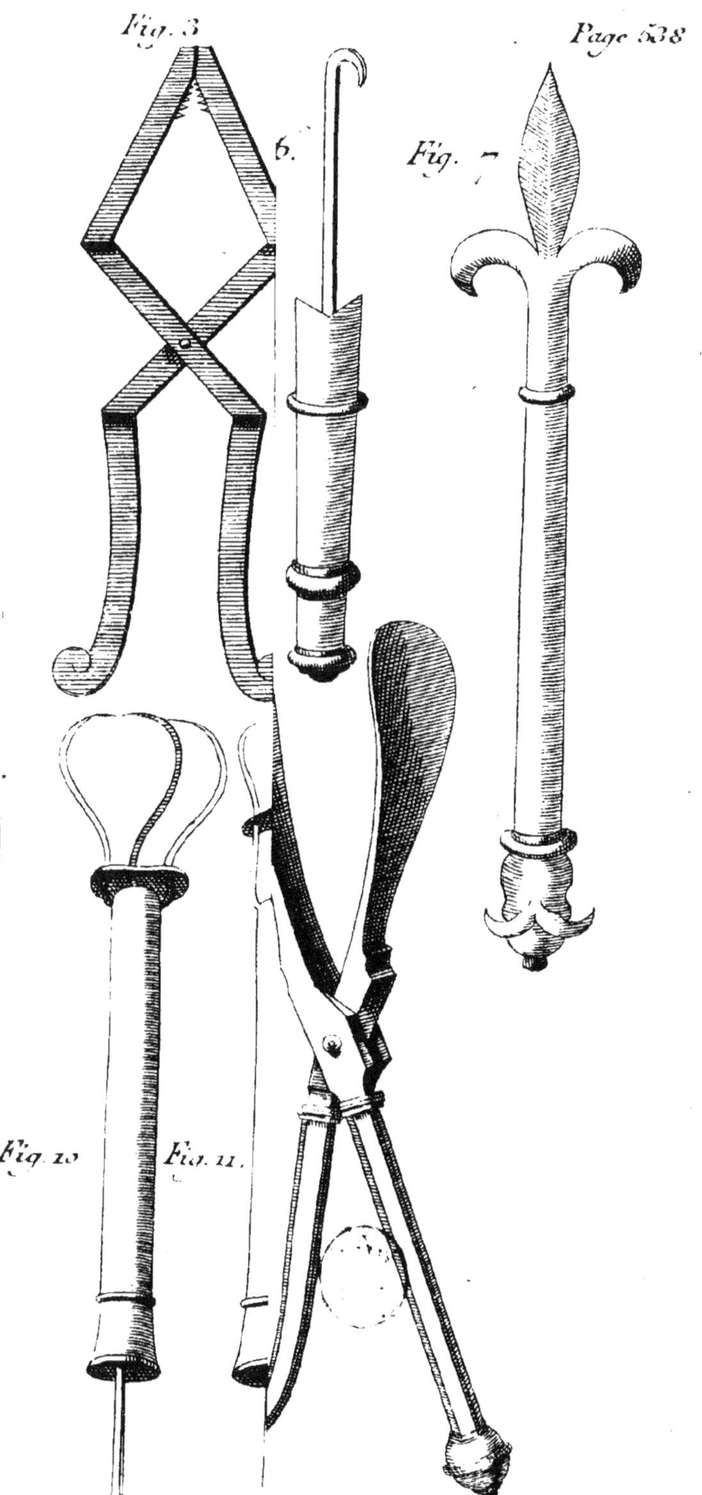

Fig. 3
6.
Fig. 7
Page 538
Fig. 10
Fig. 11

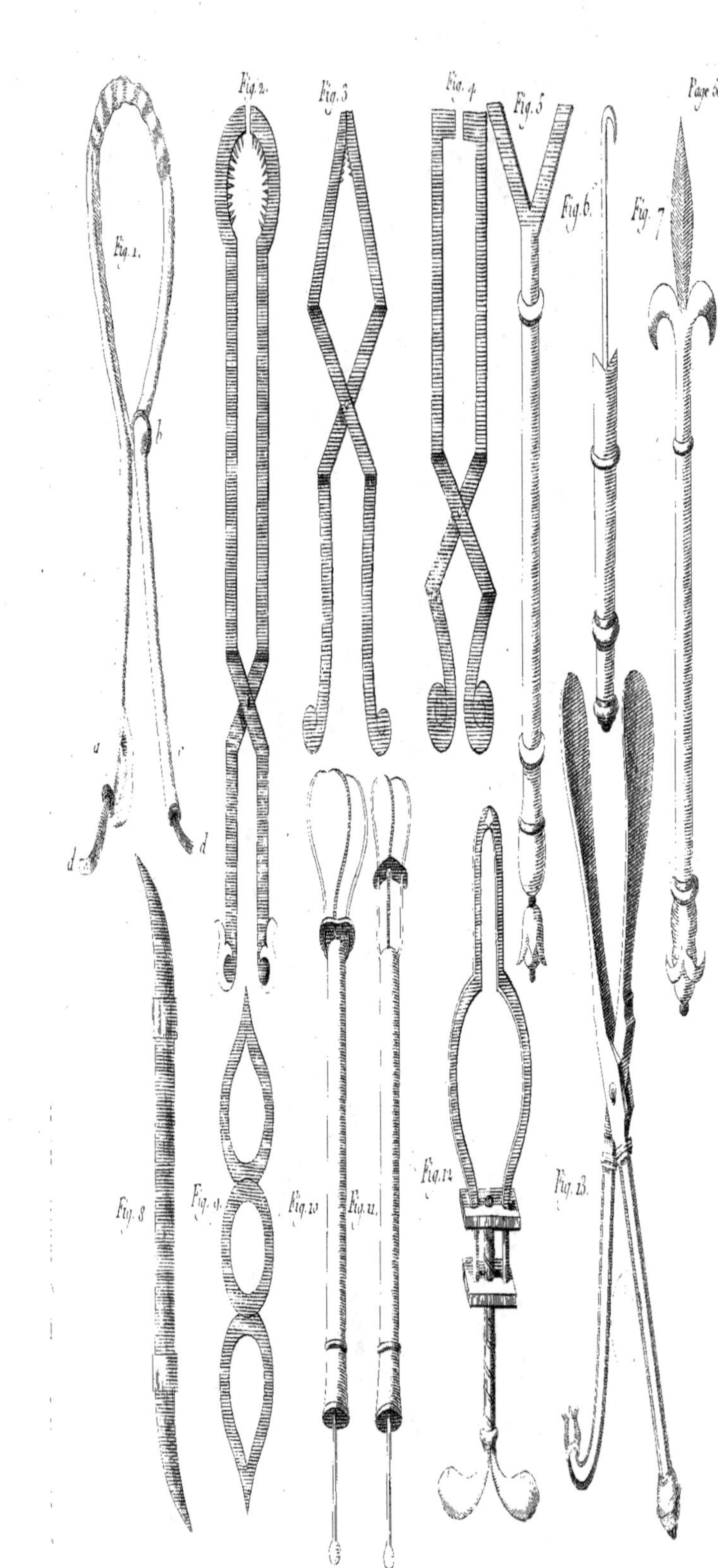

Fig. 1.
Fig. 2.
Fig. 3.
Fig. 4.
Fig. 5.
Fig. 6.
Fig. 7.
Page 508
Fig. 8.
Fig. 9.
Fig. 10.
Fig. 11.
Fig. 12.
Fig. 13.
a
b
c
d

n'eſt pas difficile à aſſigner : le travail a été long & difficile, le cerveau a été comprimé tant qu'il a duré ;
voilà ce qui donne lieu au fâcheux état de l'enfant
lorſqu'il ſort du ſein de ſa mère. D'ailleurs les ſignes
extérieurs, tels que la bouffiſſure du viſage, la tumeur, ſont évidemment dûs à la compreſſion. Imagi-
nez un cercle qui comprime la tête de l'enfant, il
n'empêchera pas les artères d'y pouſſer le ſang, mais
les veines comprimées ne pourront le rapporter, d'où
il s'y amaſſera & les dilatera à un point exceſſif. Or,
c'eſt ce qui arrive lorſque l'enfant eſt retenu trop
long-temps au paſſage, car alors l'orifice de la matrice eſt ce cercle qui comprime ſa tête & s'oppoſe
au libre cours des fluides.

Lorſque l'enfant vient au monde dans l'état que je
viens de décrire il eſt bien facile de le reconnoître.
Bien plus, en examinant la tête dans un travail long
& difficile, on ſent le champignon ſe former, enſorte
qu'il eſt très-poſſible de le prévoir : auquel cas l'accoucheur fait bien d'en avertir les aſſiſtants, en prenant ſoin en même temps de calmer leur allarme ;
car par cette conduite il s'attire de plus en plus leur
confiance, & d'ailleurs il prévient le reproche d'être
la cauſe par ſa mauvaiſe manœuvre d'un mal qu'il ne
pouvoit réellement pas empêcher, mais que l'on eſt
ſouvent très-enclin à lui imputer.

Si l'enfant qui naît à la ſuite d'un accouchement
laborieux avec le viſage bouffi & violet, & une tumeur à la partie ſupérieure de la tête, donne d'ailleurs des ſignes de vie : il n'y a aucun danger, la
bouffiſſure & la tumeur ſe réſoudront aiſément, & il
ſera avantageux de laiſſer couler quelques onces de
ſang, par le cordon ombilical coupé & lié du côté de
la mère (*b*). Mais ſi l'enfant eſt vraiment dans un état
apopleɔtique, & ſi l'on ne ſent le battement ni de ſon

____

(*b*) Syſt. nouv. & compl. &c. not. 49. pag. 186.

cœur ni de ſes artères , le premier moyen qu'il faut employer pour le rappeller à la vie eſt de le laiſſer quelque temps entre les cuiſſes de ſa mère ſans couper ſon cordon : d'autres ſecours moins importants pourront auſſi être mis en uſage, mais c'eſt ſur celui-là principalement qu'il faut fonder l'eſpoir de ſauver l'enfant, pourvu toutefois que ſon effet ſoit favoriſé par les circonſtances néceſſaires (c).

Pour la déformation du viſage , le déplacement des os du crâne , les contuſions , les fractures & les luxations : Voy. le Syſt. nouv. & compl. &c. not. 141. pag. 552.

CHAPITRE II.

Des vices de conformation de l'Enfant nou-veau-né.

L'ENFANT, exempt de tous les maux qui dépendent d'un travail laborieux, peut être mal-conformé.

Les vices de conformation du nouveau-né ont leur ſiège aux yeux, ou aux oreilles, ou aux narines, ou au nombril, ou au fondement, ou aux parties naturelles, &c. Les uns veulent être détruits ſur-le-champ, ou la vie de l'enfant ſeroit en danger ; les autres , moins importants , n'exigent pas des ſecours auſſi prompts, & il eſt même à propos de les différer. Tout accoucheur doit être inſtruit de ces différences , & doit connoître les moyens qu'il faut mettre en uſage dans les différents cas, afin de ne pas expoſer les jours de l'enfant par un retard funeſte, ou par les douleurs d'une opération qui deviendroit moins dan-

______

(c) Voy. ci-deſſus, not. 2. & Syſt. nouv. & compl. &c. not. 49. p. 185.

gereufe dans un âge moins tendre, ou par le mauvais choix des remèdes.

Comme ce qui regarde la génération fera toujours un myftère pour nous, je ne tenterai pas d'expliquer comment les vices de conformation, dans le détail defquels je vais entrer, peuvent avoir lieu. Il n'eft pas poffible d'avancer quelque conjecture raifonnable, ou de donner quelque raifon un peu fatisfaifante, dans une matière auffi abftraite : foit que l'on admette les molécules organiques, ou le mélange des deux femences, ou les animalcules de *Lewenhoek*, les ténèbres l'environnent de tous côtés : & il eft très-probable que l'intelligence humaine ne parviendra jamais à les diffiper.

Des Yeux.

L'enfant peut venir au monde ayant fur les yeux un voile qui empêche les rayons du foleil de frapper cet organe, & il fera aveugle fi on ne le détruit pas. Ce voile eft formé par l'agglutination des paupières, ou par l'interpofition d'une membrane entre la paupière fupérieure & l'inférieure. Il eft rare que les tarfes foient confondus : communément, une certaine pellicule, femblable à celle des pattes d'oie, s'étend de l'un à l'autre en couvrant le globe de l'œil ; on a cependant des exemples d'enfants chez lefquels les tarfes réunis ne laiffoient diftinguer entre eux aucune féparation.

Il faut donc diftinguer deux cas principaux. Dans le premier, une membrane eft interpofée entre les tarfes, & cette membrane eft percée à quelqu'endroit, ou elle s'étend fans aucune interruption d'un angle de l'œil à l'autre. Dans le fecond, les tarfes font confondus, & de manière qu'il n'eft pas poffible d'appercevoir la moindre ligne de féparation, ou bien l'on diftingue une petite rigole qui femble les divifer.

En examinant l'enfant avec foin, ce qu'on doit toujours faire aussitôt après l'accouchement, l'on verra aisément si les paupières sont collées. Cependant, s'il est resté long-temps au passage & si le travail a été long & difficile, il sera peut-être moins aisé de reconnoître aussi promptement ce vice de conformation, car la tête œdematiée, les paupières meurtries & enflées exigeront de la part de l'accoucheur plus de peine & plus d'attention. Mais néanmoins il parviendra à découvrir l'œil, à l'examiner, & ensuite il pourra porter un diagnostic sûr sur sa conformation, aussi bien que sur la nature du vice dont il sera peut-être attaqué.

En supposant l'un ou l'autre des cas dont je viens de parler, les yeux de l'enfant resteroient sans fonctions, si l'on n'y apportoit pas remède, & il seroit, toute sa vie, aveugle, ou borgne, si le vice de conformation n'attaquoit qu'un seul œil. Mais s'empressera-t-on de lui faire l'opération qui doit lui rendre la vue : il n'y a aucun inconvénient à attendre deux ou trois mois, & il est même plus prudent de se conduire ainsi. L'enfant nouveau-né doit se faire à une nouvelle nourriture ; de nouveaux agents agissent sur son corps tendre & délicat ; il faut qu'il fasse, pour ainsi dire, un apprentissage de la vie qu'il commence & qui est en tout si différente de celle qu'il menoit dans le sein de sa mère ; il est donc sage de lui laisser du temps, & de ne pas exposer sa santé par une opération trop promptement faite. Ce précepte doit être observé à plus forte raison, lorsque l'enfant a souffert au passage, car la gêne & la douleur de l'opération pourroient augmenter ses maux & le mettre hors d'état d'y résister : & l'on fera bien de lui donner plus d'extension, & de différer jusqu'à six mois, quand les tarses seront confondus, parceque, dans ce cas, l'opération est plus douloureuse & par conséquent plus difficile à supporter. Mais, jusqu'au temps où l'on jugera à-propos de la faire, il est une précaution essentielle, qu'on ne doit pas omettre, & qui consiste à frotter de temps en temps les paupières, de crainte qu'elles ne se collent sur le globe de l'œil. J'observerai à cette occasion qu'il arrive encore quelquefois que l'enfant naît avec les paupières collées ainsi, & opposant un voile impénétrable aux rayons du soleil, ce qui constitue un troisième cas : mais celui-là est absolument incurable, il faut que l'œil reste pour toujours privé de ses fonctions, & il n'y a pas d'opération qui puisse les lui restituer.

Premier cas. Quand le temps d'opérer est arrivé, voici comme il faut s'y prendre. Un aide s'étant saisi de la tête de l'enfant qu'il tient fixe, le chirurgien insinue une sonde crenelée par le trou qui existe déjà à la pellicule interposée entre les deux tarses, il soulève le plus qu'il peut cette pellicule, &, en conduisant avec l'autre main un bistouri dans la crenelure de la sonde, il coupe jusqu'au *canthus* opposé. Ainsi, l'opération est bientôt faite quand la membrane interposée est déjà percée : cependant, elle ne devient guères plus difficile lorsqu'elle s'étend sans aucune interruption d'un angle à l'autre. Dans ce dernier cas, il faut pincer la membrane au petit angle de l'œil, du côté des tempes : par ce moyen, on lui fait faire un pli, où l'on pratique une petite incision, à la faveur de laquelle sera introduite la sonde crenelée, & ensuite l'on achevera l'opération comme je l'ai dit ci-dessus. Le chirurgien prendra sur-tout garde d'entamer le tarse supérieur ou inférieur, car alors les yeux s'érailleroient, & il en résulteroit une difformité à laquelle il n'y auroit pas de remède : c'est pour la prévenir qu'il est souvent obligé de se servir du *speculum oculi.*

Second cas. Si l'on remarque une petite rigole entre les deux tarses, il faut faire un petit trou vers le petit *canthus,* mais avec beaucoup de légéreté & de précaution, de crainte d'endommager la cornée : ensuite, on glisse, à la faveur de ce petit trou, entre l'œil & la paupière une petite fonde applatie, bombée & légèrement crenelée, fur le dos de laquelle on affujettit les tarfes, & alors avec un inftrument bien tranchant on les divife en coupant dans la rigole, jufqu'au grand *canthus*. Cette opération demande beaucoup de précifion, de modération, & de patience : il faut fur-tout que l'enfant foit maintenu fixe, & qu'il foit hors d'état de faire le moindre mouvement. Quand on eft parvenu à divifer ainfi les tarfes, il faut empêcher qu'ils ne fe réuniffent, ce qui pourroit arriver à la faveur de l'humeur qui découle de leurs bords fanglants : c'eft pourquoi l'on fe fervira de quelque collyre compofé d'*eau de plantain*, de *tutie*, & de *fucre de Saturne*, ou l'on baffinera fimplement les yeux avec un mêlange d'*eau de plantain*, & d'*eau rofe* ; & l'on aura foin d'écarter, de temps en temps, les paupières & de leur faire faire quelques petits mouvements.

Quand les tarfes abfolument confondus ne laiffent appercevoir aucune ligne de féparation, il eft impoffible de les divifer par l'opération, de façon que chaque paupière conferve le fien. Alors, la feule reffource eft d'en facrifier une ; & ce doit être l'inférieure, parcequ'elle eft la moins utile. D'ailleurs, on opérera comme je l'ai décrit ci-deffus & avec les mêmes inftruments, obfervant de couper le plus près du tarfe qu'il fera poffible. Auffi-tôt après l'incifion, prolongée du petit angle au grand, le tarfe fe retire en haut, & le débris de la paupière inférieure fe retire en bas. L'enfant qui a fubi cette opération n'aura jamais de beaux yeux, mais enfin il jouira de leur ufage.

Le nouveau-né peut avoir la cataracte, mais il n'y a rien à dire de particulier à ce fujet, parcequ'elle eft la même que chez les adultes, & qu'il faut la détruire par les mêmes moyens.

Des Oreilles.

Les vices des oreilles peuvent caufer le muetifme aufli bien que ceux de la langue & du golier, par la raifon que nous ne parlons que par imitation, & que celui qui eft fourd de naiflance, n'ayant pas l'idée de la façon dont il faut faire telle ou telle inflexion, ne peut parvenir à former des fons articulés : il eft tel homme fourd & muet, qui acquerroit certainement l'ufage de la parole, s'il étoit poffible de lui rendre l'ouïe. En partant de ce principe, on a raifon d'examiner les oreilles d'un enfant qui eft déjà parvenu à un certain âge fans pouvoir parler, & dans la bouche duquel on ne découvre aucun vice, ni du côté de la langue, ni du côté des autres parties. Quelquefois l'entrée du méat auditif fe trouve fermée par une membrane, d'où la colonne d'air ne peut frapper le tympan, & c'en eft affez pour rendre raifon de la furdité. Mais le remède eft facile : on detruit cette membrane par une incifion cruciale, & on introduit dans l'ouverture un bourdonnet, afin que les parties ne fe reprennent pas. Si cette membrane eft placée plus profondément, proche celle du tympan, l'opération devient alors plus difficile : cependant il faut la tenter, parce qu'il s'agit de rendre à l'enfant un organe important, mais ce fera avec beaucoup de précaution & de modération, de crainte d'endommager le tympan, qui, ce qu'il eft effentiel de noter, a fon fiège plus fuperficiellement chez les enfants que chez les adultes.

Si l'accoucheur fuit cette règle effentielle (*d*), qui confifte à ne point quitter le nouveau-né fans avoir examiné toutes les parties de fon corps, il découvrira facilement le vice des oreilles dont je parle. En effet la pellicule qui ferme l'entrée du méat auditif frappera auffi-tôt fes yeux, & il ne différera pas l'opéra-

(*d*) Syft. nouv. &c. not. 141. pag. 554.

M m

tion, parcequ'elle eſt de trop mince importance pour cauſer aucun mal à l'enfant. Il découvrira, il eſt vrai, moins aiſément cette pellicule, lorſqu'elle ſera ſituée plus avant, mais néanmoins ce ſera encore avec moins de peine que dans un temps plus réculé, parceque le méat auditif a d'autant moins de profondeur que l'enfant eſt plus près de ſa naiſſance : d'ailleurs, par la même raiſon, il ſera moins dans le cas de ſe trom- per & d'endommager le tympan en faiſant ſon opé- ration, ce qui eſt un nouveau motif pour l'engager à ne pas négliger l'examen que nous avons recom- mandé.

Quand le méat auditif eſt obſtrué par quelqu'ex- croiſſance charnue, il faut la détruire, parcequ'elle produit le même effet que la pellicule. On peut ſe ſervir du fer, du cauſtique, ou de la ligature. Les obſervations prouvent que l'on a mis en uſage le der- nier moyen avec ſuccès : toutefois tous les cas ne l'ad- mettent pas, car il n'eſt poſſible de l'employer que lorſque l'excroiſſance eſt ſuperficiellement placée & qu'elle a un pédicule. Quant au cauſtique, quand on s'en ſert, il faut avoir ſoin de garnir exactement tout le méat auditif avec de la charpie ou du coton, de crainte qu'il ne corrode le tympan. Mais je penſe que l'inſtrument tranchant eſt préférable. Si l'excroiſſance eſt voiſine de l'entrée du méat auditif, on ſe ſert ſimplement du ſcalpel ou des ciſeaux ; mais, ſi elle eſt plus enfoncée, il faut la tirer doucement, autant qu'il eſt poſſible, ſans cauſer une douleur exceſſive, & la couper avec les mêmes inſtruments. Enſuite on a re- cours à la pierre infernale, pour en détruire peu-à- peu les racines.

Il eſt rare de voir venir au monde des enfants avec une excroiſſance charnue dans le méat auditif, mais enfin, quand cela arrive, c'eſt ainſi qu'il faut ſe conduire. On ne fera pas auſſi-tôt l'opération parce- qu'elle eſt douloureuſe, & qu'il faut laiſſer au nou- veau-né le temps d'acquérir plus de force : mais auſſi, l'on différera peu, parceque l'excroiſſance, en prenant plus de volume, feroit détruite avec plus de difficulté.

Des Narines.

Si les narines ſont bouchées par une pellicule ſemblable à celle qui ferme quelquefois l'entrée du méat auditif, on la détruit de même, & en employant les mêmes précautions.

Si le paſſage de l'air étoit intercepté par quelqu'excroiſſance charnue, comme celle qui peut ſe rencontrer dans le méat auditif, on ſe comporteroit encore de la même manière.

Si le nez étoit tout-à-fait bouché par la réunion ou la confuſion de chacun des bords des narines, il faudroit, avec un petit ſcalpel, faire de chaque côté une ouverture qui égalât leur grandeur naturelle; introduire enſuite dans cette ouverture une ſonde pour reconnoître ſi la partie ſupérieure des narines ne ſeroit point auſſi oblitérée, auquel cas l'on feroit encore dans la néceſſité de ſe ſervir du ſcalpel, mais avec la plus grande précaution, pour pratiquer à l'air un paſſage libre ; laiſſer couler le ſang quelque temps ; & inſinuer enfin dans chaque narine, que l'on viendroit d'ouvrir, une tente de charpie un peu conſidérable pour prévenir une trop grande hémorrhagie, & empêcher les lèvres de la plaie de ſe réunir. C'eſt ainſi qu'*Heiſter* s'eſt conduit, dans trois occaſions qu'il rapporte (e), pour ouvrir les narines à des enfants qui les avoient tout-à-fait bouchées à la ſuite de la petite vérole. Le cas dont nous parlons n'eſt différent qu'à raiſon de la cauſe, car d'ailleurs il eſt abſolument le même & il exige la même opération.

Je dois avertir que les bords des narines récemment ouvertes ſe rapprochent & ſe réuniſſent avec la plus

---

(e) Inſtitut. chirurg. tom. II. cap. 74. pag. 623.

grande facilité: c'eft pourquoi, fi l'on ne veut point être dans la néceffité de faire une feconde opération, il faut foigneufement les tenir écartées pendant huit jours avec la charpie, & enfuite y fubftituer de petits canaux de plomb, aîlés, (*f*) que l'on y laiffera juf-qu'à ce que les plaies foient parfaitement confolidées.

Entreprendra-t-on de former les narines du nou-veau-né dès l'inftant de fa naiffance? il vaudra mieux remettre cette opération à un autre temps, où l'en-fant aura plus de forces pour la fupporter : cepen-dant, je penfe qu'on fera bien auffi de ne la pas trop différer, parcequ'il eft continuellement obligé de ref-pirer par la bouche, l'air n'ayant aucun paffage par le nez, ce qui doit le fatiguer, fur-tout dans les moments où il tète, & parcequ'à la longue fa poitrine en fouf-friroit beaucoup.

De la Bouche.

Des auteurs dignes de foi rapportent avoir vu ve-nir au monde des enfants avec la bouche collée. Ce cas doit être au moins extrêmement rare, puifque le fœtus, renfermé dans le fein de fa mère, fe nourrit par la bouche de la liqueur de l'*amnios* (*g*).

Il faut diftinguer les mêmes cas qu'à l'égard des yeux & des narines, & les opérations font les mê-mes. Soit qu'une membrane fe trouve interpofée en-tre les lèvres; foit qu'elles foient agglutinées, & ce-pendant diftinguées par un fillon plus ou moins re-marquable; foit enfin qu'elles foient abfolument con-fondues; on aura foin de ne faire avec l'inftrument qu'une ouverture médiocre & fuffifante pour laiffer paffer le mammelon, parceque l'enfant, en ouvrant fouvent la bouche, l'aggrandira bientôt au point de lui donner l'étendue convenable, & qu'il y auroit à

(*f*) Inftit. chirurg. Heifter. tab. 19. fig. 15 & 16.

(*g*) Syft. nouv. & compl. not. 18. pag. 64. not. 27. pag. 110. not. 31. pag. 118.

craindre qu'elle ne devînt démesurée, si le chirurgien ne prenoit point une telle précaution.

Je n'ai pas besoin de faire remarquer que cette
opération doit être faite sur-le-champ, parcequ'il faut
que l'enfant téte. Quand elle est faite, de crainte qu'il
ne suce son sang & ne l'avale, on a soin de mettre
un petit plumaceau derrière les lèvres, & de le renouveller souvent.

Il y a des exemples d'enfants qui sont nés avec un
bouton charnu au lieu de langue. Il n'y a rien à faire,
ceux qui naissent avec ce vice de conformation sont
muets toute leur vie : & d'ailleurs pour les faire vivre, il faut les nourrir avec du lait de vache coupé
qu'on leur donne par cueillerées, parcequ'il est impossible qu'ils tétent.

Du Filet.

Le frein de la langue trop allongé constitue le vice
de conformation qu'on appelle le *filet*. On y attache
communément une petite importance, mais c'est à
tort. Ce reproche regarde sur-tout les sages-femmes,
& les nourrices ; il est essentiel qu'elles soient désa-
busées, parceque leur opinion fausse & leur mauvaise
conduite qui en est la suite, ont été & sont encore
préjudiciables à un grand nombre d'enfants.

Quand le frein est prolongé jusqu'à la pointe de la
langue, elle ne peut se mouvoir, ni s'avancer, ni se
reculer, ni se réfléchir vers le palais, & par conséquent, l'enfant ne peut pas téter, car voici le méchanisme qui s'opère lorsqu'il téte : il presse le mammelon entre ses lèvres, de façon que l'air ne puisse pas
pénétrer ; ensuite il fait une grande inspiration, il
ramène vers le palais sa langue qui remplit l'office
d'un piston, & par le vuide qu'elle occasionne, le lait
des mammelles pressé par l'air extérieur, ne trouvant
aucune résistance du côté de la bouche, est obligé d'y
couler. La principale cause de ce méchanisme est

donc l'office de la langue, d'où, si elle n'est pas libre, comme quand le filet a lieu, il ne pourra s'opérer, & par une suite nécessaire, il sera impossible à l'enfant de téter. Mais si le filet n'est qu'un peu allongé, l'enfant tétera tellement quellement, il *chiffonnera*, comme disent les nourrices, & à un certain âge il aura la langue épaisse.

Voilà donc deux cas à distinguer, & l'un & l'autre seront aisément connus, en mettant le doigt dans la bouche de l'enfant. Par instinct, dès qu'il y sent quelque corps, il se met à sucer : d'où, s'il ne suce point, & s'il ne peut porter sa langue en arrière ou en avant jusques sur ses gencives, l'on a lieu d'assurer qu'il a le filet. Pour enlever tout équivoque, on passe le doigt sous la langue, & l'on découvre aisément s'il est prolongé. Enfin on y regarde, si l'on veut, ce qui est très-facile, parceque les enfants ont presque toujours la bouche ouverte ; & d'ailleurs on peut l'ouvrir de force, & examiner à son aise, en soulevant la langue avec une fourchette dont les pointes seront obtuses. J'invite à faire cet examen avec le plus grand scrupule, afin de ne pas porter un jugement inconsidéré. Le filet n'est pas un vice aussi commun que plusieurs personnes le pensent, &, d'un autre côté, il n'est pas toujours tel qu'il exige l'opération. On a souvent vu des sages-femmes & même des chirurgiens décider que ce vice avoit lieu, lorsqu'il n'existoit pas, ou lorsqu'il n'étoit pas tel qu'il pût empêcher l'enfant de téter & même de parler, se déterminer en conséquence à opérer, & occasionner par-là l'accident le plus funeste, car l'enfant retire sa langue, dont le frein a été coupé inconsidérement, derrière le voile du palais, il ne lui est pas possible ensuite de la ramener en avant, & il meurt suffoqué, s'il ne reçoit pas le plus prompt secours. Pour ne point commettre une faute si grave par ses suites, voici le signe auquel il faut sur-tout faire attention : toutes les fois que le nouveau-né peut tirer la langue de sa bouche, le

frein eft comme il doit être, il n'a pas befoin d'opération, & l'enfant pourra téter & parler, fi aucun autre vice ne s'y oppofe : mais s'il ne peut mouvoir fa
langue, & la porter fur les dents, il a le filet, & il
faut le couper (*h*). Dans le cas où l'on obferve que
l'enfant meut fa langue avec peine, & qu'il téte en
chiffonnant, l'opération n'eft pas encore néceffaire,
au moins pour le préfent, parcequ'il peut fatisfaire le
befoin le plus preffant : fi par la fuite le frein un peu
trop allongé l'empêche de parler ou de bien articu-
ler, on fera libre alors de le couper.

Après avoir notifié les cas où l'opération eft indifpenfable, voyons quelle eft la meilleure manière de
la faire.

Elle exige beaucoup de précautions, & l'on auroit
tort de la regarder comme une de ces opérations de
petite conféquence, dont on peut confier indifféremment le foin aux perfonnes inftruites, comme à celles
qui ne le font pas. Premièrement, le frein eft fitué
entre les veines ranines & les conduits falivaires infé-
rieurs, qu'il eft effentiel de ne pas endommager :
mais les veines ranines fur-tout doivent être refpec-
tées, parcequ'autrement elles verfent une grande
quantité de fang, que l'enfant avale, & qui, en s'a-
maffant dans fon eftomac & fes inteftins, le fait périr.
Il n'eft que trop vrai qu'on a vu plus d'une fois arriver ce malheur par l'impéritie du chirurgien, comme le conftatent plufieurs obfervations, &, entr'autres, celles de *Dionis* (*i*) & de *Mauriceau* (*k*) dans

---

(*h*) Inftit. chirurg. Heift. tom. II. cap. 87. pag. 652. Quo-
tiefcunque infans linguam ex ore emittere poteft, frenulum
bene fe habet, & operatione hâc non indiget : nam & fugere
& loqui tandem, nifi aliud vitium fubfit, difcet. Contra fi
infans linguam vix movere, neque fuper dentes ex ore exfe-
rere poffet, tunc incifione aptâ opus eft.

(*i*) Trait. des accouch. p. 376.

(*k*) Obf. 301.

les ouvrages desquels on trouve rapportée l'histoire de deux enfants, unique espérance de leurs parents, qui moururent ainsi aussi-tôt après leur naissance par la mal-adresse du chirurgien qui, en coupant le filet, piqua les veines ranines. En second lieu, l'incision ne doit pas être trop grande, mais au contraire petite, parceque les mouvements que fera ensuite la langue l'augmenteront suffisamment, au lieu qu'elle pourroit être ramenée derrière le voile du palais, & suffoquer l'enfant, en interceptant le passage de l'air jusqu'aux poumons, si l'on rendoit d'abord cette incision trop longue. L'on a aussi des exemples d'un pareil accident. Voici donc comme il faudra opérer. L'enfant sera couché sur le dos, ayant la face tournée vers le jour, une personne assujettira son corps, & une autre tiendra sa tête ferme & inébranlable : alors le chirurgien saisira l'extrémité de la langue avec ses doigts garnis d'un petit linge, pour empêcher qu'elle ne glisse, l'élevera, &, par ce moyen, mettra à découvert le frein prolongé qu'il coupera avec un scalpel, ou, ce que je crois préférable, avec des ciseaux mousses, en observant sur-tout les précautions susdites, c'est à-dire, prenant garde de blesser les conduits salivaires, ou les veines ranines, ou les nerfs de la langue, & en coupant moins qu'il ne faut, attendu que les mouvements qui succéderont prolongeront assez l'incision. Il suffit pour l'ordinaire d'inciser la longueur de deux ou trois lignes, cependant il n'est guères possible de la déterminer absolument, parceque l'allongement du frein n'est pas égal chez tous les enfants. *Garengeot* & *Heister* préfèrent d'élever la langue avec les doigts : d'autres conseillent de se servir d'une petite fourchette, dont les deux fourchons mousses doivent embrasser le filet, & ils finissent l'opération de la même manière. J'estime qu'il est assez indifférent de choisir l'un ou l'autre moyen.

Au lieu du scalpel, ou des ciseaux mousses, il est un autre instrument qu'on a imaginé en Allemagne pour couper le filet, & qui eſt décrit dans *Platner:* c'eſt une lame d'argent fendue, dans laquelle eſt renfermée une lame d'acier bien tranchante, que l'on fait partir contre le frein, par le moyen d'un reſſort qui le débande. Mais cet inſtrument ne vaut rien, & doit être rejetté, parceque, comme perſonne ne l'ignore, tout inſtrument tranchant ne coupe qu'en prolongeant, & que, d'un autre côté, on ne peut être maître avec celui-ci de faire, à ſon gré, l'inciſion plus ou moins longue.

Les nourrices s'aviſent quelquefois de faire cette opération elles-mêmes; mais elles ne coupent pas le filet, elles l'écorchent & le déchirent avec leurs ongles. Il faut leur défendre d'agir ainſi, auſſi-bien qu'aux ſages-femmes qui ſont auſſi capables d'employer la même méthode, & qui eſt pire que le mal auquel elles veulent remédier, car elle peut occaſionner l'inflammation du frein, les convulſions, & la mort de l'enfant. L'opération du filet ne doit pas être abandonnée aux femmes, & je crois avoir aſſez fait ſentir qu'elle étoit d'une telle importance que les hommes ſeuls devoient la pratiquer.

Auſſi-tôt que le filet eſt coupé, on préſente à l'enfant le ſein de ſa mère ou de ſa nourrice, & l'on connoît que l'opération a été bien exécutée, lorſqu'il ſaiſit bien le mammelon, & que ſa langue remplit l'office néceſſaire pour en faire ruiſſeler le lait. Je penſe qu'il faut très-fort deſapprouver ceux qui, après l'inciſion, portent les doigts ſous la langue, & frottent le frein avec du ſel pour le déchirer davantage. Cette méthode, que ſuivoit *Dionis*, eſt mauvaiſe, & expoſe les enfants preſqu'aux mêmes accidents que celle des nourrices qui, ſans la moindre inciſion préalable, font une déchirure avec leurs ongles. N'avons-nous pas déjà dit que les mouvements naturels & multipliés de la langue achèvent l'ouvrage qu'a commencé le fer du chirurgien, & qu'il ſeroit même dangereux qu'il fît l'inciſion auſſi longue qu'elle doit être? Voilà donc deux raisons qui doivent faire rejetter le conseil de *Dionis* : on coupera le frein trop allongé selon les règles que nous avons prescrites, & ensuite l'on abandonnera le reste aux soins de la nature. Il n'y a pas à craindre que les lèvres de la petite plaie se réunissent : l'agitation continuelle de la langue s'y oppose. Cependant, si l'on veut , l'on pourra , après l'opération , porter de temps en temps sous la langue les doigts imbibés de *miel rosat,* ou de *syrop violat.*

Quand l'un des accidents dont j'ai parlé ci-dessus est arrivé, il faut, sans différer , apporter les secours nécessaires pour sauver l'enfant. Si les veines ranines ont été endommagées , ce que l'on connoît par la grande hémorrhagie qui suit l'opération, on place sous la langue un petit plumaceau imbibé de vinaigre, ou d'une eau stiptique , ou couvert de quelque poudre astringente , & , avec les doigts , on le maintient quelque temps en place : ou, si ces moyens ne réussissent pas, l'on sera obligé de cautériser avec un bouton de feu le vaisseau ouvert. La circonstance la plus fâcheuse qui puisse accompagner l'hémorrhagie , c'est la fausse confiance de ceux qui environnent l'enfant, qui ne voyant pas sortir de sang par sa bouche, & ne remarquant d'ailleurs aucun symptôme sinistre , croient souvent qu'il dort , ou qu'il repose tranquillement , au moment où il est menacé d'une mort prochaine ; tel fut le cas de celui dont *Dionis* rapporte l'histoire, & qui périt misérablement , parcequ'on ne pensa à le secourir que lorsqu'il n'étoit plus temps. Il sera donc sage de ne point abandonner le nouveau-né aussi-tôt après l'opération ; on lui donnera à téter, comme je l'ai déjà dit, &, si on le met ensuite dans son berceau, il faudra le veiller de près & se méfier de ce mouvement des lèvres, que quelques enfants font dans l'habitude de faire en dormant comme s'ils tétoient encore, mais que quelques-uns ne font aussi que parcequ'ils avalent le sang ruisselant des *veines ranines.* Lorsqu'on sera parvenu à l'arrêter, il sera néceffaire de purger l'enfant, & de lui donner quelques lavements, pour parer aux inconvéniens qui doivent réfulter du peu de fang qu'il aura avalé : il ne fera pas même hors de propos de prendre quelqu'une de ces précautions, lorfque l'opération aura été bien faite, parceque le frein coupé fournit toujours une petite quantité de fang, qui, en paffant dans l'eftomac, peut devenir nuifible.

Si le nouveau-né, après l'opération du filet, devient violet, ne peut plus refpirer, & eft prêt de fuffoquer, il n'y a pas de doute que l'incifion n'ait été trop prolongée, & que le frein trop coupé n'ait laiffé à la langue la liberté de fe porter derrière le voile du palais. Il faut voler au fecours, introduire avec force un doigt dans la bouche, le pouffer derrière le voile du palais, décrocher la langue, & la ramener en avant. Dès-lors, l'enfant, s'il n'étoit pas déjà *ad extrema*, revient parfaitement à lui, & échappe au danger qui le menaçoit. Mais il s'agira enfuite de prévenir le retour de cet accident. Or, pour cela, il faut retenir quelque temps la langue dans le même état, afin que le frein puiffe fe cicatrifer en partie, ce qu'on pourroit faire en abbaiffant la langue avec les doigts, & en la maintenant avec une bandelette. Mais il eft un autre moyen plus avantageux & plus fûr : il confifte en une lame de plomb qui prend par-deffous le menton & va par-deffus la langue en forme de fpatule (*l*). On l'affujettit par le moyen d'un bandage, & l'on ne donne rien à l'enfant pendant quatre ou cinq heures. Au bout de ce temps on ôte cette lame de plomb, pour donner à téter, & on la remet enfuite, fi elle eft encore néceffaire.

Il y a quelquefois aux deux côtés de la langue des brides ligamenteufes qui la retiennent, & s'oppofent à fes mouvements. Elles exiftent feules, ou elles accompagnent le filet. Dans ce dernier cas, on eft éton-

_____

(*l*) Ce moyen eft dû à M. A. Petit, D.M.P.

né que l'enfant ne puiſſe pas encore téter, après avoir fait l'opération. Mais en examinant la bouche, on en reconnoît aiſément la véritable cauſe. Il n'eſt pas plus difficile de la découvrir dans l'autre cas. Il faut couper ces brides, & l'on ſe ſervira encore des ciſeaux dont les pointes feront émouſſées.

Du Bec de lièvre.

Ce qui regarde le *bec de lièvre* eſt décrit dans tous les ouvrages de chirurgie, ainſi je me contenterai de faire quelques réflexions relatives à l'enfant nouveau né.

Quand le bec de lièvre eſt ſimple, c'eſt-à-dire, quand la lèvre n'eſt fendue qu'à un ſeul endroit, l'enfant peut téter, quoiqu'avec un peu de peine : d'où il n'y a aucune néceſſité de le ſoumettre à l'opération. Mais lorſqu'il ſera parvenu à l'âge de deux, trois, ou quatre ans, on la lui fera, tant pour ſauver la difformité, que pour rendre l'uſage de la parole libre & facile. Il n'eſt pas poſſible d'aſſigner poſitivement le temps où il faudra la pratiquer, parcequ'il ſera déterminé par la force & la ſanté du ſujet. Il eſt clair qu'il feroit à propos de la différer encore, ſi l'enfant, ayant atteint l'âge de deux ou trois ans, étoit foible & délicat ; ou qu'il faudroit commencer par le guérir, & par lui rendre une bonne ſanté, s'il étoit attaqué de quelque maladie. Par les raiſons contraires, on pourroit l'entreprendre dans un âge plus tendre, s'il étoit déjà fort & bien portant.

Mais le bec de lièvre eſt quelquefois compliqué, c'eſt-à-dire que la lèvre eſt fendue à deux endroits, ou que la fente de la lèvre s'étend juſqu'aux os du palais, & chez quelques enfants à un tel point que ces os, écartés depuis le voiſinage des dents juſqu'au voile du palais, laiſſent entr'eux une ouverture très-conſidérable. Dans le premier cas l'enfant ne peut pas téter. Fera-t-on l'opération ? mais elle eſt cruelle par les douleurs aigues qu'elle excite, & elle fera d'autant moins fupportable dans le cas préfent que la lèvre eft fendue à deux endroits. Il eft donc très à craindre qu'elle n'expofe les jours de l'enfant, d'où je conclus qu'il vaut mieux prendre le parti de le nourrir avec du lait de vache coupé ou du lait de chèvre. On le lui fera avaler avec une cueiller, & l'on attendra ainfi que fes forces plus grandes & fa fanté plus établie permettent l'opération. Dans le fecond cas, il faut avoir recours au même moyen. Cependant, fi la lèvre n'eft fendue qu'à un feul endroit, & s'il n'y a pas une trop grande diftance entre les deux bords du bec, il eft encore poffible que l'enfant faififfe affez bien le mammelon pour téter, malgré la complication avec l'écartement des os du palais, pourvu qu'on lui mette un obturateur, ou quon lui bouche le nez tandis qu'il téte. Quant à l'obturateur, il n'eft pas prudent de le mettre en ufage, parceque les enfants à la mammelle avalent tout ce qu'ils fentent dans leur bouche, & que celui qui a un obturateur à la voûte du palais pourroit auffi fort bien l'avaler, s'il venoit à la quitter *(m)*. L'autre moyen eft donc préférable : il eft vrai qu'il eft incommode, mais l'enfant s'y habitue, & il paffe ainfi tout le temps de la lactation. Le temps arrive enfin de lui faire l'opération, &, lorfqu'elle eft faite, on peut fe fervir de l'obturateur, parcequ'on n'a plus les mêmes craintes.

Il n'eft pas étonnant que le vice interne ou l'écar-

(m) **M. A. Petit D. M. P.** avoit imaginé, pour obvier à cet inconvénient, un autre obturateur, confiftant en un plan horifontal, de chaque bord duquel s'élevoient deux petites languettes perpendiculaires. Il l'introduifoit dans le trou du palais, &, par le moyen d'une petite fonde qui traverfoit le nez, il rabaiffoit les languettes fur les os qui font à côté. Cet obturateur eft ferme & tient bien, mais il a un autre inconvénient : ces languettes gênent & picottent beaucoup, de forte que fon illuftre auteur l'a auffi abandonné.

tement des os du palais subsiste après avoir détruit le vice externe ou le bec de lièvre par le secours de l'opération, & qu'on soit dans la nécessité de placer un obturateur pour que la déglutition se fasse bien, & que l'enfant parle facilement & sans *nasillonner*. Cependant, ce qui est très-singulier, on a vu le trou du palais se fermer naturellement & insensiblement, le vice externe ayant été détruit, sans qu'on ait employé aucun remède pour cet effet, & sans qu'il ait été besoin d'obturateur. Les Mémoires de l'Académie de Chirurgie en fournissent un exemple frappant (*n*), & M. *Levret* en rapporte un autre qui ne l'est pas moins (*o*).

De l'imperforation de l'anus.

Si l'enfant vient au monde avec une membrane placée au bord extérieur de l'anus, on s'en apperçoit facilement en l'examinant, & aussi-tôt on fait une incision cruciale, pour donner une issue libre au *meconium*.

Mais il arrive plus souvent qu'elle a son siège au-dessus du sphincter de l'anus, qui paroît ouvert au premier coup d'œil; & ce n'est qu'en introduisant une sonde ou le petit doigt, qu'on peut s'assurer de l'existence de cette membrane. C'est pourquoi il ne faut pas se contenter d'un examen superficiel, sur-tout lorsque l'on ne remarque pas le fondement du nouveauné teint d'une couleur jaune, & qu'en pressant son ventre, on n'en voit rien sortir: parceque, dans le cas où une pellicule, placée supérieurement, boucheroit l'anus, & où, faute d'en être instruit, on tarderoit à la détruire, le ventre du nouveau-né s'enfleroit, son visage s'allumeroit, son pouls deviendroit

---

(*n*) Tom. I.
(*o*) L'art des accouch. troisième édit. pag. 252.

petit, intermittent , & il mourroit en vingt-quatre heures. On fera donc bien, pour prévenir ce malheur , de porter le doigt dans l'anus de l'enfant qui vient de naître , & , s'il eſt arrêté par une pellicule, on la détruira par cette opération. Ayant introduit une tenette dans le fondement , on en écartera les branches : par ce moyen, la pellicule fera à découvert ; elle s'avancera même à meſure que l'on fera une dilatation plus grande ; & , avec une lancette, on l'inciſera en croix. Le *meconium* ſortira auſſi-tôt en abondance , & mettra l'enfant à l'abri de tout accident. Enſuite on achevera la deſtruction de la pellicule avec les doigts , & , ſans autre précaution, il n'y aura pas à craindre que ſes parties ſe réuniſſent, étant ſouvent obligées de céder au paſſage des excréments. Si l'enfant , par la négligence de celui qui l'a reçu & qui n'a pas pouſſé aſſez loin ſon examen, éprouve, quelque temps après ſa naiſſance , les ſymptômes dont j'ai parlé ci-deſſus, dus au *meconium* qui ne peut ſortir, & aux vains efforts qu'il fait pour le chaſſer , il n'y a pas de temps à perdre , & il faut lui apporter le ſecours le plus prompt par la même opération. L'on notera qu'elle eſt encore plus facile dans ce cas, parceque l'expanſion de la pellicule forme une tumeur, & qu'il ſuffit de la percer, pour faire ceſſer les ſymptômes. Il ſera enſuite à propos de donner quelques petits lavements émollients, pour remédier à la congeſtion & à la diſpoſition inflammatoire des inteſtins.

Chez d'autres enfants , le fondement n'eſt pas ſeulement fermé par une pellicule , mais il eſt tout-à-fait recouvert par les téguments , de façon cependant que l'on diſtingue quelques veſtiges qui enſeignent la place qu'il doit occuper, & à laquelle correſpond le *rectum*. Le diagnoſtic eſt facile. Les accidents du premier cas ne tardent pas à ſe manifeſter, & même avec plus de fureur. L'enfant court grand riſque de perdre la vie. On ne doit donc pas trop différer l'opération: au bout de douze heures, au plus tard, il faudra l'entreprendre. Le *meconium*, amaffé alors en affez grande quantité, formera une tumeur en pouffant extérieurement les téguments, & la fluctuation fera affez confidérable pour guider le chirurgien. C'eft dans le milieu de cette tumeur qu'il fera fon incifion, avec une lancette ou avec un biftouri. Le *meconium* fortira auffi-tôt, & témoignera par-là que l'ouverture a été faite dans l'endroit convenable. Enfuite il portera le doigt, couvert d'huile ou de quelque corps gras, par l'anus artificiel récemment pratiqué, jufqu'à l'inteftin *rectum*, afin d'examiner s'il eft fuffifamment grand pour donner aux excréments un paffage libre & facile: &, s'il le trouve trop étroit, ce qui eft prefque toujours ainfi après une première incifion, il la prolongera, ou il coupera tranfverfalement de côté & d'autre, felon qu'il le jugera néceffaire. Si cette opération eft bien faite, les excréments ne fortiront pas par la fuite involontairement, parceque les fibres de la peau qui fe froncera circulairement, acquérant de la force, feront l'office d'un fphincter. On a d'autant plus lieu d'efpérer cet effet, qu'on le voit fouvent arriver chez ceux qui ont fubi l'opération de la fiftule à l'anus, ou chez certaines femmes dont le fphincter de l'anus s'eft déchiré dans le travail de l'enfantement. Mais il faudra prendre quelques précautions pour que les lèvres de la plaie ne fe réuniffent pas: ainfi, après avoir laiffé quelque temps à l'enfant pour évacuer ce qui eft contenu dans fes inteftins, le chirurgien introduira dans l'anus une tente de charpie un peu confidérable, imbibée d'huile ou de quelqu'onguent, munie d'un fil, pour qu'on puiffe aifément la retirer, fi elle s'avançoit dans le *rectum*; & foutenue lâchement avec un bandage en forme de T, afin qu'elle n'oppofe pas affez de réfiftance aux matières qui voudront fortir. Il aura foin auffi de la renouveller, toutes les fois qu'elle aura été chaffée par les excréments, & il tiendra cette conduite, jufqu'à ce

qu'il

qu'il n'y ait plus à craindre que l'anus se referme. Au bout de quelques jours, il pourra, pour accélérer la guérison, étendre sur la charpie un onguent dessicca‑ tif, tel que celui de *céruse*; ou, au lieu de charpie, il introduira dans l'anus, à l'exemple d'*Hildan* (p), une canule de plomb, couverte du même onguent.

Mais on ne remarque aucun vestige extérieure‑ ment. Envain attend-on : l'enfant éprouve déjà les plus cruels symptômes, cependant il se ne manifeste aucune tumeur, & il n'y a pas la plus petite fluctua‑ tion. Ce cas est beaucoup plus épineux, & il est beau‑ coup plus difficile d'y apporter remède, parceque le chirurgien ne peut être guidé par aucun signe exté‑ rieur. Toutefois, il ne faut pas abandonner le mal‑ heureux enfant, parcequ'il est certain qu'il va périr, si on ne lui apporte pas du secours, & qu'il vaut mieux tenter un remède douteux que de n'en éprou‑ ver aucun. Ainsi, lorsque ses cris & ses agitations an‑ nonceront que le *rectum* est gonflé par le *meconium*, on fera une incision avec un bistouri à un demi-doigt du *coccyx*, dans l'endroit que l'on pourra juger le mieux correspondre à l'ouverture du *rectum :* cette incision n'attaquera que les téguments & le tissu cel‑ lulaire, sans aller plus loin. L'enfant, par ses efforts, écartera les bords de la plaie, & le *meconium*, poussé en avant, formera une tumeur sensible, dans le mi‑ lieu de laquelle on fera une seconde incision. Si l'on vouloit d'un seul coup ouvrir un passage libre aux excréments, l'on ne seroit pas sûr de l'endroit où l'on inciseroit, & l'on pourroit percer entre le *coccyx* ou l'intestin, ou endommager la vessie ou le *vagin*. Il vaut donc mieux se conduire de la manière que je viens d'exposer, & suivre ensuite les mêmes errhe‑ ments que dans le cas précédent.

Enfin il en est un plus cruel que tous les autres, &

______

(p) Obs. 73. cent. 1.

qui laiſſe encore moins. d'eſpérance : ſavoir celui où le *rectum* lui-même forme un corps ſolide ſans aucune cavité. On pourroit tenter de pratiquer une iſſue au *meconium*, avec un *trocar*, ou un ſcalpel étroit, qu'on enfonceroit dans la partie qui ſeroit jugée la plus ſûre, juſqu'à ce que l'ouverture de l'*inteſtin* ſe manifeſtât par la ſortie des excrémens. Mais la profondeur de la plaie, l'hémorrhagie qui doit réſulter du grand nombre de vaiſſeaux coupés, &, peut-être, la léſion des parties voiſines, telles que la veſſie & le *vagin*, donnent lieu de croire qu'on n'apporteroit à l'enfant, par ce moyen, qu'un ſoulagement momentané, & qu'il périroit des ſuites de l'opération. Il expirera encore plutôt, au milieu des douleurs les plus cruelles, des convulſions, & en vomiſſant ſes excrémens, ſi le *rectum* eſt oblitéré à une telle hauteur qu'on ne puiſſe leur procurer une iſſue en faiſant même une plaie très-profonde.

On a vu des filles nées avec l'anus fermé & l'inteſtin *rectum* tout-à-fait oblitéré, dont les excrémens ſe ſont frayé une route par le *vagin*. Celles à qui cela arrive menent néceſſairement une vie malheureuſe, & périſſent enfin. Il y en a eu d'autres chez qui les excrémens ſortoient habituellement par la même voie, quoiqu'on leur eut ouvert l'anus dès leur naiſſance. Mais il étoit trop étroit, de ſorte qu'il refuſoit un paſſage libre aux matières : ce qui ſuffit pour engager les chirurgiens à examiner ſouvent les petites filles à qui ils ont ouvert l'anus fermé naturellement, afin de le dilater de nouveau, s'il ne l'eſt pas aſſez.

De l'imperforation de l'urèthre chez les mâles.

L'enfant frappé par l'air extérieur, lorſqu'il vient au monde, a coutume de lancer auſſi-tôt ſes urines ; mais quelquefois il arrive qu'elles ne peuvent ſortir, parceque le canal de l'urèthre eſt imperforé. Si l'on n'a point reconnu ce vice de conformation dès l'inftant de la naiffance, l'on en fera bientôt averti par les inquiétudes, les agitations, les cris du nouveau-né, & il faudra y apporter un prompt remède, pour le foulager, & prévenir les fymptômes fâcheux ou la mort même qui feroit la fuite de la trop longue rétention de fes urines. Toutefois, il y a plufieurs cas à diftinguer qui mettent une différence dans la manière de fe conduire.

Le canal de l'urèthre eft tout-à-fait libre, mais le prépuce n'eft point percé ; ou l'extrémité du canal eft fermée par une fimple membrane ; ou les deux bords de cette extrémité font confondus ; ou le canal lui-même eft oblitéré à une hauteur plus ou moins grande.

Dans le premier cas, on perce, fans différer, le prépuce ; ou, ce qui eft mieux, on en ampute l'extrémité, comme dans la circoncifion, avec les cifeaux ou un fcalpel.

Dans le fecond cas, on perce, en prenant beaucoup de précaution, la membrane qui bouche l'extrémité du canal de l'urèthre, & l'on fe fert, pour cette opération qui doit être faite fur-le-champ, d'une lancette, ou d'une éguille femblable à celle qui eft confacrée à l'opération de la cataracte. L'urine fort auffi-tôt, & enfuite l'on introduit dans l'ouverture de l'urèthre, de crainte qu'elle ne fe referme, un petit bourdonnet, enduit d'huile, & muni d'un fil ; ou une petite bougie ; ou fimplement un gros fil, enduit de cire.

Dans le troifième cas, où les bords de l'extrémité du canal de l'urèthre font confondus, de façon que l'oblitération ne s'étend pas au-delà, on peut encore foulager l'enfant en faifant une ouverture artificielle avec les inftruments dont je viens de parler dans le cas précédent, ou avec un *trocar*, & en faifant fuccéder les mêmes précautions. Cette opération eft plus facile, lorfqu'on peut remarquer à l'extrémité du gland quelques veftiges de l'ouverture qui devroit exifter : cependant, lorfqu'il n'y en a aucuns, il ne faut pas fe décourager, parceque l'oblitération n'eft pas profonde , & que l'urine , qui diftend le canal dans toute fa longueur, fert à guider le chirurgien.

Enfin le cas le plus fâcheux eft celui où les parois du canal de l'urèthre agglutinés & confondus s'oppofent au paffage des urines. Cette agglutination peut n'exifter que dans la partie du canal qui répond au gland, où elle peut s'étendre plus avant: mais dans les deux cas il n'eft pas poffible à l'art, dans l'âge fi tendre où eft l'enfant, d'eflayer de percer ce canal depuis fon extrémité jufqu'au point où ceffe l'oblitération. Les jours du nouveau-né font donc dans le plus grand danger, parceque fes urines qui ne peuvent s'écouler vont donner lieu aux douleurs les plus aigues, à l'inflammation de la veffie & de tout le bas-ventre, aux convulfions, &c. Si la nature ou l'art ne trouve pas quelqu'autre moyen de lui apporter du foulagement. Quelquefois la nature fe fraye une route pour décharger les urines en perçant le canal de l'urèthre au point où commence l'oblitération , & enfuite elles continuent de couler par le trou qu'elles ont formé. L'enfant eft par-là à l'abri des accidents qu'occafionne néceffairement la retention des urines, & il peut parvenir à un âge plus avancé, fans qu'il foit befoin de lui faire fubir aucune opération. Mais il fera inhabile à la génération, parceque fa femence, ne pouvant être lancée & tombant fur les parois du *vagin*, ne fera point reçue dans la matrice. Cependant, quelques-uns croient qu'il fera néanmoins capable de faire concevoir, pourvu que la verge foit percée proche le frein à la racine du gland ou même vers fon milieu, parceque la partie la plus fubtile de la femence pourra, à raifon de fa volatilité, fe porter jufqu'à l'*uterus*. Il faut au moins regarder cela comme une chofe douteufe, jufqu'à ce que l'obfervation nous permette de prononcer. Quant à ceux dont la verge eft percée à la partie voifine du ventre, on peut hardiment assurer qu'ils ne pourront jamais faire concevoir tant qu'ils auront ce vice de conformation.

S'il étoit sûr que la verge percée contre nature à sa partie moyenne ou à la racine du gland ne s'opposât pas à l'œuvre de la génération, il seroit sans doute condamnable de tenter, par une opération qui est toujours accompagnée de douleurs aigues & qui n'est pas exempte de danger, d'ouvrir la partie oblitérée du canal de l'urèthre, pour y former la cavité qu'il doit avoir naturellement, & pour que l'urine & la semence soient lancées par son extrémité. Mais, comme je l'ai déjà fait remarquer, l'on n'a point de certitude, &, par conséquent, l'on peut être dans le cas d'entreprendre l'opération, en supposant que les parents de celui qui a un pareil vice de conformation veuillent la lui faire faire, ou que lui-même, parvenu à un certain âge, prenne le parti de s'y déterminer. Or voici en quoi elle consiste : après avoir eu la précaution de faire lâcher au malade ses urines, pour n'être pas obligé de lever trop tôt le premier appareil, on coupera longitudinalement avec un scalpel la partie inférieure de la verge depuis le lieu qu'occupe le trou contre nature jusqu'à l'extrémité du gland : le sang ruisselera aussi-tôt en grande abondance, & l'on ne l'arrêtera pas trop promptement, de crainte de donner lieu à une inflammation : mais, après l'avoir laissé couler quelque temps, on fera cesser l'hémorrhagie en remplissant la plaie de charpie, en appliquant dessus un emplâtre convenable & en maintenant le tout pendant vingt-quatre heures avec des bandages. Au bout de vingt-quatre heures, on levera l'emplâtre & les bandages, on ôtera la charpie qui remplit la plaie, & l'on lui substituera un petit canal de plomb très-poli & bien maintenu avec des fils, qui, ayant son extrémité à l'extrémité même du gland, se prolongera dans l'urèthre au-delà de l'ancien trou, & donnera passage à l'urine jusqu'à ce que la plaie soit guérie & cicatrisée. Ensuite on appliquera quelqu'emplâtre agglutinatif, retenu enco-re avec un bandage, & l'on refufera, autant qu'il fera poffible, la boiffon au malade pendant quelques jours, de crainte que l'urine en baignant fouvent la plaie n'en retarde la guérifon. Il faudra de plus avoir foin que l'emplâtre n'environne pas la verge, & que le bandage ne foit point trop ferré, car le fang circulant alors avec peine dans cette partie la fe-roit enfler, & les lèvres de la plaie, au lieu de fe réu-nir & de s'agglutiner, s'éloigneroient : mais, au contraire, l'emplâtre n'aura que la largeur fuffifante pour les bien faifir, & les tenir rapprochées, & le bandage lâche empêchera feulement que l'emplâtre ne fe déplace. Si l'on étoit obligé de le défaire & de lever l'emplâtre avant le troifième ou quatrième jour, ce qu'on doit éviter autant qu'il eft poffible, les plus grandes précautions feroient néceffaires pour ne pas rouvrir la plaie qui commence à fe fermer. D'ailleurs, lorfqu'on s'appercevra que fes bords font déjà réunis, on laiffera encore quelque temps l'em-plâtre & le bandage, jufqu'à ce que leur confolida-tion foit parfaite. Mais, à l'égard de l'ancien trou, il s'agira auffi de le fermer : or il fe fermera en même temps que les bords de la plaie qu'il a fallu faire fe cica-triferont, fi l'on a foin de rafraîchir fes bords, en les fcarifiant, ou en les coupant fuperficiellement avec des cifeaux.

Lorfque le canal de l'urèthre eft oblitéré jufqu'à fa partie voifine du ventre, il faut faire la même opéra-tion, en enfonçant le fcalpel jufqu'aux corps caver-neux fans les endommager & en coupant en ligne droite jufqu'à l'extrémité du gland. D'ailleurs on fe conduira comme je l'ai prefcrit ci-deffus & l'on fera précéder & fuivre les mêmes précautions.

On a propofé pour détruire le même vice cette au-tre opération. On perce avec un *trocar* l'extrémité du gland, dans l'endroit où il doit être ouvert naturelle-ment, & on l'enfonce droit & avec beaucoup de modération dans le corps de la verge jufqu'au trou contre nature : enfuite on introduit , pour arrêter le fang qui coule en abondance, dans le canal qu'on vient de former , un bourdonnet de charpie lié , mince & allongé. Lorfque le fang s'eft arrêté, on retire ce bourdonnet & on lui fubftitue un fil épais enduit de cire , ou une petite bougie proportionnée à la capacité du nouveau canal, de peur que fes parois ne fe réuniffent , & enduite d'huile d'amandes douces ou de quelqu'*onguent digeftif,* mais avec cette précaution qu'elle n'aille pas au-delà de l'ancien trou contre nature, afin qu'il puiffe donner paffage à l'urine, jufqu'à ce que l'épiderme ait revêtu le nouveau canal. On fe conduit de même les jours fuivants , enfin on enduit la petite bougie de l'*onguent de cérufe* ou de quelqu'autre *defficcatif,* qu'on renouvelle deux fois par jour : & lorfque , par ces moyens, l'urèthre bien formé eft garanti par l'épiderme de l'impreffion douloureufe que pourroit faire l'urine en y paffant, on y introduit, au lieu de bourdonnet ou de bougie, un petit canal de plomb très-poli, bien maintenu avec des fils , & affez long pour s'avancer au-delà de l'ancien trou , qu'il s'agit à préfent de fermer; ce qu'on obtient en rafraîchiffant les bords, en appliquant un emplâtre agglutinatif, & en procédant comme il a été dit ci-deffus.

Je penfe que la première manière d'opérer eft préférable à celle-ci : mais foit que l'on mette en ufage l'une ou l'autre, ce ne fera jamais chez les enfants , parcequ'ils ne font pas en état d'y réfifter, & que d'ailleurs les incifions s'oppoferoient à l'accroiffement des parties. Après l'opération, il faudra faire une faignée, parcequ'il eft à craindre , fur-tout chez les jeunes gens forts & rigoureux, que la verge n'entre en érection , & que la guérifon ne foit par-là beaucoup retardée, fur-tout fi l'on a pratiqué la première opération, en empêchant les lèvres de la plaie de fe réunir & de fe confolider : il fera même quelquefois néceffaire de réitérer la faignée chez ceux qui jouiffent d'une très-grande force, & chez qui par conféquent on a plus à craindre les effets qu'elle a coutume de produire.

Mais le canal de l'urèthre étant oblitéré chez tel enfant qui vient au monde, fon urine s'accumule, il éprouve déjà les fymptômes les plus fâcheux, fa verge n'eft percée en aucun endroit, & il va périr au milieu des douleurs les plus cruelles. Il n'y a pas alors d'autre moyen que d'imiter ce que fait quelquefois la nature, & de faire avec un *trocar* un trou à la verge au point où commence l'oblitération de l'urèthre, ce qu'il eft facile de connoître par le gonflement & la fluctua-tion qu'occafionne l'amas des urines. Cet enfant fe trouve par ce moyen dans le cas de ceux que la na-ture a foulagés elle-même, & par la fuite on tiendra la même conduite à fon égard. Il eft vrai qu'il fubira deux opérations, au lieu qu'il n'en fubiroit qu'une feule, fi l'on lui faifoit, fans différer, celle qui con-fifte à détruire l'oblitération de l'urèthre ; mais il n'eft pas poffible de prendre ce parti dans un âge fi ten-dre, par les raifons que nous avons déjà affignées.

L'on a vu des enfants venir au monde avec deux trous à la verge ; l'un, contre nature, dans le corps de la verge ; & l'autre, naturel, à l'extrémité du gland. On peut remédier à ce vice, fans différer ; en rafraîchiffant les bords du premier trou, & en facili-tant la réunion par le moyen d'un petit emplâtre ag-glutinatif.

Des vices des parties naturelles chez les filles.

Le méat urinaire peut être fermé chez les petites filles, comme l'extrémité du gland, chez les mâles : il eft également facile de reconnoître ce vice de con-formation, & il faut de même y remédier prompte-ment, pour prévenir les fâcheux accidents qui font la fuite de la retention des urines.

Une fimple membrane ferme le méat urinaire ;

ou ſes bords ſont agglutinés & confondus, de façon cependant qu'on remarque quelques traces de l'ouverture naturelle, ou ſans que l'on puiſſe en appercevoir aucune. Ces cas étant les mêmes que ceux que nous avons diſtingués à l'égard des mâles, on ſe conduira de la même manière, & en ſuivant les mêmes préceptes.

Si le canal de l'urèthre étoit tout-à-fait oblitéré, ou en partie ; comme il eſt très-court chez les filles, l'on pourroit, après avoir ſeulement attendu que la veſſie fut diſtendue par les urines, y plonger un *trocar* muni d'une petite canule : & enſuite l'on tiendroit la conduite que nous avons recommandée après avoir fait la même opération chez les mâles plus avancés en âge. Il arrive quelquefois que l'urine, ne pouvant ſortir par le canal de l'urèthre oblitéré chez les filles, ſe fraye un chemin par le *vagin*.

Un auteur nommé *Cabrolius* (q) rapporte l'hiſtoire ſingulière d'une fille âgée de dix-huit ans dont le canal de l'urèthre étoit fermé naturellement par une membrane un peu épaiſſe, & qui rendoit conſtamment ſes urines par l'ouraque ſortant de ſon nombril en forme de crête de la longueur de quatre doigts. Cet auteur guérit cette fille, en coupant d'abord cette membrane qui fermoit le paſſage naturel des urines, en le conſervant libre par le moyen d'un petit canal de plomb introduit dans l'urèthre ; enſuite, en liant avec un fil fort & ciré la crête ſaillante du nombril, en coupant au-deſſous de la ligature, en cautériſant avec un fer chaud, enfin en mondifiant la plaie après la chute de l'eſcarre, & en cicatriſant avec les deſſiccatifs qu'on a coutume d'employer dans les autres ulcères. C'eſt ainſi que cette fille fût parfaitement délivrée, dans l'eſpace de douze jours, des deux vices de conformation qui la rendoient un objet dégoûtant

---

(q) Obſerv. Anatom. 20.

& infupportable par l'odeur putride qu'exhaloient con-tinuellement fes urines. Cette obfervation fuffit pour diriger ceux qui pourroient rencontrer le même cas.

Les grandes lèvres réunies quelquefois naturelle-ment, ou par une membrane intermédiaire, ou par la confufion de leur fubftance, ferment l'entrée du *vagin* ; & dans l'un & l'autre cas, on apperçoit en haut un petit orifice qui laiffe paffer les urines, ou il n'y en a aucun & les urines ne peuvent s'écouler. Quand cette dernière circonftance a lieu, il faut faire auffi-tôt l'opération, & couper la membrane qui unit les grandes lèvres, ou les divifer quand elles font ag-glutinées, afin de ne point expofer l'enfant au même danger que lorfque le méat urinaire eft bouché.

Quand ce danger n'eft point à craindre, parceque les urines ont la liberté de s'écouler par un petit trou placé à la partie fupérieure des grandes lèvres, rien n'engage à faire alors l'opération ; mais il faudra prendre une note exacte du vice de conformation de l'enfant, & la donner à fes parents qui la placeront au milieu des chofes les plus effentielles, afin qu'ils fe reffouviennent dans un temps plus reculé de faire cor-riger ce vice, qui s'oppofe à l'évacuation des règles & au mariage, & que la fille elle-même, fi fes pa-rents venoient à mourir avant qu'elle ait atteint l'âge de puberté, pût être informée de fon état. C'eft en effet à cet âge qu'il eft néceffaire d'y remédier, ce que l'on fait en coupant longitudinalement la mem-brane interpofée, & en mettant enfuite entre les deux lèvres une petite tente imbibée de quelque baume, tel que celui d'*Arcœus*; ou, fi le fexe paroît plus ou moins effacé à l'extérieur par l'agglutination plus ou moins parfaite des grandes lèvres, en tenant la même conduite qu'à l'égard des paupières dont les tarfes font confondus.

L'on n'opère pas différemment quand on eft obligé de corriger le vice dès l'inftant de la naiffance pour donner iffue aux urines.

La duplicature membraneuse qui borde l'orifice du *vagin*, appellée l'*hymen*, est quelquefois imperforée. L'on pourroit encore différer l'opération qui consiste à ouvrir cette membrane avec un coup de lancette, en prenant la même précaution que nous avons recommandée, c'est-à-dire, en avertissant les parents du petit vice de conformation de leur enfant, qui s'opposeroit par la suite à l'évacuation du sang menstruel, & produiroit par-là des effets funestes, si l'on n'y remédioit pas. Cependant, comme cette opération est très-petite & très-peu douloureuse, j'aimerois mieux qu'on la fit sur-le-champ : on préviendroit ainsi les suites de l'ignorance ou de l'oubli. L'on a vu des femmes devenir grosses sans que la membrane de l'*hymen*, perforée, ait été rompue : mais elle étoit si forte & si épaisse, qu'elle apportoit, dans l'accouchement, un obstacle insurmontable à la sortie de l'enfant. *Mauriceau* conseille de forcer dans ce cas la membrane avec les doigts (*r*) ; mais cette pratique est nuisible, & peut avoir de mauvaises suites ; il vaut mieux se servir d'un instrument, tel qu'une lancette, mais conduit avec beaucoup de prudence.

Le *vagin* peut n'être seulement pas fermé par une membrane, mais encore par une substance épaisse, charnue, & placée profondément : ou ses parois peuvent être agglutinés & confondus. Dans ces cas, il n'y a point de guérison à attendre, & il est plus sage de ne point tenter une opération qui ne feroit qu'exciter de grandes douleurs, sans détruire le vice de conformation, & qui pourroit causer la mort prompte de celle qui en est attaquée. Le seul cas, où l'on peut espérer plus de succès, est celui où l'entrée seule du *vagin* est fermée par une substance charnue, parcequ'alors l'œil a accès jusqu'à l'endroit où il faut inciser ; mais on aura sur-tout soin, pour rendre cette opération fructueuse, de détruire avec les médicaments

____

(*r*) Observ. 489.

corrofifs, les chairs renaiſſantes, & de tenir long-temps dans l'ouverture pratiquée artificiellement une canule de plomb enduite de quelqu'onguent deſſicca-tif, juſqu'à ce que les parois du *vagin* ſoient aſſez amples & bien conſolidés.

Il faut encore ranger au nombre des cas incurables, celui ou l'orifice de la matrice eſt bouché.

De l'union des doigts.

Les doigts des pieds ou des mains peuvent être unis par l'interpoſition d'une membrane, telle que celle des pattes d'oie. Rien n'eſt plus facile que de re-connoître ce vice de conformation. S'il a lieu aux pieds, on peut le laiſſer ſubſiſter, parcequ'il ne gêne-ra point. Mais s'il exiſte aux mains, on le détruit en enfonçant un biſtouri bien pointu dans cette mem-brane, à la baſe des doigts, & en coupant juſqu'au bout.

Si les doigts ſont collés ou confondus, ce cas mérite un peu plus d'attention. On ſe ſervira d'un couteau à deux tranchants, tel que celui qui ſert dans l'am-putation du bras à lambeaux : & , après l'avoir en-foncé dans le ſillon, on coupera d'abord du côté de la baſe des doigts, & enſuite juſqu'à leur extrémité.

L'on peut différer quelque temps cette opération, & attendre, pour la faire, que l'enfant ait acquis plus de forces.

Des parties ſurnuméraires.

Le fœtus peut naître avec quelque partie ſurnu-méraire, comme un ſixième doigt, ſoit aux pieds, ſoit aux mains.

Si ce doigt eſt bien placé, au rang des autres, on peut le laiſſer : il en réſulteroit même quelquefois une difformité plus grande, ſi on l'amputoit. Mais s'il eſt hors de rang, s'il eſt comme un ergot, il faut l'amputer.

L'on demande ſi l'on l'amputera ſur-le-champ. Si

l'enfant est délicat ou malade, il est évident qu'il faut attendre qu'il soit plus fort ou guéri. Mais dans le cas même où il se porte bien, je crois qu'il est plus sage de différer encore quelques mois, afin qu'il soit plus en état de supporter une opération qui n'est pas exempte de douleurs aigues ; à moins que ce doigt surnuméraire ne soit placé de façon qu'il gêne considérablement.

Voici comme doit se faire l'amputation. Avec un bistouri, on cerne la peau au-dessus de l'articulation, &, avec le même instrument, on coupe dans l'articulation elle-même. Ensuite, on ramène la peau ; la suppuration suit, & se termine par une bonne cicatrice.

Des Excroissances.

Il y a des excroissances de toute espèce, & elles peuvent avoir leur siège dans tous les endroits de la surface du corps. Ce sont le plus souvent de petites tumeurs charnues avec pédicule, & qui renferment quelquefois un petit osselet. On peut, sans aucun risque, les détruire avec le fer ou avec la ligature, mais il sera encore sage d'attendre que l'enfant ait six mois ou un an. Alors on coupera ces excroissances, le plus près de la peau qu'il sera possible, avec des ciseaux : ou on les fera tomber en liant leur pédicule. Quand on fait l'opération avec le fer, elle est quelquefois suivie d'une petite hémorrhagie, à cause des artères un peu considérables qui peuvent se rencontrer ; mais on l'arrête facilement.

On voit des hommes qui conservent encore dans un âge avancé de pareilles excroissances avec lesquelles ils sont venus au monde, soit qu'on ait craint que quelqu'accident ne fut la suite de leur extirpation, ce qui est ordinairement destitué de fondement, soit qu'on les ait négligées, parceque les vêtements devoient sauver la légère difformité qu'elles occasionnent. Mais, par la raison contraire, il faut toujours

les détruire chez les petites filles , sur-tout lorsqu'elles se trouvent à la gorge ou à la poitrine, parceque
leur manière de s'habiller , différente de celle des
hommes , laisse ces parties découvertes ; & on doit
même ne les pas laisser subsister chez les personnes
du sexe, dans tel autre endroit du corps qu'elles
aient leur siège , parcequ'elles altèrent toujours un
peu cette conformation heureuse & régulière que la
nature leur a donnée en partage, & qu'il leur est si
essentiel de conserver.

Des Taches.

Les taches, avec lesquelles quelques enfants naîs-
sent , ne peuvent être détruites par aucuns remèdes.
Elles se dissipent quelquefois avec l'âge.

Des futures de la tête trop ouvertes.

Les enfants qui viennent au monde avant terme,
ou qui, sortant du sein de leur mère au bout des neuf
mois révolus , sont d'une complexion très-foible &
très-délicate, ont quelquefois la fontanelle & les futures du crâne plus ouvertes qu'elles ne le doivent
être naturellement. Alors la tête est molle, les os qui
la composent ne se soutiennent point , ils sont incapables de résister au plus petit choc ou à une pression
un peu considérable, & l'on peut raisonnablement présumer que les enfants qui naissent ainsi conformés ne
vivront pas long-temps. Cependant il faut leur pré-
ter les secours nécessaires, parcequ'il est possible aussi
que les os du crâne se raffermissent en prenant de
l'accroissement, qu'ils se rapprochent, & par-là diminuent la fontanelle aussi bien que l'espace qui sépare
les futures. Mais on n'espérera pas produire cet effet
en comprimant fortement la tête & en forçant les os
à se rapprocher les uns des autres : au contraire, on
occasionneroit , en agissant ainsi, un mal plus grand

que celui qu'on a intention de détruire, car la mort prompte de l'enfant pourroit être la suite de la compreſſion trop grande qu'éprouveroient le cerveau & le cervelet, ou au moins ces organes, conſidérablement gênés, feroient très-imparfaitement leurs fonctions & par la ſuite les ceſſeroient entièrement. Il s'agira donc ſeulement d'environner la tête d'un bandage mollet & très-peu ſerré pour en contenir les os & empêcher qu'ils ne vacillent ; & d'appliquer ſur la fontanelle un morceau de drap ou une compreſſe de linge en pluſieurs doubles, pour garantir le cerveau de toute injure extérieure. D'ailleurs la foibleſſe & la délicateſſe des enfants dont l'oſſification des os du crâne eſt ſi peu avancée, exigent qu'on prenne d'eux un ſoin très-particulier, & qu'on ne néglige, ni du côté de la nourriture ni du côté du régime, aucune des précautions capables de leur donner la force dont ils ſont deſtitués. C'eſt, enſuite, à la nature à conſommer l'ouvrage, & à faire tout-à-fait diſparoître le vice de conformation en donnant aux os de l'accroiſſement, en les raffermiſſant, & en les rapprochant les uns des autres.

L'écartement des ſutures du crâne a encore lieu ・ chez les enfants hydrocéphales, mais alors il dépend des eaux qui y ſont amaſſées, & il n'eſt pas poſſible qu'il diſparoiſſe ſans qu'elles aient été évacuées. Nous en parlerons en traitant de l'hydrocéphalité.

Des ouvertures autour de l'ombilic.

On trouve dans les livres des accoucheurs & dans les Actes de la Société d'*Edimbourg* (s) des exemples d'enfants qui ſont venus au monde avec une grande ouverture autour du nombril. Il n'eſt aucun moyen de remédier à un tel vice, rien ne peut ſup-

---

(s) Tom. I. art. 14. pag. 242.

pléer aux téguments & aux mufcles qui manquent ; les inteftins fortent malgré tous les obftacles qu'on pourroit leur oppofer, & ces enfants meurent en peu de temps.

Il y en a d'autres qui n'ont qu'un cercle autour du nombril ; les mufcles ne manquent pas chez ceux-là, mais la peau ne fe continue pas jufqu'à la circonférence du cordon ombilical. Alors, les inteftins fortent au moindre effort, fi l'on n'a le foin d'appliquer une compreffe graduée pour prévenir cet accident, moyen qui réuffit d'autant mieux que l'ouverture circulaire formée par le défaut des téguments, eft moins grande. Si le péritoine, ou les inteftins, étoient déjà fortis avant qu'on eût mis ce moyen en ufage, on commenceroit par en faire la réduction, on frotteroit enfuite les parties avec le *baume famaritain*, & enfin on appliqueroit la compreffe graduée, qui doit être retenue par le moyen d'un bandage.

CHAPITRE III.

Des maladies des enfants proprement dites.

LE fœtus, renfermé dans le fein de fa mère, n'eft pas exempt de maladies. Il peut y être attaqué de convulfions, & des maladies féreufes de toute efpèce, ce que prouvent le *fpina-bifida*, les hydropifies de la poitrine & du bas-ventre, l'hydrocèle, l'hydrocéphalité & l'acéphalité qui n'en eft que la fuite, avec lefquelles il vient quelquefois au monde : & de plus, les humeurs de fa mère infectées par le virus fcorbutique ou vérolique peuvent auffi le lui communiquer. Il eft donc à propos de faire quelques réflexions fur ces maladies, avant de paffer à celles qui affligent les premières années de fa vie.

ARTICLE

ARTICLE PREMIER.

Des maladies de l'enfant renfermé dans le sein de sa mère.

Des Convulsions.

Le fœtus, renfermé dans la matrice, est dans un sommeil continuel. La mère le sent remuer vers le troisième ou le quatrième mois, mais ses mouvements sont légers, ils ne se succèdent pas rapidement, & ils ne le font sentir que de loin en loin. C'est ainsi que les choses se passent quand le fœtus se porte bien, sa tranquillité est un signe de santé; &, lorsqu'elle a lieu, l'on présume avec raison qu'il atteindra heureusement le terme de la grossesse, & qu'il viendra au monde fort & vigoureux. Au contraire, quand il s'agite, quand ses mouvements sont violents & fréquents, quand il trouble le repos de sa mère par des bondissements réitérés & qui arrivent le jour comme la nuit, on doit les attribuer aux convulsions qu'il éprouve: c'est un mauvais signe; &, loin de le négliger, il faut apporter les précautions nécessaires pour en prévenir les suites funestes. En effet, les convulsions du fœtus occasionnent sa mort précipitée, la santé de sa mère en est aussi considérablement altérée; ou, s'il ne meurt pas promptement, il naît foible, languissant, & sujet à la même maladie qui tranche bientôt le fil de ses jours.

On s'efforcera donc de calmer le fœtus, dès que ses mouvements trop forts & trop fréquents annonceront son agitation, en commençant par régler exactement le régime de la mère, en lui défendant tout exercice, & en faisant ensorte qu'elle n'éprouve ni chagrin, ni inquiétude. Rarement l'enfant se porte mal, ou au moins, son état morbifique ne dure pas long-temps quand la mère jouit d'une bonne santé:

ainſi on aura principalement en vue de la rétablir, ſi elle eſt altérée, ou de la conſerver & de la fortifier par les meilleurs moyens qu'il ſera poſſible d'employer. Mais on aura auſſi recours à la ſaignée, car l'on a obſervé que c'étoit le remède qui modéroit le plus efficacement les mouvements deſordonnés du fœtus ; enſuite, on fera prendre quelques antiſpaſmodiques, ou le lait coupé avec quelqu'eau minérale, & l'on aura ſoin d'entretenir la liberté du ventre par les lavements, de crainte que le *rectum* trop gonflé par les excréments, n'augmente le mal-aiſe de l'enfant, en gênant & en comprimant la matrice. Avec ces ſecours ſagement adminiſtrés, & auxquels il faudra ſe borner tant que durera la groſſeſſe, on en atteindra heureuſement le terme ; & alors, l'enfant étant venu au monde, on pourra chercher à prévenir un mal auquel il paroit diſpoſé, à en juger par les agitations qu'il a éprouvées dans le ſein de ſa mère, en faiſant prendre à ſa nourrice quelqu'infuſion antiſpaſmodique & en communiquant par-là à ſon lait une vertu calmante, ou en lui donnant à lui-même dans le temps du ſevrage quelque remède doué de la même propriété.

L'enfant renfermé dans la matrice, diſent quelques-uns, peut avoir la fièvre ; mais comment en ſera-t-on inſtruit, à moins que ce ne ſoit encore par ſon agitation & ſes mouvements plus fréquents ? car l'on peut préſumer que la viteſſe augmentée de ſes humeurs doit troubler ſon état de repos & de tranquillité. Au reſte, lorſque la circulation du fœtus eſt accélérée, cet effet dépend preſque toujours de la mère qui a elle-même la fièvre, ou qui s'eſt beaucoup fatiguée, ou qui a commis quelque faute dans le régime : &, d'un autre côté, lorſqu'elle a fait quelqu'excès, ou que ſon pouls eſt fébrile, l'on doit ſoupçonner que ſon enfant en ſouffre, quand même cela ne ſe manifeſteroit pas par les ſeuls ſignes capables de confirmer notre jugement. Dans les deux cas, c'eſt au grand repos, au régime exact, à tout ce qui est capable de rallentir le mouvement des fluides qu'il faut recourir ; & enfin la saignée est encore le moyen le plus efficace, si les autres ne sont pas suffisants.

Des maladies séreuses.

L'on range, & avec raison, parmi les causes des accouchements difficiles, l'eau amassée dans la tête, ou dans la poitrine, ou dans le ventre ou dans le *scrotum* du fœtus (*t*) : d'où il est incontestable qu'il est sujet, dans le sein de sa mère, aux maladies séreuses de toute espèce, & à celles qui en sont la suite, telles que l'acéphalité & le *spina-bifida*. Mais il n'est pas possible de les prévoir dans le cours de la grossesse, il n'y a aucun signe qui puisse faire connoître que le fœtus en est attaqué ; &, par conséquent, l'on ne peut penser alors à administrer des remèdes pour en arrêter les progrès. D'ailleurs, quand même on seroit fondé, dans quelques cas, à soupçonner que le fœtus devient hydropique ou hydrocéphale, quels moyens pourroit-on employer pour resorber l'eau épanchée dans la tête ou dans quelqu'autre cavité, ou pour empêcher qu'elle ne s'y accumule en plus grande quantité ? Il est presque sûr que l'on ne parviendroit jamais à produire cet effet salutaire, par tous les remèdes que l'on pourroit administrer à la mère, & qui n'agiroient point assez immédiatement sur le fœtus : bien plus, sans avoir lieu d'espérer qu'il en résultât aucun avantage pour celui-ci, l'on risqueroit de faire beaucoup de mal à sa mère & d'altérer considérablement sa santé.

Concluons donc que l'épanchement d'eaux qui commence à se faire dans quelque cavité du corps du

---

(*t*) Syst. nouv. & compl. &c. §. 117, 118, 119. pag. 364 & suiv. not. 110. pag. 367.

fœtus, devienr de plus en plus confidérable jufqu'au terme de la groffeffe, & que l'on ne peut tenter les moyens d'y remédier qu'après l'accouchement. Mais l'efpérance de réuffir eft en raifon des progrès que le mal a faits, & ils font d'autant plus grands qu'il a une origine plus ancienne : car fi l'hydropifie, de quelqu'ef-pèce qu'elle foit, a commencé dans les premiers mois ou vers le milieu de la groffeffe, elle eft déjà parve-nue, lorfque l'accouchement arrive, à un dégré qui ne laiffe plus aucun efpoir de guérifon, ou qui ne per-met pas même de conferver la vie à l'enfant pour le tirer du fein de fa mère : d'où l'on voit que fi l'on peut quelquefois efpérer de le guérir, lorfqu'il eft venu au monde, ce n'eft que dans les cas où le mal n'a pris naiffance que peu de temps avant le travail de l'enfantement, & où par conféquent il n'a point encore jetté de profondes racines.

J'entrerai fur cet objet dans un plus grand détail en traitant des maladies de l'enfant nouveau-né : ce que je viens de dire n'eft que pour faire remarquer que, parmi ces maladies, il en eft quelques-unes qui ont leur principe dans le temps même de la groffeffe, fans qu'il foit poffible de s'y oppofer, faute de fignes qui puiffent en faire préfumer l'exiftence.

De la Vérole.

Si une femme enceinte a la vérole, l'enfant qu'elle porte en eft auffi attaqué.

J'ajouterai à ce que j'ai dit ailleurs fur cette ma-tière (*u*) le confeil le plus preffant de fe borner alors à la méthode que j'ai recommandée, de ne point em-ployer les remèdes anti-vénériens internes, & de profcrire fur-tout le *fublimé corrofif*, qui eft devenu très en vogue dans ces derniers temps, mais qui, fi

---

(*u*) Syft. nouv. & compl. &c. not. 86. pag. 262.

l'on peut se permettre de l'administrer dans les cas ordinaires, est certainement très-dangereux dans le temps de la grossesse. Si les femmes sont alors dans un tel état de sensibilité que le *mercure*, même administré par la voie des frictions, exige les plus grands ménagements pour ne point produire de mauvais effets, que n'a-t-on pas à craindre d'un remède tel que le *sublimé corrosif* qui occasionne quelquefois les maux les plus graves, malgré toutes les précautions que le savoir & la prudence peuvent suggérer. La méthode la plus douce est celle qui convient le plus aux femmes enceintes, & qu'il faut par conséquent préférer : on les conduira ainsi au terme de leur grossesse, & on préviendra l'avortement, que des remèdes forts & irritants, tel que celui dont j'interdis l'usage, exciteroient infailliblement.

Lorsque l'on a commencé de bonne heure le traitement, & qu'on a eu le temps de le terminer avant l'accouchement, l'enfant vient au monde avec tous les signes de la santé, & qui annoncent que ses humeurs ne sont plus infectées du virus vénérien; ce qui n'empêche cependant pas que l'on ne doive user de quelque précaution pour s'en assurer entièrement avant de le confier à une nourrice.

Du Scorbut.

L'accroissement & la nutrition du fœtus ne peuvent se faire que très-imparfaitement, lorsque la mère est attaquée du scorbut : aussi a-t-on lieu de craindre que les femmes enceintes qui ont cette maladie n'avortent, sur-tout si elle est déjà portée à un certain dégré, ou, si elles atteignent le terme ordinaire de la grossesse, ne mettent au monde des enfants maigres, débiles, & qui meurent bientôt malgré tous les efforts possibles pour prolonger leur vie.

Il ne faut donc pas abandonner à la seule nature les femmes qui conçoivent lorsque leurs humeurs font altérées par un vice fcorbutique , mais au contraire l'on doit fe propofer alors de le diminuer par les remèdes convenables , afin que leur enfant reçoive de jour en jour des fucs meilleurs, plus propres à le nourrir & à le faire croître, & qu'il apporte en naiffant un corps plus fain & une fanté mieux établie.

On mettra en ufage les moyens qu'on adminiftre ordinairement contre le fcorbut, mais en n'omettant aucune des précautions ufitées, & qui deviennent encore plus néceffaires dans le temps de la groffeffe ; & en obfervant de ne point donner d'abord les plus forts antifcorbutiques, mais d'y paffer par dégrés en commençant par ceux qui ont le moins d'activité.

ARTICLE SECOND.

Des maladies de l'enfant nouveau-né.

Il eft à propos, avant d'entrer dans le détail de ces maladies , de pofer quelques principes génèraux, qui jetteront un plus grand jour fur une matière auffi importante, & qui ferviront de bafe à une pratique plus fûre & plus heureufe.

Les enfants éprouvent des maux qui n'attaquent point les adultes : or, de quelle caufe dérivent-ils?

La fibre des enfants eft grêle, tenue, fine, délicate : voilà l'unique caufe de leurs maladies, telles que les convulfions, les maladies féreufes , & les obftructions, auxquelles ils font très-fujets.

La fenfibilité eft toujours en raifon de la vibratilité de la fibre , & fa vibratilité eft d'autant plus grande qu'elle eft plus tenue & plus grêle : d'où il réfulte que la fibre de l'enfant, qui a ce dernier caractère, doit être plus vibratile que celle des adultes, qui eft plus forte & plus épaiffe ; & par conféquent qu'il doit jouir d'une fenfibilité plus exquife. En effet, cela eft fi vrai que mille chofes qui ne font aucune impreffion fur les perfonnes plus avancées en âge en font fur lui : il est vivement affecté de ce qui ne les affecte que légèrement ; & il est souvent troublé par des effets auxquels elles font à peine la plus légère attention. Mais, à mesure qu'il croît, cette sensibilité diminue, parceque sa fibre acquiert plus de force : par cette raison, on est moins sensible à vingt ans que dans l'enfance ; on l'est encore moins parvenu à l'âge mûr, & enfin on ne l'est plus dans la vieillesse : l'insensibilité est la borne qui termine notre vie, & elle dépend alors de ce que la fibre n'est presque plus susceptible de vibratilité. L'on verra, si l'on veut comparer les différents âges avec le dégré de sensibilité dont chacun jouit, qu'il est toujours déterminé, toutes choses d'ailleurs égales, par la force plus ou moins considérable de la fibre, d'où suit aussi sa vibratilité plus ou moins grande ; & l'on fera encore la même observation par rapport aux sexes, & aux différents tempéraments : car, à l'égard des uns, il est certain que les femmes, dont la fibre est plus grêle & plus foible que celle des hommes, font plus sensibles ; & , à l'égard des autres, les hommes dont la constitution approche le plus de celle des femmes, ont aussi une sensibilité plus grande : ensorte que tout concourt à prouver ce que nous avons avancé, savoir que cette sensibilité, qui existe chez les enfants au suprême dégré, dépend de la gracilité & de la ténuité de leur fibre, ou plutôt que cette qualité de leur fibre donne lieu à l'extrême sensibilité qu'ils ont en partage. Il n'est donc pas étonnant, d'après cela, qu'ils soient si sujets aux convulsions les premières années de leur vie, & qu'elles soient provoquées par les plus légères causes ; & l'on ne fera plus embarassé pour expliquer comment celles qui sont à peine capables de troubler le sommeil d'un jeune homme, ou qui ne font aucune impression sur un vieillard, excitent chez eux des effets si funestes.

Montrons encore que l'enfant doit éprouver, à raison de sa constitution particulière, les maladies dépendantes d'un mauvais chyle ou du mélange imparfait des liqueurs dans les vaisseaux qui les charient.

Sa fibre est très-tenue, & très-vibratile, par conséquent ses oscillations sont plus fréquentes : aussi voit-on que sa respiration est plus rapprochée, & que le battement de ses artères est beaucoup plus prompt que chez les adultes ; ensorte que son pouls, quand il se porte bien, est au même dégré que celui d'un adulte qui a la fièvre ; ce qui est dû au mouvement que les tuniques des vaisseaux impriment aux liquides, & qui doit être d'autant plus accéléré qu'elles se contractent un plus grand nombre de fois dans un temps donné. Il en est de même à l'égard de la digestion, elle s'opère chez les enfants avec une merveilleuse facilité ; & les aliments qu'ils prennent ne font pas un long séjour dans leur estomac, parcequ'ils sont promptement chassés par les fréquentes contractions de cet organe. La nature a voulu, de cette manière, compenser la force de l'action des solides par la fréquence de l'action ; &, si cette compensation étoit tout-à-fait juste, le chyle résultant de la digestion seroit aussi parfait que chez les adultes dont l'action des fibres est plus forte ; & les humeurs des enfants, bien liées & bien confondues dans leurs vaisseaux, ne seroient point sujettes à se diviser ou à former des stases dans différents endroits du corps. Mais il s'en faut bien que cela soit ainsi : la fibre des enfants se contracte, il est vrai, plus fréquemment, à raison de sa gracilité & de sa vibratilité, mais ses contractions sont foibles, & tellement que le mal qui résulte de leur foiblesse ne peut être corrigé par leur fréquence : d'où il arrive, à l'égard de la digestion, que les aliments, qui ne font pas soumis assez long-temps aux forces digestives, fournissent un chyle mal-fait, crud & visqueux ; &, à l'égard des humeurs renfermées dans les vaisseaux, que leurs molécules sont mal-liées ensemble, & que l'assimilation des parties hétérogènes ne peut s'accomplir. Or il n'est pas difficile de prononcer sur les maux qui doivent être l'effet des digestions imparfaites, de la crudité & de la viscosité du chyle, & de la cohérence mal-établie entre les molécules qui constituent les humeurs : ces maux font les empâtements, les obstructions, & les maladies séreuses de toute espèce ; car les crudités & les particules visqueuses qu'entraîne le chyle, s'arrêtent dans les vaisseaux, dont la texture est d'ailleurs trop foible & trop délicate pour les pousser en avant ; &, d'un autre côté, les molécules des humeurs étant mal-liées, elles se séparent au premier choc : la sérosité fait bande à part, & elle s'épanche dans le tissu cellulaire ou dans quelque cavité du corps. Voilà en effet ce qui arrive chez les enfants : ils font sujets aux obstructions, & sur-tout dans les parties où se fait la chylification ; ceux même qui se portent le mieux, ont toujours le ventre gros, à cause de la saburre qui est le résultat des mauvaises digestions, & qui s'accumule dans les premières voies : ils font aussi très-souvent attaqués de maladies séreuses, parceque la pituite abonde dans leurs humeurs ; & ils ne font pas exempts de celles qui doivent leur naissance à cette pituite devenue âcre & mordante, parcequ'il est très-difficile qu'elle conserve long-temps un bon caractère.

Tels font les principes qui doivent guider ceux à qui l'on confie le gouvernement des enfants, ou qui font chargés de les traiter dans leurs maladies, car il ne faut jamais perdre de vue leur constitution particulière : la connoissance, que nous en avons, nous indique, dans les maux qui les affligent, les remèdes qui leur conviennent le mieux ; &, dans l'état de santé, elle nous montre la manière dont nous devons les gouverner pour la leur conserver.

L'on saisit sans peine que ce dernier point regarde l'éducation physique des enfants : or, il faut faire quelques réflexions à ce sujet, qui puissent éclairer la conduite des parents, ou de ceux sur lesquels ils se déchargent des devoirs que la nature leur a impofés ; & , pour les préfenter avec ordre , parcourons les fix chofes non-naturelles, favoir, l'air, les aliments, l'exercice, le fommeil ou la veille, les excrétions, & les paffions de l'ame.

J'AI DÉJA FAIT obferver qu'il étoit de la plus grande importance , dans le choix d'une nourrice, de faire attention à l'air du pays qu'elle habite (x) ; en effet l'expérience journalière prouve que les enfants qui font nourris à la campagne, & dans des lieux où ils refpirent un air parfaitement pur, fe portent mieux & font plus forts que ceux que l'on condamne à refter dans les villes, ou que l'on abandonne indiftinctement à des nourrices qui vivent au milieu d'un air épais & impur. La vigilance des parents ou des médecins & des accoucheurs ne peut donc , à cet égard, être trop grande ; & ils ne doivent feulement pas l'avoir tant que dure la lactation , mais encore lorfque le temps du févrage eft arrivé. Il feroit à fouhaiter que tous les enfants paffâffent à la campagne les premières années de leur vie, qui ne font employées par la nature qu'à leur nutrition & à leur accroiffement : l'air pur qu'ils y refpireroient fans ceffe fortifieroit leurs fibres, donneroit à leur corps plus de vigueur, & les difpoferoit à fupporter dans un âge plus avancé des travaux & des fatigues qui font trop ordinairement fuccomber ceux qui ont une conftitution foible & délicate, qu'ils ne doivent fouvent qu'au mauvais air qu'ils ont refpiré, & qu'aux lieux mal-fains qu'ils ont habités dans leur enfance. Cela eft fans doute une des caufes d'où dérive la différence que l'on voit en général exifter, quant à la vigueur & à la force du tempérament, entre les enfants des payfans , & ceux qui font retenus dans le fein des villes : bien plus, fi l'on veut examiner de près, l'on verra que cette différence eft même remarquable à

(x) Syft. nouv. & compl. &c. not. 139. pag. 540.

l'égard des enfants élevés dans les grandes villes, selon qu'ils font leur séjour dans des quartiers plus ou moins fains, à raison de la propreté plus ou moins grande qui y est entretenue & qui contribue beaucoup à la falubrité de l'air, ou de leur conftruction qui favorife plus ou moins fa circulation, ou de leur expofition qui permet plus ou moins aux rayons du foleil d'y pénétrer & d'en purifier l'atmofphère, ou enfin de leur fituation relative aux lieux qui les environnent. Ce que j'avance ici n'eft point chimérique; car, pour ne parler que de la ville que nous habitons, il eft d'obfervation que, dans quelques quartiers, les enfants y font beaucoup plus fujets à certaines maladies, telles que les écrouelles & le rachitis, fans que l'on puiffe en affigner d'autre caufe que l'air épais, impur, & chargé de vapeurs nuifibles, qui y règne conftamment. Mais d'ailleurs, ne voit-on pas que les perfonnes déjà formées n'y jouiffent point d'une fanté parfaite, qu'elles ont un teint blême & décoloré qui décèle la foibleffe de leur conftitution, & qu'elles éprouvent des incommodités qu'il faut néceffairement rapporter à la même caufe (*) ? Or, fi les qua-

---

(*) Il eft fur-tout facile de reconnoître la vérité de ce que nous difons à l'égard de ceux qui occupent les lieux voifins de ce vafte cimetière, fitué dans le centre de la ville, & ou plufieurs paroiffes vont dépofer leurs cadavres : Eh! comment feroit-il poffible qu'ils confervaffent leur fanté au milieu des vapeurs pernicieufes qui s'en exhalent continuellement, fur-tout dans les grandes chaleurs de l'été, & qui, abforbées par les pores de la peau & des poumons, portent dans les corps le germe de plufieurs maladies ? A fentir l'odeur infecte qui attaque l'odorat dans ces lieux empeftés, à voir le fpectacle horrible & dégoûtant qu'y préfentent de tous côtés des têtes décharnées, des offements épars, on eft étonné qu'ils ne foient pas tout-à-fait abandonnés pour d'autres plus fains, où l'on goûte un air plus pur & plus falutaire, & où l'œil n'eft pas perpétuellement frappé par l'image effrayante de la mort & de la deftruction. Apparemment

lités perverses de l'air ont tant d'influence sur des corps que l'âge a déjà fortifiés, & dont la fibre doit avoir acquis une certaine énergie, quels mauvais ef-

que ceux qui les habitent, accoutumés à y vivre, sont devenus moins sensibles à l'odeur qui y règne, & qu'ils sont moins émus par le spectacle de dégoût & d'horreur qu'ils ont sous les yeux, car autrement l'on ne concevroit pas qu'ils pûssent souffrir l'un & l'autre si opiniâtrement : mais néanmoins ils respirent un air empoisonné, qui déprave leurs humeurs, & produit nécessairement les effets les plus funestes. Les autres cimetières dispersés dans les différents quartiers, moins étendus à la vérité, sont aussi très-nuisibles par les exhalaisons qu'ils répandent, & qui sont d'autant plus sensibles que la saison est plus chaude & plus humide. Ceux qui habitent les maisons voisines, sont sur-tout infectés dans les mois de Juillet & d'Août ; &, ce dont j'ai souvent été témoin, ils sont alors obligés d'interdire à l'air l'entrée de leurs appartements pour n'en être point incommodés.

Il est donc vrai que les cimetières, situés dans l'enceinte de la ville, nuisent beaucoup à la santé des citoyens ; & que, parmi les abus dangereux, celui d'enterrer les morts au milieu des vivants exige la plus prompte réforme, à cause des maux inévitables qu'il occasionne. Parmi les projets que chaque jour voit éclorre, en pourroit-il être un plus utile que celui qui proposeroit les meilleurs moyens d'opérer cette réforme, & les magistrats éclairés qui les feroient exécuter avec tout le zèle dont ils sont susceptibles, ne s'acquerroient-ils pas des droits incontestables sur la reconnoissance publique ? C'est encore aux Médecins, qui doivent s'occuper sans cesse du bien de l'humanité, à reveiller, sur cet objet important, la vigilance & l'attention de ceux qui nous gouvernent, à leur peindre avec force les maux qui trouvent leur source dans la coutume barbare établie depuis trop long-temps parmi nous ; à mettre en opposition devant eux ces maux sans nombre avec les inconvénients que l'on reproche au transport des cimetières hors des murailles de la ville, & à détruire les objections formées contre un projet si avantageux : objections qu'on ne doit attendre que de ceux qui ne sont pas en état de juger de son utilité, ou qui, pour des considérations particulières, font taire celles qui intéressent le bien public.

fets ne doivent-elles pas produire fur ceux qui font encore foibles, & dont la fibre grêle & délicate manque de force pour chaffer les particules hétérogènes & nuifibles qui fe font introduites dans les humeurs ou pour les affimiler?

Le confeil que je donne de nourrir les enfants en bon air, à la campagne, & de les y laiffer paffer encore quelques années après leur févrage, eft donc falutaire par les raifons que je viens d'expofer. Ainfi leur tempérament deviendra meilleur, ils feront moins fujets à être malades, & fouvent même il arrivera que ceux qui feront nés de parents délicats fe fortifieront, & acquerront une fanté dont ils n'auront pas joui en venant au monde. Je fais bien que ce confeil ne pourra pas toujours être fuivi, parceque les facultés bornées de quelques-uns ne leur permettront pas de laiffer leurs enfants entre les mains de leur nourrice au-delà du temps néceffaire à la lactation : &, d'un autre côté, fi les mères répondent aux vœux ardents que nous avons formés pour qu'elles les allaitent elles-mêmes (y), il fera fouvent impoffible qu'ils foient nourris à la campagne, parcequ'elles ne pourront pas abandonner la ville où leurs affaires les enchaînent. Mais, dans le premier cas, il faudra au moins les promener fouvent en plein air, & les tenir renfermés dans les maifons le moins que l'on pourra, d'où il eft à propos de préférer, pour les ôter à leur nourrice, le commencement de la belle faifon, afin que les mauvais temps ne s'oppofent point à l'accompliffement de ce précepte ; &, dans le fecond cas, les mères auront foin, autant qu'il leur fera poffible, d'habiter les lieux les plus fains, les mieux expofés, & de fuir ceux où l'air n'a pas de circulation, & où il eft chargé d'exhalaifons pernicieufes. D'ailleurs, les avantages dont jouit l'enfant allaité par la mère font fi grands

---

(y) Syft. nouv. & compl. &c. not. 140. pag. 543.

qu'ils ne peuvent pas entrer en comparaifon avec ceux que l'on tâche de lui procurer lorfqu'il eft abandonné aux foins d'une mercénaire ; & quoiqu'il foit certain qu'il ne refpire pas dans l'enceinte des villes un air auffi pur que celui de la campagne, il eft vrai auffi qu'il en eft bien dédommagé par la parfaite analogie du lait qu'il fuce, par la tendreffe maternelle dont il eft fans ceffe l'objet, & qui veille à tous fes befoins avec un zèle dont ne peuvent jamais être animées celles qui ne font guidées que par un vil intérêt.

JE ME SUIS DÉJA expliqué fur la manière dont il falloit nourrir les enfants tout le temps de la lactation (z), ce que je vais dire regarde uniquement celui qui s'écoule depuis le premier âge jufqu'à l'âge de fept ou huit ans.

La nourriture des enfants ne doit point être recherchée, mais fimple ; & il eft certains aliments qu'il faut leur interdire les deux ou trois premières années de leur vie. « Si j'en étois cru, dit » *Locke* (a), l'on ne leur donneroit point de chair » pendant qu'ils portent la robbe, ou du moins, qu'ils » n'euffent paffé l'âge de deux ou trois ans. Leur fan-» té en feroit fans doute bien meilleure, & leur » tempérament plus vigoureux dans ces premières » années, & durant tout le refte de leur vie ». —— « Une chofe dont je fuis très-affuré, ajoute-t-il plus » bas, c'eft que les dents viendroient aux enfants » avec beaucoup moins de danger ; que dans leur » bas âge ils feroient moins valétudinaires ; & qu'ils » fe feroient pour l'avenir une conftitution plus faine » & plus vigoureufe, fi des mères trop paffionnées, » & de fottes fervantes ne leur rempliffoient point » tant l'eftomac qu'elles ont accoutumé de faire ; & » qu'on ne leur donnât abfolument point de chair

---

(z) Syft. nouv. &c. not. 140. pag. 543 & fuiv.
(a) De l'éduc. des enf. trad. par M. *Cofte*. Edit. 8ᵉ. tom I. pag. 24.

» durant les trois ou quatre premières années de leur
» vie ». Mais ce philosophe exprime en même temps
les craintes qu'il a de trouver ses compatriotes rébel-
les à cet avis salutaire : en effet, les Anglois aiment
beaucoup la viande ; ils ne s'imaginent pas que l'on
puisse vivre sans elle, & en conséquence ils en font
manger jusqu'à deux fois par jour à leurs enfants. Il
n'en est pas tout-à-fait de même parmi nous, & je
vois avec plaisir s'introduire dans la plûpart des familles la coutume louable de borner les enfants à l'u-
sage de la soupe, de la panade, du ris, du vermichel,
des légumes, & des herbages, jusqu'à ce qu'ils aient
atteint l'âge de quatre ans. Il faut l'établir de plus
en plus, & en faire tellement sentir les avantages aux
parents, ou à ceux qui tiennent leur place, qu'elle
soit admise généralement. Mais si elle est rejettée par
quelques-uns, ils auront soin au moins de ne faire
manger aux enfants que du bœuf, du veau, ou du
mouton ; de ne leur donner ces viandes que rôties ; de
ne leur en permettre l'usage qu'une fois par jour, à di-
ner ; & de faire ensorte qu'ils n'en mangent que
d'une seule espèce par repas. L'on suivra aussi les mêmes règles à l'égard de ceux qui auront été élevés jusqu'à quatre ans, comme nous le desirons, & qui com-
menceront alors à prendre une nourriture plus solide.
L'on seroit dans l'erreur de croire que les viandes les
plus délicates sont celles qui conviennent le mieux aux
enfants, car l'on doit faire attention qu'ils digèrent
promptement, mais mal ; qu'il leur faut par conséquent
une nourriture qui reste long-temps dans leur estomac, & qui corrige la disposition naturelle qu'ils ont
à l'acescence. Or les viandes légères, telles que les
viandes blanches, sont plutôt capables d'augmenter
cette disposition ; d'où il est sage de les leur interdire, ou au moins de ne leur en accorder que rarement, & de leur donner principalement celles que j'ai
désignées ci-dessus. D'ailleurs faisons sur-tout attention
que les enfants s'accoutumeront aux aliments qu'on

leur préfentera : fi on ne les nourrit qu'avec des viandes légères & des mets délicats , leur eftomac n'ac-
querra jamais cette énergie néceflaire pour digérer
ceux qui feront moins recherchés : il confervera par
la fuite une foibleffe qui fera une fource continuelle
de mauvaifes digeftions, & il faudra, pour la détruire, le travail le plus long & le plus opiniâtre. Mais,
au lieu de cette foibleffe , l'eftomac des enfants deviendra de plus en plus fort, fi l'on fuit la méthode
oppofée; de plus ils ne contracteront aucune répugnance pour les aliments les plus fimples; &, parvenus à un âge plus avancé, ils s'accommoderont autant & même mieux d'un repas agrefte & ruftique,
que de tous les mets pompeufement étalés fur la table
des riches.

Je préviens l'objection que l'on pourroit me faire
au fujet du régime végétal que je confeille dans les
premières années de l'enfant, & qui eft plus capable
que tout autre d'augmenter la difpofition qu'il a à
l'acefcence. Il eft évident qu'il n'eft point encore en
état, auffitôt après le févrage, de prendre des aliments folides & qui doivent être exactement broyés
dans la bouche avant de pafler dans l'eftomac. Suivons
les indications de la nature, & nous ne craindrons
pas de nous tromper : or elle femble nous indiquer
que l'ufage de ces aliments ne doit point être permis
à l'enfant, tant qu'il n'a pas paffé le temps de la dentition , parcequ'il ne pourra point les broyer fuffifamment, & qu'ils réfifteront par conféquent beaucoup
plus à fes forces digeftives. Confidérons auffi d'un autre côté qu'il eft accoutumé à fe nourrir de lait, c'eft-
à-dire d'une fubftance douce & facile à digérer; d'où
il eft effentiel de ne lui pas fubftituer tout d'un coup
la nourriture la plus forte, mais au contraire de n'y
venir que par dégrés. Il faut donc donner à l'enfant,
dans fes premières années, les aliments les plus légers,
qui peuvent fe digérer aifément fans le fecours d'une
forte mafticaiton, & qui ont le plus d'analogie avec
                                              celui

celui dont il a été nourri depuis l'inftant de fa naiffance : or ceux que l'on tire de la claffe des végétaux
réuniffent ces qualités ; &, par cette raifon, ils doivent être préférés à la chair des animaux, dont le tiffu
plus compact, divifé plus difficilement, réfifte auffi
davantage à l'action de l'eftomac, & qui eft bien
éloignée de cette analogie que nous recherchons.
Mais auffi il y a du choix dans la manière de les préparer, car ceux qui font accommodés avec le beurre
s'aigriffent plus aifément ; &, par conféquent, ils
conviennent moins aux enfants, qui ont déjà une fi
grande difpofition naturelle à l'acefcence. Au contraire, ils fe trouvent mieux de ceux que l'on prépare
avec les jus, parceque le fuc animal qui y eft ainfi
mêlé les empêche de tourner à l'aigre auffi promptement, & qu'ils goûtent par-là les avantages d'une
nourriture moitié animale & moitié végétale, fans
être expofés aux mauvaifes fuites que l'on peut
craindre de l'une ou de l'autre. D'ailleurs, ce mélange
falutaire de fucs animaux & végétaux aura encore
lieu, en leur donnant de la foupe ou du bouillon
gras dans lequel on aura fait crever du ris, & il empêchera les matières aigres qu'engendrent les fubftances végétales de s'amaffer en trop grande quantité, ou il contribuera à corriger celles qui fe feront
déjà accumulées dans les inteftins. Enfin les enfants
atteignent la cinquième année, ils ont alors plus de
force, & leurs mâchoires font fuffifamment armées
de dents : c'eft alors qu'on peut leur accorder de la
viande, fans redouter les maux que fon ufage trop
prématuré auroit occafionnés, mais en s'aftreignant
néanmoins aux règles que j'ai eu foin de prefcrire.

Venons maintenant à quelques préceptes moins
généraux fur un point qui me paroît d'autant plus important, que l'on commet tous les jours à fon égard
les fautes les plus graves, &. que l'indulgence funefte des mères ou des gouvernantes eft la caufe la
plus fréquente des maux qui affligent les enfants, &

P p

tranchent le fil de leurs jours, ou qui, s'ils y réfillent, altèrent toujours une conftitution qu'ils avoient reçue de la nature, forte & vigoureufe.

C'eft la coutume parmi nous de fixer les heures de leurs repas ; la plûpart des parents la fuivent exactement, & elle eft fur-tout obfervée avec rigorifme dans les collèges & dans les couvents. Cependant on ne peut difconvenir qu'elle ne foit mauvaife, en ce que les enfants qui contractent ainfi l'habitude dès leurs plus tendres années de manger à certaines heures fixes, font dévorés par une faim exceffive qui les fait fouffrir & qui les abat, lorfque la néceffité les foumet à d'autres loix, ou qui les expofe aux indigeftions lorfqu'ils prennent avec trop d'avidité leur nourriture attendue plus long-temps qu'à l'ordinaire. Il feroit fans doute beaucoup mieux de les habituer à prendre leur repas tantôt à une heure, tantôt à une autre, & de les laiffer fuivre à cet égard le mouvement de leur appétit qui ne connoît point de temps précis, & qu'il eft d'autant plus difficile de régler chez eux qu'ils digèrent beaucoup plus promptement que les adultes. Mais en tenant cette conduite, il faudroit y joindre tout le difcernement poffible pour diftinguer leurs vrais befoins de ceux qui ne viennent que de caprice ou de gourmandife, ce que l'on ne peut guères attendre des gouvernantes qui, avec un zèle très-médiocre, n'ont qu'une intelligence très-bornée ; & qui, pour appaifer les cris importuns des enfants, ont coutume de leur accorder fans choix tout ce qu'ils demandent : or, de cette façon, il arrive qu'ils mangent toute la journée ; qu'ils rempliffent indifféremment leur eftomac d'alimens bons ou mauvais, & que les maladies fous lefquelles ils fuccombent fouvent font l'effet de la fotte complaifance de celles qui les gouvernent. Les parents eux-mêmes ne font pas au deffus de pareils reproches ; & il faut avouer que la tendreffe, dont ils font animés, ne les rend pas toujours affez dociles aux avis falutaires qu'on leur donne fur la manière dont ils doivent élever leurs enfants. Voilà les inconvéniens qui accompagnent la méthode, que je jugerois la meilleure, de ne point fixer les heures de leurs repas ; & , tant qu'ils ne feront point levés, il vaudra mieux s'en tenir à celle que l'on pratique communément. Ainfi on leur donnera chaque jour à déjeûner, à dîner, à goûter & à fouper aux mêmes heures ; & , pour chacun de ces repas, l'on aura foin de règler la quantité & la qualité de leurs aliments, d'après les principes que nous avons pofés. Il eft très-bien de ne leur donner à déjeûner, & fur-tout à goûter, que du pain fec : on tire même un avantage précieux de cet ufage ; car, comme le pain, quoique la nourriture la plus faine, n'eft pas cependant la plus attrayante, l'on n'eft pas expofé à fe tromper fur l'appétit vrai ou faux des enfants, & l'on peut au contraire être fûr, lorfqu'ils s'en contentent, que la gourmandife ne préfide pas à leurs repas. C'eft encore cet ufage louable qu'il faut fuivre, lorfqu'ils demandent à manger dans les intervalles, ce que l'on ne doit pas leur refufer, à caufe de la promptitude de leur digeftion : donnez-leur donc alors du pain, mais fans aucune autre chofe qui excite leur defir & aiguillonne leur appetit ; s'ils le mangent, ils ont vraiment fatisfait les befoins de la nature ; s'ils le laiffent, foyez affuré qu'ils ne font point follicités par une faim réelle, & qu'ils font uniquement guidés par l'appas des friandifes qu'on leur a peut-être déjà accordées dans d'autres temps. Cependant fi l'on veut leur donner quelquefois, le matin, du lait, je ne m'y oppofe point, pourvu qu'on ait la précaution de le chauffer au bain-marie : mais je férois fâché qu'ils en contractâffent l'habitude ; ou, au moins, elle ne peut convenir qu'aux enfants nouvellement fevrés : quant aux autres, qu'ils boivent un verre d'eau fraîche après avoir mangé un morceau de pain bien cuit & peu abondant en mie, c'eft le déjeûner le plus falutaire qu'ils puissent faire ; car les boissons chaudes, prises le matin, ne valent rien, même chez les adultes, & elles affoiblissent l'estomac, au lieu que celles qui sont froides augmentent son énergie, & le disposent à digérer plus facilement. Le laitage convient mieux aux enfants le soir, à souper, où il est essentiel de ne pas charger leur estomac, & de ne leur faire prendre que des substances légéres, afin que leur sommeil soit doux & paisible : ce repas sera donc simplement composé d'une soupe au lait ; ou de ris au lait ; ou d'une bouillie faite avec de la farine cuite (*), car cette préparation équivaut à la fermentation qu'elle n'a point subie, & sans laquelle elle conserve une viscosité qui résiste aux forces de la digestion; ou bien, au lieu de laitage, d'une soupe grasse, le moins mitonnée qu'il sera possible, car elle se digère alors plus aisément; ou de ris au gras ; ou d'une croute de pain trempée dans du bouillon. L'on a soin d'ailleurs de varier & d'offrir aux enfants, tantôt l'une tantôt l'autre de ces choses : &, lorsqu'ils sont un peu plus avancés en âge, on peut leur substituer

---

(*) J'ai dit ailleurs (Syst. nouv. & compl. &c. not. 140, pag. 547.) que la bouillie, telle qu'on la fait ordinairement, étoit un aliment pernicieux pour les enfants à la mammelle; mais il ne l'est pas moins pour ceux qui sont sevrés, & il seroit bien à souhaiter que l'on fit entendre raison, sur cet objet, aux nourrices, aux gouvernantes, & à la plûpart des parents, qui, sourds à toutes les remontrances qu'on peut leur faire, obéissent aveuglement à l'usage. Il faut au moins s'efforcer de leur faire admettre le moyen proposé, qui consiste à faire cuire la farine avec laquelle on veut faire la bouillie : cette farine, ainsi torréfiée, perd sa viscosité, & ne fait plus avec le lait une cole que l'estomac même des adultes peut à peine supporter. On en préparera une certaine quantité à la fois, en la faisant cuire au four, dans une terrine vernissée, ou simplement sur un feu ordinaire, ayant soin de la remuer souvent, de crainte qu'elle ne brûle, & ne s'attache au fond du vaisseau.

les œufs frais, & les légumes, mais préparés avec les jus, & pris en médiocre quantité.

Si l'estomac des petits enfants n'est pas assez fort pour supporter certains aliments, tels que la bouillie; si sa délicatesse exige que l'on fasse un juste choix, parmi les substances propres à les nourrir, de celles qui se digèrent le plus aisément; quel jugement faut-il porter de la complaisance de ceux qui leur accordent sans difficulté les pâtisseries de toute espèce? Ils ne savent pas sans doute que la plus légère est encore un aliment très-indigeste, qu'il résulte toujours d'une farine non fermentée, & par conséquent visqueuse, qui ne se divise qu'avec la plus grande peine, & qui fournit un chyle participant du même caractère. Ils ignorent aussi que ce chyle épais & mal composé circule difficilement dans les vaisseaux lactés, s'y arrête, & y forme des obstructions qui résistent souvent aux remèdes les plus puissants; ou que passant dans la masse du sang, il ne peut être bien assimilé par l'action trop foible des vaisseaux, & devient par-là la source d'une foule d'autres maladies. En effet, je n'hésite point d'attribuer la plûpart de celles qu'éprouvent les enfants, & sur-tout les obstructions du méfentère, aux pâtisseries qu'on leur permet de manger, souvent même avec une profusion qui effraye ceux qui ont assez de lumières pour en prévoir les dangers. Ce qu'il y a d'étonnant, c'est que les conseils salutaires & réitérés, dictés par le zèle & la conviction du mal qui en doit résulter, sont très-rarement suivis : l'indulgence fatale des parents ne fait pas résister aux instances des enfants qui, uniquement sollicités par la gourmandise, demandent un aliment dont leur goût est flatté; & c'est ainsi qu'ils reçoivent de la main de ceux qui leur ont donné le jour, un véritable poison dont les effets se manifestent tôt ou tard. Peut-il exister quelque motif plus capable de reveiller la tendresse des pères & mères, de les exciter en même temps à tenir une conduite tout-à-fait opposée, & de les porter à exa-

miner, avec la plus grande vigilance, celle des gouvernantes ou de tous ceux à qui ils confient le foin de
leurs enfants ?

Les fucreries de toute efpèce, telles que les dra-
gées, les confitures, &c. ne leur conviennent pas davantage. Cependant on commet encore les mêmes
fautes à leur égard, & on les prodigue tous les jours
aux enfants, qui s'y accoutument tellement qu'ils ne
favent bientôt plus s'en paffer, & d'autant plus qu'on
a la malheureufe foibleffe d'accorder à leurs cris & à
leurs importunités ce qu'on étoit d'abord dans l'intention de leur refufer. Cette manière de fe conduire
nuit fans doute extrêmement à leur fanté, parcequ'il
eft impoffible qu'elle réfifte long-temps aux mauvaifes digeftions réitérées, qui font l'effet indifpenfable
des fubftances mal-choifies dont ils furchargent fans
ceffe leur eftomac ; mais, de plus, elle corrompt leur
efprit, & cette confidération morale devroit bien fuffire pour la faire abandonner. N'accordez jamais aux cris
d'un enfant, ce que vous avez d'abord jugé à-propos
de lui refufer ; ou, fi vous agiffez autrement, c'eft un
tyran que vous élevez dans votre fein, & qui ufera
d'autant plus defpotiquement de l'empire que vous
lui avez cédé, qu'il ne peut être guidé par les lumières
de la raifon ; qu'il fe laiffe uniquement conduire par
le defir immodéré de fatisfaire fes goûts ; & qu'il a
perdu, par l'habitude de fe faire obéir, le fentiment
de fa foibleffe, qu'il eft cependant fi effentiel de fo-
menter dans fon cœur, & qui doit fervir d'unique
fondement à une bonne éducation.

Parmi les fruits, les uns font plus nuifibles que les
autres ; & il en eft même qui, loin de faire aucun
mal, peuvent être regardés comme falutaires. D'où
l'on conclurra que je ne fuis point de l'avis de ceux
qui interdifent tous les fruits aux enfants, fans aucune diftinction : toutefois, en les leur permettant, je
veux que leur ufage foit réglé par le fage difcernement des perfonnes qui peuvent le modérer conve-

nablement ; & , parmi ceux qu'offre la nature, faire le juſte choix des bons ou des mauvais. En général, tous les fruits qui n'ont point encore atteint leur maturité, ne valent rien, & il faut faire enſorte que les enfants n'en uſent jamais. Mais lorſqu'ils ſont mûrs & bien choiſis, c'eſt alors qu'on peut leur en accorder, pourvu que ce ſoit avec ménagement, & qu'on ne leur en laiſſe pas manger à toutes les heures du jour, car cet uſage immodéré leur nuiroit infaillibiement. En effet, rien n'eſt plus commun que de voir attaqués des maladies putrides & vermineuſes ceux qui, confiés à d'imbécilles gouvernantes, peu dociles aux leçons qu'on leur a faites & incapables d'en ſentir l'importance, mangent librement des fruits de toute eſpèce qu'un zèle bien entendu devroit arracher de leurs mains, ou qui, abandonnés à eux-mêmes, tels que les enfants de la campagne, s'en nourriſſent preſque journellement. Encore ces derniers en éprouvent-ils moins fréquemment les mauvais effets , parcequ'ils vivent au milieu d'un air plus pur, & qu'ils font plus d'exercice : mais, chez les autres, privés des mêmes avantages, & preſque toujours renfermés dans les maiſons, les premières voies ſe rempliſſent de mauvaiſes matières, qui y ſéjournent, & donnent enfin naiſſance à des maladies que ſuit très-ſouvent une mort prématurée. C'eſt à la fin du dîner que l'on pourra donner aux enfants quelque fruit crud, tel qu'une pomme ou une poire, mais jamais entre leurs repas : ces fruits cuits ſont auſſi très-bons, & l'on auroit tort de les leur interdire. Rien n'empêche qu'ils n'en mangent à ſouper, au lieu de légumes ou de laitage, ayant ſoin de les apprêter de la manière la plus ſimple, & avec le moins de ſucre qu'il ſera poſſible. Les fruits aigrelets, qui naiſſent avec le printemps, tels que les groſeilles & les cériſes, ſont ſans contredit les meilleurs ; & je ne deſapprouve même pas qu'on leur en accorde quelquefois à déjeûner & à goûter : la nature ſage & prévoyante ſemble nous les offrir à deſſein dans un temps où nos humeurs éprouvent un mouvement de fermentation, & où elles ont plus de tendance à la putridité que dans tout autre : or elle eſt heureuſement corrigée par la légère acidité de ces fruits, & il n'y a perſonne qui ne doive ſe trouver bien d'en faire uſage : ils procurent donc le même avantage aux enfants, & de plus ils produiſent encore chez eux un autre effet ſalutaire ; car ils lâchent doucement leur ventre, & par-là favoriſent l'évacuation de la ſaburre dont leurs premières voies ſont toujours remplies. Il n'en eſt pas de même des pêches, des abricots, des prunes, & autres fruits de cette eſpèce : ils ont un goût flatteur, mais leur ſuc eſt mal-ſain, & l'on fera bien de n'en point donner aux enfants, ou au moins de ne leur en accorder que très rarement. L'on ne ſera pas plus indulgent par rapport aux amandes & aux noix ; car leur eſtomac ne peut les digérer, & d'autant plus qu'ils les avalent ſans les avoir mâchées ſuffiſamment : elles réſiſtent même à la digeſtion des grandes perſonnes ; d'où il eſt abſurde de les prodiguer aux enfants, chez leſquels cette fonction s'opère toujours imparfaitement, tant à cauſe de la foibleſſe de l'organe, que parceque les aliments y deſcendent ſans avoir été aſſez broyés par la maſtication. Quant aux fruits ſecs, tels que les figues, les raiſins, &c. que l'on mange dans l'hiver, je penſe qu'ils ne leur conviennent aucunement par la raiſon qu'ils ſont privés de leurs ſucs, qu'ils ſe digèrent avec la plus grande peine, & qu'ils fatiguent l'eſtomac inutilement : ſi cependant l'on veut leur en donner quelques-uns, il vaudra mieux donner la préférence aux pruneaux, mais cuits, & aſſaiſonnés avec un peu de ſucre ; parcequ'ils deviennent alors plus digeſtes, & qu'ils ont d'ailleurs une légère acidité qui ne peut être défavorable.

J'eſpère que ces détails auxquels je me livre ne paroîtront pas ſuperflus à ceux qui ſont capables de concevoir combien la nourriture bonne ou mauvaiſe, que l'on donne aux enfants, contribue à leur former un corps sain & robuste ou foible & délicat, & à les exempter des maux qui attaquent les premières années de la vie, ou à leur en faire ressentir les atteintes cruelles. L'homme éclairé & sensible, qui observe la mauvaise conduite que l'on tient tous les jours à cet égard, la blâme sans doute au fond de son cœur; mais le Médecin, dont l'œil plus pénétrant en entrevoit les conséquences funestes, ne s'arrête pas à une spéculation stérile, & ne s'occupe que des moyens de les prévenir. A quels avis plus salutaires qu'aux siens pourroit-on céder, sur tout quand on doit être persuadé qu'il n'a en vue que le bien de l'humanité, & qu'il est plus en état que tout autre d'apprécier ce qui peut lui nuire ou lui être avantageux?

La boisson est encore un article essentiel que je ne passerai pas sous silence. La meilleure que l'on puisse faire prendre aux enfants est l'eau, mais l'eau bonne & pure : l'on ne sauroit croire combien elle a d'influence sur la santé, & combien au contraire celle qui est mauvaise l'altère & déprave la constitution la plus heureuse. Si le goëtre est si commun parmi les habitants des Alpes, on ne peut l'attribuer qu'aux eaux impures qu'ils boivent, & qui viennent des neiges dont ces montagnes sont toujours couvertes. Il en est de même de tous les endroits où les qualités de l'eau sont mauvaises; l'on observe constamment que ceux qui y demeurent, ne se portent jamais bien, & éprouvent des incommodités qui ne reconnoissent pas d'autre cause que l'usage pernicieux qu'ils en font. Cette observation est bien suffisante pour que l'on s'efforce de procurer aux enfants l'eau la plus pure & la plus saine qu'il est possible, si l'on veut entretenir leur santé & même l'affermir de plus en plus. Mais ne boiront-ils que de l'eau, & ne pourra-t-on pas leur accorder quelque liqueur fermentée, comme le vin, le cidre, ou la bierre? Je suis loin d'approuver la sévérité de ceux qui leur interdisent abſolument ces liqueurs , & je crois au contraire qu'il eſt à-propos de leur en permettre l'uſage , pourvu qu'il ſoit très-modéré , & qu'ils ne les prennent jamais pures, mais mêlées avec l'eau. Il ne faut pas oublier que les oſcillations de leurs fibres ſont foibles , que leurs digeſtions ſont ordinairement imparfaites, & qu'ils ſont d'un tempérament pituiteux : or le vin qu'ils prendront avec beaucoup de modération, comme je le recommande, ſollicitera doucement les contractions des ſolides, donnera plus de force à l'eſ-tomac, & préviendra par-là les accidents qui naiſſent d'une pituite trop abondante. Les vers attaquent plus rarement ceux à qui l'on donne un peu de vin, ou de cidre ; ſans doute , parceque ces liqueurs rendent les digeſtions meilleures; &, en augmentant la force des ſolides , procurent plus promptement l'expulſion des mauvaiſes matières qui s'accumulent dans les inteſtins : ainſi l'expérience avoue le conſeil que j'ai donné ; &, plus que toutes les raiſons que je pour-rois ajouter, elle doit le faire regarder comme vrai-ment ſalutaire.

On objectera peut-être que les enfants de la cam-pagne ne boivent jamais de vin, & qu'ils jouiſſent cependant pour l'ordinaire d'une très-bonne ſanté. Mais, en oppoſant cette objection, l'on ne feroit pas attention qu'il n'eſt pas poſſible de les comparer avec ceux qui ſont nourris & élevés dans les villes. Quelle différence, quant au genre de vie, entre les uns & les autres ! les enfants de la campagne reſpirent l'air le plus pur, ils ne ſont point forcés de reſter preſque toujours renfermés : un repos funeſte n'énerve pas leur corps, ils ſont au contraire beaucoup d'exercice, & ne connoiſſent point d'obſtacles qui les empêchent de s'y livrer : ceux des villes vivent continuellement au milieu d'un air épais & impur, ils ne ſont point libres de s'abandonner à la vivacité de leur âge : ils ne ſortent point des maiſons pendant les ſix mois de l'année où règnent les mauvais temps, & ſont ainſi privés de l'exercice qui leur feroit si néceffaire. Que l'on eftime à-préfent les avantages dont jouiffent les premiers, & l'on ne fera plus étonné qu'ils foient fains & vigoureux, malgré les aliments dont ils fe nourriffent, & qui ne font pas toujours du meillleur choix ; car leur fibre acquiert chaque jour plus de force, & de-là réfultent les digeftions meilleures, un chyle mieux fait, l'amas moins grand de mauvaifes matières dans le canal inteftinal ou leur expulfion plus facile, l'affimilation plus complette des parties hétérogènes introduites dans les humeurs, & enfin l'exemption des maux qui dépendent de la foibleffe trop grande des folides. Mais les effets oppofés doivent avoir lieu chez les autres ; car la débilité naturelle de leur fibre augmente par leur manière de vivre ; l'atmofphère, qui les environne, eft ordinairement bien éloignée d'avoir les qualités propres à la détruire ; & le repos auquel ils font le plus fouvent condamnés, la favorife encore. Auffi une des premières règles qu'il faut fuivre dans l'éducation phyfique des enfants, eft de rapprocher, le plus qu'il eft poffible, leur genre de vie, de celui qu'ils mènent à la campagne : je l'ai déjà établie ci-deffus en parlant de l'air, & j'y reviendrai encore au fujet de l'exercice.

Il eft donc clair qu'on ne peut pas établir une comparaifon exacte entre les enfants élevés à la campagne, & ceux qui vivent dans le fein des villes. La nature prodigue, aux premiers, des avantages que les autres n'ont pas : il faut donc en dédommager ceux-ci par les moyens que l'art peut imaginer. Voilà pourquoi nous leur confeillons l'ufage modéré des liqueurs fermentées, qui agiffent en ftimulant doucement leur fibre trop débile, en corrigeant leur tempérament pituiteux, & en s'oppofant aux effets du mauvais air & du défaut d'exercice.

Pour les ratafiats & les liqueurs fortes, il n'eft point d'occafion où l'on puiffe fe permettre de leur en donner. Les adultes mêmes n'en devroient jamais boire : elles font donc, à plus forte raifon, nuifibles aux enfants, & l'on fe fera une loi inviolable de les leur interdire abfolument. Il eft d'une conféquence dangereufe que leurs aliments, liquides ou folides, foient d'un goût piquant & relevé, car leur fanté en eft néceffairement altérée ; &, en fecond lieu, ils s'y accoutument tellement que les mets fimples leur paroiffent enfuite infipides, & qu'ils les dédaignent, ou qu'ils font obligés de fe faire la plus grande violence pour pouvoir s'en accommoder. Nous confervons, dans un âge plus avancé, les habitudes contractées dans notre enfance, & l'on peut prefqu'à coup fûr répondre des goûts que nous aurons par la fuite, par ceux qui fe manifeftent dès nos premières années : d'où il eft de la plus grande importance de ne flatter, chez les enfants, que ceux qui ne peuvent leur nuire, de réformer ceux qu'ils ne pourroient conferver fans danger, & de ne leur faire prendre que des habitudes qui contribueront dans tous les temps de leur vie à entretenir ou à augmenter leur force & leur fanté. Cette maxime effentielle, applicable à tous les points de leur éducation, l'eft par conféquent auffi à celui dont nous traitons à-préfent : c'eft pourquoi nous avons confeillé, relativement aux aliments folides, de ne leur préfenter les viandes que bouillies ou rôties ; c'eft en effet la feule manière de les apprêter qui leur convienne, & ils ne doivent jamais goûter de celles qui font affaifonnées avec les épices. Bien plus, le fel même ne doit pas abonder dans les viandes qui leur font deftinées, parcequ'il échauffe auffi le fang, quoiqu'à un moindre dégré, & allume une foif qui ne peut être étanchée qu'en bûvant exceffivement. Si nous condamnons l'ufage des épices & des ragoûts dans lefquels elles entrent, comment pourrions-nous ne pas rejetter celui de toutes les liqueurs fortes, qui ne produifent pas des effets moins dangereux ?

Les heures où l'enfant boira feront celles de fes repas, & l'on aura même foin qu'il ne les faffe pas sans prendre quelque boisson, comme celle que nous avons recommandée ; car ses aliments moins délayés se digéreroient plus difficilement. D'un autre côté, on ne souffrira pas qu'il boive indifféremment à toutes les heures du jour , & sans avoir pris auparavant quelque nourriture solide. Quand on ne retireroit pas d'autre avantage , de cette règle à laquelle on le soumettra, que d'empêcher qu'il ne boive toutes les fois que son corps est échauffé par l'exercice & couvert de sueur , ce qui lui seroit infiniment préjudiciable ; il devroit assurément suffire pour la faire adopter : mais elle produira encore un autre bien, en prévenant une mauvaise habitude dont il deviendroit l'esclave, & qui dérangeroit les fonctions de son estomac ; car, si ce viscère reçoit sans nécessité quelque nouveau liquide dans le temps de la digestion, elle en est troublée , & il est à craindre qu'elle ne se fasse imparfaitement. Les repas où l'on admettra le mélange d'eau & de vin , seront le dîner & le souper : pour les autres, il vaudra mieux s'en tenir à l'eau pure. Je crois inutile d'ailleurs de m'arrêter à certaines substances, dont le luxe a encore introduit parmi nous l'usage très-familier, telles que le caffé , le chocolat, &c. D'après leurs propriétés connues, & les principes qui ont été établis, qui ne conclurra pas qu'elles ne sont rien moins que propres aux enfants, qu'elles doivent être proscrites de la classe de leurs aliments, & qu'il n'y a que l'ignorance ou l'indulgence la plus mal-entendue qui puisse les leur accorder ?

Pour rendre plus facile la pratique de tous ces préceptes , il seroit à desirer que les parents voulussent sacrifier à l'intérêt de leurs enfants le plaisir qu'ils ont de les voir à leur table. Plusieurs raisons condamnent cet usage : car , premièrement , c'est là que les pères & mères donnent un plus libre cours à leur indulgence pernicieuse , en accordant aux enfants de presque tous les mets qui sont présentés, & en surchar-

geant ainſi leur eſtomac par une quantité d'aliments qu'il ne peut pas digérer. D'ailleurs, ils
manquent encore à ce précepte eſſentiel, qui conſiſte à faire un juſte choix des ſubſtances dont ils les
nourriſſent, parcequ'ils ont rarement la conſtance de
leur refuſer celles dont ils ne devroient jamais goûter, & qui excitent d'autant plus leur gourmandiſe
qu'ils voient les autres en manger avec délices. Enfin les enfants, aſſis à une table quelquefois environ-
née d'un grand nombre de convives, ſont obligés de
ſe tenir en place une heure, deux heures même,
plus ou moins, & cette contrainte eſt abſolument
contraire à leur ſanté, car leur repas doit être court,
&, auſſi-tôt qu'il eſt fait, ils doivent être libres de
s'abandonner à leur vivacité, & de ſe livrer à l'exercice qui favoriſe leur digeſtion. Pourquoi ne pren-
drions-nous pas exemple des Romains? un tel uſage
n'avoit point lieu chez eux, & le jour où les enfants
prenoient la robe virile étoit le premier où ils jouiſ-
ſoient du privilège de manger à la table de leurs parents: auſſi croiſſoient-ils avec une ſanté plus affer-
mie, qui étoit le fruit de la manière ſage dont ils
étoient élevés. Parmi nous au contraire, on veut ſuivre à leur égard une toute autre méthode, & l'on
adopte preſque toujours celle qui leur eſt le plus nuiſible. J'avoue cependant que tous les parents ne les
élevent pas d'une manière également repréhenſible,
mais, s'ils les font aſſeoir à leur table, dès leurs plus
tendres années, ſoyons convaincus qu'ils commettent
toujours une faute eſſentielle dans le ſyſtême de leur
éducation. Le moyen que les enfants ſoient maintenus dans les bornes de la ſobriété, lorſqu'ils voient
tous les jours expoſée ſous leurs yeux la foule des
mets qu'invente la ſenſualité! Comment leur donner le goût des aliments les plus ſimples, lorſqu'ils
ſont continuellement témoins de la préférence que
l'on accorde aux mets les plus recherchés; & lorſque
leurs deſirs excités par un tel exemple ſont en même

temps satisfaits ? Dira-t-on que les pères sages savent leur prescrire des loix , les rendre sobres au milieu de l'appareil qui aiguillonne leur gourmandise , & qu'ils ne leur accordent rien au-delà de ce qui est nécessaire pour satisfaire leur appétit ? En admettant que cela fût ainsi, il seroit toujours mal de les tenir plusieurs heures dans une gêne qui leur est certainement nuisible, lorsqu'il leur faut si peu de temps pour consommer leur repas , & qu'il est essentiel de les laisser se livrer ensuite à l'agitation qu'ils aiment, & qui produit chez eux un effet si avantageux. Mais l'expérience journalière prouve que l'on ne se conduit point à leur égard avec cette sévérité : les parents les moins blamables sont ceux qui ne poussent pas à l'excès leur funeste indulgence , & leurs enfants , placés à leurs côtés , reçoivent toujours de leurs mains des aliments qu'ils ne devroient pas même connoître.

L'on ne peut donc trop exhorter les pères & mères à renoncer à l'usage trop géneralement adopté, & à prévenir par-là les suites d'une nourriture mal-saine & trop abondante. Mais aussi, pour recueillir tout le fruit d'une telle réforme , il faudra qu'ils président eux-mêmes à leurs repas , en s'attachant fidèlement à l'exécution des préceptes que nous avons établis, ou qu'ils ne manquent pas de les donner pour règles de conduite à ceux qui , sous leur autorité , ont le gouvernement de leurs enfants. Je n'exige pas qu'ils les aient sans cesse sous leurs yeux, un tel assujettissement est souvent incompatible avec leurs occupations journalières ; & la loi qu'on leur en feroit, sujette à des objections vraiment solides , ne pourroit pas toujours être suivie. Mais au moins qu'ils ne les perdent pas tellement de vue, que la manière dont on les conduit leur soit étrangère ; & qu'ils ne permettent pas que leur santé ou même leur vie soit sacrifiée à l'ignorance de celles qui les gouvernent. Le scrupule des parents ne sera donc jamais à cet égard poussé trop loin : ils doivent, si l'intérêt de leurs enfants les touche véritablement, imposer aux gouvernantes les loix les plus rigoureuses, & d'ailleurs, surveillant eux-mêmes très-exactement une conduite presque toujours douteuse, leur tendresse allarmée ne peut pas s'armer d'une sévérité trop grande envers celles qui osent les enfreindre.

Les enfants doivent faire de l'exercice : j'ai déja observé qu'il leur étoit avantageux & même nécessaire. En effet, il augmente leurs forces, il donne plus d'énergie à leur fibre ; il aide leur digestion, il s'oppose au trop grand amas de mauvaises matières dans leurs premières voies, & il aide l'assimilation des particules hétérogènes qui se sont introduites dans leurs humeurs. Par conséquent l'on doit leur laisser la liberté de s'y abandonner, & l'on est blamable toutes les fois qu'on les contraint ou qu'on les retient dans l'inaction. D'ailleurs ils y sont naturellement portés, & il semble que la nature ait voulu leur donner un goût décidé pour l'action & le mouvement, afin de corriger par-là les vices de leur constitution, & de prévenir en partie les infirmités auxquelles elle les expose. Quels sont les enfants qui, au milieu des glaces de l'hiver, ne préfèrent pas les jeux de leur âge au foyer de leur père ? Les voit-on communément, au milieu des froids les plus cuisants, rester tranquilles vis-à-vis d'un feu allumé pour en modérer l'excès ? Au contraire, s'ils s'en approchent quelquefois, c'est parcequ'on les y force ; mais ils s'échauffent en se livrant à un mouvement continuel : l'agitation qu'ils aiment, leur tient lieu du brasier le plus ardent ; &, sans le secours de l'art, instruits par la simple nature, dociles à sa voix, ils trouvent dans leurs amusements innocents & vraiment actifs le remède le plus efficace contre les rigueurs du froid, auxquelles d'autres ne peuvent se soustraire qu'à grands frais. Cet amour de l'exercice s'observe surtout parmi les enfants de la campagne, qui ne connoissent

noiſſent point la contrainte, & qui ſont auſſi plus vigoureux que ceux qui, élevés dans le ſein des villes,
& arrêtés par mille obſtacles ignorés des autres, vivent le plus ſouvent dans un repos très-oppoſé à leur
goût naturel ; enſorte que l'on voit à la longue s'a-
mortir chez eux la vivacité qui convient à leurs premières années, qui n'eſt pas non plus exempt d'a-
grémens pour ceux qui en ſont les témoins, & qui
produit des effets ſi ſalutaires. Tenons donc une autre
conduite, & que nos enfants, dorénavant moins
gênés, jouiſſent librement de tous les avantages que
procure l'exercice.

« Si je conſeillois, dit *Locke* (b), *de laiſſer jouer les*
» *enfants au vent & au ſoleil ſans chapeau*, je doute
» qu'on voulût m'en croire. On me feroit ſur cela
» mille objections, qui dans le fond ſe réduiroient
» toutes à ceci, qu'en ſuivant mon avis les enfants
» ſeroient tout brûlés du ſoleil. Mais, ſi notre jeune
» élève eſt ſoigneuſement mis à l'abri de toutes les
» injures de l'air, ſi l'on ne l'expoſe jamais au ſoleil
» ou au vent, de peur que ſon teint n'en fût endom-
» magé ; c'eſt, je l'avoue, le moyen d'en faire un
» *beau garçon*, mais nullement un homme propre à
» agir dans ce monde. J'oſe même dire ici, que,
» quoiqu'on doive avoir plus d'égard pour la *beauté*
» *des filles*, plus elles ſeront expoſées à l'air, enſorte
» que leur viſage n'en ſouffre aucun préjudice, plus
» elles ſeront ſaines & vigoureuſes ; & que plus on
» les élevera, à cet égard, d'une manière appro-
» chante de celle dont on doit élever les garçons,
» plus elles en retireront d'avantage pour tout le reſte
» de la vie ». *Montaigne*, dont les ouvrages ſont auſſi
remplis d'un grand nombre d'excellentes réflexions
ſur l'éducation des enfants, a dit également (c):

(b) De l'éduc. des enfants. Traduct. par M. *Coſte*, édit. 8ᵉ
tom. I. pag. 18.

(c) Eſſais. Liv. I. chap. 25.

« Endurciſſez votre enfant à la ſueur & au froid, au
» vent, au ſoleil & aux haſards qu'il lui faut mépri-
» ſer, &c. » Cependant combien y a-t-il de pères &
mères qui ſuivent ces ſages préceptes ? ou plutôt con-
venons qu'il y en a bien peu, qui jugeant ſainement
de leur importance, ſachent les réduire en pratique.
La grande chaleur, le grand froid, le vent, ou quelqu'autre intemperie de l'air, ſont des raiſons qui paroiſſent ſuffiſantes à la plûpart des parents pour retenir les enfants dans leurs maiſons, & pour les empêcher d'aller goûter un air plus pur que celui qu'ils
reſpirent ſans ceſſe dans des chambres hermétique-
ment fermées. Qu'arrive-t-il de-là? Elevés ainſi, ils
ſe reſſentent toujours du vice de leur première éducation ; parvenus à un âge plus avancé, ils conſervent
un tempérament débile ; leur corps mou & efféminé
eſt alors incapable de ſupporter ſans incommodité
l'action de la chaleur, du froid, &c. Ils ſont auſſi
épuiſés par la plus légère fatigue, & ils terminent de
bonne heure une vie languiſſante & accablée ſous le
poids des infirmités. Ce n'eſt donc pas de cette manière que l'on parviendra à former véritablement des
hommes, qui aient en partage la force du corps, &
qui, doués d'une heureuſe conſtitution, puiſſent
remplir convenablement envers la ſociété les devoirs
qui leur ſont impoſés : mais c'eſt en ne condamnant
pas les enfants à une inaction qu'ils haïſſent autant
qu'elle leur eſt nuiſible ; en les laiſſant jouer en plein
air, tel temps qu'il faſſe ; en les habituant à la fatigue ; & en les accoutumant à ſouffrir indifféremment le chaud & le froid, le ſoleil & la pluie. « Qui
» n'eſt pas fait à tout cela de bonne heure, dit en-
» core *Locke*, ne tirera pas grand ſervice de ſon
» corps dans ce monde : & quand les enfants ſont
» déjà grands, il n'eſt plus temps de commencer à
» les y accoutumer. Il faut y être habitué de bonne
» heure & par dégrés ; de cette manière, il n'y a
» preſque rien que le corps ne puiſſe endurer ».

En donnant de tels conseils , ai-je besoin de faire remarquer qu'ils sont étayés de l'expérience : En effet comparons les hommes qui ont été nourris & élevés dans le sein de la mollesse avec ceux qui ont reçu une éducation mâle, qui ont appris dès leur enfance à exercer leur corps & à supporter les injures du temps. Tout, dans les premiers, décèle une constitution délicate ; & , en les voyant agir , leur foiblesse se manifeste encore davantage. Mais, au contraire, chez les autres, leur port annonce leur force ; elle se découvre aussi dans toutes leurs actions ; les révolutions des saisons, les vents, & les frimats, ne font sur eux aucune impression ; & ils fournissent une longue carrière, embellie par tous les avantages d'une santé florissante (*d*). Ces vérités , dont chacun peut se pénétrer en jettant les yeux autour de lui , doivent faire sur nous une vive impression, & nous engager à mieux gouverner les enfants. Ce sont ceux, qui appartiennent aux parents les plus distingués par leurs richesses & par leur naissance, que l'on conduit ordinairement le plus mal & de la manière la plus opposée aux préceptes que nous venons d'établir ; il semble que l'on prenne à tâche de leur former de petits tempéraments & de les énerver tout à-fait, en multipliant les précautions pour les soustraire à la moindre fatigue, & en éteignant cette heureuse activité qui est dans leur inclination & dont on ne peut attendre, pour le présent ou pour le futur, que les meilleurs effets : aussi continuent-ils de vivre, s'ils

----

(*d*) Est-il argument plus fort en faveur de l'exercice que ce que nous rapporte *César*, des enfants du peuple Germain ? « Comme on leur laissoit , dit-il , pleine liberté de suivre le » penchant qu'inspire la nature à cet âge pour jouer & » prendre de l'exercice , c'étoit-là une des principales cau- » ses d'où leur venoit cette hauteur de taille, cette vigueur » robuste, qui faisoit l'admiration des peuples du Midi ». *De bell. Gallic.*

réſiſtent aux infirmités de l'enfance, comme ils ont été élevés, c'eſt-à-dire dans une honteuſe oiſiveté, livrés à la molleſſe, environnés de tout l'appareil qu'elle entraîne, n'ayant pas plus d'aptitude pour les travaux de l'eſprit que pour ceux du corps ; & c'eſt ainſi que la ſociété ſe trouve privée des ſervices qu'elle avoit droit d'attendre d'eux. Il n'en eſt pas abſolument de même dans les familles d'une condition plus obſcure, & moins favoriſée des dons de la fortune ; il eſt certain que l'éducation des enfants n'y eſt pas auſſi vicieuſe, & qu'il y a beaucoup moins à corriger pour la rendre tout-à-fait conforme au vœu de la nature : auſſi ont-ils plus de ſanté, & de vigueur, & par-là ils ſont dédommagés des richeſſes que la fortune leur a refuſées, mais que leurs travaux, utiles à eux & à la patrie, pourront leur acquérir. Si l'on juge que le ſort de ces derniers eſt infiniment préférable à celui des autres, tous les parents ne doivent-ils pas deſirer qu'il ſoit le partage de ceux à qui ils ont donné le jour ; &, par conſéquent, n'eſt-il pas de leur devoir de ſuivre les avis que nous leur donnons, puiſque l'expérience confirme qu'ils ne peuvent voir leurs vœux exaucés qu'en s'y conformant avec la plus grande exactitude ?

Pour que les enfants ſe livrent plus librement & plus long-temps à leurs jeux, il faut encore qu'ils ne ſoient aucunement gênés dans leurs vêtements, & que toutes les parties de leur corps ſoient parfaitement à leur aiſe. Ainſi les corps baleinés devroient être abſolument proſcrits ; car, outre l'inconvénient d'ôter aux mouvements l'agilité & la facilité qu'ils doivent avoir, ils rendent la reſpiration difficile, & ſont ſouvent la cauſe des maux de poitrine qui ſe déclarent par la ſuite, ſur-tout lorſqu'ils ſont trop étroits & trop ſerrés ; tels qu'on voit ceux de quelques petites filles que leurs mères, vraiment cruelles, aiment mieux voir ſouffrir continuellement, reſter dans la plus parfaite tranquillité de crainte d'augmenter leurs douleurs,

& n'ofer fatisfaire leur appetit, pour leur former ce qu'elles appelient une *belle taille*, comme fi elles étoient plus fages que la nature, & comme fi elles connoiffoient des moyens plus parfaits que ceux qu'elle a coutume d'employer pour façonner & perfectionner fes ouvrages. Mais elles font d'ailleurs bien éloignées de remplir leurs vues ; car la taille des enfants, naturellement belle & bien formée, fe gâte fouvent par l'effet de ces corps fi étroits, leur fanté en eft auffi confidérablement altérée ; &, de cette manière, c'eft aux foins maternels qu'ils font redevables de leur déformation, & des infirmités qui en font la fuite. Voit-on dans les campagnes & dans les pays où l'on ne connoît pas l'ufage de ces machines pernicieufes, les enfants plus mal-conformés que dans nos villes ? Au contraire, les vices de conformation y font beaucoup plus rares, & en général les payfannes ont fans le fecours de l'art cette *belle taille* que nos femmes ambitionnent, mais qu'elles perdent affez ordinairement par les moyens inventés pour fe la procurer. Il eft étonnant que cette obfervation, qui fe vérifie tous les jours, n'ait pas fait renoncer aux corps baleinés ; & que les parents, entêtés de leurs préjugés, efclaves d'un ufage adopté depuis trop long-temps, foient encore fourds aux remontrances réitérées que dicte l'amour du bien public. Au moins, fi nous ne pouvons pas les y rendre dociles, obtenons d'eux que les corps de leurs enfants foient toujours aifés, enforte qu'ils puiffent refpirer facilement, fe mouvoir fans douleur, & que leur eftomac ait la liberté de fe diftendre lorfqu'il recevra des aliments.

Par la même raifon que j'ai recommandé de leur laiffer faire de l'exercice en plein air, je veux auffi qu'ils n'aient pas des vêtements de différentes faifons, mais qu'ils portent indifféremment les mêmes dans l'été ou dans l'hiver, car c'eft encore ainfi qu'on les habituera à fupporter fans danger la grande cha-

leur ou le grand froid, & à n'être pas par la suite aussi
sensibles à l'excès de l'un ou de l'autre que si l'on
cherchoit à les en garantir actuellement par des ha-
bits tantôt plus légers & tantôt plus chauds.

Je ne condamne pas les bourlets qu'on a coutume
de leur faire porter, parcequ'ils mettent leur tête à
l'abri des coups trop considérables qu'ils pourroient y
recevoir en tombant, ce qui leur arrive souvent.
Mais d'ailleurs, lorsqu'on a pris cette précaution, &
qu'on a encore soin de ne les point laisser jouer dans
des endroits d'où ils pourroient se précipiter, il ne
faut pas s'effrayer de leurs chutes, parcequ'elles ne
font pas ordinairement dangereuses; & que d'un autre côté elles leur font utiles, même en leur causant
quelque mal, en leur apprenant à mieux marcher &
à éviter les écueils qui les ont fait tomber. Au contraire, plus on affectera d'indifférence, lorsque cet accident leur arrivera, plus on se conduira sagement :
l'empressement des mères ou des gouvernantes à
courir vers eux, à les relever, & à les plaindre, est
condamnable : il faut qu'ils se relèvent eux-mêmes,
les efforts qu'ils feront obligé de faire contribueront
à leur donner de la force & de la souplesse; & si l'on
feint de n'y pas attacher la moindre attention, l'on
verra le plus souvent qu'ils ne jetteront pas un seul
cri. On retirera encore un autre avantage d'une telle
conduite : car lorsqu'ils crieront, sans croire être observés, l'on aura raison de soupçonner qu'ils se font
fait beaucoup de mal, ou qu'ils se font blessés gravement, ce qu'il est important de savoir, afin d'employer promptement & à propos les remèdes convenables. Par le même motif, je desirerois que les enfants devenus un peu plus grands, & qui ne sont plus
alors continuellement sous les yeux de leurs parents
ou de ceux qui en prennent soin, fussent accoutumés
à ne leur jamais cacher les coups qu'ils ont reçus, ou
les chutes qu'ils ont faites ; car si l'on en est instruit
trop tard, les maux qui en font la suite ont souvent

déjà fait trop de progrès pour céder aux remèdes : ou même quelquefois l'on ignore toujours ces accidents, & l'on est par conséquent dans le cas de se tromper sur la nature des maladies qu'ils ont occasionnées (*e*).

LE SOMMEIL long & paisible est nécessaire à l'accroissement & à la santé des enfants. Les règles qu'il faut observer à son égard, sont de les faire coucher de bonne heure, & de les accoutumer à se lever de bon matin ; de faire en sorte que leur lit ne soit point trop mollet, d'où il faut ne leur jamais donner de lits de plume, qui, parmi les maux qu'ils engendrent, causent celui d'affoiblir la santé & d'énerver le corps ; de les habituer à dormir tantôt la tête haute, tantôt la tête basse, afin qu'ils ne soient point exposés à être incommodés ou au moins à ne goûter

---

(*e*) Il est facile de concevoir que les enfants ne s'accoutumeront à venir aussi-tôt déclarer à leurs supérieurs ce qui leur sera arrivé de fâcheux, que lorsqu'ils leur auront inspiré une certaine confiance. J'en ai vu qui commençoient par les reprimander ou par les punir, lorsqu'ils avoient fait quelque chute ou reçu quelque coup : ces gens-là ressemblent au maître d'école de *la Fontaine* :

> Hé, mon ami, tire-moi du danger ;
> Tu feras après ta harangue.

En effet, le premier devoir est d'examiner si l'enfant est blessé, & d'y remédier, sans perdre de temps. C'est après cela que l'on fera bien de le reprimander, sur-tout s'il doit son malheur à sa desobéissance, pour s'être exposé dans des endroits qu'on lui avoit interdits, ou pour avoir fait ce qu'on lui avoit défendu. Encore faut-il ne mêler aucune aigreur aux réprimandes ; car le danger qu'il fait avoir couru, & les douleurs qu'il éprouve, sont, de toutes les leçons qu'il peut recevoir, les meilleures & celles qui le corrigeront le plus sûrement. Mais si l'on agit autrement, soyez sûr qu'il gardera toujours son sécret, & s'exposera par-là aux mauvaises suites que nous voulons prévenir.

qu'un sommeil mauvais & interrompu toutes les fois qu'ils changeront de lit, & qu'ils n'auront personne pour le façonner à leur goût; de ne les point couvrir plus dans un temps que dans un autre; enfin, de suivre l'exemple du père de *Montaigne* qui ne vouloit point qu'on éveillât jamais son fils brusquement, & en faisant retentir un grand bruit à ses oreilles, mais qui exigeoit qu'on le tirât de son assoupissement par dégrés, & en l'agitant doucement jusqu'à ce qu'il en fût tout-à-fait sorti (*f*).

Lorsque les enfants se sont beaucoup exercés dans le cours de la journée, ils dorment profondément, & leurs forces bien réparées les mettent en état de se livrer le lendemain à de nouvelles fatigues. Mais ceux qui restent presque continuellement dans l'inaction, ne goûtent qu'un sommeil léger, que le plus petit bruit interrompt; souvent ils se lèvent le matin plus foibles qu'ils n'étoient la veille; & ainsi de jour

---

(*f*) C'est *Montaigne* lui-même qui nous apprend à quel point son père portoit l'attention, pour qu'il ne fût jamais reveillé *en sursaut*, (Ess. Liv. I. chap. 25.) & elle est très-louable. *Locke* l'approuve aussi : « On cause, dit-il, (tom. I. » traduct. pag. 44.) une assez grande peine à un enfant, de » venir interrompre son sommeil, quelque doucement » qu'on le fasse : c'est pourquoi l'on devroit bien prendre » garde de n'y pas joindre quelqu'autre action rude, & sur-» tout qui pût lui donner de l'épouvante ». Les grandes personnes conviendront elles-mêmes, qu'elles sont déconcertées, si quelque bruit violent, ou un ton de voix trop fort les arrache subitement au sommeil; & que cette manière de les reveiller influe même quelquefois, par la peine qu'elle leur fait éprouver, sur leur humeur & sur leur bien-être tout le reste de la journée. Cette expérience doit surtout les porter à imiter, envers leurs enfants, le père de *Montaigne* : je crois cependant qu'ils pourront se dispenser d'avoir toujours, comme lui, un musicien à leur ordre, pour qu'ils ne soient jamais reveillés qu'au son de quelqu'instrument.

en jour, l'on voit diminuer leurs forces, parceque leur réparation n'est pas favorisée par l'exercice qui seul est capable de procurer des nuits bonnes & paisibles. C'est encore une raison à ajouter à celles que j'ai déjà données pour ne les point gêner, pour leur laisser la liberté de s'abandonner à leur vivacité, & même pour la provoquer chez ceux qui sont d'un naturel indolent & peu disposé à l'action.

QUANT AUX EXCRÉTIONS, je ne ferai qu'une observation. C'est une excellente habitude d'aller régulièrement à la selle : il faut donc la faire contracter aux enfants, ce qui est facile, en les obligeant à se mettre tous les matins sur la chaise percée, & à faire quelques efforts modérés. Ils feront peut-être d'abord inutiles, mais ils auront ensuite leur effet, le ventre s'accoutumera ainsi à se débarasser tous les jours à la même heure, & cette évacuation réglée est d'un prix que l'on ne peut pas estimer. L'on pourra choisir le temps qui suit immédiatement le déjeûner des enfants pour leur faire contracter cette heureuse habitude ; &, par quelque prétexte que ce soit, les mères ni les gouvernantes n'oublieront jamais la petite cérémonie qu'elle exige, & qui au reste n'est un assujettissement que jusqu'à ce que la nature se soit soumise à la règle qu'on veut lui imposer : car, lorsqu'elle y est une fois faite, elle est la première à solliciter, & l'on n'a plus qu'à lui obéir. Cependant, même alors, l'on fera bien d'entretenir les enfants dans le bon usage de se mettre sur leur chaise percée après avoir déjeûné ; car ils font si ardents au milieu de leurs jeux, & ils en font tellement occupés, qu'ils pourroient quelquefois ne pas répondre aux légères sollicitations de la nature, & par-là se laisser constiper ; ce qu'il faut d'autant plus éviter, qu'ils doivent avoir toujours le ventre libre, si l'on veut qu'ils jouissent d'une bonne santé (*g*).

(*g*) L'on ne sera sans doute pas fâché de voir avec quel

CE QUI REGARDE les paſſions de l'ame, eſt plus relatif à l'éducation moraie, qu'à l'éducation phyſique,
que j'ai eue feuïe pour objet. Puiſſent les réflexions
que j'ai préſentées, m'attachant ſur-tout aux plus importantes de celles que l'on peut faire ſur une matière auſſi étendue, contribuer au bien de cet âge
tendre, auquel nous devons toutes nos attentions,
qui cependant eſt rarement gouverné, felon les lumières de la faine raiſon, & qui eſt environné d'é-
cueils que ceux qui en prennent ſoin ne ſavent pas
leur faire éviter. J'aurois voulu pouvoir n'accuſer les
pères & mères ni du régime pernicieux que ſuivent
la plûpart des enfants, ni des maux qu'ils éprouvent,
& dont ils font ſouvent les victimes, ou dont les
ſuites malheureuſes réjailliſſent ſur tout le reſte de
leur vie; mais il eſt vrai qu'ils ne paroiſſent pas aſſez
pénétrés de leurs obligations les plus ſacrées; qu'ils
négligent des ſoins dont ils devroient faire leur plus
grande occupation; & que les ſages conſeils qu'ils
reçoivent ne font pas toujours ſur leur eſprit l'impreſſion qu'on auroit lieu d'en attendre. Ne déguiſons
pas leurs erreurs, pour ne les point entretenir; &
d'ailleurs eſpérons qu'ils y renonceront, à force de

---

bon ſens, & avec quelle naïveté *Montaigne* s'exprime ſur
ce point : « Et les Rois, dit-il, & les Philoſophes fientent,
» & les Dames auſſi. Les vies publiques ſe doivent à la céré-
» monie : la mienne, obſcure & privée, jouit de toute dif-
» penſe naturelle : Soldat & Gaſcon, font qualités un peu
» ſujettes à l'indiſcrétion : par quoi, je dirai ceci de cette
» action : qu'il eſt beſoin de la renvoyer à certaines heures
» preſcrites, & s'y former par coutume & aſſujettir, com-
» me j'ai fait. De toutes les actions naturelles, c'eſt celle
» que je ſouffre plus mal volontiers m'être interrompue.
» J'ai veu beaucoup de gens de guerre, incommodés du
» dérèglement de leur ventre : tandis que le mien & moi,
» ne nous faillons jamais au point de notre aſſignation; qui
» eſt au faut du lit, ſi quelque violente occupation ou ma-
» ladie ne nous trouble ». Eſſ. liv. 3. chap. 14.

leur en faire envisager les effets, & qu'ils se rendront à des devoirs qu'ils doivent aimer. Combien de mères jouiroient encore des tendres embrassements d'un enfant chéri; si leurs soins vigilants avoient présidé à son éducation, si elles ne s'étoient pas trop souvent livrées à des occupations frivoles; ou si, cédant moins aux mouvements d'une indulgence condamnable, elles avoient été plus dociles aux avis les plus salutaires! elles pleurent aujourd'hui sa perte, mais faut-il augmenter leur douleur, & faire couler de leurs yeux des larmes encore plus amères, en leur prononçant qu'elle est le fruit de leur négligence criminelle, & que leur tendresse plus active ou plus éclairée auroit pu la prévenir? Qu'un tel malheur soit au moins pour elles une leçon fructueuse, qui tourne au profit de leurs autres enfants; & qu'elles sachent, instruites par leur propre expérience, faire consister leurs plaisirs les plus purs dans l'heureuse administration des secours dont ils ont besoin, & dans l'exercice des devoirs que la nature leur a imposés.

« Le bonheur dont on peut jouir dans ce monde, » dit *Locke* avec raison (h), se réduit à avoir l'esprit » bien réglé, & le corps en bonne disposition. Ces » deux avantages renferment tous les autres; & l'on » peut dire que celui qui les possède tous deux, n'a » pas grand'chose à desirer: au lieu que celui qui est » privé de l'un ou de l'autre, n'est guère plus heu- » reux, de quelque avantage qu'il puisse jouir d'ail- » leurs ». Or ce qui donne un corps *en bonne disposition*, ce qui le rend sain & robuste, c'est la bonne éducation; par conséquent les Médecins & les Chirurgiens, bien instruits des principes sur lesquels elle est fondée, ne peuvent apporter trop de zèle pour les faire observer; & par-là ils se rendront vraiment

____

(h) Tom. I. pag. 1:

recommandables, puiſqu'ils procureront à la ſociété des hommes ſains, vigoureux, bien organiſés, enfin des citoyens capables de la ſervir.

Revenons aux maladies, & établiſſons encore leur traitement général ſur la connoiſſance que nous avons acquiſe de la conſtitution naturelle des enfants, & qui nous a ſervi de bouſſole juſqu'ici.

Il faut éviter de cauſer de grandes ſecouſſes chez les enfants, puiſque la gracilité de leur fibre les rend très-ſujets aux convulſions : ainſi on ne leur preſcrira l'émétique que dans les cas abſolument néceſſaires, & l'on choiſira ceux qui ſont les moins forts. L'*ipecacuana* eſt celui que l'on fera bien de leur adminiſtrer le plus ordinairement, parcequ'il n'eſt pas auſſi violent que le *tartre ſtibié* ; & que d'ailleurs on peut en forcer la doſe ſans aucun danger. Lorſqu'il a produit ſon effet, il n'eſt pas mal encore de leur donner un léger calmant, lorſque les circonſtances le permettent, pour s'oppoſer aux mauvais effets que l'on auroit à craindre de la grande agitation & des ſecouſſes réitérées qui ont accompagné le vomiſſement : notez cependant que ce moyen ne doit jamais être employé qu'avec circonſpection ; car, en général, les narcotiques conviennent peu aux enfants, à cauſe de la propenſion de leurs fibres à devenir atones ; &, ſi l'on croit quelquefois à propos de leur en donner, ce ne doit être qu'avec la plus grande prudence.

Par la raiſon qu'il ne faut avoir recours aux émétiques que lorſqu'ils en ont abſolument beſoin, en préférant même les plus doux : on aura auſſi grand ſoin de ménager leurs évacuations, car celles qui ſont trop fréquentes & trop conſidérables ſont ſuivies de convulſions. S'il eſt néceſſaire de les ſaigner, on leur tirera donc très-peu de ſang à la fois : l'on rapprochera plutôt les temps, & l'on aimera mieux, dans certains cas, employer les ventouſes ou les fangfues, qui procurent une évacuation plus lente, & de laquelle on n'a point à redouter un affaissement funeste.

Les enfants font de mauvaises digeftions : le réfultat en eft une grande quantité de faburre qui s'amaffe dans leurs inteftins, & qui doit enfin produire de mauvais effets, fi l'on ne prend pas foin de l'évacuer : par conféquent les purgatifs leur conviennent ; &, parmi eux, il eft à-propos de donner la préférence à ceux qui font le plus ftomachiques, tels que la *rhubarbe* & le *rapontic*, qui fortifient leur eftomac & le nettoient en même temps. Mais il ne faut pas abufer du bien que leur font ces remèdes, & leur en faire prendre trop fréquemment. C'eft cependant une faute que l'on commet journellement : il y en a qui fe font une règle de les purger tous les quinze jours, ou tous les mois ; ils n'examinent pas autrement fi un befoin véritable l'exige ; & cette règle qu'ils fe font prefcrite, eft la feule raifon qui les détermine. Une pareille conduite eft beaucoup plus nuifible aux enfants qu'avantageufe. En les accoutumant ainfi aux purgations, on altère infenfiblement leur tempérament, au lieu de le fortifier ; & l'on parvient à détruire les forces de leur eftomac, au lieu de les augmenter. Tout ce qui s'appelle *médecine de précaution*, ne doit jamais leur être donné : pour les purger, il faut attendre que la nature en indique la néceffité par les fignes qui annoncent la préfence d'une matière faburrale dans les premières voies ; & même, à l'égard de ceux que l'on a déjà été fouvent obligé de médicamenter, il vaut mieux, pour ne les pas trop accoutumer aux remèdes, avoir recours à d'autres moyens, tels que la diète, le régime plus exact, ou bien leur faire faire fimplement ufage pendant quelques jours d'une boiffon tonique & légèrement purgative, telle qu'une *eau de rhubarbe*. D'ailleurs fi on les gouverne régulièrement, fur-tout quant aux aliments, felon les errements que

nous avons donnés , les occafions de leur adminiftrer des potions purgatives deviendront beaucoup
plus rares , parcequ'ils digéreront mieux , & que
leurs inteftins feront par conféquent beaucoup moins
remplis de mauvaifes matières : enforte que. l'on
peut avec jufte raifon accufer leur régime & la manière dont ils font conduits, toutes les fois qu'une faburre abondante fe manifefte par les fignes ordinaires, & qu'elle fe réproduit bientôt en même quantité après avoir été chaffée par les remèdes convenables.

✦ Les abforbants tiennent encore un des premiers
rangs dans la claffe de ceux qui leur font propres, à
caufe de la propriété qu'ils ont de corriger les matières aigres , qui abondent dans leurs premières
voies. Ainfi on leur fait prendre avec avantage la
magnéfie blanche ou la *poudre de Santinelli* , qui a
auffi une qualité légèrement purgative ; mais qu'elle
ne doit probablement qu'à fa combinaifon avec l'a-
cide qu'elle rencontre dans l'eftomac.& les inteftins,
d'où réfulte un fel neutre qui doit participer des
propriétés dont jouiffent tous les fels de la même
efpece. Quoi qu'il en foit , on fera bien de fe fervir
quelquefois de cette poudre pour purger doucement
les petits enfans, & fur-tout ceux chez lefquels l'amas
des matieres aigres fe déclare par des fignes moins
équivoques (*i*).

(*i*) Comme j'ai remarqué, dit un auteur Anglois (*a*),
que la plûpart des maladies des enfants reconnoiffoient
pour caufe générale la corruption acide de leur nourriture,
il eft à-propos de faire mention d'un remède facile & certain, ou plutôt procatarctique, s'il eft donné à temps, &
auffi-tôt que l'acidité prédominante dans les premières voies
commence à fe manifefter par les felles crues, blanches ou

(*a*) *W. Cadogan*, Médecin de l'hôpital des enfants-trouvés de Londres, qui a fait une Differtation eftimée fur la manière de gouverner
les enfants.

Il eſt ſans contredit beaucoup plus épineux de traiter les maladies des enfans que celles des adultes, par la raiſon que le diagnoſtic eſt beaucoup plus difficile à établir. On peut faire des queſtions aux perſonnes qui ont atteint l'âge de raiſon, on peut s'informer du ſiége de leurs douleurs : elles ſont les premieres à définir leurs maux, & elles fourniſſent ſouvent des lumieres relativement aux cauſes qui ont pu les produire. Tous ces avantages manquent avec les enfans : ils crient, & l'on ſait par-là qu'ils ſouffrent; on tire bien encore quelques inductions de l'état de leurs pouls, de leurs différents mouvemens: mais quel endroit de leur corps eſt-il principalement affecté ? A quelle cauſe doit-on ſur-tout rapporter leurs ſouffrances? Voilà les objets ſur leſquels ils ne peuvent nous inſtruire; & même lorſqu'ils ont déjà pluſieurs années, ils ne répondent encore que très-imparfaitement aux interrogations qui leur ſont faites. Il ne reſte donc plus qu'à ſe laiſſer conduire par les ſymptômes qui ſe manifeſtent, & à combiner les circonſtances dont on peut être inſtruit, pour parvenir à la connoiſſance de celles que l'on ignore, & pour approfondir la nature des maladies, au progrès deſquelles il faut s'oppoſer.

De plus, pour les bien traiter, il faut être imbu des principes ſans leſquels on s'égare toujours, & qui ſont étrangers à ceux qui n'ont pas médité

---

vertes, par les tranchées & les coliques. L'on a coutume de donner, quand ces ſymptômes s'annoncent, les poudres de *corail rouge*, *d'yeux d'écreviſſe*, ou les autres poudres abſorbantes, qui, quoiqu'elles abſorbent bien les matières acides, ont l'inconvénient d'être ſujettes à ſe loger dans quelqu'endroit des inteſtins, & d'occaſionner par-là une conſtipation très-funeſte aux enfants: d'où il eſt abſolument néceſſaire d'adminiſtrer ſouvent un peu de *manne* ou quelqu'autre purgatif doux, pour entraîner ces abſorbants & faire ceſſer l'effet qu'ils ont produit. Mais, à leur place,

long-temps fur la conftitution particuliere des enfants, fur les effets auxquels elle donne naiffance ; fur les moyens plus ou moins propres à les prévenir ou à les détruire ; fur la rapidité avec laquelle les maladies aigues des enfants parcourent leurs périodes, & par conféquent fur la néceffité qu'il y a de preffer les remedes. En effet, pour infifter d'avantage fur cette derniere réflexion, l'expérience prouve que les inflammations p. ex. font bien plutôt fuivies de la gangrène chez les enfants que chez les adultes : d'où cette opinion trop répandue qu'il faut laiffer agir la nature chez les premiers, eft erronée, & a fans doute couté à plufieurs la vie, qu'un principe plus vrai & plus fondé leur auroit confervée. Soyez avare de remèdes dans les petites incommodités des enfants, car c'eft fur-tout au bon régime que l'on doit recourir pour les faire ceffer & pour entretenir leur fanté ; mais ne les épargnez pas dans leurs maladies, parcequ'il faut que l'art vienne au fecours de a nature qui ordinairement manque de forces fuffifantes pour

---

je confeille une poudre blanche, infipide, appellée *Magné-fie blanche*, qui agit comme un purgatif léger, & entretient doucement la liberté du ventre, en même temps qu'il corrige & adoucit les matières aigres, beaucoup plus efficacement que les poudres abforbantes. C'eft le feul purgatif alcalin que je connoiffe, & dont nos difpenfaires ont long-temps manqué. Je l'ai pris moi-même, je l'ai auffi fait prendre à d'autres pour les aigreurs d'eftomac ; & j'ai conftamment obfervé qu'il étoit, dans cette incommodité, le remède le plus fûr & le plus efficace. On peut le donner aux enfants depuis *un* jufqu'à *deux gros* par jour, & en mettre une petite quantité dans tous leurs aliments, jufqu'à ce que les acides des inteftins foient tout-à-fait détruits, & que les fymptômes auxquels ils donnoient lieu difparoiffent auffi. Je l'ai fouvent adminiftré avec le plus heureux fuccès, même dans les cas où les maladies des enfants, occafionnées par la furabondance des matières aigres, avoient déjà fait les plus grands progrès.

fubjuguer

subjuguer la matière morbifique & la pousser au-
dehors.

Enfin une autre difficulté, dans le traitement des
maladies des enfants, vient encore de la répugnance
qu'ils ont à prendre les remèdes nécessaires, & qui
souvent ne peut être vaincue par aucun moyen. Il
semble que leur foible intelligence s'accroisse pour
éventer les ruses auxquelles on est obligé d'avoir recours; &, lorsqu'on n'a pu les tromper, la violence
ne remplit qu'imparfaitement nos vues, parcequ'ils
lui opposent toutes leurs forces réunies, d'où naît
un autre mal, savoir la fatigue qu'une résistance
opiniâtre leur fait supporter. Ne doutons point qu'il
n'en périsse beaucoup, dans des cas où des signes certains annoncent la maladie dont ils sont attaqués, &
où l'on fait le plus juste choix des remèdes propres à
la guérir, par l'effet de l'obstination invincible qui les
leur fait refuser constamment, ou rejetter en très-
grande partie. Cependant il ne faut pas épargner les
efforts pour les arracher au danger qui les menace.
Si les ruses ne réussissent pas, l'autre moyen sera mis
en usage, sur-tout dans les cas urgens. On pourra
peut être aussi suppléer par d'autres médicaments à
ceux qu'il ne sera pas possible de leur faire prendre
par la bouche; aussi les lavemens, les emplâtres appliqués sur le ventre, &c. en tiendront lieu quelquefois; d'ailleurs, lorsque les enfants seront déjà un
peu grands, on essayera de parler à leur raison, & de
les déterminer par les exhortations, les caresses, les
promesses, ou les menaces: c'est de cette façon que
l'on variera sa conduite selon les différents cas; &
que l'on tâchera, par un choix de moyens relatifs
aux circonstances, de triompher des difficultés.

D'après les considérations que je viens d'exposer,
qui ne jugera pas que les maladies des enfants ne
devroient être traitées que par les Médecins les plus
éclairés? Cependant c'est pour elles que l'on implore
le moins leur secours, & des hommes que l'on ne

voudroit pas même écouter dans les maladies beaucoup moins épineuses des adultes, sont les oracles auxquels on confie communément le traitement de celles qui affligent l'enfance. Quelle est la cause d'une conduite si inconséquente ? Négligeroit-on, pour la conservation des enfants, des soins que l'on se croit obligé de prendre pour ceux qui sont plus avancés en âge ? Mais écartons loin de nous le soupçon d'une telle indifférence, incompatible avec la tendresse dont les enfants sont l'objet; & attribuons plutôt à l'erreur ce qui ne peut dériver d'une source aussi criminelle. On s'imagine apparemment que les maux des enfants sont faciles à guérir, & qu'ils n'exigent, pour être bien conduits, que des connoissances superficielles : mais j'ai fait voir au contraire que leur traitement étoit un ouvrage environné d'obstacles & de difficultés; & que leur guérison ne pouvoit être que le fruit d'une longue méditation sur les différents principes qui doivent seuls servir de guides aux personnes qui l'entreprennent. Ce n'est donc pas de celles qui les ignorent absolument, qui souvent manquent des premières notions d'une science qu'elles s'arrogent le droit de professer, & qui suivent constamment une routine aveugle, que l'on a raison d'attendre un succès favorable ; mais seulement des hommes vraiment instruits, qui établissent leur manière de se conduire sur le fondement solide de l'observation; qui savent varier leurs moyens ou en imaginer de nouveaux selon l'exigence des cas ; & dont l'esprit, formé par l'étude, possède l'art de tirer des conséquences justes de ce qu'ils observent, ou de parvenir, à l'aide des phénomènes qui frappent leurs yeux, à la découverte de ceux qui sont moins connus, & d'écarter ainsi le voile sous lequel se cache souvent le véritable caractère de l'ennemi qu'ils ont à combattre. Si ces derniers voient quelquefois leur espérance trompée, si la terminaison des maladies ne répond pas toujours à leurs efforts, que n'a-t-on pas à re-

douter des autres, qui, deſtitués des mêmes lumières, & n'ayant pour guide que l'habitude de voir
par-tout les mêmes objets (*k*), font rouler leur pratique ſur un petit nombre de remèdes qu'ils pref-
crivent indiſtinctement, & par-là ajoutent ſouvent
au mal qu'ils font incapables de caractériſer celui qui
réſulte de leur mauvais traitement? Il n'y a pas jufqu'aux bonnes femmes & aux nourrices qui ne ſe
croient aſſez habiles pour gouverner les maladies des
enfants : il n'eſt même pas rare de voir leurs déciſions
ſuivies, les remèdes qu'elles conſeillent adminiſtrés,
& leurs avis préférés à ceux des perſonnes les plus
inſtruites. Tels font les abus qui font gémir l'humanité, que les Médecins voient avec douleur, contre
leſquels leur zèle s'eſt ſouvent élevé, mais qui ſubſiſtent encore malgré la funeſte expérience des malheurs dont ils font la cauſe.

Sans pouſſer plus loin les réflexions ſur ces abus
trop multipliés, contentons-nous de faire des vœux
pour que l'excès des maux qu'ils occaſionnent y faſſe
enfin apporter les remèdes les plus efficaces, & concluons de ce que nous avons dit ſur les difficultés
inſéparables de *la médecine* des enfants, que ceux

(*k*) En effet les tranchées, la dentition, & les vers font
ſucceſſivement les cauſes banales auxquelles on rapporte
toutes les maladies des enfants. S'ils crient & s'ils ſouffrent
dans les premiers temps qui ſuivent leur naiſſance, c'eſt
qu'ils ont des tranchées ; s'ils tombent dans les convulſions,
les tranchées en font encore la cauſe. Quand le travail de la
dentition commence, c'eſt à lui que l'on attribue tous les
maux qu'ils éprouvent. Le temps de la dentition eſt paſſé,
& alors on ne reconnoît plus d'autre cauſe que les vers.

Ces cauſes banales font, pour ainſi dire, des points
de ralliment pour ceux qui n'ont pas de principes certains.
Cependant il s'en faut bien que toutes les maladies des enfants en dépendent, & il eſt même très-dangereux de les
y attribuer uniquement, comme on en ſera convaincu par
le détail où nous entrerons.

qui fe propofent de la faire , ne doivent rien négliger pour acquérir les connoiffances néceffaires , ou pour étendre & perfectionner celles qu'ils ·poffèdent déjà ; car ce n'eft que par ce moyen qu'ils pourront efpérer d'obtenir des fuccès conftants , & qui les dédommageront glorieufement des études pénibles auxquelles ils fe feront livrés.

Je paffe au détail des maladies.

De l'Acéphalité.

L'Acéphalité (*l*) eft cet état de l'enfant qui vient au monde fans crâne.

Un enfant acéphale eft donc celui dont la face finit où font les fourcils , qui n'a point de cafque offeux , & chez lequel un champignon plus ou moins gros tient la place du cerveau & du cervelet.

Les perfonnes peu inftruites font difpofées à regarder un tel enfant comme un monftre : & ce qui fert à les confirmer dans cette opinion ridicule, c'eft le cri , quelquefois reffemblant à un miaulement de chat , qu'il ne ceffe de faire entendre pendant le court efpace de temps qu'il conferve la vie.

Voici comment on peut expliquer la caufe de l'acéphalité. Il eft probable que l'enfant, dès le commencement de fa vie dans le fein de fa mère, a eu une hydropifie du cerveau ; que l'eau s'eft amaffée par dégrés dans les ventricules , & qu'elle a enfin affaiffé, écrafé, & détruit toute la fubftance du cerveau & du cervelet. Quant au champignon qui s'élève du fond de la cavité du crâne, il eft formé par les membranes qui fe font retirées fur elles-mêmes.

Ce qui peut faire admettre cette explication: c'eft qu'on a trouvé la fubftance du cerveau & du cervelet déjà en partie détruite , & mêlée avec l'eau , chez les fœtus hydrocéphales, avortés dans le troifième

---

(*l*) Ce mot dérive de deux mots Grecs, de l'*A* privatif, & de *kephalé*, tête.

ou quatrième mois, & qu'on a eu occasion d'observer. Or il est très-fort à présumer que ces fœtus seroient venus au monde acéphales, s'ils fussent resté
dans la matrice jusqu'au neuvième mois de la grossesse, parceque l'eau, s'amassant toujours de plus en
plus, auroit eu le temps de faire un ravage complet,
& se seroit opposée à la formation des os du crâne.

Les acéphales ne vivent que quelques heures, ou,
tout au plus, deux ou trois jours. L'on conçoit bien
qu'il est impossible de leur sauver la vie, & d'ailleurs
il ne faut pas en regretter la perte. Ils n'ont seulement
pas l'esprit de téter ; à quoi pourroient-ils servir ?

Mais comment ont-ils pu vivre dans la matrice
jusqu'au terme de la grossesse, & venir au monde
gros & gras, de sorte qu'il paroît que toutes leurs
fonctions se sont bien faites pendant le cours des neuf
mois ? Il n'y a qu'une manière de rendre raison de ce
phénomène. Tant que l'enfant est renfermé dans la
matrice, il ne vit pas de sa propre vie, mais de celle
de sa mère ; c'est elle qui lui prépare & lui communique les sucs nécessaires à sa subsistance (*m*). D'ailleurs, tous ses membres sont dans un repos parfait,
& il est dans un sommeil continuel : par conséquent,
le fluide vital, fourni par la moëlle allongée & la
moëlle épinière, peut lui suffire pour donner à son
cœur & à ses vaisseaux l'action dont ils doivent jouir,
& pour entretenir sa vie. Il n'en est plus de même
lorsqu'il commence à respirer. Il faut qu'il vive alors,
pour ainsi dire, à ses propres frais, l'action de ses
vaisseaux doit aussi être plus forte pour élaborer &
pousser les humeurs qu'ils charient ; enfin sa dépense
est encore augmentée, parceque ses membres &

______

(*m*) Voy. le Syst. nouv. & compl. not. 21. pag. 86. not. 22.
pag. 97. not. 25. pag. 103. not. 31. pag. 118.

La vie des enfants acéphales entretenue jusqu'à la fin de
la grossesse pourroit peut-être fournir encore une nouvelle
preuve en faveur de l'anastomose des vaisseaux sanguins de
la matrice avec ceux du *placenta*.

toutes les parties de fon corps ne font plus dans la même inaction : d'où la petite quantité de fluide vital, qui lui fuffifoit dans le fein de fa mère, n'eft plus capable de fatisfaire à fes befoins multipliés, & il termine promptement une vie qu'aucun fecours ne peut lui conferver.

Si l'on diffèque les acéphales après leur mort, on trouve les vifcères de la poitrine, ceux du ventre, les nerfs, & tout enfin, à l'exception du cerveau, du cervelet & du crâne, dans l'état le plus naturel.

De l'Hydrocéphalité.

L'hydrocéphalité (*n*) eft l'hydropifie de la tête.

On la diftingue en interne & externe. La première eft celle où l'eau eft amaffée dans la cavité même du crâne, entre la fubftance du cerveau & les meninges, ou entre les meninges & le crâne. L'autre eft celle où l'eau a fon fiège dans les téguments qui enveloppent le crâne : elle eft, à proprement parler, l'œdême de la tête.

L'hydrocéphalité externe peut être compliquée avec l'hydrocéphalité interne, & alors les fonctions du cerveau font gênées. Ou elle eft fimple, &, dans ce dernier cas, cet organe eft libre, & toutes fes fonctions s'exercent librement.

Les enfants peuvent être attaqués de l'une & l'autre de ces maladies. S'ils ont l'hydrocéphalité externe fimple, on peut efpérer de les guérir, en leur donnant les remèdes diurétiques & hydragogues, avec la précaution de proportionner la dofe à la foibleffe de leur âge ; ou en leur faifant prendre des boiffons toniques, & en appliquant des topiques réfolutifs ; ou, fi ces moyens ne réuffiffent pas, en recourant aux véficatoires, & même aux fcarifications ; & en prefcrivant en même temps le régime le plus

---

(*n*) Ce mot dérive de deux mots Grecs, de *udor*, eau ; & *kephalé*, tête.

exact. On connoîtra que le mal n'eſt qu'externe, lorſ-que le cuir chevelu ſera enflé, mou, œdémateux, ſans que les ſutures du crâne ſoient le moins écar-tées les unes des autres; & lorſque, le volume de la tête étant conſidérablement augmenté, les fonctions du cerveau ne ſeront en aucune façon altérées. Soit que l'enfant vienne au monde avec cette maladie, ſoit qu'il l'éprouve ſeulement les premières années de ſa vie, on doit, pour tâcher de la guérir, em-ployer le même traitement : mais il faut remarquer qu'elle laiſſe plus d'eſpérance dans le dernier cas, parceque l'on peut s'oppoſer à ſes progrès dès ſon commencement, & que d'ailleurs l'enfant jouit déjà d'une plus grande force (o).

Dans l'hydrocéphalité interne, les ſutures du crâne ſont plus ou moins écartées, la tête a un volume prodigieux, quelquefois tel qu'elle eſt un poids in-ſupportable au reſte du corps : alors elle eſt molle & tout-à-fait tranſparente (p), & la face très-petite ſemble ſe cacher ſous une maſſe énorme. De plus les enfants qui ont cette maladie ſont ſourds ou aveu-gles, ou l'un & l'autre ; ils dorment toujours, ils ſont hébêtés, leur pouls eſt très-petit, & à peine jouiſſent-ils de quelque ſentiment.

Quand l'hydrocéphalité interne eſt portée à ce dé-gré, il n'eſt pas poſſible de ne la point reconnoître. Il eſt auſſi facile de rendre raiſon de tous les phéno-mènes qui frappent les yeux. L'amas exceſſif des eaux dans la cavité du crâne eſt la cauſe de l'écarte-ment des ſutures, que l'on peut aiſément découvrir en comprimant avec le doigt ; elle empêche auſſi

______

(o) Voy. Syſt. nouv. & compl. not. 110. pag. 367. & ci-deſſus, pag. 579 & 580.

(p) Il y a pluſieurs années que l'on montroit à la *foire S. Germain* un enfant hydrocéphale de douze ou treize mois. Sa tête étoit telle que je l'ai décrite, enſorte que l'on pou-voit en faire l'anatomie, en la plaçant entre l'œil & un flambeau.

R r 4

l'offification, de-là la tranfparence de la tête; la furdité, la cæcité, le fommeil continuel, l'engourdiffe-
ment de toutes les facultés de l'ame, font dus à la
compreffion extraordinaire que fouffrent le cerveau
& le cervelet; enfin il n'eft pas rare de voir l'hydrocéphalité compliquée avec l'hydrorachitis (*q*) ou le
fpina-bifida, ce que l'on explique encore par l'eau
qui du cerveau a paffé dans la gaine dont s'enveloppe la moëlle épinière.

Cette maladie eft abfolument incurable, & les enfants qui l'ont vivent au plus un an ou deux, encore
eft-il rare de voir leur vie prolongée jufqu'à ce
terme, car pour l'ordinaire ils tètent très-peu. En
vain donneroit-on un coup de *trocar* dans la tête pour
évacuer les eaux : cette opération ne pourroit être
d'aucun avantage, le cerveau étant déjà en très-
grande partie détruit, & même elle accéléreroit la
mort par le grand vuide qu'elle occafionneroit en
donnant fubitement iffue à plufieurs livres d'eau contenues dans la cavité du crâne.

S'il étoit poffible de la foupçonner dès fon commencement, peut-être pourroit-on y apporter quelque remède. Mais lorfque l'hydropifie fe forme, il
eft bien difficile de la reconnoître. Parmi les différents fignes qui l'accompagnent, il n'y a guères que
le volume de la tête augmenté qui puiffe fervir de
guide fûr, car, quant aux autres, par quelle raifon
les attribuera-t-on à un épanchement de férofité plutôt qu'à toute autre caufe ? or, cette augmentation
de volume eft fi légère dans l'origine, & elle fe fait
par des dégrés fi infenfibles, que l'on ne s'en apperçoit pas alors, & que le mal eft déjà trop confidérable, lorfqu'on vient à le reconnoître, pour que l'on
puiffe le détruire. Il faut néanmoins conclure de-là
qu'on doit faire beaucoup d'attention au volume de

____

(*q*) Ce mot dérive de deux mots grecs; de *udor*, eau;
& *rachis*, épine.

la tête d'un enfant, lorfqu'on s'apperçoit qu'il eſt
aſſoupi , & que ſes ſens ſont émouſſés , car ſi l'on
peut obſerver qu'il augmente tant ſoit peu , ce ſigne
réuni aux autres fera avec raiſon ſoupçonner l'hydro-
piſie , & l'on eſſayera de s'oppoſer à ſes progrès par
les *fétons* , les *cautères* , les *véficatoires* , les remèdes
toniques , & les hydragogues. Ne pourroit-on pas
auſſi dans ce cas tenter l'opération qui eſt abſolument
impraticable dans l'autre , en faiſant un trou à la partie la plus déclive de l'os occipital , en environnant
toute la tête d'un bandage ſerré par dégrés pour
prévenir le *collapſus* , & en le maintenant encore
après l'évacuation des férofités , pour empêcher
les os rapprochés de s'écarter de nouveau? Notez
cependant qu'il faudroit encore que les eaux fuſſent
entre le crâne & les meninges ; car ſi elles ſont amaſſées dans les ventricules , ou entre les meninges &
le cerveau , il n'eſt aucun moyen de leur procurer
une iſſue : or , par quels ſignes s'aſſurera-t-on de
l'endroit où elles auront leur ſiège ?

Les enfants naiſſent hydrocéphales (*r*) , ou ils le
deviennent dans les premières années de leur vie.
Quant aux adultes , l'hydrocéphalité n'a point encore
été obſervée chez eux , ſi l'on ne veut donner ce nom
qu'à la maladie , où les ſutures s'écartent , & où le
volume de la tête eſt augmenté ; car il n'y a point
à douter qu'il ne ſe faſſe auſſi quelquefois dans leur
cerveau un épanchement d'eau , qui donne lieu à
tous les ſymptômes des maladies ſoporeuſes. En conſidérant que les os de leur crâne ſont beaucoup plus
épais , beaucoup plus forts , & beaucoup plus étroitement unis enſemble que chez les enfants , l'on ne
fera point étonné que l'effort des eaux ne puiſſe pas
écarter les ſutures , & par-là augmenter le volume
de la tête ; mais auſſi l'on aura raiſon de croire qu'é-

(*r*) Voy. Syſt. nouv. & compl. &c. not. 110. pag. 367.
& ci-deſſus , pag. 579.

tant plus refferrées, & s'accumulant toujours de plus en plus, quoique l'efpace ne s'aggrandiffe pas, elles compriment davantage le cerveau, en détruifent en moins de temps l'organifation, & caufent une mort plus prompte.

De l'*Hydrorachitis* ou *Spina-bifida*.

L'hydrorachitis eft, à proprement parler, l'hydropifie de l'épine médullaire, & on l'appelle auffi *spina-bifida*, parceque le principal fymptôme que l'on obferve chez les enfants nouveau-nés qui en font attaqués, eft une tumeur remplie de férofités, molle, indolente, d'une couleur noirâtre, d'un volume égal à celui d'une châtaigne, cédant à la preffion, ayant fon fiège au deffus du *facrum*, & faifant faillie au-dehors par l'écartement des vertèbres lombaires.

Cette maladie a plufieurs dégrés; car, ou l'enfant n'a que cette tumeur à l'endroit que nous venons de défigner, & les vertèbres qui compofent l'épine confervent leur forme ordinaire; ou elle s'étend plus haut, quelquefois jufqu'au cou, enforte que les vertèbres foit lombaires, foit dorfales, deftituées de leur arrière-train, n'ont ni apophyfes tranfverfes, ni apophyfes épineufes, & que leur corps feul eft intact.

Dans tous les cas, la caufe eft évidemment un amas de férofités, qui s'eft porté du cerveau dans le canal de l'épine, & qui eft devenu de plus en plus confidérable jufqu'au moment de l'accouchement. Mais, quand le fœtus n'a qu'une tumeur au-deffus du *facrum*, le refte de l'épine étant dans fon entier, il eft probable que l'épanchement n'a point commencé à fe faire dès les premiers temps de la conception: & qu'au contraire il a eu lieu de très bonne heure, dans l'autre cas, d'où il s'eft oppofé à l'offification des vertèbres, & a eu le temps de faire les plus grands ravages jufqu'au terme de la groffeffe.

Pourquoi la tumeur fe manifefte-t-elle toujours au-deffus du *facrum*? L'on en comprendra facilement la raison, si l'on fait attention qu'à cet endroit commence ce que les Anatomistes appellent la *queue de cheval*, dont la gaîne membraneuse est beaucoup plus forte que celle qui sert d'enveloppe au reste de la moëlle épinière, & ne peut par conséquent être dilatée par les eaux : d'où elles portent tout leur effort contre les vertèbres, les obligent de s'écarter, & poussent au-dehors la partie de la membrane qui y correspond. Mais, si l'hydropisie commence avant que les vertèbres soient formées, il est clair que le même effort en empêchera l'ossification, & que les eaux, n'éprouvant pas d'obstacle, pourront distendre le périoste qui environne la moëlle épinière dans tout son trajet depuis le cou jusqu'au *sacrum*.

Les enfants qui naissent avec le *spina-bifida* sont souvent comme les hydrocéphales, c'est-à-dire qu'ils dorment toujours, qu'ils ne font presque aucun mouvement, & qu'ils donnent à peine quelque signe de sentiment. Ceux dont les vertèbres ne sont point ossifiées, & chez lesquels la tumeur se prolonge jusqu'au cou, sont à plus forte raison dans un état aussi déplorable ; leurs extrémités inférieures sont ordinairement paralisées, &, pour les faire téter, il faut avec la plus grande difficulté les tirer de leur profond assoupissement.

Il ne faut point espérer de guérir le *spina-bifida* : il fait toujours périr ceux qui en sont attaqués, & en peu de temps. Des Chirurgiens ont quelquefois percé la tumeur ; mais cette opération a toujours été suivie, dans l'instant même, de la mort de l'enfant. Peut-être cependant n'auroit-elle pas toujours un effet si funeste, si l'on faisoit une très-petite ouverture à la tumeur, afin que la sérosité ne s'évacuât qu'insensiblement, ou même, si on la vuidoit à plusieurs reprises, & si l'on avoit en même temps la précaution de faire une compression pour empêcher le *collapsus*.

L'on voit que l'hydrocéphalité, l'acéphalité, & le

spina-bifida, font des maladies qui ont beaucoup d'a-
nalogie entr'elles. En effet la même cause les produit, comme on pourra le conclure de ce que nous
avons exposé ; & selon qu'elle est plus récente ou
plus ancienne , & qu'elle a plus ou moins d'intensité, elle donne naissance à l'une ou à l'autre.

De l'Hydrocèle.

L'hydrocèle (s) est l'enflure du *scrotum* causée
par un amas de sérosités. On en peut distinguer deux
espèces principales : la première, où l'eau est contenue dans la tunique vaginale ; la seconde, où elle est
contenue dans la membrane cellulaire du *scrotum*.
Les enfants ne sont sujets qu'à la dernière.

La cause éloignée est la délicatesse de leur fibre
qui n'a qu'un foible ressort , de même que les adultes d'une foible complexion sont plus sujets aux maladies séreuses. La cause prochaine est l'infiltration
d'une sérosité plus ou moins abondante dans le tissu
cellulaire du *dartos* , favorisée par le relâchement
des fibres.

Il y a des enfants qui viennent au monde avec
l'hydrocèle : cela est cependant rare , & il les attaque
plus ordinairement après leur naissance. On doit l'attribuer à tout ce qui relâche les bourses, & en particulier au maillot, sur-tout si les nourrices n'ont pas
une grande propreté, & si elles n'ont pas soin de
changer promptement les linges mouillés par les urines, ou gâtés par les excréments : car il arrive alors
qu'ils macèrent les parties de l'enfant, les relâchent
excessivement , & que leur ressort presque détruit
permet aux sérosités de s'épancher, d'où naît une
enflure plus ou moins considérable, selon qu'on s'oppose plus ou moins vîte à ses progrès, ou que la
cause qui l'a produite est plus ou moins active. Elle

(s) Ce mot dérive de deux mots Grecs ; de *udor* , eau ;
& *kelé* , hernie.

n'est quelquefois qu'une simple bouffissure, mais aussi, dans d'autres cas, elle est excessive & s'étend même jusqu'au prépuce.

On ne confondra pas la tumeur dépendante de l'hydrocèle avec celle qui est causée par une hernie. La première a une surface lisse ; elle est incirconscrite, indolente, transparente ; elle ne rentre pas dans le ventre ; elle est accompagnée de fluctuation, & elle est sans gargouillement. Mais la hernie est circonscrite, elle rentre, elle est accompagnée de douleur & de gargouillement, & elle est sans fluctuation : ainsi ces deux maladies seront facilement distinguées.

L'hydrocèle n'est pas dangereux, l'enfant ne souffre pas, au moins tant qu'il n'est pas porté au plus haut dégré, il urine librement, & il fait bien toutes ses autres fonctions. Cependant il ne faut pas le négliger ; car en augmentant trop il deviendroit douloureux, & d'ailleurs il résisteroit très-long-temps aux remèdes.

Lorsqu'il existe, le premier devoir à remplir est de faire attention à la cause ; car, en la détruisant, il cédera ensuite sans beaucoup de peine aux petits moyens que l'on mettra en usage. Ainsi, si l'on peut l'attribuer à la malpropreté & au maillot, ce qui est le plus ordinaire ; il faudra que l'enfant soit entretenu beaucoup plus proprement, ou même qu'on cesse de l'emmailloter, pendant quelque temps. Ensuite on bassinera les bourses avec l'*eau de chaux seconde*, ou l'*eau de lavande*, ou avec les *vins aromatiques* & *astringents* du *Codex de Paris*, & qui sont tous bons pour donner plus de ressort aux parties, & pour procurer la résorption de l'humeur épanchée. Cependant si l'on ne peut opérer cette résorption par ces moyens, ce qui est rare, & si la tumeur ne diminue point, ou même si elle acquiert chaque jour plus de volume, il faudra se déterminer à faire une moucheture de chaque côté du *scrotum*, en supposant que l'eau soit épanchée des deux côtés. Après cette petite opération, l'on aura encore plus soin d'entretenir les parties à leur aise, & dans la plus grande propreté, pour prévenir la gangrène; & d'ailleurs, pour exciter une bonne suppuration, l'on pansera les mouchetures avec un *digestif* un peu *animé*, composé de *thérébentine*, de *jaunes d'œufs*, d'*huile d'hypericum*, de *styrax*, & de *myrrhe* ou d'*aloës*. L'on donnera issue aux sérosités, en se conduisant ainsi, & l'on obtiendra une belle cicatrice & d'autant plus petite que la tumeur étoit plus grosse.

Il y a des nourrices qui, pour guérir l'hydrocèle qu'elles attribuent à des vents, sucent le prépuce des petits enfants. Je n'ai pas besoin de dire ce qu'il faut penser d'une pratique aussi ridicule, fondée sur une opinion qui ne l'est pas moins.

Si l'hydrocèle étoit symptomatique, il ne faudroit s'occuper que de la maladie principale.

Si les enfants étoient attaqués de l'hydropisie de la poitrine, ou de celle du bas-ventre, ou de la leucophlegmatie, il faudroit les traiter par les remèdes propres à ces maladies, sans oublier, en les leur administrant, d'avoir égard à leur âge. Mais on remarquera qu'elles ne sont pour l'ordinaire chez eux que symptomatiques, ce qui est le contraire de l'hydrocèle qui, chez les mêmes, est presque toujours essentiel. Ils viennent quelquefois au monde avec ces maladies, savoir l'hydropisie de la poitrine, celle du bas-ventre, & la leucophlegmatie, & alors on ne peut guères espérer de les guérir (*t*).

De l'Ictère ou Jaunisse.

Il y a des enfants qui ont la jaunisse aussi-tôt qu'ils sont nés, *Sylvius* observe même qu'on en a vu quelques-uns l'avoir en naissant.

Il faut l'attribuer à la très-grande quantité de

(*t*) Voy. le Syst. nouv. & compl. &c. not. 110. pag. 367.

meconium qui remplit les inteſtins , & empêche la bile de ſe décharger dans le *duodenum.*

L'on connoît donc la cauſe de cette petite maladie, & il eſt facile d'y remédier. Les moyens qu'a propoſés *Burton* (*u*) pour faire couler le *meconium* ſont excellents dans ce cas, & même meilleurs que tous ceux que l'on met ordinairement en uſage. Donnez à l'enfant nouveau-né, dont la peau eſt teinte d'une couleur jaunâtre, du *petit lait*, & ajoutez-y un peu de *manne* pour le rendre un peu purgatif: adminiſtrez-lui auſſi de petits lavements compoſés d'*eau d'orge* & d'*huile d'olives.* Les matières épaiſſes & viſqueuſes amaſſées dans le canal inteſtinal, délayées par ces remèdes, ſeront enfin évacuées ; la bile coulera donc librement, & la peau prendra une belle couleur. L'on ſe conduira ainſi, à l'égard des enfants qui auront la jauniſſe avant d'avoir tétés, ſoit qu'on les abandonne à une nourrice étrangère ou qu'ils doivent être allaités par leur mère. Mais je n'approuve pas qu'on tienne indiſtinctement la même conduite envers tous les enfants, auſſi-tôt qu'ils ſont venus au monde, & lorſqu'ils ſe portent bien , dans le deſſein de favoriſer l'évacuation du *meconium* (*x*), car je ſuis convaincu que ceux qui ſont heureuſement deſtinés à ſucer le lait maternel ne peuvent rien prendre de meilleur, pour produire cet effet, que le *coloſtrum*, qui jouit de la qualité purgative néceſſaire & certainement plus convenable à la circonſtance préſente que tout ce que l'art peut employer (*y*).

Cependant ſi la jauniſſe réſiſtoit aux remèdes indiqués ci-deſſus, ce qui ſera très-rare, on auroit recours à quelqu'autre plus actif, tel que le *ſyrop de chicorée*

___

(*u*) Voy. ci-deſſus, pag. 530 & ſuiv.
(*x*) Voy. ci-deſſus, pag. 534.
(*y*) Voy. le Syſt. nouv. & compl. &c. not. 140. pag. 545. & ſuiv.

composé *de rhubarbe*, ou une potion, composée d'une once de ce même *syrop*, & d'un scrupule de *savon de Venise*, délayés dans trois onces d'eau. En en donnant plusieurs cuillerées dans le cours de la journée, on parviendra enfin à dissoudre les matières épaisses qui bouchent le canal intestinal, & à nettoyer tout-à-fait le bas-ventre.

La jaunisse attaque aussi les enfants pendant le temps de la lactation, mais beaucoup plus rarement ceux qui sont allaités par leur mère : d'où il faut l'attribuer au mauvais caractère & à l'épaisseur du lait dont ils sont nourris, ou aux aliments visqueux & indigestes, tels que la bouillie, qu'on leur fait prendre en même temps. Leurs intestins se remplissent ainsi d'une grande quantité de mauvaises matières qui, empêchant la bile de couler, la font réfluer dans la masse des humeurs : ou la mauvaise nourriture produit encore le même effet, mais avec plus de danger, par les sucs cruds qu'elle engendre, qui ne peuvent circuler dans les petits vaisseaux, & qui engorgent ceux du foie.

La couleur jaune de la peau disparoît ordinairement par l'usage des délayants, des lavements & des purgatifs, comme dans le cas des enfants qui éprouvent cet accident dans les premiers moments qui suivent leur naissance. Mais quequefois aussi elle résiste à ces moyens, & les symptômes sont plus graves : la transpiration teint les linges, les urines sont très-jaunes, les déjections deviennent séreuses & blanchâtres, & la peau est brûlante.

Il faut alors interdire le téton à l'enfant, ou au moins ne lui donner à téter que très-peu, employer des remèdes plus actifs, & les administrer avec la plus grande promptitude, pour prévenir les convulsions par lesquelles le mal se terminera, si l'on ne se hâte pas d'apporter les secours nécessaires.

Si l'on peut attribuer la jaunisse au mauvais lait, il faudra changer la nourrice. Si les enfants qui ont

eu

eu cette maladie mangeoient de la bouillie, on aura
fur-tout foin de ne leur en plus donner, fi l'on ne
veut pas les y expofer encore (z).

Les nourrices s'affligent moins de voir la jauniffe
à leurs enfants, parcequ'elles la regardent comme un
figne de la blancheur future de leur peau. Ce que
j'ai dit fuffit pour montrer qu'elles auroient tort de
négliger un accident qui peut avoir les p us fâcheufes
fuites ; &, quant à leur préjugé, il eft auffi ridicule
que la plûpart de ceux qui font en règne parmi elles.

Du Vomiffement.

Les enfants nouveau-nés vomiffent facilement &
fréquemment.

La caufe de ce fymptôme, auquel ils font très-
fujets, eft la contraction convulfive de l'eftomac,
déterminée par la mauvaife qualité du lait, ou par
la trop grande quantité qu'ils en prennent, ou par
les autres aliments qu'on leur donne avant le temps
prefcrit par la nature. En effet, on voit fouvent vomir ceux qui tétent un lait âcre & mordant, parceque les fibres de leur eftomac irritées le rejettent
auffi tôt, & ce qu'ils rendent alors eft ordinairement un lait caillé, ou pris, & mêlé d'une grande
quantité de phlegmes. Ceux qui ont des nourrices
trop abondantes vomiffent auffi, parcequ'ils prennent à la fois plus de lait que leur eftomac ne peut
en fupporter, & il eft obligé d'en rejetter une partie :
ces derniers vomiffent par indigeftion, comme les
adultes qui ont trop mangé. Il en eft de même des
nouveau-nés à qui l'on accorde trop tôt des aliments
plus folides, tels que la foupe & la bouillie : ils n'ont
pas encore affez de force pour les digérer, & ils les
rendent par le vomiffement.

Il faut auffi confidérer qu'il eft beaucoup favorifé

____

(z) Voy. ci-deffus, pag. 596. not. (*).

par la forme de l'eſtomac qui n'eſt pas tout-à-fait la
même que chez les adultes. Car ce viſcère eſt très-
long chez ceux-ci, au lieu que chez les enfants le
diamètre d'une courbure à l'autre eſt égal à celui
d'une extrémité à l'autre, d'où il réſulte qu'il eſt
plus arrondi & que le *cardia* eſt plus près du *pilore*.
Il y a encore, par proportion, moins de diſtance
entre le *cardia* & le goſier de l'enfant, ſon foie eſt
plus gros, & ſon diaphragme eſt plus bombé. Ces
cauſes réunies font qu'il vomit ſouvent & ſans peine,
parceque ſon eſtomac contient peu d'aliments, &
qu'il n'a beſoin que d'efforts médiocres pour faire
ſortir une partie de ce qu'il a reçu.

Le vomiſſement des enfants, de quelque cauſe
qu'il dépende, eſt grave ou léger. Il eſt ordinairement d'une petite conſéquence dans l'origine ; mais
s'il dure long-temps, & s'il eſt exceſſif, l'enfant ne
ſe nourrit plus, il rend tout ſon lait, ſon ventre s'applatit, ſa peau devient jaunâtre ; il a la bouche enflammée, les lèvres sèches ; il a la fièvre ; il a toujours
envie de téter, mais il vomit auſſi-tôt après ; & il
meurt bientôt d'épuiſement. Quelquefois, quand il
eſt tombé dans le maraſme, le vomiſſement ceſſe &
le ventre s'ouvre ; mais les ſucs ſont altérés, & ils
donnent naiſſance aux maladies d'engorgement &
aux obſtructions qui ſe terminent également par une
mort certaine.

Pour le traitement, on aura égard à la cauſe. Si ce
ſymptôme eſt dû au mauvais lait, le plus ſûr remède eſt de le changer & d'avoir une autre nourrice. Toutes les fois que cela eſt poſſible, l'on auroit
tort d'avoir recours à d'autres moyens. Mais, pour
l'ordinaire, on ne ſe détermine pas auſſi tôt à un
tel changement ; & il faut avouer auſſi qu'on ne
trouve pas toujours de bonnes nourrices, & qu'on
a ſouvent à craindre d'en prendre une plus mauvaiſe
que celle que l'on quitte. Dans ce cas, on eſſayera
quelques médicaments, avant de prendre ce parti.

De tous les remèdes que l'on pourra donner à l'enfant malade, il n'y en aura point de meilleurs que ceux qui enlèvent la faburre. C'est ici que doit surtout s'appliquer le principe d'*Hyppocrate*, *vomitus vomitu curatur*. Les émétiques font bons, à dose modérée: l'*ipecacuana* mérite aussi la préférence ; on aimera mieux le faire prendre en infusion qu'en substance, & on administrera cette infusion par cueillerées. Les purgations douces, les petits lavements purgatifs feront aussi beaucoup de bien, & l'on fera quelquefois affez heureux pour faire cesser le vomissement par ces moyens, sur-tout si l'on y a joint la précaution essentielle de traiter la nourrice elle-même, & de corriger son lait, par des moyens relatifs au genre de dépravation. Ainsi, s'il est trop épais on la nourrira avec des herbages, des légumes, & autres substances peu succulentes: ou avec des aliments aigrelets & tempérants, s'il est *jaunet* & tendant à la pourriture. Mais si, malgré ces secours, le vomissement persiste, ou s'il revient encore après avoir cessé pendant quelques jours, il sera absolument nécessaire de changer la nourrice, pour conserver l'enfant & lui rendre la santé. Il peut arriver que le vomissement cesse, le lait conservant son mauvais caractère, parceque l'enfant s'y fera accoutumé: mais il contracte très-rarement cette habitude sans un danger présent ou futur, d'où il est important de ne s'en point laisser imposer par la cessation d'un symptôme que l'on redoutoit, & d'examiner si cet effet dépend vraiment des meilleures qualités du lait, ou simplement de ce qu'il ne fait plus sur l'estomac la même impression ; car, dans ce dernier cas, il est encore nuisible, quoiqu'il n'excite plus le vomissement, & il faut le corriger par les moyens indiqués, ou donner à l'enfant une autre nourrice.

Lorsque le vomissement est dû à la trop grande quantité de lait, il est d'abord petit & l'on s'en embarasse peu. Cependant il est sage d'y prendre garde, car les petits vomissements meneroient à de plus grands, & il seroit alors beaucoup plus difficile d'y apporter remède. On doit sur-tout y faire attention quand l'enfant vomit tous les jours & à chaque fois qu'il téte : c'est une preuve manifeste qu'il prend beaucoup plus de lait que son estomac n'en peut supporter, & il faut l'en empêcher en rendant sa nourrice moins abondante. On la nourrira donc d'aliments moins succulents, on fera ensorte qu'elle mange moins, & on lui ordonnera de l'exercice. En suivant ce régime, elle aura moins de lait, & par conséquent elle en donnera moins à son enfant. D'ailleurs elle lui offrira le téton plus souvent ; car de cette manière il sucera à la fois une moindre quantité de lait, au lieu que si on éloigne trop les intervalles, affamé & de plus alléché par le plaisir qu'il éprouve à téter, il en prendra plus qu'il ne peut en digérer & en rejettera une partie.

Si le vomissement reconnoît pour cause des aliments plus solides, tels que la soupe & la bouillie, donnés trop tôt, ce qui arrive souvent ; on les défendra, & on fera prendre à l'enfant un petit laxatif, pour évacuer la saburre que ses mauvaises digestions auront nécessairement occasionnée.

Lorsque les mères allaitent leurs enfants, ils ne vomissent pas par la première des causes ci-dessus mentionnées. Mais elles sont aussi quelquefois trop abondantes, & alors on doit leur prescrire la même conduite qu'aux nourrices. Si elles donnent à leurs enfants de la bouillie, elles en sont d'autant plus blâmables que les raisons de proscrire cet aliment pernicieux devroient les toucher davantage ; mais, pour faire cesser le vomissement & les autres maux auxquels il donne naissance, le plus sûr moyen est d'en interdire l'usage.

L'on voit des nourrices excellentes, & dont cependant les enfants ne peuvent souffrir le lait. Ils vomissent, & la cause est le lait qu'ils sucent, très-bon en lui-même, mais mauvais relativement. Cela n'arrive point à ceux qui font allaités par leur mère, parcequ'il y a une analogie parfaite entre leurs humeurs & les fucs dont ils font nourris. La raifon contraire explique pourquoi les autres font quelquefois fujets aux vomiffemens, lors même qu'on ne peut accufer ni le caractère de leur lait, ni fa trop grande quantité, ni le régime qu'on leur fait obferver. Dans ce cas, on leur donne les poudres & les potions antifpafmodiques ; ou l'on mêle les *antifpafmodiques* aux *abforbants* ; ou bien l'on tente les narcotiques, les huiles & les fyrops ; mais tous ces remèdes ne réuffiffent que très-rarement, & d'ailleurs ils gâtent l'eftomac des petits enfants. Ce que l'on fait de mieux, c'eft de leur adminiftrer un léger émérique & de les purger doucement : fi, après ces remèdes, leur vomiffement ceffe, & s'ils commencent à s'accommoder de leur lait, on les laiffe tranquilles : mais fi au contraire le même fymptôme continue après une ou deux tentatives, il faut changer leur nourrice, car il eft évident qu'ils fucent un lait que leur eftomac ne peut digérer ; &, en fuppofant qu'on n'en pût pas trouver d'autre, il vaudroit mieux les nourrir de lait d'âneffe, ou de lait de vache coupé avec une *décoction d'orge* (a).

(a) Toutes les fois qu'on eft obligé de nourrir les enfants avec du lait de vache ou avec du lait d'âneffe, il faut avoir foin qu'il fe mêle bien à la falive, avant de paffer dans leur eftomac. Pour cet effet, on imite le téton avec une teillère, dont le bout, garni d'une éponge, de linge, ou de charpie, s'introduit dans leur bouche. Ils fucent, &, par ce moyen, ils n'avalent à la fois qu'une petite quantité de lait, qui eft d'ailleurs fuffifamment imprégnée de l'humeur falivaire. Quand ils ne s'accommodent pas de cette méthode, ce qui eft très-rare, il faut bien leur donner le lait avec une cueiller à caffé, en y apportant toute la patience néceffaire.

Du Dévoiement.

Les mêmes caufes qui provoquent le vomiffement des petits enfants, peuvent exciter le dévoiement.

On remarquera que leur ventre doit être toujours libre, lorfqu'ils fe portent bien ; que leurs matières ne font jamais auffi bien liées que chez les adultes ; & , par conféquent, que ce qu'on regarderoit comme une diarrhée chez ces derniers pourroit ne pas mériter ce nom à l'égard des enfants.

Il y a des diarrhées fymptomatiques qui accompagnent les tranchées, la dentition, le rachitis, les obftructions du bas ventre, les vers, &c. Elles font différentes de la diarrhée effentielle, &, foit pour les connoître, foit pour déterminer leur traitement, il faut recourir à l'hiftoire des maladies dont elles ne font qu'un fymptôme.

La diarrhée effentielle arrive pendant la lactation, ou pendant le févrage. Comme celle qui furvient pendant la lactation reconnoît les mêmes caufes que le vomiffement, on fuivra à-peu-près, pour la traiter, les préceptes que nous avons donnés ci-deffus. Les vomitifs font moins néceffaires ; mais les lavements, les purgatifs doux, les abforbants, & fur-tout la *magnéfie blanche* feront adminiftrés avec fuccès. On commencera par les abforbants, & enfuite on fera prendre le *fyrop de chicorée compofé de rhubarbe*, ou la *rhubarbe en poudre* à la dofe de huit ou dix grains dans le *fyrop de rofes*. Tous les aftringents feront fur-tout évités ; car en arrêtant les humeurs qui ont pris leurs cours par les inteftins, ils pourroient les déterminer à fe jetter fur d'autres parties, & à mettre par-là la vie de l'enfant en danger. Cependant dans les cas où le dévoiement réfiftera long-temps à tous les remèdes, & où l'on aura lieu de craindre qu'il n'affoibliffe l'enfant exceffivement, on pourra faire ufage d'une potion compofée d'un gros d'*extrait de quinquina* diffous dans une once d'*eau de menthe* ou de *canelle* , & dont on lui donnera quatre ou cinq gouttes toutes les trois ou quatre heures. On fera aussi des embrocations fur l'*abdomen* avec l'*huile par expression de mufcade,* ou avec l'*huile de camomille.*

Pour le dévoiement, qui accompagne fouvent le févrage, il faut encore mettre en ufage les mêmes médicaments (*b*).

(*b*) Le Lecteur me faura fans doute gré de lui mettre fous les yeux le fentiment d'un favant médecin Anglois , (*George Young*), fur l'*opium* adminiftré dans quelques maladies des enfants, & qui fe trouve expofé dans un ouvrage qu'il a uniquement confacré à rapporter tout ce qu'une obfervation conftante & des expériences multipliées lui ont appris fur les bons ou les mauvais effets de cette fubftance dans les différentes maladies. L'on me permettra de remarquer à cette occafion qu'il feroit bien à fouhaiter que tous les Médecins fuiviffent un pareil exemple & qu'ils fe bornaffent à faire l'hiftoire des médicaments dont ils fe feroient propofé principalement d'obferver les effets dans le cours de leur pratique , au lieu de nous donner des matières médicales qui ne font, à proprement parler , que des compilations des auteurs qui ont exifté avant eux , mais qui ne peuvent être bien faites ni fervir de guides fûrs , fi elles ne font pas le réfultat des obfervations & des travaux réunis de plufieurs hommes vraiment appliqués à l'exercice de leur profeffion , & difpofés à ne reconnoître pour vrai ce qui aura été affirmé par d'autres qu'autant que leur propre expérience les en aura convaincus.

Je vais traduire l'endroit de l'ouvrage du Dr. *Young* , qui regarde la diarrhée des enfants fevrés.

« Le févrage , dit-il , eft fouvent accompagné d'une diar-
» rhée , qu'il faut fans doute attribuer à leur changement
» de nourriture. Le meilleur moyen qu'on puiffe mettre en
» ufage pour la prévenir , eft d'accoutumer les enfants,
» dans les derniers mois de leur lactation , à des aliments
» dont la nature ait le plus d'analogie poffible avec leur
» lait , & de les févrer par dégrés. Mais fi , malgré ces pré-

Des Tranchées.

Les tranchées font de certaines douleurs que les enfants éprouvent, dans le bas-ventre, elles reviennent à ce qu'on appelle coliques chez les adultes. Les nouveau-nés y font fort fujets, & il y en a peu qui n'en aient éprouvé.

On peut les diftinguer à raifon du temps. Elles fe font fentir avant ou après la dentition. Les réflexions fuivantes ne regarderont que celles qui viennent avant, c'eft-à-dire, les quatre ou fix premiers mois

» cautions, la diarrhée furvient, quatre ou cinq gouttes de
» *laudanum liquide*, avec les poudres abforbantes, données
» plufieurs fois le foir fous forme convenable, manqueront
» rarement de réuffir, à moins que l'enfant n'ait trop man-
» gé auparavant; car les *opiats* ne produifent jamais un bon
» effet quand l'eftomac eft rempli par une nourriture trop
» abondante.

» Il eft ordinaire de donner aux enfants, au lieu d'o-
» *pium*, le *fyrop de diacode*, parceque les mères redoutent
» moins un *fyrop* qu'elles connoiffent, qu'une drogue dont
» elles ont fouvent entendu raconter des effets funeftes pour
» en avoir fait prendre, par erreur, une trop grande dofe.
» Je fuis fûr que l'un & l'autre, l'*opium* & le *fyrop de dia-*
» *code*, provoquent le fommeil, & que leurs effets feront
» également dangereux en en augmentant proportionnelle-
» ment la dofe; mais il n'eft pas auffi facile de déterminer
» fi une once du *fyrop de diacode* a un autre effet qu'un
» grain d'*opium* dans les différentes maladies & chez les dif-
» férents tempéraments: j'avoue que, s'il y a quelque diffé-
» rence, je n'ai pu jufqu'à-préfent la faifir. J'ai d'abord
» penfé que le *fyrop de diacode* n'étoit pas auffi propre que
» l'*opium* à exciter un fommeil agité, &, par conféquent,
» qu'il étoit plus ami du genre nerveux: mais un grand
» nombre de cas m'ont convaincu depuis qu'ils produifoient
» l'un & l'autre de bons ou de mauvais effets, felon les dif-
» férentes circonftances. J'ai éprouvé que le même *opiat* qui
» faifoit goûter à une perfonne un fommeil tranquille & par

de la vie. Celles qui se manifestent plus tard sont des coliques pures & simples, causées par une mauvaise nourriture, ou par un amas vermineux, & elles sont alors symptômes.

Les tranchées des nouveau-nés sont fortes ou petites, simples ou compliquées. Celles-là sont simples, qui ne donnent naissance à aucun accident ni à aucune autre maladie. Les compliquées, au contraire, sont celles qui sont accompagnées d'autres accidents, comme paralysie, convulsions, ou qui y donnent lieu.

Il est certain que le siège de cette maladie est dans

» lequel ses forces étoient réparées, donnoit à une autre un
» sommeil interrompu & troublé par de fréquents tressaille-
» ments & des songes effrayants. Bien plus, la même dose
» de *syrop de diacode* ou d'*opium*, donnée à la même per-
» sonne, dans des circonstances différentes, n'aura pas des
» effets moins différents : ensorte que celui qui préfère l'un
» à l'autre, d'après sa propre expérience, doit se défier de
» lui-même, car il faut l'attention la plus grande & la plus
» scrupuleuse pour balancer toutes les circonstances qui
» rendent les effets de l'*opium* si différents. Toute la vie
» d'un homme, qui n'a qu'une petite pratique, seroit à
» peine suffisante pour faire les expériences nécessaires ; &
» souvent un Médecin très-employé ne les fait pas, parce-
» qu'il n'en a ni le temps ni la patience.

» Mais, pour revenir au sujet dont je me suis écarté, j'ai
» observé que les petites doses d'*opium* sont d'une grande
» utilité dans la diarrhée qui accompagne le sévrage des en-
» fants : cependant, si on le donne à trop grande dose, ou
» si l'enfant à qui on l'administre prend trop d'aliments, il
» lui sera nuisible, & le dévoiement reviendra bientôt ».

» Je pense que l'*opium* soulage en diminuant le *stimulus*
» qui est dans les intestins, jusqu'à ce que la nature & les
» absorbants aient détruit l'acrimonie : au moins les forces
» de l'enfant sont-elles chaque jour réparées par le sommeil,
» dont il n'auroit pas joui sans le secours de l'*opium*. Mais,
» même dans le cas présent, si les matières sont abondantes
» & ont une acrimonie excessive, il ne faut pas oublier de

le bas-ventre : car l'enfant, qui en eſt attaqué, porte machinalement la main à cette partie, lorſqu'il eſt libre ; il tâche de ſe pincer la peau ; ſon ventre eſt bourſoufflé ; il eſt ſoulagé par la diarrhée : d'ailleurs quand on ouvre le cadavre d'un enfant mort de tranchées, on trouve toutes ſortes de vices dans le conduit inteſtinal, rarement des vers, mais des matières âcres, épaiſſes & viſqueuſes : enfin on a obſervé qu'elles étoient ſouvent occaſionnées par la mauvaiſe nourriture, le mauvais lait, & le changement de

>> la diminuer avant l'uſage de l'*opium*. Quelques-uns preſ- >> crivent en effet la *rhubarbe*, pour remplir cette indication, >> & conſeillent d'y avoir ſouvent recours ; mais les abſor- >> bants, même dans le commencement, paroiſſent préfé- >> rables à la *rhubarbe* ou à l'*ipecacuana*, parcequ'ils ſou- >> lagent les tranchées de l'enfant plutôt qu'un remède ſti- >> mulant, & il eſt auſſi aiſé de détruire l'acrimonie par les >> abſorbants, que de la chaſſer par le moyen des évacuants. >> J'avoue cependant qu'un vomitif ou une doſe de *rhubarbe* >> peut quelquefois très-bien convenir dans les cas où les >> inteſtins contiennent beaucoup de matières acrimonieuſes, >> mais auſſi je ne différerois pas l'uſage des abſorbants, >> quoique commençant par la *rhubarbe*, & je ferois pren- >> dre l'un & l'autre le même jour.

>> Les enfants ont encore un dévoiement dans le temps >> où ils font leurs dents : & les mêmes ſymptômes que >> dans le dernier cas annoncent la préſence de matières >> acrimonieuſes dans les premières voies. L'*opium* eſt égale- >> ment avantageux, en le donnant avec les mêmes précau- >> tions.

>> Il y a pluſieurs Médecins diſtingués qui ne font point >> uſage de l'*opium* dans ces maladies. Je ne le preſcris pas >> moi-même dans les cas où elles ne ſont accompagnées >> que de ſymptômes modérés ; mais je le conſeille dans >> ceux où les tranchées privent l'enfant du ſommeil, & >> même alors, je ne voudrois pas le donner ſans les abſor- >> bants, qu'il faut conſidérer comme les médicaments >> deſquels dépend la cure radicale >>.

nourrice. Ces raifons, qui ne font pas en petit nombre, font penfer avec juftice que les tranchées font
femblables aux coliques des adultes, & qu'elles ont
le même fiège.

Tout ce qui fera donc capable de caufer l'irritation ou la trop grande dilatation du conduit inteftinal, produira les tranchées. Ainfi elles dépendront, tantôt des vents ; tantôt d'un lait, bon ou mauvais,
mais mal digéré ; tantôt de la bouillie, à laquelle les
nourrices ne veulent pas renoncer, & dont la vifcofité réfifte aux forces de la digeftion ; tantôt enfin
de la mauvaife conftitution même de l'enfant. On
obferve en effet que les nouveau-nés qui tétent leur
mère, ont moins de tranchées que les autres ; qu'ils
en éprouvent fouvent lorfqu'ils commencent à fucer
le lait d'une nourrice, mais qu'ils s'y accoutument
enfuite ; & que ceux à qui on donne de la bouillie,
y font beaucoup plus fujets.

Quand les enfants ont des tranchées, ils fe lamentent, ils crient, ils fe tordent, leur bouche eft chaude,
ils ont foif, ils faififfent le téton avec avidité & l'a-
bandonnent auffi-tôt, ils ne font que *chiffonner*, leurs
lèvres tremblent, leur vifage eft alternativement
rouge & pâle, la prunelle de leurs yeux fe renverfe
un peu, leur urine eft âcre & mordante, & leur
pouls eft agité, inégal, prefque convulfif. Les tranchées, de même que les coliques des adultes, laiffent
aux enfants quelques intervalles favorables, ils prennent quelque repos, ils dorment un peu, & enfuite
elles fe font fentir de nouveau.

En général, quand un enfant jette des cris les premiers mois de fa vie, on les attribue aux tranchées.
Il eft vrai qu'ils font fouvent provoqués par cette
caufe : cependant il ne faut pas croire qu'elle ait toujours lieu ; car il y a des enfants qui ne crient, & ne
fe lamentent que parcequ'ils font gênés dans leur
maillot. Ils ne crieroient pas, s'ils étoient nourris &
élevés de la manière que nous avons recomman-

dée (c) ; ou, d'un autre côté, s'ils donnoient des ſignes de douleur, l'on feroit moins dans le cas de ſe tromper ſur la cauſe qui les excite. Toutefois il n'eſt pas encore difficile, quand même l'enfant eſt emmailloté, de reconnoître ſi ſes cris ſont dus à la gêne & au mal-aiſe, plutôt qu'aux tranchées : car, dans le premier cas, il ſe lamente ſimplement, mais il ne ſe roule pas, il ne ſe tord pas, &c. au lieu que, dans l'autre, les douleurs paroiſſent être ſi vives qu'elles donnent lieu, par dégrés, à tous les effets que nous avons détaillés ci-deſſus. Il faudra de plus examiner ſi l'enfant n'a pas quelque tumeur, ſi quelqu'un de ſes viſcères n'eſt pas attaqué de quelque mal, &c. &, par l'abſence de tout cela, l'on jugera qu'il a véritablement des tranchées, quand d'ailleurs l'on obſervera les ſymptômes qui les accompagnent ordinairement.

L'on connoîtra auſſi facilement ſi elles ſont fortes ou petites, ſimples ou compliquées.

Quand elles ſont fortes ou compliquées, elles ſont beaucoup plus dangereuſes ; alors, la fièvre & les convulſions conduiſent ſouvent les enfants au tombeau. Le dévoiement eſt un bon ſigne.

La cauſe des tranchées a ſon ſiège dans le bas-ventre ; c'eſt de ce principe qu'il faut partir pour régler le traitement. Des matières âcres ſont amaſſées dans le canal inteſtinal, ou il eſt diſtendu par des vents, ou les excréments qui y ſont retenus trop long-temps, produiſent encore le même effet.

Dans le premier cas, il faut empêcher les matières d'irriter par leur âcreté les tuniques des inteſtins, & enſuite faire ſes efforts pour les évacuer. On eſt dans l'habitude de donner les ſyrops avec les huiles, les uns, parcequ'ils purgent ; les autres, parcequ'elles adouciſſent : il vaudroit cependant mieux ne point faire uſage des huiles, ou au moins ne les point don-

---

net par la bouche ; &, pour purger, il feroit préférable de rendre le lait purgatif en purgeant la nourrice elle-même. Nous favons que les huiles font
bonnes pour adoucir les matières âcres ; mais auffi
elles dérangent l'eftomac, ce vifcère affoibli ne fait
plus enfuite que de mauvaifes digeftions, & il fe
forme de nouvelle faburre, qui donne bientôt naiffance à de nouveaux fymptômes. Les mucilagineux
en boiffon, fans avoir le même inconvénient, ont
auffi la propriété d'adoucir : on pourra donc très-bien
faire boire aux enfants une légère diffolution de
gomme Arabique ou de *gomme adraganthe*, qui cal-
mera leurs douleurs, & ne dérangera pas leur eftomac. Nous n'excluons pas pour cela les huiles : au
contraire, on les adminiftrera avec beaucoup de fuccès par le fondement : les lavements compofés d'huile
& d'une décoction de plantes émollientes font très-
bons, & ils produifent prefque toujours les meilleurs
effets (*d*). Quant à cette pratique qui confifte à ren-

(*d*) Les nourrices n'aiment point à donner des lavements
aux petits enfants : cette opération leur caufe de l'embarras,
& elles y trouvent beaucoup de difficulté, tandis qu'elle eft
au contraire très-facile, & que d'ailleurs la peine, s'il y en
a, eft bien rachetée par l'utilité & l'avantage qu'on en retire. Cette répugnance des nourrices a contribué & contribue fans doute encore à favorifer l'ufage des huiles données
par la bouche, & qui eft certainement pouffé à un excès
très-condamnable ; mais il faut la vaincre, & ce n'eft ni
leur goût ni leur pareffe que l'on doit confulter, lorfqu'il
s'agit de la fanté des enfants.

Il y a de petites feringues deftinées à leur donner des lavements : lorfqu'on n'en poffède point, on peut fe fervir
d'une feringue ordinaire, en ne la rempliffant que jufqu'au
tiers ou au quart.

Il eft effentiel que les enfants retiennent le plus long-
temps poffible les lavements qui leur font adminiftrés : or,
pour cet effet, il faut néceffairement leur boucher le fondement avec du linge, & même l'y retenir en leur preffant
les feffes.

dre purgatif le lait de la nourrice, pour chasser des intestins les matières qui sont la cause des tranchées,
il vaut certainement mieux lui donner la préférence,
si elles sont légères, & sur-tout si l'enfant est encore
dans les deux ou trois premiers mois de sa vie. Il est
ainsi purgé doucement, & les douleurs qu'il éprouve
cessent insensiblement (*e*). Mais si les tranchées sont
fortes, ce moyen ne suffira pas , & il faudra purger
l'enfant lui-même avec un peu de *manne* ; ou avec
quelque syrop , tel que celui de *roses pâles* ,
ou de *chicorée composé de rhubarbe* ; ou avec
la *magnésie blanche* : ce dernier purgatif est sur-
tout donné avec succès : on en fait prendre une
once, & on peut répéter deux ou trois fois cette dose
dans le cours de la journée, selon que les symptômes
sont plus ou moins urgents. Toutes les poudres ab-
sorbantes conviennent aussi beaucoup , principalement dans les cas où l'on croit pouvoir attribuer les
tranchées au caractère acide du lait. Les *suppositoires*
feront aussi employés pour lâcher le ventre, & on
les fera avec un morceau de savon, ou avec une côte
de poirée enduite de miel, ou avec une amande couverte de sucre, ou simplement avec du miel commun
cuit en consistence solide & auquel on ajoute un peu
de sel. Enfin l'*onguent de arthanitá*, qui a la propriété
de purger, lorsqu'on en frotte l'*abdomen*, pourra encore être mis en usage ; car il faut varier les moyens,
selon les circonstances, ou les réunir tous dans certains cas, tels que ceux où les douleurs ne cèdent pas
aux premiers remèdes , mais deviennent au contraire de plus en plus fortes, & font craindre que la
fièvre & les convulsions ne surviennent.

(*e*) Les nourrices n'aimeront pas encore cette méthode :
mais, comme elle est avantageuse , il faudra peu s'embarasser de leurs objections ; & le plus grand bien des enfants sera
toujours le motif qui nous guidera.

Lorsque les tranchées font caufées par des vents, on fait fur le ventre des embrocations émollientes, avec *l'huile d'amandes douces*, ou avec *l'huile de noix* & de *camomille* mêlées enfemble , & qu'on a foin de faire chauffer auparavant. On imbibe encore des linges de ces huiles , & on les applique fur la même partie. On tient d'ailleurs l'enfant très-chaudement , & on lui donne de petits lavemens émolliens. Ces moyens fuffifent ordinairement, ils peuvent même être effayés dans tous les cas, &, toutes les fois qu'ils calment les douleurs, il eft inutile d'employer des remèdes plus puiffants.

Quand elles dépendent de la conftipation , c'eft aux purgatifs & aux lavemens qu'il faut principalement avoir recours. Les nouveau-nés éprouvent fouvent des tranchées avant d'avoir tété : elles font alors ordinairement dues au *meconium* amaffé dans le canal inteftinal : mais on les fait ceffer en fe conduifant de la manière que nous avons indiquée (*f*). Il peut arriver par la fuite , dans le temps de la lactation , que leurs excrémens s'amaffent auffi dans leurs inteftins , & par un trop long féjour donnent naiffance aux mêmes fymptômes : mais ils difparoiffent en lâchant le ventre, & en évacuant les matières trop abondantes qui les occafionnent.

L'on doit concevoir que la plus grande difficulté, dans le traitement des tranchées , confifte à en découvrir la véritable caufe : mais auffi , quand on la connoît, il eft facile d'appliquer les remèdes convenables, &, fi le mal n'eft pas ancien, ils réuffiffent ordinairement. Cependant il arrive quelquefois qu'ils font infuffifants: les douleurs deviennent de plus en plus vives, elles font naître les fymptômes les plus fâcheux ; &, fi l'on ne les fait pas ceffer prompte-

---

(*f*) Voy. ci-deffus, pag. 639.

ment, ils cauferont la mort de l'enfant. C'eft alors qu'il faut preffer les remèdes, les multiplier, & infifter furtout fur ceux qui font les plus actifs, tels que les lavemens. Les narcotiques peuvent auffi, en pareil cas, être adminiftrés, mais avec la plus grande précaution ; il eft même plus fage de ne les donner que par le fondement ; une décoction de *tête de pavot*, ou une once de *fyrop de diacode*, adminiftrée ainfi, quand les douleurs exceffives font accompagnées de fpafmes & de convulfions, peut faire le plus grand bien. Tous les Auteurs qui ont parlé des tranchées des petits enfans, s'accordent fur ce point, qu'il ne faut fe permettre l'ufage des opiats & des narcotiques pris par la bouche que dans l'extrême néceffité.

Il ne fuffit pas d'avoir guéri les tranchées, il faut encore les empêcher de revenir. En conféquence on fera enforte que la caufe qui les a produites n'ait plus lieu. Si elles ont été occafionnées par le froid, on fera enforte que l'enfant n'y foit plus expofé ; fi elles ont dépendu de la conftipation, on entretiendra régulièrement fon ventre libre ; fi on a dû les attribuer à une mauvaife nourriture, ou à la bouillie, qui a donné naiffance à un amas confidérable de mauvaifes matières dans les premières voies, on tâchera de faire obferver un meilleur régime ; fi elles ont été excitées par un mauvais lait, on le corrigera, ou l'on changera la nourrice, fi les tranchées reviennent. A l'égard du lait, on obferve quelquefois ce que nous avons remarqué en parlant du vomiffement : bon en lui-même, il eft mauvais relativement à la conftitution de l'enfant qui en eft nourri, & il lui caufe des tranchées : la conduite que nous avons indiquée eft celle qu'il faut encore tenir dans cette occafion (*g*).

(*g*) Voy. ci-deffus, pag. 644.

De la chûte prématurée du nombril.

Le nombril tombe quelquefois plutôt qu'on ne s'y étoit attendu, & quand les vaiſſeaux de l'ombilic ne ſont pas encore obſtrués, il s'en ſuit une hémorrhagie très-dangereuſe.

Je parle de cet accident à la ſuite des tranchées, parcequ'elles en ſont quelquefois la cauſe par les cris continuels qu'elles font jetter aux petits enfants.

On eſt quelquefois aſſez heureux pour s'appercevoir que le cordon ſe flétrit à quelque diſtance du ventre, alors il faut toujours prévenir l'accident en faiſant une ſeconde ligature. Mais le plus ſouvent on n'eſt pas dans le cas de prendre cette précaution, parceque l'on envoie l'enfant à la campagne auſſi-tôt après ſa naiſſance. La nourrice n'y prend pas garde de ſi près : le cordon ombilical ſe flétrit, mais elle n'y fait pas d'attention : il tombe enfin, le ſang coule par les vaiſſeaux qui ſont encore libres, & l'enfant périt en très-peu de temps.

Lors même que cet accident arrive, on peut encore quelquefois ſauver l'enfant ſans grande difficulté, s'il reſte un petit bout du cordon ombilical ; car alors on fait une ſeconde ligature, & on prévient ainſi l'hémorrhagie.

Mais le cordon ombilical flétri eſt tombé trop tôt, & il n'en reſte pas le plus petit bout : par conſéquent on ne peut pratiquer une ſeconde ligature, & l'enfant va expirer noyé dans ſon ſang. Que faire alors ? Il y a pluſieurs moyens à employer. Le premier eſt l'*agaric de chêne* en amadou : on étanche d'abord le ſang le mieux qu'il eſt poſſible, on place enſuite l'*agaric* ſur l'ouverture, on met par-deſſus une compreſſe que l'on retient quelque temps avec la main, & enfin on applique le bandage : il ne ſuffiroit pas d'abord pour maintenir ſuffiſamment l'*agaric*, & le ſang s'échapperoit entre lui & la peau du ventre, en moindre quantité à la vérité, mais aſſez pour faire beaucoup de tort à l'enfant. Cependant ce moyen ne réuſſit pas toujours, parcequ'on ne peut faire, ni avec la main ni avec le bandage, une compreſſion aſſez grande.

Il en eſt un autre qui conſiſte à paſſer un fer rouge ſur l'ouverture de l'artère : mais il n'eſt pas le meilleur, car il ſe fait un eſcarre, & quand il tombe l'hémorrhagie peut recommencer.

On peut encore employer les cauſtiques & les aſtringents de toute eſpèce. Mais rien n'eſt plus efficace que la poudre de *licoperdon* ou de *veſſe de loup* : (*fungus pulverulentus dictus crepitus lupi*) cette poudre, qui ſe trouve dans la cavité de cette eſpèce de champignon, eſt extrémement aſtringente & elle ſuffit preſque toujours. Des expériences réitérées confirment qu'elle poſſède cette propriété au plus·haut dégré, ce qui eſt d'autant plus avantageux qu'elle ſe trouve à la campagne, que les nourrices l'ont ſous la main, & que la manière de s'en ſervir eſt trèsfacile. Il faut en mettre ſur le nombril ouvert une certaine épaiſſeur, la recouvrir d'un plumaceau de charpie ou de chanvre plus large que la plaie, appliquer par-deſſus un bandage, & recommencer pluſieurs fois le même panſement. Je n'ai pas beſoin de faire obſerver combien il eſt important que les nourrices & tous ceux qui font la chirurgie dans les campagnes ſoient inſtruits de l'utilité de cette poudre, & de la manière· de s'en ſervir, afin qu'ils en faſſent un uſage ſalutaire dans l'accident dont nous traitons.

Il y auroit peut-être encore un autre moyen qui a déjà été employé avec ſuccès pour arrêter le ſang d'une artère coupée, dans quelqu'autre partie du corps. En laiſſant tomber de la *cire d'Eſpagne* enflammée ſur l'extrémité des vaiſſeaux ombilicaux, on pourra arrêter le ſang : les premières gouttes de *cire* feront ſans doute repouſſées ; mais les autres viendront à bout de gripper l'extrémité de ces vaiſſeaux, & feront ceſſer l'hémorrhagie.

Au reste, il est bon de savoir tous les moyens que l'on peut employer dans un cas aussi malheureux que celui qui nous occupe, & où l'enfant peut perdre la vie si on ne lui administre pas les secours les plus prompts. Faute de pouvoir mettre en usage sur-le-champ le remède qu'on regarde comme le plus efficace, on n'hésitera pas d'administrer celui qui l'est moins, mais qu'on a sous la main : on gagnera au moins du temps, on arrachera l'enfant au danger le plus pressant ; &, si le moyen dont on s'est d'abord servi ne réussit pas complétement, on consommera ensuite sa guérison par celui qui mérite la préférence, & qu'on aura eu le temps de se procurer.

La chute prématurée du cordon ombilical peut être compliquée avec l'ouverture autour de l'ombilic, ou avec l'autre vice de conformation où la peau du ventre ne se continue pas jusqu'à la circonférence du cordon (*h*) : il est alors impossible de sauver l'enfant.

Il arrive quelquefois que le nombril s'enflamme & s'ulcère après la chute du cordon ombilical. Si le nombril est enflammé, on met dessus un emplâtre composé d'une quantité égale de *cerat* & de *populeum*, ou un petit linge imbibé d'*huile rosat* : s'il est ulcéré, on le panse tous les jours avec le *baume samaritain*. Dans l'un & l'autre cas, il faut appliquer aussi sur le bout du nombril restant une compresse, & appliquer par-dessus le bandage : car les vaisseaux ombilicaux ne sont pas encore parfaitement consolidés ; d'où il est à craindre que, l'enfant étant tourmenté par les tranchées & jettant des cris continuels, le sang n'y soit poussé & ne cause une hémorrhagie dangereuse.

Tant que ces accidents ont lieu, & ne sont pas complétement guéris, il est essentiel que l'enfant ne supporte pas la gêne & la contrainte du maillot ;

______

(*h*) Voy. ci-dessus, pag. 575.

mais qu'il foit au contraire libre & parfaitement à fon aife. Il faut auffi avoir foin de guérir, par les remèdes convenables, les tranchées ou les autres maux qui le tourmentent & lui font jetter des cris continuels ; car, tant qu'il criera, le mauvais effet s'en fera reffentir au nombril, & empêchera ou retardera la guérifon des accidents qui y ont leur fiège.

Des Convulfions.

Deux âges de la vie font fur-tout fujets aux convulfions, l'enfance & la vieilleffe. J'ai déjà remarqué ce qui occafionnoit les convulfions des enfants (*i*) ; quant à celles des vieillards, elles procèdent d'une autre caufe. Ces derniers ont la fibre dure, roide, difficile à mouvoir, mais auffi, mife en mouvement, elle eft très-difficile à régler ; or, ce font les vices du cerveau qui lui donnent ce mouvement en rendant irrégulière la diftribution des efprits animaux, enforte que les convulfions ne font que fymptomatiques chez les vieillards, au lieu qu'elles font en quelque forte effentielles chez les enfants.

Elles font chez ceux-ci auffi communes que dangereufes. Comme on dit qu'il n'y a pas d'adulte qui meurt fans fièvre, de même il n'y a pas d'enfant qui meurt fans convulfions. Elles ont principalement leur fiège au nez, à la bouche, aux yeux, aux mufcles de la mâchoire, plus rarement aux extrémités & au tronc, comme chez les adultes ; & quand elles attaquent ces parties, elles ne s'apperçoivent pas de même, parceque les enfants font cachés dans leur maillot ; mais fi on les examine de près, on verra les mufcles du bas-ventre & le diaphragme avoir des mouvements convulfifs.

Les caufes générales font connues ; mais il y en a de particulières. Les enfants font très-fenfibles à la

____

(*i*) Voy. ci-deffus, pag. 582.

douleur. Elle est à la vérité passagère chez eux, mais elle y fait une forte impression : c'est qu'ils manquent d'une certaine proportion entre la douleur & la force nécessaire pour la soutenir, de petites douleurs produisent chez eux de grands effets. Par conséquent, tout ce qui est capable de les déterminer devient une cause de convulsions.

Quand les enfants viennent au monde disloqués ou fracturés, quand leurs dents percent, quand ils sont à la gêne, quand ils ont des vers, quand ils sont tourmentés par les tranchées, les douleurs qu'ils éprouvent, excitent des convulsions : d'où il faut conclurre qu'elles peuvent être occasionnées par quelque douleur que ce soit. Mais néanmoins elles sont le plus souvent provoquées par celles du canal intestinal ; car elles ont lieu lorsque les premières voies sont remplies de saburre ; elles cessent lorsqu'on les a vuidées ; &, quand elles commencent, on sent en appliquant la main sur le ventre les intestins se contracter & se resserrer. Ainsi tous les mauvais levains produiront des convulsions, soit qu'ils tirent leur origine d'un lait trop séreux, ou trop âcre, ou gâté par quelque vice vérolique, scorbutique ou autre, qui porte l'acrimonie dans les entrailles de l'enfant, & lui cause des coliques ; soit qu'ils doivent leur naissance à une nourriture mal choisie, ou à des aliments solides donnés trop tôt, & qu'il ne peut pas digérer.

Le même accident reconnoît encore pour cause l'excès du chaud & du froid : le corps foible & délicat des enfants ne peut le supporter, & il n'est pas rare de voir la plûpart de ceux qu'on y expose périr de convulsions en très-peu de temps (*k*).

____

(*k*) Il est barbare d'envoyer les enfants en nourrice, & quelquefois à 20, 30 & 40 lieues, au milieu des plus grandes rigueurs de l'hiver, ou des chaleurs brulantes de l'été. L'on peut être certain que les convulsions en tuent les

Enfin on a obfervé que les enfants de mères vaporeufes étoient plus fujets aux convulfions ; & que les enfants de mères délicates, confiés à des nourrices fortes & vigoureufes, en étoient plus fouvent attaqués, au lieu qu'ils fe portoient bien, quand on trouvoit entre la mère & la nourrice cette analogie que j'ai tant recommandée (*l*). C'eft la même chofe quand on donne trop de lait à un enfant : une nourrice, p. ex. a un lait qui n'eft que de fix mois, elle en auroit affez pour nourrir deux enfants, cependant elle n'en nourrit qu'un ; il arrive de-là qu'il fe gorge de lait, & qu'il ne le digère pas, d'où naiffent la faburre, les vents, les tranchées, & les convulfions.

J'ai déjà dit que le principal fiège de ces convulfions étoit à la tête, ce qu'on pourroit peut-être attribuer à la groffeur de cette partie comparée aux autres, & au développement du cerveau & des nerfs plus grand que celui des autres organes : l'enfant tourne fa tête d'une façon douloureufe ; il ne peut pas téter ; fes narines s'agitent ; fes yeux fe tournent, s'enfoncent, & fe retournent de façon que la partie tranfparente eft cachée ; fes lèvres & fa langue tremblottent ; il ne profère qu'un petit cri, ferré, grêle, & qui s'échappe avec peine par le *larynx* extrémement retréci ; fes déjections font arrêtées ; fon bas-ventre fe refferre ordinairement, il *grouille,* comme difent les nourrices, & on y fent différentes ondulations ; fon urine eft claire, & a quelquefois de l'odeur ; fon corps eft froid ; il n'a plus cet air doux & attrayant que la nature a eu foin de lui donner pour

____

trois quarts : il faudroit donc avoir plus d'égard à la température de l'air, ne faire partir les enfants que lorfqu'elle
n'eft plus auffi rude ; & d'ailleurs recommander aux nourrices de les entretenir dans une chaleur modérée, & de les
garantir exactement de l'action du foleil.

(*l*) Voy. le Syft. nouv. & compl. not. 139. pag. 540.

nous intéresser à ses besoins ; son visage perd ses graces, il s'altère considérablement, & il est tout-à-fait décoloré. Ces derniers symptômes n'ont cependant lieu que dans les grandes convulsions : mais quelquefois aussi, quand elles sont excessives, ils font encore plus effrayants, l'enfant est tout-à fait défiguré, il n'est plus qu'un objet d'horreur, & si l'écume vient sur le bord de sa bouche, il a alors l'*insultus epilepticus*. Tant que les convulsions durent, le pouls est inégal, dur, serré, intermittent : sont-elles cessées? il est grêle, petit, peu sensible : un abbattement effroyable succède aussi à l'agitation convulsive du corps, & enfin le pouls tombe tout-à-fait pour ne se plus relever.

Le diagnostic est aisé : les nourrices ne s'y trompent pas, parceque l'enfant ne peut plus ni téter, ni avaler. Il paroît que le gosier souffre comme le visage. On fera sur-tout attention à l'altération de la figure, deux ou trois convulsions suffisent pour rendre un enfant méconnoissable. Le diagnostic de la cause est plus difficile : il ne faut que des yeux pour établir le premier ; mais, pour l'autre, il faut souvent de la sagacité. Il est des cas néanmoins où la cause est très-facile à faisir, tels que ceux où les convulsions font dues à la dislocation de quelque membre, ou à la dentition, &c. Dans les autres, on s'informera de ce qui a précédé les convulsions, de la vie & des mœurs de la nourrice ; on examinera la qualité & la quantité de son lait ; on saura si elle ne donne pas d'autre aliment à son nourrisson ; &c. mais on ne fera jamais mal de soupçonner de mauvais levains amassés dans le canal intestinal.

Quand les nourrices reconnoissent les convulsions, elles avertissent quelquefois les parents, mais quelquefois aussi elles n'en font rien ; d'ailleurs elles peuvent être si éloignées, que le mal a déjà fait les plus grands progrès, ou a peut-être tué l'enfant., avant qu'ils en aient reçu l'avis. Ainsi il est abandonné aux

Chirurgiens du lieu qui, pour la plûpart, peu inftruits, ne connoiffent point cet objet, & fe contentent de donner quelque ca!mant, comme la *poudre
de guttet.* Cependant il eft important que les convulfions foient bien traitées, car elles font très-dangereufes, elles fufpendent toutes les fonctions ; &, fi
l'on n'apporte pas un fecours prompt & bien adminiftré, elles font fuivies quelquefois de la mort dans
l'efpace de 36 ou 48 heures.

Ce qu'ont dit les différents auteurs, foit anciens
foit modernes, fur cette maladie, eft affez vague &
affez indéterminé. Les remèdes qu'ils confeillent, &
ceux qu'on adminiftre communément, font les antifpafmodiques, la *poudre de Me de Carignan*, la
teinture d'Hoffmann, l'*opium*, les différents narcotiques, & les huiles : mais ils ne réuffiffent point,
parcequ'ils n'attaquent pas la caufe : envain les multi-
plie-t-on, les enfants périffent, & en fort peu de temps.

N'oublions pas que la faburre des premières
voies eft la caufe la plus fréquente de leurs convulfions, & partons de ce principe pour trouver le véritable remède. Tout ce qui nettoyera les inteftins,
mais fur-tout l'émétique, fera donné avec fuccès.
Lorfqu'on aura donc à traiter un enfant qui eft menacé de convulfions, ou qui commence à en éprouver, on lui fera prendre cinq, fix, fept ou huit
grains d'*ipecacuana*. Pourquoi craindroit-on de l'adminiftrer ? n'y a-t-on pas recours & ne produit il pas
du bien, au commencement des convulfions des
adultes ? Les Médecins veulent, & avec raifon, rétablir par les grandes fecouffes qu'il excite l'ordre &
le ca me dans toute la machine. On doit avoir le
même but dans les convulfions des enfants. Il y a
plus, celles ci font produites par une caufe que l'é-
métique détruira encore plus certainement, & il
agira alors avec le même avantage que dans la *coqueluche*, qui n'eft qu'une toux convulfive, & dans laquelle l'expérience a prouvé qu'il étoit encore le re-

mède le plus falutaire. On pourra, s'il en eſt beſoin, donner un petit calmant après l'effet de l'émétique, & plutôt en lavement qu'en boiſſon ; mais l'on ſe ſou-viendra ſur-tout qu'il ne réuſſira pas, ou même qu'il ſera nuiſible, ſi les inteſtins ne ſont pas débaraſſés au-paravant des mauvaiſes matières qui les rempliſſent : cette manière de procéder eſt obſervée rigoureuſe-ment chez les adultes, il eſt étonnant qu'on la ſuive ſi peu chez les enfants.

Ces derniers vomiſſent facilement : ainſi l'*ipeca-cuana* produit tout l'effet que l'on peut deſirer, & non-ſeulement il les fait vomir, mais il agit encore comme purgatif. L'on a ſoin enſuite de leur entre-tenir régulièrement le ventre libre ; &, pour obtenir cet avantage, on leur donne de temps en temps de petits lavemens légèrement laxatifs (*m*).

Mais ſi l'on eſt appellé au ſecours d'un enfant qui eſt déjà dans les fortes convulſions, dont la bouche eſt ſerrée, dont le goſier eſt retréci, & qui ne peut par conſéquent plus avaler, il n'eſt pas poſſible d'em-ployer le même remède. Le ſeul moyen qu'on puiſſe alors mettre en uſage eſt de lui donner en lavement le *vin émétique* pour vuider les inteſtins, & de faire ſuccéder les narcotiques adminiſtrés par la même voie. Si le *vin émétique* le fait beaucoup évacuer par haut de même que par bas, ce que l'on voit quelquefois heureuſement arriver, on peut eſpérer de le ſauver, & de le rappeller à la ſanté.

Si les convulſions viennent de l'excès du froid & & du chaud, il faut encore donner l'émétique, car alors la cauſe eſt paſſagère, & il eſt bien difficile que les convulſions s'entretiennent, ſans qu'il y ait la-burre dans les premières voies. On aura donc re-cours au même remède : mais de plus, quand la cauſe eſt l'*inſolation*, il eſt à-propos de tirer un peu

(*m*) Voy. ci-deſſus, pag. 653. not. *a*.

de sang par les sangsues appliquées au cou ou aux
tempes : on fera ensorte que l'enfant téte peu, ou
on lui ôtera le téton tout-à-fait ; ce régime est indis-
pensable dans tous les cas ; & on lui fera prendre
quelque boisson rafraichissante. Quand la cause est le
froid, il faut encore appliquer les sangsues, car il est
sûr qu'il y a tension de la fibre & congestion sur certaines parties dans les maladies dépendantes de cette
cause, & faire boire quelqu'infusion de plantes aromatiques.

Dans les cas où les convulsions sont dues à une
cause évidente telle que dislocation, fracture, travail des dents, &c. c'est aux remèdes propres à ces
accidents qu'il faudra principalement avoir recours,
sans perdre de vue ce précepte essentiel qui consiste
à purger les premières voies des mauvaises matières
qui y abondent presque toujours chez les enfants,
& qui, si elles ne sont pas la première cause des convulsions, servent au moins à les entretenir.

Lorsqu'on est parvenu à guérir celles qui sont occasionnées par la saburre, il faut chercher ce qui a pu
y donner naissance, & faire ensorte, par les précautions convenables, qu'elle ne se réproduise plus en
aussi grande quantité. Ainsi, si elle est due à un lait
mauvais ou trop abondant, ou à la mauvaise nourriture, on suivra les mêmes règles que nous avons
déjà données en parlant des autres maladies qui naif-
sent de ces mêmes causes ; si elle dépend de quelque
vice de la nourrice, vérolique, scorbutique ou autre,
le meilleur parti sera de la changer, &c.

Les enfants sevrés ont aussi des convulsions. Il faut
avoir égard à leur force plus grande, & d'ailleurs
les mêmes principes doivent diriger leur traitement.

De la Dentition.

Les enfants n'ont point de dents en venant au
monde, ce qui a été sagement établi par la nature,

car en effet à quoi ferviroient-elles au nouveau-né, puifqu'il ne fe nourrit que de lait, & que fon eftomac eft incapable de digérer d'autre nourriture? Elles feroient même très-nuifibles, car en tétant, il morderoit le mammelon ; il offenferoit gravement les tuyaux lactifères, & cauferoit à fa nourrice des douleurs qu'elle ne pourroit pas fupporter (o). Mais au bout d'un certain temps les gencives fe tuméfient , & la fortie des dents s'annonce par différents fymptômes ; voilà ce qu'on appelle la dentition.

Elle commence les fix derniers mois de la première année. Les dents incifives de la mâchoire fupérieure fortent les premières , enfuite celles de la mâchoire inférieure : les incifives latérales fuccèdent, & dans le même ordre. Comme ces dents font aigues & tranchantes, elles fe font plus facilement jour à travers les gencives , & leur fortie n'eft point communément accompagnée de douleur. Les canines fupérieures viennent après, & font fuivies des canines inférieures : celles-là , qu'on appelle auffi *œillères* , fortent difficilement , parcequ'elles ont continuellement befoin de nouveaux efforts , pour fendre & écarter les gencives , jufqu'à ce qu'elles foient parvenues au collet. Enfin, les molaires paroiffent les dernières, & ce font celles dont la fortie excite les

---

(o) L'expérience prouve cela dans ceux qui , faifant exception à la règle générale , font nés avec des dents. *Louis* XIV. fut dans ce cas , il mordoit fes nourrices , & il lui en falloit toujours de nouvelles qui , entraînées par l'appas du gain , vouloient bien s'expofer au danger , mais qui auffi étoient bientôt obligées d'abandonner leur entreprife. On remarque comme un figne de force les dents qu'ont les enfants en naiffant : cela eft affez fondé , le petit nombre de ceux que l'on a vu venir au monde avec des dents ont été forts , vigoureux , pleins de fanté , & ont vécu long-temps , ce que peut encore confirmer l'exemple de *Louis* XIV.

plus grandes douleurs. C'est ainsi que procède le plus ordinairement la nature dans le travail des dents; mais il y a des enfants chez qui il commence beaucoup plus tard que chez d'autres, ou chez lesquels les incisives inférieures viennent avant les supérieures, & les canines avant les incisives. Chez le plus grand nombre, il sort six dents dans la première *pouffe* : ensuite ils restent en repos jusqu'à la fin de la seconde année, ou au commencement de la troisième, où viennent les premières molaires. Alors ils passent pour avoir toutes leurs dents, excepté les dernières molaires qui viennent à l'âge de cinq ou six ans, mais qui, pour l'ordinaire, ne causent plus de maladie comme les autres.

On observera que les dents percent en général plutôt chez les enfants qui se portent bien, & plus tard chez ceux qui ne jouissent pas d'une bonne santé.

La dent n'est dans l'origine qu'un mucilage, mais qui se durcit par dégrés & prend de l'accroissement, non pas de bas en haut, mais de haut en bas. Quant la dent est enfin formée, elle distend la gencive & se fait un passage. Tout cela s'opère par la force de la vie, & par l'organisation particulière de la matière déposée, & destinée à former les dents. La distention des gencives n'a point lieu tout d'un coup; car il faut savoir qu'elles sont chez l'enfant épaisses, plissées & ridées : d'où, tant que durent ces rides, il n'y a pas de douleur, parcequ'elles font place, en se développant, au germe qui prend de l'accroissement; mais, quand leur développement est achevé, il se fait distraction des fibres, & la douleur se fait alors sentir. L'on voit cependant des enfants qui ne sont point du tout incommodés de la dentition, ils sont de bonne humeur, ils jouent, ils font leurs petites affaires comme à l'ordinaire, ils en sont quitte pour un petit dévoiement, & leurs dents percent, pour ainsi dire, sans s'en appercevoir. Mais la plûpart des hommes ont beaucoup souffert à cette époque ; car elle est ordinairement marquée par un grand dérangement dans toute l'économie animale , & par les douleurs les plus vives : la nature périclite souvent, elle succombe même quelquefois, comme l'ont remarqué *Hippocrate* & plusieurs autres Anciens.

La dentition est sans doute une œuvre naturelle : mais l'acouchement l'est aussi , cependant il est des cas où il a besoin des secours de l'art. Or il en est de même du travail des dents : quoique naturel, il exige des soins & des précautions à cause des accidents qui peuvent l'accompagner. Il faut donc les connoître , & savoir les apprécier , afin de tenir la conduite la plus avantageuse.

Les gencives sont rouges, enflammées, élevées, douloureuses ; l'enfant les presse, & y porte tout ce qu'il tient ; il remue ses mâchoires plus qu'à l'ordinaire , & roule l'une sur l'autre, ce qu'il fait par instinct, afin que les gencives rendues plus minces par le frottement livrent plus facilement passage au germe de la dent , car on appelle *germe* ce qui est renfermé dans les gencives. Leur inflammation & les mouvements multipliés des mâchoires produisent deux effets : de l'inflammation, naît la chaleur de la bouche, l'enfant a une soif ardente, il veut téter sans cesse & ne s'en lasse point, la chaleur se répand aussi bientôt dans toutes les autres parties de son corps , & allume la fièvre. Du frottement continuel des mâchoires, résulte la bave qui est toujours à la bouche des enfants dont les dents veulent percer ; car les muscles moteurs des mâchoires , sans cesse mis en mouvement, pressent les glandes salivales & provoquent par conséquent une très-grande excrétion de salive. Mais de plus , comme cette humeur est trop abondante, une partie tombe dans l'estomac , fait l'effet d'un purgatif , relâche, & occasionne un dévoiement, qui est encore favorisé par la grande quantité de lait que téte l'enfant sollicité par une soif ardente , & que fon eftomac ne peut pas digérer. La matière, dans ce dévoiement, eft ordinairement jaunâtre & parfemée de petits points blancs, que quelques-uns attribuent au lait caillé, mais qui font plus probablement dus à quelques particules de chyle, puifqu'on les obferve également chez les enfants qui ne tétent plus *(p)*. Au lieu du dévoiement, la conftipation a quelquefois lieu, ce qui eft d'autant plus fâcheux qu'elle annonce une chaleur exceffive, caufée par le travail le plus laborieux, par la peine exceffive qu'éprouvent les dents à s'ouvrir un paffage, & par l'inflammation des gencives fi confidérable que l'enfant n'ofe les frotter & les approcher l'une de l'autre; d'où naît la grande fécherelle de la bouche; d'où la quantité de la falive eft moindre loin d'être plus abondante; d'où enfin le ventre eft refferré & participe de l'aridité qui occupe toutes les autres parties du corps. Alors les fymptômes les plus graves ne tardent pas à fe manifefter : l'enfant éprouve des tranchées cruelles, il n'a qu'un cri continuel, il ne peut dormir, il ne goute aucun repos, il eft tourmenté par des douleurs exceffives, il eft dévoré par une fièvre ardente, il refpire bientôt avec peine, il eft attaqué de convulfions, légères d'abord, & qui ont leur fiège au vifage, mais qui, devenant enfuite plus fortes, s'emparent du tronc & des extrémités, ou dégénèrent même quelquefois en véritable épilepfie, & font fuivies d'une mort prompte.

Quand les enfants fouffrent à fix, fept ou huit mois, les ignorants en accufent toujours le travail des dents, c'eft là leur caufe banale de toutes les affections qu'ils éprouvent vers ce temps. Cependant,

---

(p) Les nourrices difent que ces *points blancs* font le germe des dents : c'eft encore une opinion dont l'abfurdité eft évidente, mais qu'on peut leur laiffer, pareequ'il n'en réfulte aucun mal.

quoiqu'elles reconnoissent souvent pour cause la dentition, il est vrai aussi qu'elles n'en sont pas toujours l'effet ; d'où il seroit dangereux de les y attribuer indistinctement, fondés sur un principe trop général, & qui souffre beaucoup d'exceptions. D'après le détail où nous venons d'entrer, il sera facile de distinguer le vrai du faux, & d'établir un bon diagnostic. Nous ajouterons encore une particularité qui peut servir à le rendre plus sûr : les nourrices disent que leur téton est comme dans une fournaise quand il est dans la bouche d'un enfant qui fait ses dents.

La dentition est quelquefois précoce, ou, au terme de six mois, les dents viennent toutes brusquement. Mais il vaut mieux qu'elles sortent plus tard, depuis six mois jusqu'à douze. Il est aussi plus avantageux qu'elles percent les unes après les autres, parceque, quand elles percent toutes à la fois, les douleurs sont plus vives & plus multipliées, & que, l'inflammation étant aussi trop forte, l'enfant ne peut s'aider en approchant & frottant ses gencives. Le danger est moins grand quand il salive beaucoup, ceux qui ont la bouche sèche & le ventre resserré sont plus sujets aux convulsions. Il est encore d'observation que la sortie des dents est plus dangereuse chez les rachitiques qui ont la tête grosse, & les autres parties du corps petites : *Hippocrate* l'a observé, *qui grandia habent capita ,* dit-il , *& alvum adstrictam , cum dentes facere incipiunt , moriuntur ferè omnes* ; en effet l'expérience a confirmé, dans tous les siècles qui se sont écoulés depuis lui jusqu'à nous, que les rachitiques ne se tiroient de la dentition que très-difficilement. Si quelque saison lui est plus favorable, c'est l'hiver ; car les symptômes sont ordinairement plus graves dans l'été. Quant à la constitution du sujet plus ou moins forte, on pense aisément qu'elle doit aussi contribuer à rendre le danger plus ou moins grand.

Lorsqu'un enfant est dans la dentition , il faut se

conduire différemment, selon qu'elle n'est accompagnée d'aucun symptôme dangereux, ou qu'elle devient une maladie grave par la grande inflammation des gencives & les douleurs excessives qui en font la suite.

Dans le premier cas, on n'aura pour but que de modérer la grande chaleur de l'enfant, en communiquant à son lait une vertu tempérante, adoucissante, & rafraîchissante : ainsi l'on fera ensorte que sa nourrice mène une vie plus tranquille, plus paisible, & qu'elle ne s'échauffe par aucun travail pénible : d'ailleurs on la nourrira avec des potages de viandes blanches ou de veau, dans lesquelles on fera entrer quelques plantes rafraîchissantes, telles que la *Laitue*, ou avec des panades, & on lui prescrira en même temps l'usage de quelque boisson adoucissante, telles qu'une infusion de *laitue* ou de *pourpier*. Ce régime est d'autant plus nécessaire qu'elle est sur la fin de sa lactation, & que son lait par conséquent n'est plus aussi balsamique : quelquefois même il acquiert alors un certain caractère d'acrimonie, qu'il est d'autant plus important de corriger, que la nourriture de l'enfant doit être douce & tempérante. Mais s'il étoit sevré, car il y en a qu'on sèvre inhumainement avant qu'ils aient leurs dents, on le nourriroit modérement avec de petites soupes, des panades, & toutes substances extrêmement adoucissantes.

Le dévoiement, dont la cause a été expliquée ci-dessus, est une excrétion salutaire, on se gardera donc bien de l'arrêter. En cas de fièvre, un dévoiement n'est-il pas avantageux ? pourquoi donc ne le feroit-il pas dans le cas présent, où il sert à débarasser les premières voies des mauvaises matières qui les remplissent ? Quand la dentition se fait, les enfants boivent beaucoup, ce qui diminue l'énergie des sucs de l'estomac, & empéche la digestion de se faire complétement : or le dévoiement commence par

fallere

fallere dolorem , & enfuite il entraîne le produit des digeftions mal-faites. De plus, n'a-t-on pas toujours obfervé qu'il étoit favorable dans les maladies de la tête ? Tout médecin eft d'accord fur ce point ; il les foulage , & les diminue. Or , chez les enfants qui font leurs dents, il y a congeftion plus ou moins grande au cerveau , le dévoiement eft donc une évacuation qu'il faut folliciter. Ce feroit une imbécillité de l'arrêter quand il a lieu , un homme fage doit l'entretenir, ou le provoquer s'il n'exifte point: c'eft-là le principal objet du traitement. Cependant, *eft modus in rebus ,* il peut être trop confidérable, & alors il eft à-propos de le modérer. Ce qui peut quelquefois le rendre tel , c'eft que l'enfant fuce trop de lait. Il crie, & on lui donne fans ceffe le téton : mais il faut le retenir, & faire enforte qu'il ne tète pas trop , mais feulement affez pour fe nourrir, pour calmer fa chaleur, & appaifer la foif qui le tourmente ; car il éprouve prefque toujours ces deux fymptômes , auxquels remédiera un lait doux, tempérant & rafraîchiffant , tel qu'il fera fi l'on fait obferver à la nourrice le régime prefcrit ; & fi, dans le cas où une trop grande agitation l'empêche de goûter un fommeil tranquille , on lui fait prendre un petit calmant , ou quelqu'émulfion mêlée à une décoction de *têtes de pavot* (q).

Cette conduite fuffit pour favorifer la fortie des dents, dans le cas dont il eft queftion. Point de narcotiques, point d'antifpafmodiques, & encore moins d'huileux : non-feulement ils font inutiles, mais ils nuiroient même à l'eftomac. Nous n'aimons pas davantage ces petits remèdes , ces petites recettes que chacun propofe pour rompre l'obftacle qu'apportent les gencives. Les uns les frottent avec les doigts , & par-là excitent l'inflammation. Les autres les écor-

---

(q) Voy. ci-deffus , pag. 650. la fin de la note (b),

chent avec les ongles , & c'eſt ce qu'on peut faire
de plus dangereux ; cette méthode eſt communément celle des nourrices; mais il faut la leur défendre, elle eſt pernicieuſe, elle provoque auſſi l'inflammation, ou la rend encore plus vive ſi elle exiſte
déjà. Il en eſt qui frottent les gencives avec des
gommes ou des huiles, ou avec le *lait de chienne* ,
la *cervelle de lièvre* ou *celle de cochon*, & la *graiſſé
d'ours* ; mais ils font pour le moins autant de mal,
en relâchant trop la fibre ; car, pour qu'elle ſe fende
aiſément , il faut qu'elle ſoit dans un état moyen
entre la ſéchereſſe & le relâchement. D'autres enfin
font des inciſions ; mais pourquoi avoir recours à ce
moyen , dans un cas où la nature eſt diſpoſée à faire
ſortir les dents ſans beaucoup de peine? & pourquoi
augmenter les douleurs de l'enfant par une opéra-
tion.que la réſiſtance invincible des gencives ne rend
point néceſſaire ? Il n'y a rien de mieux pour favoriſer la ſortie des dents qu'un hochet d'yvoire ou de
cryſtal : il a des grelots qui diſſipent l'enfant, il crie
moins , il ſe fatigue moins , c'eſt autant de diminué
de la ſomme de ſes maux : d'ailleurs le froid du cryſtal rafraîchit ſa bouche , & en le comprimant ſouvent
entre ſes gencives , ce que quelques-uns font, par
inſtinct, avec une eſpèce de colère, elles ſe fendent
enfin ; &, en livrant paſſage aux dents, apportent un
terme à ſes douleurs. Lorſqu'il eſt ſévré, ou à l'âge
de deux ou trois ans, on peut encore lui mettre à la
main une croute de pain bien cuit , qu'il mâchera
continuellement, & qui produira à-peu-près le même
effet.

Venons au ſecond cas. L'enfant a une grande
fièvre ; ſes gencives ſont très-enflammées , très-
rouges, & très-tuméfiées ; ſes dents ne peuvent ſortir ; il a un dévoiement exceſſif , ou ſon ventre eſt
reſſerré & il a des tranchées ; enfin il éprouve déjà
des convulſions.

Quand le dévoiement eſt exceſſif, il faut donner

un petit purgatif ; mais on prendra garde de le juger tel , lorfqu'il n'eft que comme il doit être. D'ailleurs on ne laiffera pas l'enfant téter auffi fouvent ; l'on infiftera fur le régime que j'ai déjà confeillé , en rendant fon lait doux & rafraîchiflant ; ou , s'il eft févré , on ne lui donnera que des aliments tempérants & en médiocre quantité.

Mais le ventre eft refferré. Cet accident eft grave, parceque les convulfions s'en fuivent. Il faut le relâcher ; &, pour produire cet effet , on donne à la nourrice un laxatif , qui communique à fon lait une petite qualité purgative. D'un autre côté, on n'épargnera pas les lavements à l'enfant, & on les fera avec la *mercurielle*, l'*huile* & le *miel* ; on infiftera fur les émollients & les rafraîchiflants ; on lui frottera l'*abdomen* avec quelqu'huile ; on appliquera des fachets fur fon nombril, ou un peu d'*onguent de arthanitd* ; on pourra même eflayer de lui faire prendre par la bouche un petit purgatif, tel qu'un peu de *manne ,* ou de *caffe cuite ,* ou une once de *fyrop de chicorée compofé de rhubarbe , &c.* ; enfin on n'omettra aucun des moyens capables de procurer la liberté du ventre.

La fièvre eft-elle trop forte ? on doit fe hâter d'y remédier. On met dans ce cas des fangfues autour de la tête , ou plutôt deffous chaque oreille ; ce remède eft très-falutaire. Il eft même très-à-propos de l'employer, auffi-tôt que l'inflammation & la tuméfaction des gencives deviennent un peu confidérables : c'eft le confeil que donne *Harris ,* & il obferve que fi l'on ne le fuit pas dès le commencement , les autres fecours feront fouvent mis en ufage inutilement. *Sydenham* propofe encore, comme un remède excellent contre la fièvre des enfants qui font leurs dents, deux, trois, ou quatre gouttes d'*efprit volatil de corne de cerf ,* dans une cueillerée d'eau commune, & dont on peut répéter la même dofe, quatre, cinq ou six fois, en laissant quatre heures d'intervalle entre chacune.

Il n'est pas besoin de faire remarquer que toutes les précautions recommandées dans le premier cas, doivent à plus forte raison être prises dans le second, & même avec plus de scrupule.

Cependant les symptômes ne diminuent point, au contraire l'intensité des douleurs augmente, parce-que les gencives résistent, les convulsions se manifestent déjà, & elles vont devenir de plus en plus fortes. C'est alors que l'opération est nécessaire, & elle consiste à *déchausser*, comme disent les Dentistes, la dent canine par une incision longitudinale, faite avec la pointe d'un *bistouri*, & que l'on répète en plusieurs endroits. Mais elle ne se pratique pas tout-à-fait de même à l'égard des molaires : il faut inciser en croix sur la table de la dent. Le sang coule aussi-tôt, il dégorge les gencives, & l'on a opéré aussi un vrai débridement, qui permet à la dent de sortir. Les symptômes cessent ensuite par dégrés, & l'enfant recouvre sa santé & sa tranquillité. Toutefois je répéterai qu'il est de la dernière importance de ne pratiquer cette opération que dans le temps convenable, & qu'il faut de l'adresse pour la bien faire ; car autrement on pourroit exciter une inflammation très-rébelle, à laquelle les enfants ne résisteroient pas. Après l'incision, tous les aliments qu'on leur permettra de prendre seront tièdes ; car la trop grande chaleur ou le trop grand froid leur occasionneroit une sensation douloureuse : il est clair que ce précepte ne regarde que ceux qui sont sévrés.

A l'égard des convulsions, comme elles procèdent de la douleur, il sera permis de donner quelqu'antispasmodique, comme la *poudre de guttet*, à la dose d'un demi-scrupule, dans une once d'*eau de fleurs de tilleul*, ou dans une infusion des mêmes *fleurs* ; ou le *syrop de karabé*, à la dose de deux gros ; ou quelques gouttes de *laudanum liquide* délayées dans le même véhicule ou dans de l'eau commune ; ou fimplement une décoction de plufieurs têtes de pavot, adminiftrée en lavement (*r*) : mais avant tout, que le ventre ait été évacué, & qu'il foit libre. On pourra encore donner à la nourrice un petit narcotique, afin de communiquer à fon lait une vertu légèrement calmante, & l'on fera même bien de le lui adminiftrer auffi-tôt après qu'on aura incifé les gencives.

Du mucus trop abondant des narines.

Une matière muqueufe & épaiffe bouche fouvent les narines des enfants, au point qu'ils ne refpirent, ne tètent, & n'avalent qu'avec peine, ce qui leur fait éprouver un mal-aife infupportable.

Pour diffiper cette incommodité, il faut commen cer par leur faire prendre un petit purgatif ; enfuite on fondera le mucus épais qui bouche leur nez, & on rendra leur refpiration tout-à-fait libre, en humectant de temps en temps, & légèrement les narines avec un linge trempé dans une mixtion compofée d'une demi-once *d'eau de marjolaine*, dans laquelle on aura diffout deux ou trois grains de *vitriol blanc*. On pourra encore faire ufage, de la même manière, d'un mélange *d'huile de marjolaine* & *d'huile d'amandes douces*, & il aura le même fuccès.

Des Hernies.

On entend par hernie toute tumeur qui a fon fiège dans quelqu'endroit de la circonfèrence de l'abdomen, & qui reconnoît pour caufe le déplacement

---

(*r*) Voy. ci-deffus, pag. 653. not. (*d*).

de quelque viscère du bas-ventre , favorisé par la rupture ou le relâchement du péritoine. Comme ce qui regarde cet accident, est traité très-en détail dans tous les livres de chirurgie , je me bornerai à quelques réflexions qui me paroissent essentielles.

Les garçons sont plus sujets aux hernies ; on sait qu'ils sont en général plus difficiles à élever que les petites filles.

Une des causes les plus communes des hernies des petits enfants sont leurs cris répétés , d'où il est important de ne les pas laisser crier trop souvent & trop longtemps ; les lamentations , les pleurs & les cris sont le seul langage qu'ils aient en leur pouvoir pour exprimer leurs douleurs: il faut donc le comprendre & apporter promptement les secours convenables. Le même accident peut encore être occasionné par une toux forte & opiniâtre.

La hernie ombilicale appellée *Exomphale ,* est celle que les enfants éprouvent le plus fréquemment. Ils l'apportent même quelquefois en naissant : dans ce cas , il faut avoir la précaution de lier le cordon ombilical un pouce au moins au-dessus du sac herniaire, afin de ne le pas comprendre dans la ligature.

Lorsque l'exomphale vient quelque temps après la naissance , il y en a qui l'attribuent à la négligence de l'accoucheur ou de la sage-femme qui a lié le cordon trop loin du ventre : mais c'est sans aucun fondement , car la séparation spontanée du cordon se fait toujours au même endroit , c'est la nature qui la détermine constamment au lieu où se trouve l'anneau de la peau du ventre de l'enfant, & l'homme de l'art n'y a aucune part. Cependant il est vrai qu'il peut prévenir l'exomphale par un moyen bien simple à employer, qui consiste à maintenir sur l'ombilic, depuis le moment de la naissance jusqu'à celui où l'on quittera le maillot, une compresse un peu épaisse, & que l'on changera toutes les fois qu'on *remuera* l'enfant. Avec cette précaution, ſes cris & les efforts qu'il fera en touſſant, cauſeront très-rarement la hernie ombilicale.

Lorſqu'elle a lieu, ſoit qu'elle ſoit naturelle ou qu'elle ſoit arrivée depuis la naiſſance, il faut commencer par la réduire, & enſuite on empêchera avec un bandage que les parties ne ſortent de nouveau. Pour l'exomphale naturelle, il eſt plus à propos de préférer le *bandage de corps :* ainſi on appliquera d'abord les compreſſes graduées appliquées ſur le nombril, en commençant par la plus large qui doit toucher la peau, & on maintiendra le tout avec le bandage que je viens de nommer. Lorſque l'enfant n'a qu'un ou deux mois, je penſe que l'on fera encore bien d'employer le même moyen pour retenir les parties naturellement réduites. Mais les *brayers* ſont meilleurs lorſqu'il eſt plus âgé : il y a des Chirurgiens qui veulent qu'ils ſoient faits de toile. Cependant ils cauſent ſouvent des éryſipèles aux petits enfants ; d'ailleurs, pour peu qu'ils crient ou faſſent quelqu'effort, l'inteſtin ſort par-deſſous la pelote, & ſe loge entre elle & l'aponevroſe des muſcles du bas-ventre, parcequ'on ne peut faire une compreſſion convenable avec ces ſortes de *brayers :* d'où il faut conclurre que les bandages élaſtiques d'acier ſont préférables, & qu'on doit s'en ſervir même pour les enfants qui n'ont que trois ou quatre mois.

On tiendra, à l'égard des autres eſpèces de hernies, la même conduite : on réduira d'abord les parties, & on emploiera enſuite les moyens indiqués pour en empêcher le déplacement (*s*).

____

(*s*) Les nourrices ont coutume d'appeller du nom de *boyaux venteux* la tumeur cauſée par la hernie, elles ne reconnoiſſent d'autre cauſe de cette maladie que les vents, & en conſéquence elles emploient encore aſſez indécemment la méthode ridicule dont nous avons déjà fait mention en parlant de l'hydrocèle.(Voy.ci-deſſus, p.638.) Comme les ef-

Il ne faut donner dans les hernies aucun remède intérieur. Quand la réduction est faite, on peut, si l'on veut, appliquer la *turquette* écrasée, de l'épaisseur d'un travers de doigt; encore cela n'est-il pas bien nécessaire.

Il reste une observation importante à faire au sujet du *bubonocèle* ou de la hernie inguinale. Les testicules ne sont pas encore ordinairement descendus dans les bourses chez les enfants (*t*), ils n'en prennent le chemin qu'à un certain âge: mais quelquefois ils s'arrêtent à l'aîne, ils ne peuvent franchir l'anneau des muscles du bas-ventre, & excitent de très-vives douleurs. Faute d'attention ou de connoissance, on pourroit prendre pour une hernie la tumeur qu'ils causent, & en conséquence appliquer un bandage, ce qui auroit, comme on le juge aisément, de très-fâcheuses suites. Il est donc très-essentiel de bien distinguer ce cas. Quand la tumeur inguinale est produite par le testicule, les bourses sont vuides, ce qui donne déjà quelques lumières sur sa véritable cause : d'ailleurs elle est dure & elle résiste, au lieu que celle qui est due au déplacement de l'intestin, a ordinairement un volume plus gros, rentre, ne résiste point, & fait entendre, quand on la presse, un petit bruit ou un *gargouillement*. C'est sur-tout à ces derniers signes qu'il faut s'en rapporter pour connoître parfaitement si la tumeur inguinale est

---

forts que fait le petit enfant occasionnent le gonflement de sa verge, elles la pompent, & prétendent le guérir en en faisant sortir les vents.

(*t*) Il y a des enfants dont les testicules sont dans les bourses dès l'instant où ils viennent au monde : il y en a même chez qui on les a aussi trouvés descendus dans le *scrotum*, quoiqu'ils fussent morts dans le sein de leur mère avant le terme de la grossesse. On voit au contraire des hommes chez qui un testicule ou tous les deux restent renfermés dans le bas-ventre tout le temps de leur vie.

herniaire ; car elle pourroit encore être produite par un testicule engagé dans l'anneau , quoique les bourses en contiennent déjà deux, puisqu'il est certain que certaines personnes en ont trois ; &, d'un autre côté, comme il y en a aussi qui n'en ont qu'un, les bourses vuides d'un côté ne suffisent point pour faire juger que la tumeur n'est pas une véritable hernie. Lorsqu'on est sûr qu'elle est causée par un testicule engagé, il faut tâcher de le faire descendre dans les bourses, en l'embrassant avec l'extrémité des doigts à la partie supérieure, c'est-à-dire à celle qui regarde le ventre , en irritant l'enfant ou en lui pinçant le nez pour lui faire faire des efforts ou provoquer l'éternuement, & en pressant un peu plus le testicule, mais sans le serrer trop, au moment de la contraction des muscles du bas-ventre , pour le pousser en avant & l'aider à franchir l'anneau. Cette méthode réussit presque toujours.

Il arrive que les testicules ne descendent dans les bourses qu'à l'âge de quatorze ou quinze ans, & même plus tard, ce qui est cependant rare : alors ils peuvent s'arrêter à l'aîne, & causer une tumeur accompagnée de douleurs vives, de même que chez les enfants. On la reconnoîtra à l'aide des mêmes signes, & on y remédiera également par la méthode que nous venons d'enseigner.

Du Rachitis.

Le Rachitis est la courbure de l'épine & des os longs. Cette maladie a trois dégrés , le premier qui est la *chartre* (u), le second qui est le *nouage*, & le troisième qui est le *rachitis* proprement dit.

(u) Ou *charte*, qui signifie prison, parceque ceux que l'on retient en prison deviennent maigres & languissants, comme ceux qui sont attaqués de cette maladie.

Ce qu'on a avancé fur la nouveauté du rachitis, ne me paroît pas prouvé. On ne connoît cette maladie, difent quelques auteurs, que depuis 200 ans ou environ : c'eft, felon eux, en Angleterre, qu'elle a pris naiffance vers le milieu du feizième fiècle, d'où elle s'eft étendue peu-à-peu vers les bords de l'Ifle, de-là chez les Flamands & les Hollandois, & n'a pas enfin tardé à fe manifefter en France. Mais il eft probable au contraire que fon origine n'eft pas nouvelle, & qu'*Hyppocrate*, ainfi que d'autres anciens, en ont eu connoiffance (*x*). Toutefois, il eft au moins certain qu'elle eft plus commune dans quelques-unes de nos provinces que dans d'autres ; qu'elle s'obferve davantage dans les provinces boréales & moins dans les méridionales ; qu'on la rencontre plus fouvent dans les villes & fur-tout dans notre capitale que dans les campagnes ; enfin qu'elle n'a point encore fait de progrès en Efpagne, & que les habitants de ce royaume en font rarement attaqués.

Les enfants ne viennent pas au monde rachitiques, mais ils apportent en naiffant une difpofition à le devenir. Le rachitis commence quand les dents percent, c'eft-à-dire à fix ou neuf mois. Avant fix mois, on ne voit pas d'enfants en être attaqués, & très-rarement après deux ans ou deux ans & demi.

Il faut diftinguer la caufe prochaine du rachitis de fes caufes éloignées. La caufe prochaine eft la foibleffe des fibres offeufes, foibleffe qui permet aux fucs dont leur fubftance eft arrofée de s'arrêter entre elles, & de les diftendre ; d'où naiffent les nœuds &

(*x*) Voyez à ce fujet *Schelammer*, Medecin Allemand, & l'ouvrage de M. *Le Vacher de la Feutrie*, Docteur en Médecine de la Faculté de Paris, publié l'année dernière, dans lequel il me paroît avoir favamment difcuté tout ce qui a rapport à l'hiftoire, aux caufes & au traitement du rachitis.

la courbure des os. Les caufes éloignées font toutes celles qui pourront occafionner ou favorifer cette foibleſſe, comme le peu d'action de la part des vaiſſeaux, l'abus des chofes aigres, un lait vicié ou altéré, le mauvais air, & l'habitation dans des lieux humides & marécageux. Voilà pourquoi il y a tant de rachitiques à Paris (y) : les enfants y font peu d'exercice ; ils refpirent un air lourd & épais; on les tient continuellement renfermés ; ou, quand ils fortent, l'air qu'ils refpirent n'eſt point falutaire ; d'ailleurs on les remplit d'aliments mal-choifis, fouvent furchargés de parties acefcentes faciles à fe développer, tels que la bouillie, qui eſt plus capable que tout autre de caufer le rachitis. On a obfervé que la plûpart des enfants qui naiſſoient de parents affligés de la goutte, ou du rhumatifme, ou de quelque maladie cutanée, étoient fujets à cette maladie : on a fait la même obfervation à l'égard des enfants des vieillards, ou des pères & mères qui avoient une fanté foible & délicate. *Boerrhaave* a foupçonné qu'il y avoit dans le rachitis une teinte de mal vénérien : il eſt certain qu'il peut bien quelquefois concourir avec les autres caufes éloignées de cette maladie chez les enfants qui font nés de parents, ou qui font allaités par des nourrices infectées d'un pareil mal : mais auſſi l'expérience prouve que certains enfants font rachitiques, quoiqu'ils appartiennent à des parents très-fains, & quoique leurs nourrices aient les mœurs les plus irréprochables, tandis qu'il y en a d'autres dont les humeurs font certainement gâtées par un vice vénérien, qu'ils ont gagné dans le fein de leur mère ou par la lactation, & qui cependant ne font aucunement attaqués

---

(y) En effet les riquets de toute efpèce, bancals ou boffus, font ſi communs dans cette ville, qu'on a coutume de dire, dans les provinces, de ceux qui ont une conformation viciée, qu'ils *font faits à la Parifienne.*

du rachitis. Il faut faire la même remarque à l'égard du vice scorbutique, écrouelleux, ou autre.

J'ai dit ci-dessus que le rachitis avoit trois dégrés. Quand un enfant en est menacé, il est vorace; il a le visage pâle, & la paleur s'étend jusqu'aux lèvres; il est indolent, il veut toujours être assis & tranquille, ses extrémités sont remarquables parcequ'elles n'ont pas la grosseur qu'elles doivent avoir, sa tête volumineuse est portée sur un cou maigre; son ventre est gros, cependant il n'a ni duretés, ni obstructions, ni squirrosités; la peau est molle, & tout le systême musculaire dépérit. Dans le second dégré, tout ce qui précede a toujours lieu & prend même de l'accroissement: les joues s'enflent, le visage devient quarré, l'esprit est plus fin & plus précoce, les sutures s'écartent, les bords des os sont plus distants, la vivacité augmente, les yeux sont pétillants, les arteres carotides & les veines jugulaires sont très-volumineuses, tandis que les autres dépérissent; il y a des nœuds à l'extrémité des os longs, tels que le *radius*, le *cubitus*, &c. le ventre s'élève, se tuméfie, devient dur; le foye & la ratte deviennent plus volumineux, sans offrir de rénitence; les déjections sont naturelles; l'enfant aime encore plus l'inaction, il est continuellement assis, bientôt il voudra être couché, &, s'il marche, il se dandine. Dans le troisieme dégré il a une faim canine, il dévore; les côtés du thorax s'enfoncent, le *sternum* s'avance, comme à la poitrine des oiseaux; les os plats, ceux du *bassin*, l'omoplate, diminuent en largeur, mais ils s'épaississent; l'épine se contourne de quelque façon que ce soit; les jambes & les cuisses se contournent aussi; quant aux contorsions des bras, elles sont plus rares, parcequ'ils ne sont pas obligés de fléchir sous un poids considérable, comme les extrémités inférieures; les nœuds deviennent douloureux, l'amaigrissement augmente de plus en plus & est bientôt au comble; le ventre se remplit d'eau, les déjections font lyentériques ; les dents font noires ; l'enfant respire difficilement, il routle, il crache un peu de fang ; fon pouls, qui étoit un peu fiévreux, le devient davantage ; ou il a une fièvre lente, il languit quelque temps, & périt enfin de phtisie. Si l'on ouvre fon cadavre, on obferve que la rate & le foye font plus gros qu'à l'ordinaire , mais ils ne font pas obftrués ; il y a des empâtements dans *l'abdomen*; le cerveau eft empâté , volumineux , tous fes vaiffeaux font gorgés de fang ; on trouve auffi le poumon gâté, mais il paroît qu'il ne fouffre que fecondairement à caufe de l'enfoncement des côtes ; & quant aux os , leur ramolliffement eft quelquefois pouffé à un tel point qu'on peut les couper avec le fcalpel.

Il n'eft pas difficile de diftinguer fi un enfant eft difpofé au rachitis, ou s'il l'a actuellement & à quel dégré. S'il a reçu la vie de parents mal-fains ; s'il a été allaité par une mauvaife nourrice ; fi fes dents font tardives ; s'il a le vifage gros & pâle ; fi fa chair eft molle ; fi fa tête eft par proportion plus volumineufe que les autres parties de fon corps ; fi fa poitrine fe ferre, on peut préfumer qu'il a une difpofition au rachitis ; car fur cent enfants qui ont ces fymptômes , il y en a quatre-vingt dix-neuf chez lefquels ils font fuivis de cette maladie. Obfervez furtout que ce qui peut principalement la faire préfumer , c'eft la dentition lente & tardive ; elle a cependant bien commencé , mais la nature a fufpendu fon travail ; l'enfant fe plaint, il eft foible , il a un dévoiement, c'eft qu'il fait fes dents, dit-on communément , l'on fe tient tranquille , & l'on ne fort de cette fauffe fécurité que lorfque le rachitis fe manifefte par des fignes qui ne peuvent plus fe laiffer méconnoître. Il faut donc, pour être en état de le prévenir de loin, obferver avec foin fi tel enfant a déjà eu des dents, fi elles font venues facilement , & fi le travail s'eft enfuite arrêté. Par exemple, il a fes dents canines & toutes les incifives, elles font forties à temps & librement : mais voici l'époque où les molaires devroient pouffer, cependant elles ne viennent pas, il n'y a même pas d'apparence que la nature fe prépare à les faire fortir ; d'ailleurs les gencives font applaties, l'enfant fe dandine, il eft vorace, fon ventre fe boufit : quand tout cela a lieu, on a raifon de foupçonner que les dents ne pouffent pas parceque leur germe ne fe durcit pas, qu'il eft au contraire amolli, & que la difpofition rachitique en eft la caufe.

Il fera facile de ne pas confondre le rachitis avec le carreau, & l'engorgement des glandes du méfentère. Quand les dents noires tombent chez les rachitiques, on pourroit regarder cela comme un figne de fcorbut : mais les gencives font affectées chez les perfonnes attaquées de ce dernier mal, au lieu qu'elles ne le font pas chez les enfants *noués* ; les fcorbutiques ont des taches à la peau, les rachitiques n'en ont pas ; chez ces derniers les os fe contournent, ce qui n'arrive pas aux fcorbutiques. Enfin on a confondu le rachitis avec le *fpina-ventofa* : cependant il y a bien de la différence. Dans le *fpina-ventofa*, une feule partie eft affectée, ce mal eft local, l'autre eft univerfel.

Le rachitis eft une maladie grave. Il vicie & corrompt les humeurs, il gâte le cerveau & les autres vifcères de la poitrine ou de l'*abdomen*, il amollit les os, gêne toutes les fonctions, allume la fièvre, & déprave enfin toute la machine. Au premier dégré, le rachitis ne tue point ; au deuxième, il tue quelquefois ; au troifième, il eft incurable : encore ceux qui guériffent au fecond dégré, reftent-ils débiles, foibles, & contrefaits : ils font un poids inutile fur la terre, rarement ils ont une longue vie ; &, s'ils fe marient, ils mettent au monde des enfants rachitiques qui vivent encore moins long-temps, & laiffent d'autres enfants qui ne paffent pas l'âge de deux ou trois ans. C'est ainsi que ce mal cruel est vraiment destructeur du genre humain, s'il épargne la première ou la seconde génération, il n'épargne pas la troisième.

Lorsqu'on prévoit qu'un enfant est menacé du rachitis, il faut lui faire quitter la ville, c'est le meilleur parti que l'on puisse prendre alors. D'ailleurs on ne fera, pour le présent, aucun remède. Cet enfant a bon appétit, il fait encore bien toutes ses fonctions : envoyez-le sans tarder à la campagne, sur quelque lieu élevé, ou sur quelque mi-côte, s'il ne peut supporter un air trop vif. On lui choisira un endroit éloigné des lacs & des rivières. Il habitera la chambre la mieux exposée, la plus battue par les vents, & qui sera ouverte, s'il est possible, au soleil levant, afin qu'il respire tous les matins l'air le plus pur. Il ne mangera ni panade, ni bouillie, ni laitage, ni aucune substance qui fournisse des particules aigres ; mais de la soupe grasse, & de la viande rôtie. Il boira du bon vin, ou à son défaut, de la bonne bierre, ou des eaux minérales aiguisées avec un peu de sel ; mais elles ne valent pas le vin. Une très-petite quantité de ratafiat, qu'on lui accordera quelquefois, pourra aussi lui être salutaire. On lui permettra volontiers d'aller en carrosse, en charette, à cheval : on le fera aussi marcher & jouer au grand air & au soleil, & l'on ne sera pas fâché qu'il fasse beaucoup d'exercice, qu'il soit sans cesse en agitation, & qu'il roule son corps par terre, au lieu de rester assis sur une chaise. On lui donnera du goût pour les fleurs, on tâchera qu'il s'amuse & joue préférablement dans un parterre ; l'on frottera souvent son petit corps, sur-tout le long du trajet de l'épine, avec une flanelle qu'on aura exposée auparavant à une vapeur aromatique (z) ;

(z) L'on pourra se servir pour ces frictions d'une poudre composée de *benjoin*, de *mastic*, d'*oliban*, de *juccin*, &

&, s'il est possible, il couchera sur de l'aveine mêlée avec des plantes odoriférantes, telles que la *marjolaine*, la *menthe*, la *melisse*, le *melilot*, la *rose*, &c. Enfin on négligera son éducation morale, on ne le fera point pleurer, & l'on ne le contristera jamais.

Voilà le régime sur lequel un Médecin sage doit insister, & que l'on a vu réussir plus que tous les remèdes. En effet, les seuls dont on fera usage, seront les purgatifs amers, tels que la rhubarbe, que l'on administrera de temps en temps (*a*). Ensuite la na-

---

d'*encens*, à la dose d'un gros chacun : en jettant une ou deux pincées de cette poudre sur des charbons ardents, il s'en élevera une vapeur que l'on recevra avec une flanelle.

(*a*) Voici l'endroit de l'ouvrage du Dr. *Young*, qui a rapport au rachitis & aux écrouelles; car il a traité dans le même article ce qui regarde ces deux maladies. Voy. ci-dessus, pag. 647. not. (*b*).

« Le rachitis & les écrouelles, dit-il, sont deux maladies
» fort distinctes. Cependant, dans ces deux maladies, les
» enfants sont d'une constitution délicate & phlegmatique;
» elles commencent aussi toutes deux à attaquer les enfants,
» pour l'ordinaire, entre le sévrage & l'âge de six ans; en-
» fin l'effet de l'*opium* est le même dans l'une & dans l'au-
» tre; voilà pourquoi je prends le parti d'en parler dans le
» même article ».

« J'ai vu plusieurs enfants écrouelleux & riquets, qui de-
» venoient après le sévrage & rarement avant, foibles, pâles
» & indolents; & qui avoient communément un dévoie-
» ment dans le temps où ils faisoient leurs dents : mais
» quoique leur cas, leur âge, & leur régime ne soient pas
» les mêmes, je suis cependant convaincu par l'expérience
» que le *laudanum liquide*, donné chaque nuit à la dose de
» quatre, cinq gouttes, ou même à une plus grande dose,
» leur fait beaucoup de bien; sur-tout s'ils ont avec le dé-
» voiement des douleurs dans le ventre, ce qui arrive sou-
» vent.

» J'ai une si grande confiance en l'usage du *laudanum li-*
» *quide* dans les cas ci-dessus mentionnés, que si j'avois des
» enfants qui fussent menacés de l'une ou de l'autre de ces

ture se suffit à elle même : il en est de cette maladie comme des écrouelles qui se dissipent quelquefois par succession de temps, pourvu qu'on le conduise comme je le prescris : un bon air, des aliments sains & en petite quantité, du pain & des sucs d'animaux faits, sur-tout de l'exercice ; il faut tirer l'enfant de son lit, pour l'arracher à un sommeil trop long qui lui seroit nuisible, & le livrer à l'agitation qui lui est si nécessaire : si le rachitis ne cède point aux remèdes dans les villes, c'est que l'exercice n'y est pas possible.

» maladies (le rachitis & les écrouelles) je commencerois
» de bonne heure à leur administrer ce remède chaque nuit,
» quoiqu'ils n'eussent ni douleur ni dévoiement.

» Il est vrai que mon espérance a été trompée dans le
» traitement de quelques enfants : mais quelques-uns de
» ceux-là ont fait usage du *laudanum liquide* plus long-
» temps que le dévoiement ou les tranchées ne l'exigeoient,
» & les autres l'ont pris sans observer un bon régime. Pour
» entretenir passablement la santé des enfants foibles, on
» use avec avantage du *Mars* & du *quinquina* ; & d'ailleurs
» il faut exactement régler leur régime. Leur nourriture
» doit être restaurante, mais en même temps légère ; elle
» sera composée en partie de chair d'animaux, mais en telle
» quantité qu'elle ne surchargera pas leur estomac ; & leur
» boisson sera de l'eau avec quelque poudre absorbante, ou
» de l'eau mêlée avec du vin, dont la sagesse du Médecin
» réglera la quantité ».

« Je ne prétends pas déterminer si l'*opium* est salutaire
» dans ces maladies comme cordial, ou simplement parce-
» qu'il procure du repos, ou parcequ'il provoque ce mou-
» vement intestin du sang dont les constitutions froides
» ont tant de besoin : mais je pense qu'il peut fortifier les
» solides, & prévenir les fluxions séreuses sur les glandes,
» par les mêmes moyens qu'il prévient une diarrhée ; & qu'il
» peut corriger le sang aqueux comme il agit dans un ca-
» tarrhe. En un mot, tout mon traitement pour les mala-
» dies dont il est question, consiste dans le *laudanum li-*
» *quide*, les *absorbants*, le *mars*, le *quinquina*, & des ali-
» ments restaurants & de facile digestion. Je connois des

Ce que je viens de dire eſt pour l'enfant ſévré ; mais il s'agit de ſavoir ſi l'on ſévrera, ou non , celui qui eſt encore à la mammelle. Le ſévrage eſt trop rigoureux, on changera ſeulement la nourrice, & on en prendra une autre qui aura les qualités requiſes : mais auſſi l'enfant ne ſera pas ſeulement nourri du lait de ſa nourrice , on lui donnera encore de la ſoupe faite avec du bouillon gras. L'on prendra garde ſur-tout à l'air qu'il reſpirera, on aura ſoin qu'il

---

» mères à qui l'on ne peut pas perſuader que leurs enfants,
» diſpoſés aux fluxions , peuvent recevoir autant de ſoula-
» gement de quelqu'autre remède que des purgatifs ; & ce
» qu'elles apportent pour leurs raiſons eſt ſi plauſible , que
» la méthode purgative a été adoptée & eſſayée par les dif-
» férents praticiens, & preſcrite par les ſyſtématiques, quoi-
» que toujours ſans ſuccès. J'ai embraſſé moi - même la
» même opinion, juſqu'à ce que l'expérience m'ait mieux
» inſtruit ; & je ſuis à-préſent parfaitement convaincu que
» les évacuations ſont plutôt nuiſibles , à moins qu'on n'en
» uſe avec modération , & qu'on ne choiſiſſe parmi les re-
» mèdes ceux qui ſont un peu aſtringents ».

Le même auteur dit encore dans un autre endroit : « Les
» enfants foibles & riquets, ou ceux qui ſont nés de parents
» ſcrophuleux , conſervent ſouvent une bonne ſanté les deux
» ou trois premières années de leur vie : mais alors le levain
» ſcrophuleux qui s'étoit tenu caché commence à ſe mani-
» feſter , & , entr'autres ſymptômes, excite communément
» une diarrhée , accompagnée ſouvent d'un gros ventre &
» des ſignes du rachitis.

» Il y a d'autres enfants, dans les campagnes, apparte-
» nants à des ſervantes de fermiers , qui ſe nourriſſent de
» lait de beurre aigre & de gruau d'aveine ; ou au moins
» cette nourriture eſt-elle celle de ces femmes qui ſont les
» plus pauvres. Ces enfants ont un teint pâle & jaunâtre, &
» un gros ventre ; ils ſont indolents & ne font aucun mouve-
» ment. Cet état eſt ſouvent accompagné d'un dévoiement ;
» mais il eſt évident qu'il eſt l'effet de la mauvaiſe nour-
» riture , & de l'inaction funeſte qui s'oppoſe à la digeſtion :
» car auſſi-tôt qu'ils ſont plus âgés & qu'ils peuvent mener
« la charrue , l'exercice qu'ils font les guérit efficacement.

foit couché convenablement , & on le promenera
fouvent. Voilà la conduite qu'il faut tenir jufqu'au
temps de la dentition. Au refte le rachitis attaque
rarement les enfants à la mammelle.

Quand cette maladie eft parvenue au deuxième
ou au troifième dégré, on propofe un grand nombre
de remèdes. D'après l'idée de *Boerrhaave*, on a donné du *mercure* ; mais il a fait plus de mal que de
bien. Le *favon* a auffi été mis en ufage ; mais il n'a

—————————————————————————

,, Or il eft prefque certain que de bons aliments , donnés
,, en petite quantité , guériroient ces enfants , tandis que
,, l'*opium* leur feroit nuifible. Mais , quoique je n'en faffe
,, pas ufage , dans ce dernier cas , je ne fais pas difficulté de
,, donner chaque foir , à l'heure du coucher , quatre , cinq ,
,, ou fix gouttes de *laudanum liquide* , dans la diarrhée des
,, enfants fcrophuleux , où je dois accufer leur nourriture
,, moins que l'état morbifique des humeurs , & fur-tout s'ils
,, fe plaignent de tranchées & d'infomnie. Je ne puis dire
,, s'il agit purement comme calmant , ou fi les petites dofes
,, que j'en donne agiffent comme un cordial , qui provoque
,, le mouvement des fluides ; mais ce qu'il y a de fûr , c'eft
,, qu'il produit un très-bon effet. Je confeille d'adminiftrer le
,, *laudanum liquide* au moins une heure après fouper ; mais
,, fi le régime de l'enfant n'eft pas bien réglé , on ne s'ap-
,, percevra pas de fes effets ,,.

,, Dans le cas où quelques enfants foibles , de la claffe
,, dont je viens de faire mention , étoient prefque anéantis
,, par le bain froid , & reftoient dans un tel état d'affoiblif-
,, fement , après en être fortis , qu'ils continuoient à avoir
,, froid & à friffonner pendant long-temps , (une grande
,, chaleur doit fuccéder au bain froid , autrement il caufe
,, ou il augmente le dévoiement) je défendois le bain , &
,, j'ordonnois avec fuccès quelque *confection aromatique*
,, avec une petite quantité de *mars* , & pour le foir du *lau-*
,, *danum liquide*.

,, Quoique je ne doute pas que le bain froid n'ait fouvent
,, fait beaucoup de bien aux enfants foibles & riquets , il y
,, en a cependant qui font trop affoiblis pour fupporter le
,, choc qu'il donne à toute la machine ,,.

pas mieux réussi. On a encore pensé à la *garence*; mais on n'a pas encore assez d'expériences pour prononcer sur l'utilité de cette plante, on ne peut que la soupçonner. Si on la donne, ce doit être en décoction : on en met une demi-once sur une pinte d'eau, & on y ajoute un peu de *réglisse* pour la rendre plus agréable. Les absorbants, les cloportes, les gommes, que quelques-uns conseillent, ont été administrés sans succès. Il en est de même de l'*aloës*, que l'on a vanté en le donnant à une très-petite dose : on ne l'a pas vu produire de grands effets. Mais, entre tous les remèdes internes, le meilleur est l'*ipecacuana* mêlé avec les absorbants, ou, mieux encore, avec quelqu'alcali fixe, tel que l'*huile de tartre par défaillance*, ou le *sel de tartre*. On donne très-peu d'*ipecacuana* à la fois, on en met dans les bouillons ; ou bien l'on mêle ensemble un *demi-grain d'ipecacuana, quinze grains d'absorbants, & trois ou quatre grains d'alcali fixe*, & l'on fait prendre ce mélange à l'enfant, en le glissant dans son pain, dans des confitures, & dans tout ce qu'il mange.

On lui fera aussi faire usage d'une boisson médicamenteuse. Rien n'est meilleur qu'une eau où on fait fondre du *sel d'Epsum* à la dose d'*un gros* sur une pinte. On peut s'en tenir à cette boisson, elle est excellente ; ou on lui substituera une eau amère & astringente, telle que celle de *millefeuille*, ou les eaux ferrugineuses mêlées avec quelqu'infusion de plantes aromatiques.

Il faudra encore purger de temps en temps, & donner la préférence aux purgatifs amers, tels que le *rapontic* & la *rhubarbe*.

On use beaucoup en Angleterre des bains froids, &, dit-on, avec succès. Quelques Médecins Anglois qui ont écrit sur le rachitis, vantent beaucoup leurs bons effets dans cette maladie, & assurent même qu'il ne faut pas espérer de la guérir sans leur secours, malgré tous les autres médicaments que l'on peut employer. Il y a en effet tout lieu de croire que le bain froid est un remède excellent, parcequ'il agit comme tonique, & que les toniques sont les véritables remèdes du rachitis : mais il est difficile, & souvent impossible parmi nous de le mettre en usage, les enfants ne peuvent souffrir d'être plongés dans l'eau froide, &, d'un autre côté, les parents n'ont pas assez de force & de courage pour vaincre leur répugnance. Cependant, comme il est certain que cette conduite molle devient funeste aux enfants en les privant d'un moyen vraiment salutaire, il faut tâcher d'obtenir des pères & mères, par les conseils & les exhortations, qu'ils agissent avec plus de fermeté & qu'ils consultent davantage, dans l'administration d'un remède à la vérité difficile à supporter, le grand bien qui en doit résulter (*b*).

On a encore proposé les *cautères* & les *véficatoires* ; mais s'ils pouvoient être bons, ce ne seroit sûrement pas dans le dernier dégré de la maladie où les enfants sont maigres & étiques : & d'ailleurs on ne doit pas en attendre un effet bien avantageux, même lorsque la maladie est moins avancée.

Il est important de remarquer que le régime prescrit, pour le premier dégré, doit à plus forte raison être exactement suivi. pour les enfants qui sont déjà parvenus au second & au troisième ; qu'on attendra envain le succès des meilleurs remèdes & les mieux administrés, tant qu'ils resteront à la ville ; & que l'air de la campagne & l'exercice sont indispensables pour seconder l'effet des différents moyens que l'on mettra en usage.

Il vient un temps de crise chez les rachitiques, vers l'âge de six, sept, huit ou dix ans, où la nature

---

(*b*) Voy. ci-dessus, pag. 691. la fin de la note *a*.

semble rassembler toutes ses forces , pour résoudre
la maladie (*c*).

Cette crise est de deux sortes ; car, ou elle se fait
d'une manière sourde & lente , ou d'une manière
rapide & violente par une fièvre aigue & que l'on
pourroit appeller fièvre rachitique. Dans le premier
cas , l'enfant parvenu à sept ou huit ans a d'abord
une petite fièvre , il maigrit un peu , il a un petit
dévoiement, la peau est scabreuse & inégale : cependant il mange bien , & l'on fait peu d'attention à ces
commencements. Enfin la fièvre augmente, l'enfant
crie , il souffre des douleurs qu'il rapporte aux extrémités des os ; il est bientôt obligé de garder le lit ;
il tombe tout-à-fait dans le marasme , & il meurt
après avoir langui. Dans le second cas, il est assom-
mé par une fièvre aigue, & il périt en quatre ou cinq
jours.

La plûpart des enfants périssent dans cette crise,
sur-tout lorsqu'elle se fait d'une manière rapide ; car
il est évident que l'on a d'autant plus d'espérance,
qu'elle traîne plus en longueur : mais le petit nombre de ceux qui y résistent, vivent & sont bien conformés , avec cette exception qu'ils ont toujours une
petite taille.

Le traitement est d'autant plus difficile, que l'on a
affaire à des corps épuisés & cacochymes. La saignée
est bonne dans le commencement, sur-tout lorsqu'il
y a beaucoup de fièvre ; mais il faut toujours l'employer avec modération. D'ailleurs on a recours aux
bouillons délayantes, aux *esprits volatils* dont on peut
donner de temps en temps *trois* ou *quatre gouttes*
dans un verre de boisson ou dans un bouillon, & aux
purgatifs amers administrés plusieurs fois. Il faut
prendre garde d'employer les narcotiques, qui sou-

____

(*c*) Les nourrices appellent cette crise *dénouage*, ce qui
est assez fondé.

Jagent bien les douleurs aigues qu'éprouvent alors les enfants, mais qui auſſi ſuſpendent le travail de la nature.

Des obſtructions du bas-ventre.

Les obſtructions qui ont leur ſiège dans le bas-ventre ſont de deux eſpèces. Dans l'une, la ratte eſt dure, groſſe, & quelquefois énorme ; le foye & les parties adjacentes ſe tuméfient auſſi ; le ventre eſt élevé, gros, & dur comme un pavé, d'où l'on a fort bien nommé cette maladie *le carreau.* Dans l'autre, les glandes du méſentère s'empliſſent d'une matière blanche, groſſiſſent, ſe bouchent enfin, & ne laiſſent plus aucun paſſage au chyle : on a appellé cette dernière maladie *chartre* (*d*) ou *atrophie.* Dans *le carreau* il arrive bien auſſi que les glandes du méſentère s'obſtruent ; mais ce n'eſt que ſecondairement, de même que le foie ou les autres viſcères voiſins, & la maladie principale eſt l'obſtruction de la ratte : au lieu que dans l'*atrophie* les glandes méſentériques ſont primordialement affectées, la ratte étant dans un état très-ſain. D'où l'on voit que *le carreau* & l'*atrophie* ſont deux maladies très-diſtinctes, quoiqu'on les confonde communément dans la pratique, & cette vérité ſera encore miſe dans un plus grand jour par le détail des ſymptômes de l'une & de l'autre.

C'eſt ſur-tout à l'occaſion de ces obſtructions du

(*d*) On a donné ce nom au rachitis & à l'atrophie, à cauſe de l'amaigriſſement exceſſif où ces deux maladies conduiſent les enfants. (Voy. ci-deſſus p. 681, not. *u*.) Cependant il appartient plus particulièrement au rachitis, & il eſt à-propos de le lui laiſſer, pour ne pas jetter de la confuſion dans les idées, en donnant le même nom à deux êtres différents : à moins qu'on ne veuille exprimer en général par *chartre* l'état d'un enfant qui, par l'effet d'une maladie quelconque, eſt tombé dans le dépériſſement & le maraſme.

bas-ventre, qu'il faut fe rappeller ce que nous avons dit des mauvaifes digeftions des enfants (*e*). Leur eftomac n'a que des forces médiocres, les aliments y féjournent peu, & parcourent rapidement tout le canal inteftinal, ce qui fait qu'ils rendent des excré-iments liquides & mal-liés : d'ailleurs leurs fucs digeftifs n'ont point autant d'énergie que chez les adultes ; d'où il réfulte que la première coćtion eft exécutée d'une manière imparfaite. Mais le vice de cette première coćtion n'eft pas corrigé par la feconde, parceque les vaiffeaux n'ont pas affez de force pour bien lier les principes du fang ; ce qui explique pourquoi la lymphe chez les enfants eft vifqueufe & épaiffe (*f*).

Or cet épaiffiffement de la lymphe eft la caufe des maladies de congeftion auxquels ils font fujets, du *carreau,* de l'*atrophie.* Les autres caufes dépendent de la nourrice, ou des aliments. Les obftrućtions du bas-ventre attaquent plus fréquemment ceux à qui on donne de la bouillie : il y a des nourrices affez barbares pour en faire prendre à leurs nourrillons dès l'âge de trois mois ou même de fix femaines, mais leur eftomac ne peut la digérer : elle donne donc naiffance à des fucs épais & vifqueux qui s'arrêtent ou dans la ratte, ou dans les glandes du mé-

---

(*e*) Voy. ci-deffus pag. 584.

(*f*) C'eft de cet épaiffiffement de la lymphe que vient la boufliffure qui eft encore propre à l'enfant, auffi bien que l'humidité qui entretient dans fa fibre cette molleffe fi né-ceffaire, & fans laquelle elle auroit trop de vibrabilité, ce qui donneroit lieu à des maladies convulfives fans nombre. Sans doute que cette humidité eft un mal en foi, mais la nature en tire un avantage, favoir celui que je viens de défigner, & qui confifte a modérer la trop grande vibra-bilité de la fibre. De plus, il faut que cette fibre croiffe : or comment croîtroit-elle fi elle n'étoit pas humećtée, & fi elle étoit dans le même état que celle des adultes ?

fentère, & y forment obftruction (*g*). Si l'on veut abfolument leur donner quelqu'autre nourriture, pourquoi ne préfère-t-on pas le bouillon, ou le lait de vache feul, ou coupé avec une *décoction d'orge?* encore faut-il convenir que tout cela ne leur convient pas dans un âge fi tendre, & qu'ils ne doivent être nourris que du téton, tant qu'il n'y a pas néceffité de leur faire prendre d'autres aliments. Ceux qu'on fèvre trop tôt, ou qui obfervent un mauvais régime, après avoir été févrés dans le temps convenable, ou qui refpirent un air mal-fain, éprouvent encore fouvent les maladies dont il eft queftion. Enfin les enfants des hyftériques ou des hypocondriaques, des vieillards, & des perfonnes délicates, cacochymes & mal-faines, y font plus fujets que les autres.

Quand l'obftruction de la ratte & des parties adjacentes a lieu, on fent au bas de l'hypocondre gauche une tumeur dure, rénitente, comme un vrai *carreau*, qui s'étend jufqu'au nombril, & defcend vers l'hypogaftre : l'enfant eft plus vorace, il femble bien digérer, les déjections font bonnes, fes jambes s'enflent un peu, il n'y a pas de fièvre dans le commencement, le pouls eft réglé, & le vifage eft coloré.

Mais lorfque l'obftruction a fon principal fiège dans

(*g*) Le lecteur remarquera peut-être que je ne laiffe échapper aucune occafion de m'élever contre la bouillie, à laquelle il ne faut pas craindre d'attribuer la plûpart des maux qui affligent l'enfance. J'exhorte tous ceux à qui leur profeffion impofe la loi de la protéger, de réunir leurs efforts pour abolir l'ufage de cet aliment perfide, & pour obtenir des parents, mais fur-tout des nourrices, qu'ils lui en préfèrent d'autres plus falutaires, & non moins faciles à préparer. (Voy. ci-deffus, pag. 596. not.(*)) Si leurs foins vigilants pouvoient remporter une pareille victoire, j'eftime qu'ils rendroient le fervice le plus important à la patrie, en lui confervant une foule de citoyens que moiffonne une mort prématurée.

les glandes du méfentère, il y a une forte d'embonpoint dans le commencement ; le dévoiement eft
d'abord jaunâtre, il devient plus clair, puis on y
obferve des floccons blanchâtres qui ne font autre
chofe qu'un peu de chyle coagulé ; les matières deviennent bientôt grifâtres, enfin on reconnoît le *chy-
mus* tout pur. L'enfant a des coliques, il eft agité,
il maigrit ; fa poitrine, fes bras & les jambes dépé-
riffent, tandis que fon ventre eft gros & dur ; fes
yeux fe cavent, fes joues s'affaiffent ; il veut toujours boire ; fa peau eft sèche, âpre, inégale, *fqual-
lida*, elle eft terreufe ; & fes ongles femblent pro-
longés par le retirement de la peau. La fièvre eft
d'abord petite, elle devient plus confidérable, permanente, & elle augmente le foir. On trouve dans les
enfants morts de cette maladie les glandes mèfenté-
riques plus ou moins groffes, blanches, bouchées,
collées & raffemblées en maffe. Elles font quelquefois confondues avec le méfentère, de manière à ne
s'y pas reconnoître, & l'on voit dans le tiffu cellulaire
qui lie toute cette maffe, des tubercules comme chez
les cochons ladres. Ces glandes du méfentère font
blanches à caufe du chyle qui y eft arrêté, elles font
plus ou moins groffes à caufe de la quantité plus ou
moins grande de chyle qu'elles contiennent, & elles
font dures parcequ'il n'eft refté que la partie la plus
graffe & la plus épaiffe du chyle, & que la plus fubtile s'eft diffipée. Tous les autres fymptômes ne font
pas plus difficiles à expliquer.

Il eft rare que les boyaux fe colent dans le *carreau*
comme dans l'atrophie, à moins qu'il ne foit accompagné de colique & de fièvre ardente, d'où réfulte
alors la phlogofe par le moyen de laquelle les inteftins fe lient, s'uniffent, & quelquefois avec eux le
méfentère, la ratte, le foie, & même l'eftomac, ce
qu'on a quelquefois obfervé dans les cadavres des
enfants que cette maladie a conduits au tombeau.

Pour porter un diagnoftic fûr de l'atrophie, il faut

faire la plus grande attention à ſes différents dégrés,
car on en peut diſtinguer trois. Dans le premier, qui
eſt le commencement de la maladie, les enfants ont
un appétit dévorant, parceque les aliments qu'ils
prennent ne tournent pas à leur profit, & que leurs
humeurs, qui ne ſont pas renouvellées, s'altèrent &
acquièrent de l'acrimonie. Toutes les fois qu'on voit
un enfant dépérir, & cependant manger beaucoup,
il eſt fort à préſumer que les voies du chyle ne ſont
plus libres. Les ſelles ſont plus liquides qu'à l'ordinaire, elles ſont blanchâtres, & expoſées à l'air elles
verdiſſent, ce qui procède du chyle qui y eſt mêlé en
grande quantité. La maigreur ne ſe manifeſte peut-
être pas tout de ſuite au viſage, mais le corps, les
bras & les cuiſſes maigriſſent ſenſiblement. Il y a
grande ſoif, & les mains ſont chaudes. Cela eſt la fin
du premier dégré, ou le commencement du ſecond.
Alors le dévoiement eſt lyentérique, c'eſt une matière
délayée, c'eſt le chyle avec de l'eau; la ſoif augmente, la fièvre s'allume de plus en plus, le ventre
devient monſtrueux à meſure que le dévoiement &
l'amaigriſſement croiſſent; l'enfant a des inquiétudes, il ſe chagrine ſans ceſſe, il crie, il pleure, &
il veut toujours boire. Tel eſt le ſecond dégré. Déjà
le troiſième eſt ſurvenu & la peau s'amincit tellement
qu'on ſent les nœuds du méſentère, l'œil s'éteint, les
lèvres pâliſſent, la face eſt tiraillée, l'intenſité de la
fièvre & la quantité des déjections augmentent encore. Avec ce détail on ne riſquera pas de ſe tromper. Cependant comme il eſt plus difficile de juger
ſûrement au premier dégré, il faudra, auſſi-tôt qu'on
croira en reconnoître les ſymptômes, tâter le ventre
pour ſavoir s'il eſt dur, & pour découvrir ſi le méſentère n'eſt pas déjà noueux. D'ailleurs on s'informera
avec ſoin ſi l'enfant a une nourrice ſage & ſaine; ſi
ſes parents n'ont pas pu lui tranſmettre quelque mal;
ſi l'on ne l'a pas ſévré trop tôt; s'il uſe de bons ali-

ments, ou s'il a déjà éprouvé quelque maladie antécédente.

Dans le *carreau*, le vomissement a souvent lieu, lorsqu'il a déjà fait des progrès, à cause de la gêne que supporte l'estomac, & du mauvais état du foie : mais il n'y a point de dévoiement chyleux ; que le ventre soit si dur qu'on veuille le supposer, ce symptôme ne se manifeste pas, au moins tant que la congestion ne gagne pas les glandes mésentériques.

Lorsque l'atrophie est compliquée, ou qu'elle procède d'un épuisement antécédent, elle est incurable. Au premier dégré, on peut la guérir ; au second, il en meurt plus qu'on n'en guérit ; au troisième, la guérison est absolument impossible.

Le *carreau* ne tue que lorsqu'il est énorme. Dans cette maladie, la nature fait un grand travail. Il faut avouer qu'une squirrosité qui a son siège dans quelque viscère, chez les adultes, ne se guérit qu'avec la plus grande difficulté, qu'elle fait très-souvent périr le malade, ou qu'elle se termine par induration, & qu'il est alors obligé de vivre avec son ennemi. Au contraire, on a vu des enfants avoir dans le ventre des tumeurs considérables, dures comme un pavé, enfin sensibles au toucher par l'amincissement excessif des téguments, & cependant guérir. Toutefois il n'en est pas de même quand les tumeurs sont compliquées avec la colique, l'enfant périt alors presque toujours, parceque tous les viscères se lient & se confondent, & que toute organisation est détruite, ce qui s'opère avec une promptitude étonnante.

L'atrophie & le *carreau* peuvent exister en même temps, alors le danger est bien plus pressant.

Je préviens qu'il faut avoir recours aux mêmes remèdes soit pour l'atrophie, soit pour le *carreau*, ainsi ce que je vais ajouter sur le traitement de l'atrophie sera applicable à l'autre.

Les glandes mésentériques sont engorgées : l'in-

dication qui fe préfente, confifte donc à les débou-
cher & à les rendre libres, ce qu'on obtiendra par le
moyen des apéritifs. Mais il eft auffi indifpenfable de
prefcrire un régime exact, car il eft évident qu'un
nouveau chyle paffant chaque jour fur cette matière
qui caufe l'engorgement, ne fervira qu'à en augmenter l'épaiffeur en y ajoutant continuellement de
nouvelles couches, & que de cette manière les médicaments feront adminiftrés envain. Que conclure
de ces réflexions ? finon qu'il eft effentiel de n'accorder à l'enfant que très-peu de nourriture. Si l'on ne
fuit pas fidélement ce précepte, il n'eft pas poffible
de le fauver : il faut qu'on ne lui donne d'aliments
que ce qui eft néceffaire pour l'empêcher de mourir de faim, & qu'on choififfe ceux qui fe fondent
aifément & qui fe mâchent difficilement. C'eft par
cette raifon qu'on lui interdira la bouillie, toutes les
efpèces de pâtifferies , & le pain trop abondant en
mie. Mais on lui donnera de la foupe ou de la panade ; dans le cours de la journée on lui mettra à la
main une croûte de pain bien fait, bien cuit, & bien
levé, il s'amufera à *mâcher* & *remâcher*, ainfi il fe
nourrira peu, ce peu qu'il prendra fera bien impregné
de fa falive, &, fi on lui accorde un peu de viande,
elle fera rôtie & affaifonnée avec quelques épices.
D'ailleurs on fera tous fes efforts pour le diffiper par
le jeu & par tout ce qui pourra lui faire du plaifir ;
on fe fera un devoir de l'égayer, de le divertir, &
de le promener, car l'exercice lui fera encore falutaire en fondant & en broyant l'humeur qui caufe la
congeftion : il faudra cependant le modérer, car autrement l'enfant diffiperoit trop, & éprouveroit tellement l'aiguillon de la faim qu'il ne pourroit pas y
réfifter. L'air ou il vivra fera, s'il eft poffible, médicamenteux, vif, & chargé de particules aromatiques :
on lui fera donc abandonner la ville, & l'on choifira
pour fon féjour, en campagne, le lieu le plus élevé,
le plus couvert de fleurs ; & fi, comme les grands

Seigneurs, l'on avoit des orangeries à fa difpofition, l'on auroit raifon de vouloir que le petit malade y jouât toute la journée.

Les frictions le long du dos font encore très-bonnes, & les bains tièdes ont auffi produit de bons effets (*h*). Voilà à quoi fe réduit le régime, & on l'a vu fouvent aidé de quelques purgations douces, & de quelques petits apéritifs guérir l'atrophie commençante. Lorfqu'elle eft à la fin du premier dégré ou au commencement du fecond, le même régime eft encore à plus forte raifon néceffaire, mais il faut auffi des remèdes plus actifs.

On fera faire ufage à l'enfant d'une boiffon médicamenteufe, & cette boiffon fera une *eau de favon*, d'abord légère & qu'on rendra petit à petit plus active. Ou bien on lui fera boire habituellement une légère *teinture de verre d'antimoine*, qui eft fingulièrement apéritive, ou une décoction de racine de *grande fcrophulaire*, ou une diffolution d'*un gros de fel d'Epfum* dans une pinte d'eau, ou quelqu'eau ferrugineufe. On aura foin de couvrir fon ventre

---

(*h*) On a fouvent cru guérir avec les bains l'atrophie des enfants produite par l'obftruction des glandes méfentériques, dans des cas où elle n'avoit aucunement lieu, ce qui a fans doute contribué à les faire tant vanter dans le traitement de cette maladie. Mais il faut favoir qu'il eft une efpèce d'atrophie caufée par des infectes appellés *crinons*, qui fe logent dans la peau du ventre & des autres parties de l'enfant, & contre lefquels les bains tièdes font un remède fûr : or on n'a pas toujours approfondi fi l'atrophie, dont tels enfants étoient attaqués, reconnoiffoit cette caufe, s'imaginant au contraire qu'elle étoit due à l'obftruction du méfentère, & comme les bains ont réuffi, on en a conclu qu'ils étoient excellents dans l'atrophie, fans fpécifier fes différentes caufes. D'où l'on voit qu'il faut rabattre un peu des éloges qu'on leur a donnés ; car ils ne réuffiffent pas toujours dans la maladie dont nous traitons, quoique nous convenions qu'ils font quelquefois avantageux.

avec quelque peau pour l'entretenir chaudement, & l'on pourra aussi appliquer dessus *l'emplâtre de ciguë*, ou le frotter avec *l'huile de camomille* ou *d'anet*, ou faire quelques embrocations avec le *mercure*. D'ailleurs on lui administrera quelques poudres apéritives, faites avec la racine de *grande scrophulaire*, ou avec *l'ipecacuana*, ou avec la *panacée mercurielle* à très-petite dose, mais continuée. On varie ces remèdes; on lâche tantôt l'un, tantôt l'autre; & l'on commence par en donner une très-petite quantité que l'on augmente par dégrés. Si l'enfant refuse de les prendre, on le trompe en les introduisant dans sa soupe, dans ses bouillons, ou, ce qui est encore mieux, dans le pain qui lui est destiné. S'il est possible de lui faire avaler de petits bols composés de *rhubarbe*, d'*ipecacuana* & de *syrop de quinquina*, on a lieu d'espérer qu'ils lui feront beaucoup de bien, & ensuite on le purgera doucement avec les purgatifs amers. Il faudra y revenir de temps en temps, lui donner souvent des lavements, & frotter son ventre avec l'*onguent de arthanita* pour exciter des évacuations. Les petits dévoiements ne doivent pas en imposer, parcequ'on les fera cesser en enlevant la saburre qui en est la cause: on emploiera encore avec succès le *saven*, la *poudre de ciguë* à la dose d'un *grain & demi*, & sur-tout la *terre foliée de tartre* à la dose de *six grains*.

Dans les deux premiers dégrés de l'atrophie, tous les remèdes dont je viens de faire mention, conviennent: mais dans le troisième il ne faut plus songer qu'à prolonger le plus qu'on pourra les jours de l'enfant: ainsi on se contentera de lui prescrire une boisson légèrement apéritive, il ne mangera presque point; &, pour le soutenir, on le baignera dans des bains nourrissants, ou on lui donnera des lavements de même nature.

Si les obstructions du bas-ventre attaquent un enfant qui a reçu de ses parents quelque vice vénérien, scorbutique ou autre, ou qui a sucé le lait d'une nourrice mal-saine : il faut tourner sa principale attention vers ce vice qui infecte ses humeurs, & qui entretiendra ou augmentera les engorgements tant qu'il ne sera pas détruit ; ou, s'il dépend du mauvais lait, on commencera par changer la nourrice.

Il est une espèce d'atrophie qui attaque les enfants à la mammelle, parceque leurs nourrices n'ont point assez de lait, soit qu'elles manquent elles-mêmes de nourriture, ou qu'elles soient grosses. Ces enfants maigrissent, crient, se lamentent, dépérissent tous les jours, & tombent enfin dans le marasme. Il n'est pas difficile d'en reconnoître la cause, en examinant la nourrice dont les mammelles sont flétries. Le seul remède est d'en donner à l'enfant une autre plus remplie de sucs, & qui puisse satisfaire ses besoins : alors il revient insensiblement, & récouvre par dégrés sa santé & son embonpoint, sans qu'il soit besoin d'employer d'autres secours, parceque les viscères du bas-ventre & tous les autres sont en bon état.

Des Ecrouelles.

Les écrouelles, ou scrophules, ou humeurs froides (i), en latin *scrophulæ*, *strumæ*, sont tous les noms dont on se sert, pour distinguer une maladie plus commune aux enfants qu'aux adultes, qui provient de l'amas & de l'épaississement de la lymphe

---

(i) *Humeurs froides* est l'expression dont on se sert dans la société : ainsi l'on ne dira pas à une mère que son fils a des *écrouelles*, mais qu'il a des *humeurs froides*. Ce ménagement vient de ce que l'on a attaché une idée infamante au mot *écrouelles*, idée qui peut avoir à la rigueur quelque fondement ; car on dit 1.º que ce mal se gagne, 2.º qu'il est la suite de la débauche des pères & mères, 3.º que les écrouelleux n'ont jamais une santé entière, & qu'il leur reste de cette maladie quelque chose de hideux, 4.º enfin que ceux

dans ses propres tuyaux, & dont les suites sont l'inflammation des glandes lymphatiques, leur suppuration, & quelquefois même la carie des os (*k*).

On distingue les écrouelles à raison de leur origine, de leur complication, & du lieu qu'elles affligent. Elles viennent par accident, ou elles sont de naissance : dans ce dernier cas, elles ont une plus longue durée. Les écrouelles sont simples quand elles existent sans douleur & sans inflammation, on les appelle encore *bénignes* ; elles sont compliquées quand elles sont rouges, enflammées & douloureuses, ou lorsqu'elles suppurent, on appelle encore ces dernières *malignes*. A raison du lieu, elles sont externes, ou internes : les premières sont les plus communes. Si la force de la vie n'est pas suffisante pour guérir les écrouelles externes, ou si elles sont mal-traitées, elles deviennent quelquefois internes.

J'ai déja remarqué que les écrouelles étoient dues à l'amas & à l'épaississement de la lymphe dans les tuyaux propres à la préparer : ce qui est prouvé par l'ouverture des enfants morts de cette maladie, chez lesquels on a trouvé les glandes lymphatiques squirreuses. D'où il est clair que les écrouelles ne sont pas un mal local, comme le pensent les Empyriques, qui appliquent force emplâtres sur les tumeurs écrouelleuses sans employer d'autres remèdes, parcequ'ils ignorent une vérité dont tous les bons Médecins con-

---

qui ont eu des écrouelles sont lâches de corps & d'ame. Cependant tout cela n'est pas exactement vrai ; car la cause des écrouelles n'est souvent pas plus honteuse que celle de toute autre maladie ; il y a des enfants nés de parents très-sains & très-sages, qui en ont ; & si elles sont quelquefois le fruit de leur libertinage, il faut dire aussi qu'elles sont souvent celui de leurs veilles & de leurs travaux outrés.

(*k*) Cette maladie est endémique chez les Suisses, les Bavarois, & les habitans du Tirol.

Y y

viennent aujourd'hui , favoir que les écrouelles reconnoiffent une caufe interne , & dépendent du vice d'une humeur répandue dans toute l'étendue du corps.

On peut regarder comme caufe fecondaire tout ce qui favorifera le féjour de la lymphe dans fes vaiffeaux. Ainfi la molleffe de la fibre des enfants y contribue fûrement : d'où l'on ne doit pas être étonné qu'ils foient fi fujets aux écrouelles , car la lymphe circule plus lentement dans des corps dont la fibre eft peu élaftique , & par conféquent elle a plus de pente à s'épaiffir & à s'arrêter. C'eft par la même raifon que les enfants de parents mariés trop tôt , ou qui ont eu autrefois des écrouelles , ou qui ont été épuifés par le travail , la débauche , les maladies , telles que le rhumatifme , la goutte & autres mauvais levains , les ont fouvent en naiffant (*l*).

Si les écrouelles ne viennent pas des parents , elles peuvent précéder d'une nourrice mal-faine. Elles ne font pas toujours héréditaires , car elles dépendent encore fouvent de la mauvaife nourriture , du mauvais régime , de l'air impur , des mauvaifes eaux , & de la vivacité des enfants. Peut-être font elles épidémiques chez les Efpagnols & les Portugais à caufe de leurs mauvaifes eaux , & de leur façon de vivre. Ou peut-être auffi cette maladie eft-elle fi commune parmi eux à caufe de la grande chaleur du pays qu'ils habitent , & qui contribue à rendre la lymphe plus épaiffe en diffipant fa partie la plus fluide.

Parmi les fymptômes des écrouelles , les uns les précèdent , les autres les accompagnent. Quand un enfant en eft menacé , il perd fa vivacité , fon teint devient blême , il aime la tranquillité & la folitude , il tombe dans une efpèce de *torpor* , & il a une faim

___

(*l*) Si l'on fe rappelle les caufes du rachitis de naiffance , on verra que ce font les mêmes vices des parents qui donnent lieu à ces deux maladies.

qu'on ne peut aſſouvir. Ce prélude eſt ſuivi de tumeurs à la mâchoire, autour du cou & des glandes
ſalivales ; ces tumeurs ſont dures, indolentes, & la
peau qui les couvre eſt brillante & mince. Elles forment quelquefois à la mâchoire inférieure des paquets énormes qui gênent la déglutition, compriment les artères carotides, & les veines jugulaires,
ce qui occaſionne les rougeurs du viſage & les maux
de tête. Les écrouelles ſont ſujettes à s'enflammer
quelquefois, alors la peau change, elle s'altère, elle
devient rouge & dure, car l'inflammation commence
à la ſurface extérieure de la tumeur. Elles s'ouvrent
auſſi quelquefois, alors il ſe fait un foyer de pus, &
les glandes ſe détruiſent. Il arrive encore, quand le
mal eſt porté au dernier dégré, qu'il attaque les os
qui ſe gonflent dans leur milieu, rarement à leurs
extrémités : s'il gagne les phalanges, elles ſe crèvent,
ſe carient, ſe fondent après s'être tuméfiées, & il en
ſort une matière mauvaiſe & ichoreuſe.

Lorſque les écrouelles ſont externes, elles ſont
faciles à diſtinguer par leurs effets. On ne les confondra pas avec les ſquirres, ſi l'on fait attention que
ces derniers ſont mobiles & n'altèrent pas la peau.
Si les écrouelles ont leur ſiège dans l'intérieur, on
pourra les ſoupçonner par la manière dont l'enfant
aura vécu juſqu'alors, par la conſtitution de ſes parents ; on ſaura d'ailleurs, s'il en a ou s'il en a déjà eu
d'externes, & l'on fera attention aux ſymptomes
qui, ſelon qu'ils ſeront permanents ou paſſagers, feront porter un jugement différent.

Les écrouelles internes ſont ſouvent incurables ;
&, parvenues à un certain dégré, elles ſont toujours
mortelles.

Les autres ne ſont pas ſi dangereuſes. Elles
guériſſent quelquefois avec l'âge, & ſans le ſecours
de l'art, lorſqu'elles n'ont point fait beaucoup de progrès. Il eſt certain que la nature ſe ſuffit dans quelques cas à elle-même pour opérer la guériſon de

cette maladie ; mais lorsqu'elle n'y coopère pas , il est très-difficile de l'obtenir. Ce n'est pas que l'on manque de bons remèdes , mais c'est qu'ils n'agissent que lentement : on se lasse d'un traitement qui est nécessairement très-long , & l'on n'a pas le courage de le conduire jusqu'à sa fin , où l'on en verroit les bons effets. Voilà pourquoi les Médecins guérissent si peu d'enfants écrouelleux. Ce qu'il y a de plus fâcheux , c'est que les parents ajoutent souvent foi aux discours des charlatans qui leur promettent une guérison prompte & sûre ; car l'effet de leurs remèdes est ordinairement d'enflammer , d'ouvrir les tumeurs écrouelleuses , & de conduire en peu de temps au tombeau des enfants , que la nature , aidée d'un bon régime & de quelques médicaments internes , auroit pu guérir.

L'indication , relativement à la cure , varie selon que les écrouelles sont simples , ou enflammées. Si elles sont simples , il faut fondre la lymphe , & en procurer la résolution ; s'il y a inflammation , il faut l'arrêter.

Pour fondre la lymphe , on a recours aux apéritifs. Le *mercure* , le *soufre* , les *savons* , les *résines* , les alcalis fixes , les substances antimoniales , sont les remèdes qu'on emploie le plus communément ; ainsi l'on fait prendre intérieurement , à ceux qui sont attaqués des écrouelles , l'*œthiops minéral* , le *mercure doux* , l'*antimoine diaphorétique* , la *teinture d'antimoine* , le *sel d'absynthe* , les *eaux sulphureuses* , l'*extrait de ciguë* , la *grande scrophulaire* , l'*huile de tartre par défaillance* , l'*ipecacuana* , &c. On donne tantôt l'un , tantôt l'autre de ces médicaments , en commençant par une petite dose que l'on augmente insensiblement (*m*).

Mais parmi ces différents médicaments , la *grande scrophulaire* est sur-tout recommandable par ses bons

____

(*m*) Voy. ci-dessus , pag. 688. not. (*a*).

effets ; d'où quelques Médecins l'ont regardée comme spécifique contre les écrouelles : on la donne en poudre, à la dofe d'un fcrupule.

Quelques-uns ont vanté les *cloportes*, les poudres abforbantes , la poudre d'*éponge calcinée*, celle de *lézards* macérés quelque temps dans l'eau & enfuite deffléchés , la décoction de *rue*, & le long ufage de celle de *pas d'âne*. Mais le fuccès de ces dernières fubftances eft moins avoué par l'expérience (*n*).

Il n'en eft pas de même de l'*eau de chaux*, du *fel d'Epfum*, & du mélange des mercuriaux & des antimoniaux. L'*eau de chaux* a fouvent produit beaucoup de bien : on la mêle ordinairement à une décoction des bois fudorifiques. Le *fel d'Epfum* diffous dans une pinte d'eau, en affez grande quantité pour entretenir le ventre libre , a été auffi employé avec le plus grand fuccès. Enfin il eft certain que les mercuriaux unis aux antimoniaux, donnés prudemment, long-temps , & d'abord à petite dofe , ont fait des merveilles chez différents enfants écrouelleux (*o*).

(*n*) Un auteur fait cependant mention de la cure d'un enfant écrouelleux opérée par un *électuaire* compofé d'une poudre faite avec les *éponges* les plus graveleufes que l'on pût trouver, & que l'on calcina dans un four. La dofe étoit d'une cueillerée le matin & le foir.

(*o*) Je trouve dans un ouvrage Anglois, que j'ai fous les yeux, plufieurs obfervations fur l'ufage du *quinquina* dans les écrouelles & autres maux analogues : comme elles me paroiffent intéreffantes , je me détermine à en faire part au Lecteur.

1. Une jeune fille de feize ans , grande, maigre, & qui n'avoit.pas encore fes règles , fut inoculée , & recouvra promptement fa fanté. Elle eut feulement dans le cours des premières femaines qui fuivirent fa guérifon de petits ulcères incommodes près des endroits où avoit été pratiquée l'opération de l'inoculation ; & , en même temps, quoiqu'elle fût fouvent purgée , une grande partie de la parotide droite s'enfla confidérablement , auffi bien que les

Lorſque ceux que l'on a à traiter ſont pléthoriques, il eſt à propos de commencer par une ſaignée.
On fait prendre enſuite un vomitif ou un purgatif,
pour nettoyer les premières voies, & il faudra encore, dans le cours du traitement, purger de temps

---

glandes lymphatiques qui ont leur ſiège de chaque côté du
cou, près de la jugulaire externe & au-deſſous de la parotide. On lui preſcrivit une doſe ou deux de *calomelas*; enſuite on lui donna, deux fois par jour, un gros de *quinquina* avec une petite quantité de racine d'*arum* ou de *pié-de-
veau* & d'écorce de *ſaſſafras* en ſubſtance, qu'elle prenoit
dans un peu de vin rouge; & l'on expoſa les parties malades
à la vapeur du *vinaigre* chaud. Dans l'eſpace de quelques
ſemaines, les ulcères ſe deſſéchèrent, & l'enflure ſe diſſipa.
La malade devint réglée peu de temps après, ſes couleurs
& ſes forces ſont revenues; & depuis trois ans elle a un
embonpoint qui annonce ſa parfaite ſanté.

2. Une femme de trente ans, eut après ſes couches, lorſqu'elle perdit ſon lait, pluſieurs tumeurs dures au ſein
gauche & ſous l'aiſſelle. Elle avoit déjà eu auparavant des
enflures aux mêmes parties, mais qui étoient guéries depuis
deux ans. Je ne la vis que dix ſemaines après cette dernière
couche, lorſque pluſieurs de ces tumeurs étoient déjà ouvertes & rendoient une grande quantité de matière, quoiqu'elles fuſſent encore dures & preſque cartilagineuſes au
toucher. Les narines de la malade étoient en même temps
douloureuſes, & ſa lèvre inférieure étoit épaiſſie, ce qui
montroit que ſon mal étoit d'une nature ſcrophuleuſe.

Elle eſſaya différents remèdes pendant cinq ſemaines,
mais elle devint chaque jour de plus en plus foible & de
plus en plus maigre; & enfin elle fût réduite à l'extrémité.
Alors je lui ordonnai le *quinquina*, qui d'abord s'en alla par
les ſelles; mais enſuite, il la fortifia, & diminua conſidérablement le volume & la dureté des tumeurs auſſi bien
que l'écoulement, enſorte que la malade fût guérie par dégrés, & recouvra ſes couleurs & ſon embonpoint.

3. Une petite fille de quatre ans, fort jolie, mais pâle
& d'une foible complexion, avoit une enflure large & dure
ſous l'oreille gauche, qui s'étendoit du même côté le long

en temps, tous les huit ou dix jours, avec les purgatifs amers ou mercuriaux, ou avec les uns & les
autres mêlés ensemble.

Les médicaments internes sont ceux sur lesquels
on doit principalement fonder l'espoir de la guéri-

de la mâchoire inférieure. Il y avoit déjà deux mois que
cette enflure existoit lorsque je fus consulté, & cependant
elle fût parfaitement guérie en quinze jours ou environ,
sans que j'aie eu recours à d'autres remèdes qu'à ceux-ci :

  P. *De la meilleure rhubarbe, une demi - once.*
   D'iris de Florence, ... une once.
   De roses rouges desséchées, un gros & demi.

*Faites infuser ces différentes substances, après les avoir
coupées & écrasées, dans deux quartes (*) de petite bierre,
passez ensuite, & faites boire un verre de cette infusion
deux fois par jour, avec une quantité de l'électuaire suivant égale à la grosseur d'une noix muscade :*

  P. *De quinquina en poudre, ... six gros.*
   D'écorce de sassafras en poudre, . . deux onces.
   Syrop de sucre, ... q. s.
   Mêlez jusqu'à consistence d'électuaire.

Je fis de plus appliquer tous les jours sur l'enflure l'onguent *contre les écrouelles de Zacutus Lusitanus.*

4. Une jeune femme fluette, mais bien réglée, jouissant
d'une bonne santé, mangeant peu de viande, & se nourris-
sant principalement de végétaux, avoit depuis trois ans une
éruption de pustules, qui se manifestèrent d'abord aux environs du nez & des joues, mais qui gagnèrent depuis
le front, le nez, la bouche & le menton. Elles devenoient
grosses comme un pois, s'enflammoient ; &, en peu de
jours, suppuroient en partie. Une pustule succédoit constamment à une autre ; ce qui fit essayer à la malade différents
remèdes, tant intérieurement qu'extérieurement, mais sans
succès. Les mercuriaux, entr'autres, lui firent plus de mal
que de bien.

Sa guérison ayant été tentée aussi inutilement pendant

(*) Mesure d'Angleterre qui revient à peu près à la pinte de Paris.

son, cependant on ne négligera pas les topiques : on pourra appliquer sur les tumeurs l'emplâtre *de vigo cum mercurio :* mais rien n'est meilleur que la *racine de brione* écrasée. Les *douches* sur les parties attaquées sont aussi très-salutaires.

---

trois ans, je lui conseillai de prendre, deux fois par jour, un demi gros de *quinquina* en substance. Lorsqu'elle en eut pris une demi-once, l'inflammation diminua, les pustules disparurent sans suppuration, & il n'en revint point de nouvelles ; & lorsqu'elle eut consommé la quantité de trois onces, son visage se nettoya parfaitement. Elle ne fit usage d'aucun topique, & elle ne changea rien à sa manière de vivre.

5. Un garçon de cinq ans avoit une ophtalmie scrophuleuse sur les deux yeux, accompagnée de deux petits ulcères dans la cornée de l'œil gauche. Il fut guéri par le moyen d'un *séton* qu'on lui fit au cou : mais deux ans après l'œil gauche fut attaqué d'une inflammation si forte que le malade ne pouvoit pas souffrir la plus foible lumière. Au bout de trois mois on me l'amena ; & il avoit alors un ulcère dans la cornée. L'on rouvrit le *séton*, & on l'entretint pendant un mois, mais il n'eut aucun succès. En conséquence je fis donner le *quinquina*, deux fois par jour, dans une cueillerée de vin rouge. L'enfant en prit deux onces en trois semaines : lorsqu'elles furent écoulées, l'ulcère étoit cicatrisé ; & à la fin du mois l'inflammation n'existoit plus. Pendant tout ce temps, on se servit du même topique ; savoir, de l'*eau ophtalmique* du *Dispensaire d'Edimbourg.*

6. Un Ecclésiastique accoutumé à vivre splendidement & à ne faire aucun exercice, devint cachectique à l'âge de cinquante-trois ans : il respiroit avec peine dès qu'il faisoit le moindre mouvement ; une de ses jambes étoit attaquée du *feu de S. Antoine*, & toutes les deux étoient enflées. Cela fut suivi d'un petit ulcère qui rendit beaucoup de mauvaise matière, pour lequel il prit deux ou trois purgatifs, & ensuite le *quinquina* avec quelques gouttes d'un *élixir amer.* L'ulcère se referma & se guérit, sa respiration devint plus libre & plus facile, & il reprit son embonpoint, mais l'enflure des jambes subsistoit encore. Il consomma environ sept onces de *quinquina* en sept semaines, & sa santé parut se

Quant au régime, il eſt eſſentiel qu'il ſoit bon & exactement ſuivi. L'enfant malade vivra, autant qu'il ſera poſſible, à la campagne, au milieu d'un air ſec, & ſur un lieu élevé. La nourriture la plus ſimple lui conviendra le mieux : il n'uſera d'aucun

---

rétablir pendant quelques mois. Mais, comme il ſe livra au même genre de vie qu'il menoit auparavant, ſon ulcère ſe rouvrit, & il alla à *Bath* où il but les eaux. A ſon retour, il eut une fièvre bilieuſe, qui ceſſa ſans aucune criſe ; elle revint au bout de quelques ſemaines & ſe termina par la mort.

« Par la première, la ſeconde & la troiſième de ces ob-
» ſervations, dit leur auteur, (le Dr. *Fordyce*) il eſt évident
» que le *quinquina* eſt un remède très-efficace contre les
» glandes tuméfiées; lorſque le corps eſt foible & que la
» circulation eſt languiſſante. Il faut ſur-tout remarquer qu'il
» agit comme *diſcuſſif* & *réſolutif*, car nous voyons qu'il
» réſout les glandes tuméfiées ſans ſuppuration, & dans des
» cas ou quelqu'humeur critique y a été dépoſée, ce qui eſt
» contraire à l'opinion & aux inſtructions des Médecins les
» plus célèbres. Les enflures ſe diſſipent ſouvent chez les en-
» fants ſans qu'on s'apperçoive d'aucune ſuite fâcheuſe,
» quoiqu'elles paroiſſent avoir été la criſe de quelques-unes
» de leurs fièvres : les autres remèdes, quoique très-vantés,
» ont rarement produit quelque bien dans les affections
» ſcrophuleuſes ; car ils ne préviennent point la ſuppuration
» des tumeurs déjà prête à ſe former, ne corrigent pas la
» conſtitution du malade, ou ne fortifient pas ſa ſanté, &
» n'empêchent pas les rechûtes.

» Je pourrois ajouter quelques autres obſervations à la
» cinquième, qui rendroient évidents les bons effets du *quin-*
» *quina* dans les ophtalmies ſcrophuleuſes : mais je la crois
» ſuffiſante puiſqu'elle donne l'hiſtoire d'une cure opérée
» ſans aucun autre ſecours, à l'exception du *collyre*, qui ne
» faiſoit rien avant l'uſage du *quinquina*.

» La ſixième obſervation & les autres que j'aurois encore
» pu expoſer, manifeſtent l'efficacité de cette écorce dans
» les cachéxies accompagnées d'ulcères de mauvais genre &
» opiniâtres, de plaies phagédeniques & preſque cangreneu-
» ſes, &c. En effet, j'ai ſouvent vu ſes vertus ſi marquées

aliment de difficile digestion, & on lui permettra de boire un peu de vin. D'ailleurs on lui fera faire tout ce qui l'exercera beaucoup, & ses occupations ne consisteront qu'à s'amuser & à jouer du matin au soir.

Quand les écrouelles sont enflammées, on emploie encore les mêmes moyens : mais il faut sur-

———

» & si évidentes dans ces différents cas, & dans le traite-
» ment des mortifications ou des cangrènes, que je suis très-
» surpris de voir quelques praticiens distingués & expéri-
» mentés les révoquer en doute dans les mêmes maladies ;
» &, d'un autre côté, j'en suis d'autant plus fâché, que le
» nom & l'autorité de ces praticiens peuvent être d'un assez
» grand poids pour empêcher plusieurs Médecins d'avoir
» recours à cet excellent remède dans les occasions où je
» crois qu'il feroit le plus grand bien.

Un autre Médecin (le Dr. *Fothergill*) qui a encore fait long-temps usage du *quinquina* dans les affections scrophuleuses, assure que les ophtalmies invétérées cèdent communément à ce remède ; qu'il résout très-souvent les tumeurs glanduleuses commençantes, & s'oppose à leurs progrès ; qu'il guérit l'enflure des lèvres, les pustules de la peau, dépendantes de la même cause ; & qu'il corrige la disposition scrophuleuse. Mais il avoue en même temps ne l'avoir pas vu produire un grand bien, lorsque les os étoient attaqués, ou lorsque les tumeurs écrouelleuses étoient tellement placées qu'elles causoient beaucoup de douleur, comme celles qui ont leur siège aux articulations, ou sous les aponévroses des muscles.

Ce médecin a coutume de donner le *quinquina* sous forme liquide de la manière suivante :

P. *De quinquina en poudre, une once.*

Faites-la bouillir dans une quarte d'eau pure. Jettez sur la fin une demi-once de racine de réglisse coupée par morceaux. Passez, & ajoutez à la colature deux onces d'eau de muscade. La dose est de deux, trois, ou quatre cuillerées, avec dix, vingt, ou quarante gouttes de la teinture volatile de Gayac, deux ou trois fois par jour.

tout avoir auparavant recours aux faignées, pour rappeller les tumeurs à l'indolence.

Lorfque les tumeurs écrouelleufes, placées au cou, à la mâchoire, ou à quelqu'autre partie extérieure, réfiftent à tous les remèdes; qu'elles font indolentes, mobiles; & qu'elles n'ont aucune adhérence avec les parties voifines; on peut les emporter avec le fer. La ligature ne peut être mife en ufage que lorfqu'elles ont un pédicule, ce qui eft très-rare. Quant aux cauftiques, il faut les employer le moins qu'on peut, parcequ'il eft à craindre qu'ils n'attaquent les veines, les artères, & les nerfs voifins, fur-tout quand les écrouelles ont leur fiège au cou, ce qui n'arriveroit point fans un très-grand danger.

De la Coqueluche.

La coqueluche ou toux convulfive eft une maladie dans laquelle les enfants touffent beaucoup & par accès.

Elle eft très-commune parmi nous. Les enfants qui tètent l'éprouvent rarement. Elle attaque le plus ordinairement ceux qui font févrés.

Elle eft ou fporadique ou épidémique. Çette dernière eft la plus fréquente. La coqueluche attaque fouvent les enfants d'un pays fans que les adultes en foient atteints, & elle fe communique d'un pays à l'autre felon les vents qui foufflent.

Elle eft ou légère ou opiniâtre: elle exifte avec fièvre, ou fans fièvre, ce qu'il faut fur-tout noter.

La caufe de la coqueluche a fon fiège plutôt dans l'eftomac que dans les poumons qui ne pêchent que fymptomatiquement, à caufe des matières épaiffes & âcres qui lui font envoyées des premières voies. En effet, les enfants vomiffent dans leurs grands accès, ils font plus tranquilles lorfqu'ils ont vomi, la toux ne revient que lorfqu'ils ont pris de nouvelle nourriture, les vomitifs leur font beaucoup de bien, au contraire les béchiques ne peuvent pas les guérir, ou même augmentent leur mal, & les conduisent au marasme ; enfin, en ouvrant leurs cadavres, on trouve leurs intestins remplis d'une bile de très-méchante qualité & fort acrimonieuse. Tout cela prouve que l'estomac est d'abord vicié, & qu'il vicie ensuite les poumons en leur envoyant par le chyle des matières crues & de la plus mauvaise qualité, ce qui explique pourquoi l'on trouve aussi ce viscère, dans les cadavres, gâté & adhérent à la poitrine, quoiqu'il n'ait pas été primordialement affecté. Les intervalles qui séparent les accès viennent de ce qu'il faut un temps plus ou moins long pour que le chyle parvienne jusqu'aux poumons.

Il faut mettre au rang des causes éloignées certaines constitutions de l'air, mais sur-tout la mauvaise qualité des aliments, aussi voit-on que les enfants bien nourris en sont rarement attaqués, & qu'ils en sont même souvent exempts dans les épidémies.

Les enfants, qui ont la coqueluche, toussent violemment ; leur poitrine est serrée, & elle rend un son aigu ; leur voix est gutturale ; leur visage devient rouge, puis violet, parceque les muscles abdominaux fortement contractés pressent l'aorte descendante ; ils se plaignent, par la même raison, d'un grand mal de tête ; & ils vomissent à la fin des secousses qui sont terribles, ce qui dépend encore de la violente contraction des muscles du bas-ventre. Ils ont aussi des convulsions & la fièvre : elle est d'abord petite, mais elle augmente par dégrés. Dans les intervalles, ils respirent librement, mais bientôt les mêmes symptômes recommencent par l'arrivée d'un nouvel accès. Ils ne crachent pas encore le sang, mais ce symptôme ne tardera pas à se manifester si la coqueluche dure long-temps. Enfin leur fièvre devient aigue & permanente, on est obligé de leur faire garder le lit, & ils tombent dans un marasme qui les conduit à la mort.

Le diagnostic, fondé sur ces symptômes, n'est pas difficile.

Cette maladie est grave, & elle fait périr un grand nombre d'enfants : cependant si on la traite bien , & dès son commencement , elle est beaucoup moins à craindre. Les coqueluches épidémiques sont les plus dangereuses, sur-tout dans le principe de l'épidémie ; car le danger est moins grand, à mesure qu'elle s'éloigne de sa naissance. Les enfants qui font leurs dents y résistent beaucoup plus difficilement , ce qui est une raison pour les traiter avec encore plus de précaution & de célérité.

Pour guérir la coqueluche , c'est vers l'estomac qu'il faut porter sa principale attention & non pas vers l'affection de la poitrine. Ce principe n'est cependant pas celui que l'on suit toujours ; car c'est au contraire avec les *mous de veau* , les *navets*, la *guimauve* , le *jus de réglisse*, les *potions huileuses*, & autres remèdes de cette espèce , que l'on tâche le plus souvent de soulager les enfants attaqués de cette cruelle maladie. Mais, par leur usage, l'estomac s'affecte de plus en plus, & comme la cause du mal y a son principal siège, il augmente au lieu de diminuer : car ce viscère ne fait bientôt plus ses fonctions, d'où les mauvaises matières qu'il envoie aux poumons, & que le chyle charie, deviennent plus abondantes & plus âcres. Ceux qui ont recours aux calmants font encore blamables : ils appaisent le mal pour l'instant , mais les accès reviennent bientôt , plus fort qu'auparavant , & font accompagnés de convulsions.

Les premiers remèdes qu'il faut employer, sont les émétiques. L'*ipecacuana* est ici le vrai spécifique : il évacue par haut & par bas, & il a de plus le grand avantage de fondre les matières glaireuses. Le *turbith végétal* & le *tartre stibié* pourroient produire le même effet que l'*ipecacuana* ; mais ce dernier est préférable à cause de sa vertu incisive. Il faut le don-

ner à forte dofe: celle de douze grains en deux prifes pour les enfants à la mammelle, ou de vingt-
quatre grains pour les enfants févrés, n'eſt pas trop
confidérable. On fait prendre, en même temps que
l'*ipecacuana*, une petite infufion d'*hyſſope*, qui eſt
légèrement amère & tonique, avec un peu de ſucre,
ou celle d'*Eryſimum*, ou une petite quantité du *ſyrop d'Eryſimum* délayé dans une aſſez grande quantité d'eau tiède. On guérira ſouvent, en ſe condui-
ſant ainſi, des coqueluches qui auront déjà duré
long-temps. Mais, dans certains cas, il faut revenir à
l'*ipecacuana* trois ou quatre fois: alors, il eſt à-propos de le donner comme altérant dans les jours d'intervalle à la doſe de deux ou trois grains, ſeul ou
mêlé avec l'*iris de Florence*.

Si le mal ne ceſſoit pas, on pourroit uſer de quelques calmants légers, après avoir bien purgé. On
pourroit encore donner les légers antiſpaſmodiques
mêlés aux amers. La racine de *patience ſauvage* avec
les *fleurs de tilleuil* ou de *caillelait* eſt un très-bon
remède.

Il faut d'ailleurs, quand on a bien nettoyé l'eſtomac par les vomitifs, régler le régime; &, avec les
boiſſons toniques que nous avons recommandées,
on adminiſtrera auſſi de temps en temps quelques
légers purgatifs amers.

Il eſt rare que la coqueluche dure, ou au moins
ne devienne pas beaucoup moins forte, après deux
ou trois vomiſſements. Mais s'il arrive qu'elle per-
ſiſte & qu'elle ſoit auſſi cruelle, l'on peut être ſûr que
la maladie eſt dégénérée: il y a ſtaſe dans les poumons, & alors l'*ipecacuana* ne peut plus être ſalutaire.

J'ai vu la ſaignée réuſſir dans des cas où les enfants crachoient déjà du ſang, & avoient une fièvre
aigue: ces ſymptômes diſparurent, par l'effet de ce
remède, & les doux évacuants avec les boiſſons
amères & toniques opérèrent enſuite complétement

une guérison, qui avoit été attendue envain pendant plufieurs mois.

Pour les enfants à la mammelle, après les avoir fait vomir une fois, on entretient régulièrement leur ventre libre en leur donnant chaque jour un demi-grain ou un grain d'*ipécacuana* délayé dans quelque liqueur appropriée ou fimplement dans leur lait. Il eft effentiel auffi de régler le régime de leur nourrice : en conféquence on lui défendra toutes les liqueurs & tous les aliments âcres, elle fera ufage de quelque boiffon humectante, & on pourra auffi la purger pour donner à fon lait une vertu doucement laxative.

Du Croup *ou de la fuffocation avec fifflement.*

Cette maladie, dont aucun de nos auteurs ne parle, fe trouve très-bien décrite dans un Traité de Médecine, compofé par le Dr. *Brookes*, médecin Anglois, & dont la fixième édition a été imprimée & publiée à *Londres* en 1771. Je croirois manquer le but que je me fuis propofé, de faire l'hiftoire de tous les maux propres aux enfants, fi je négligeois d'enrichir cet ouvrage du détail circonftancié d'une maladie, à laquelle ils font fujets, & qui eft auffi fingulière que peu connue. Le Médecin que je viens de nommer, l'a fait d'après fes obfervations multi-pliées ; &, par cette raifon, il doit être prétieux pour tous ceux qui defirent étendre leurs connoif-fances fur une matière auffi importante que celle dont nous traitons. J'expofe donc ce détail, tel que je le trouve dans fon Traité : je ne fuis que le tra-ducteur de tout ce qui eft compris dans cette fec-tion.

Il est une maladie qui n'a point été foumife à un examen régulier, & fur laquelle il y a peu de lu-mières à tirer du témoignage des Médecins, & en-core moins des livres de nos Auteurs, je veux dire le *croup*. Le *catharre suffocatif* (*catarrhus suffocativus*) *d'Etmuler* paroît être une maladie fort différente, à raison de quelques symptômes, du traitement, & de ce que l'on observe après la mort, quoiqu'il faille cependant avouer qu'il lui ressemble à quelques égards.

Le Dr. *Ruffel* décrit, en quelques lignes, une maladie très-ressemblante au *croup*, à raison de la plûpart de ses symptômes : mais il paroît qu'elle n'est pas exactement la même, parcequ'il l'a vue accompagnée d'ulcères aux environs du *larynx*, & se terminer souvent par le sphacèle des poumons. En outre, ses observations, en disséquant les cadavres, n'ont pas été celles que l'on fait sur les cadavres de ceux que le *croup* a fait mourir, ce qui me porte encore à croire que cette dernière maladie & celle qu'il a décrite sont différentes.

Le *croup* se manifeste, ou au moins est observé, si rarement dans cette ville, (*Edimbourg*) qu'un Médecin, dans tout le cours de sa vie, ne peut voir que très-peu de personnes qui en soient attaquées. Pour en voir un plus grand nombre, il faut qu'il se transporte dans les lieux où il règne principalement, & sur-tout dans ceux qui sont voisins de la mer. C'est par ce moyen que j'ai pu, dans un court espace de temps, l'observer un plus grand nombre de fois que tout autre Médecin.

Le danger de ses symptômes, au moment où les malades paroissent aller mieux, les phénomènes singuliers que l'on remarque dans les cadavres, ont d'abord excité ma curiosité ; & les observations que j'ai faites ensuite sur de nouveaux malades, ont suffi pour me découvrir sa nature, quoiqu'insuffisantes peut-être pour indiquer sûrement la méthode curative, qui n'est pas toujours au pouvoir des mortels. Quoiqu'il en soit, mon dessein est d'apprendre à distinguer le *croup* des autres maladies ; de découvrir sa nature ; de désigner les cas où on peut le guérir

rir & ceux où il eſt incurable ; & peut-être de jetter les fondements d'un traitement meilleur , dans les cas les plus déſeſpérés.

Le *croup* paroît être une maladie propre aux en-fants ; & il me ſemble qu'ils y ſont d'autant plus ſu-jets, après leur ſévrage, qu'ils ſont plus jeunes ; ou (ce qui eſt très-probable , parceque les enfants ne ſavent pas rendre raiſon de leurs maux) on le prend pour quelqu'autre maladie. Je n'ai jamais vu ni en-tendu parler d'enfant au-deſſus de douze ans qui en ait été attaqué. Cet âge une fois paſſé, le corps ac-quiert une force capable de réſiſter à ſa cauſe, & de la chaſſer lorſqu'elle s'eſt introduite. Vers ce temps , ou un peu après, il s'opère de très-grands change-ments dans la machine humaine.

Il paroît auſſi que le *croup* eſt particulier à certains pays : car on le rencontre rarement dans ceux qui ſont éloignés du rivage de la mer , comme *Edim-bourg* , & très-ſouvent dans ceux qui en ſont voi-ſins : c'eſt ce que j'ai appris des autres , & ce que j'ai obſervé moi-même. Il ſe manifeſte encore quelque-fois dans les lieux très-humides & marécageux.

De douze obſervations différentes que j'ai faites , neuf de ceux qui en ont été les ſujets ſont morts , & l'ouverture de leurs cadavres m'a mis en état d'é-tablir pluſieurs faits importants, & de faire la décou-verte de pluſieurs circonſtances , relativement à cette maladie, qui ont été juſqu'à-préſent inconnues. Je vais en tirer quelques conſéquences qui feront d'au-tant plus certaines, que j'ai procédé avec plus de cir-conſpection. Si j'y ajoute quelques raiſonnements pour les mettre dans un plus grand jour, je leur donnerai toujours, autant qu'il me ſera poſſible , l'expérience pour baſe ; & d'ailleurs je ne les avancerai que comme des conjectures probables , bien éloigné de blâmer toute autre perſonne qui raiſonnera diffé-remment que moi.

1. Il paroît facile , en général, de diſtinguer le

croup, de toute autre maladie décrite jusqu'ici. Celui qui en eſt attaqué a une voix ſingulièrement aiguë
& perçante, dont il n'eſt pas aiſé de donner l'idée ; il ne
ſe plaint abſolument d'aucun mal, ce qui eſt ſur-tout
digne de remarque, au moment même où le danger eſt le plus urgent, en ſorte qu'il mangera une
minute avant d'expirer ; ſa reſpiration eſt fréquente
& laborieuſe ; ſon pouls eſt fréquent, quelquefois
fort dans le commencement, mais toujours mou &
foib'e vers la fin ; il eprouve à peine quelque difficulté en avalant, & l'on ne découvre preſque point
d'inflammation dans ſon goſier ; il reſſent ſouvent
une douleur lourde à la partie ſupérieure de la trachée artère, & une enflure extérieure s'y manifeſte
auſſi quelquefois ; d'ailleurs ſes ſens ſont parfaitement libres juſqu'à la fin, & tous les ſymptômes ſont
très-rapides dans leur progrès : voilà tous les ſignes
ſuffiſamment caractériſtiques du *croup*. Je n'ai pas
fait mention de la toux, parcequ'elle n'a quelquefois point lieu ; & lorſqu'elle exiſte, elle n'a pas le
caractère ordinaire, mais elle eſt plus courte, plus
ſuffoquante, & moins convulſive, avec peu ou point
d'expectoration.

Le *croup* a différents noms vulgaires, car l'on m'a
rapporté qu'on l'appelloit *the chock or ſtuffing* (étranglement ou engorgement) dans les endroits qui ſont
ſitués ſur la côte occidentale : mais un nom technique
eſt abſolument néceſſaire. Celui qui ſeroit donné à
cette maladie, à raiſon des ſymptômes qui l'accompagnent & qui ſont toujours ſenſibles, ſeroit ſans
doute le plus convenable, car la cauſe eſt ordinairement cachée & ſouvent douteuſe : or ſes principaux
ſymptômes ſont la voix aiguë & la reſpiration difficile, d'où il me paroît qu'on peut très-bien l'appeller
ſuffocatio ſtridula (ſuffocation avec ſifflement).

2. Elle eſt propre, comme je l'ai fait remarquer,
à un certain âge, qui eſt l'enfance, & à certains pays,
ſavoir à ceux qui aveiſinent la mer : mais il paroît

auſſi qu’elle ſe manifeſte dans certaines ſaiſons de l’année plutôt que dans d’autres. Dans le nombre des
douze obſervations que j’ai eu occaſion de faire, je
l’ai vue ſe déclarer onze fois dans le cours de l’hiver,
depuis le mois d’Octobre juſqu’au mois de Mars, &
une ſeule fois dans le mois d’Août, ce qu’il faut probablement attribuer à la petite vérole qui avoit précédé : car les catarrhes opiniâtres qui ſuccèdent à la
petite vérole, à la rougeole, & à la coqueluche,
ſont des cauſes diſpoſantes de cette maladie. Il y a
encore apparence que la température de l’air froid &
humide, en hiver, contribue beaucoup à la faire
naître.

3. L’on a penſé fort différemment ſur le lieu où
elle établit ſon ſiège : quelques-uns le placent dans
la glotte & ſes muſcles ; quelques-autres dans les
tuniques de la trachée artères ; & d’autres enfin dans
les poumons eux-mêmes. Mais aucune de ces opinions ne paroît bien fondée. On ne trouve jamais la
glotte enflammée ; les poumons ſont toujours parfaitement ſains ; & les tuniques de la trachée artère
ne paroiſſent être affectées que ſecondairement.

Je penſe que le ſiège de cette maladie eſt dans la
cavité même de la trachée artère. L’endroit qu’elle
affecte premièrement & le plus particulièrement, eſt
la partie ſupérieure de la trachée artère, à un pouce
environ au-deſſous de la glotte ; car en effet, c’eſt à
cet endroit que les malades rapportent la douleur
lourde qu’ils reſſentent : d’ailleurs on y a auſſi obſervé l’enflure extérieure, & nous avons trouvé la
membrane affectée, s’étendant de ce point vers la
partie inférieure. La partie poſtérieure de la trachée
artère, où il n’y a aucuns cartilages, paroit être, par
la diſſection de ceux qui ſont morts de cette maladie,
ſon premier & ſon principal ſiège, parceque l’on a
ſouvent trouvé dans un état morbifique la membrane qui tapiſſe cet endroit, tandis qu’elle étoit
ſaine dans tout autre.

L'on n'a pas lieu d'être étonné que les phénomè-nes morbifiques se manifestent-là principalement; car un très-grand nombre de glandes, destinées à la sécrétion du *mucus*, y sont situées. Ce *mucus* est fil-tré par les corps glanduleux placés entre les différen-tes membranes, lesquelles sont percées par une infi-nité de petits trous presqu'imperceptibles, qui livrent passage aux conduits excréteurs de ces glandes. Les plus grosses ont leur place à la surface extérieure & postérieure de cette membrane, qui supplée au dé-faut des cartilages qui ne forment pas un cercle complet, & ne s'étendent pas postérieurement.

Dans quelques cas, les glandes qui sont à la racine de la langue aussi bien que les amygdales, se sont trouvées enflées, & les parties étoient couvertes de *mucus*. Le *croup* doit, en général, être considéré comme ayant originairement son siège dans les glan-des muqueuses, mais sur-tout, par des causes parti-culières, dans celles de la trachée artère, où il se ma-nifeste, à raison de la nature de la partie, sous diffé-rentes formes.

4. Ceux qui n'ont point eu l'occasion ou qui n'ont pas voulu se donner la peine d'examiner sérieuse-ment la cause réelle de cette maladie, ont établi diffé-rentes opinions. Quelques-uns l'ont attribuée aux spasmes des muscles qui resserrent la glotte: mais les symptômes eux-mêmes auroient pu leur apprendre qu'elle n'est sûrement pas due à cette cause. Si elle étoit de la classe des maladies nerveuses spasmodi-ques, elle auroit des accès & des intermittences; l'urine seroit toujours pâle, les convulsions précéde-roient la mort; & les antispasmodiques, au lieu des évacuants, seroient les véritables remèdes.

Si les muscles de la glotte, ou quelques-unes des tuniques de la trachée artère, étoient enflammés, ou mortifiés, comme d'autres l'ont pensé, la douleur seroit, avant la mortification, plus grande qu'elle n'est réellement, & le pouls seroit aussi plus fort qu'il ne l'eſt communément, parceque les parties ſont membraneuſes.

Si, ſuivant l'opinion de pluſieurs, les poumons étoient enflammés & ſuppurés, la toux ſeroit plus continuelle & plus violente, le pouls ſeroit plein & mou, les malades ſe plaindroient d'un ſentiment de peſanteur dans la poitrine, leur ſang ſeroit viſqueux, leur langue ſeroit aride, & ils auroient le délire.

Toutes ces opinions erronées & enfantées par l'imagination, tombent d'elles-mêmes lorſque nous conſidérons les corps attaqués de la maladie dont il eſt queſtion. Par l'inſpection des cadavres, qui eſt dans le cas préſent le fondement le plus ſûr de nos connoiſſances, nous apprenons que ſa véritable cauſe eſt une croute membraneuſe contre nature, blanche, dure & épaiſſe, qui couvre, ſouvent de la longueur de pluſieurs pouces, la ſurface interne de la trachée. Cette membrane eſt d'une ſi forte conſiſtence qu'on peut la laiſſer macérer pluſieurs jours dans l'eau chaude, ſans qu'elle parvienne à ſe diſſoudre. On la ſépare aiſément des parties ſur leſquelles elle eſt placée, parcequ'il y a toujours en deſſous un certain amas de matière. A l'endroit où elle ſe termine, la trachée eſt couverte d'un bon pus, ou d'un *mucus* purulent : les ramifications des bronches en ſont auſſi communément remplies, & l'on en trouve également, dans quelques cas, dans les véſicules pulmonaires. Pour rendre raiſon de l'exiſtence de cette matière, quoiqu'il n'y ait pas d'ulcération, & pour expliquer comment ſe forme cette membrane, il faut remonter à l'origine du mal.

Le ſang eſt compoſé de trois principales parties ; la partie rouge, la ſéroſité, & la lymphe. La lymphe eſt une liqueur diaphane, remplie de particules gélatineuſes & nutritives.

Le *mucus* filtré par les glandes, dans différentes parties du corps, telles que le nez, le goſier, l'œſophage, l'eſtomac, les inteſtins, la trachée artère, &

les bronches, paroît être fort analogue à la lymphe.
Il paroît seulement en différer à raison de sa plus
grande consistence, & cette différence n'est due qu'à
l'évaporation de ses parties les plus légères, après sa
sécrétion, qui laisse seules les parties plus pesantes &
plus visqueuses. Ce *mucus* est extrêmement disposé
à s'épaissir, comme les expériences le prouvent.
L'air froid, introduit dans la trachée artère, produit
cet effet, & souvent à un tel dégré qu'il s'arrête
dans les glandes, & que sa sécrétion est entièrement
arrêtée.

Cette sécrétion est abondante chez les enfants
aussi bien que chez les vieillards, ce qui est probablement dû à la grande quantité de mucosités qui
abondent chez eux, & au relâchement de leurs
vaisseaux. Elle devient particulièrement plus considérable dans les temps froids & humides de l'hiver,
lorsque la transpiration est diminuée, & que les sé-
crétions des glandes sont augmentées. Elle est encore provoquée par toutes les substances stimulantes
qui agissent sur la trachée & sur les poumons.

L'air qu'on respire sur le bord de la mer, agit
comme un *stimulus* propre à augmenter la sécrétion des glandes muqueuses de la trachée & des
poumons. Il est humide, à cause des vents qui le
chargent de particules aqueuses; & de plus, il charie
une grande quantité de sel marin, au point que tout
ce qui n'est qu'à une petite distance du rivage a un
goût salé. Or cet air, introduit dans les poumons
par la respiration, stimule les orifices des glandes
trachéales, & augmente la sécrétion muqueuse. Cet
effet aura encore plus particulièrement lieu chez les
enfants, parceque leurs nerfs sont plus irritables que
chez les personnes plus avancées en âge : d'où nous
voyons que dans les temps humides de l'hiver, &
sur-tout sur le bord de la mer, les enfants sont sujets
à une sécrétion extraordinaire de *mucus* par les glandes de la trachée artère. Les maladies, telles que la

petite vérole , la rougeole , la coqueluche , &c. & d'autres causes naturelles, augmentent encore cette sécrétion. La combinaison de ces différentes causes la favorise encore davantage.

Lorsque ce fluide, filtré par les glandes, & qui a une grande disposition à se coaguler , est abondant chez les enfants, ils n'apportent pas assez d'attention, ou ils sont trop jeunes pour le cracher. Alors, les parties les plus déliées s'en vont bien pendant l'expiration ; mais les autres, plus épaisses, restent , s'épaississent encore de plus en plus, & sont sans cesse comprimées par les mouvements que fait la glotte pour laisser passer l'air. Chaque moment favorise la concrétion du *mucus* accumulé , qui par-là acquiert la solidité & la consistence d'une membrane , tandis que ses parties éloignées de la surface conservent encore leur fluidité, & que la sécrétion qui continue à se faire l'entretient séparée de la partie de la trachée sur laquelle elle est placée.

Mais comment arrive-t-il que l'on trouve un bon pus , sous la membrane , & dans les différentes ramifications de la trachée , lorsqu'il n'y a aucune ulcération? Le pus ne paroît pas être formé , comme on l'a pensé communément, par les vaisseaux de l'ulcère, mais il est probable qu'il existe , presque dans le même état, dans le sang , particulièrement dans les parties séreuses & lymphatiques, & qu'il est la véritable partie nutritive & peut-être la partie *coagulable* de nos fluides.

Aucun lieu ne peut être plus avantageux, pour que le pus se forme de la sécrétion muqueuse , que la trachée & les poumons. Dans ces parties, la même sécrétion , l'évaporation, la stagnation, & la chaleur existent de même que dans un ulcère : le même effet doit donc en résulter, & aussi voyons-nous qu'il a lieu. L'on voit souvent des personnes qui , à la fin d'un grand froid , crachent un véritable pus. Peut-être le *mucus* se convertit-il en pus , avant que la membrane foit formée , car l'on fait que le pus a beaucoup de difpofition à prendre une forme folide , & qu'il eft deftiné par la nature à la régénérefcence des chairs.

Ce que je viens de dire doit faire comprendre que *le croup* eft d'une nature fort fingulière , & ne reffemble à aucune des autres maladies que nous connoiffons.

J'ai trouvé depuis peu dans *l'abrégé des tranfactions philofophiques* , (volume 3.) la defcription d'une membrane formée dans l'intérieur de la trachée artère. « Un garçon de cinq ans , mourut d'une con-
» fomption. Un an avant fa mort , il fut tourmenté
» par une toux sèche qui ne le quitta plus ; & il cra-
» cha de temps en temps une petite quantité de fang.
» Dix ou douze jours avant de mourir , fa nourrice
» s'apperçut de quelques morceaux d'une peau
» épaiffe qu'il expectora. Son Médecin en examina
» un , & trouva qu'il avoit la figure & la confiftence
» d'un vaiffeau , ce qui lui fit penfer qu'il pouvoit
» être quelque vaiffeau des poumons. L'enfant mou-
» rut & je l'ouvris. Je trouvai un peu de fanie puru-
» lente dans le côté gauche des poumons. La furface
» interne de la trachée étoit couverte d'une mem-
» brane glaireufe que je féparai de la trachée & de
» fes ramifications : cette membrane ou pellicule
» avoit parfaitement la forme d'un vaiffeau , depuis
» le *larynx* jufqu'aux dernières extrémités des bron-
» ches , d'où je la tirai aifément , fans rompre ni le
» tronc ni les branches. Elle adhéroit feulement à la
» tunique interne de la trachée par quelques petits
» filaments fi délicats , qu'ils fe rompirent fans aucune
» peine ; ce qui me fit penfer que ce vaiffeau ex-
» traordinaire n'étoit qu'une production de l'humeur
» mucilagineufe ; que verfent continuellement les
» glandes de la trachée , mais qui étoit devenue plus
» vifqueufe par l'effet de la maladie , & fi sèche
» qu'elle n'avoit pu être expectorée. Il avoit acquis

» une épaisseur de plus en plus confidérable, & avoir
» été enfin obligé de fortir en partie par un violent
» accès de toux que l'enfant avoit éprouvé, mais il
» s'étoit réparé par un nouveau *mucus* qui ne cefloit
» pas d'être verfé par les glandes. Il ne fe diflolvoit
» pas dans l'eau chaude. Les vaifleaux du poumon,
» c'eft-à-dire, la trachée, les bronches, les artères &
» les veines pulmonaires, étoient dans l'état le plus
» fain ».

Il paroît, par la diffection, qu'il n'y avoit aucun abcès formé dans les poumons, & que c'eft cette membrane contre nature qui fit mourir l'enfant. Peut-être la plûpart des polypes que les perfonnes âgées expectorent, ont-ils la même origine. Cette obfervation montre combien le *mucus* eft difpofé à acquérir une forme folide.

5. Il faut diftinguer, à l'égard du *croup*, deux états fort différents : car, ou il eft plus inflammatoire & moins dangereux, ou moins inflammatoire & accompagné d'un danger beaucoup plus grand. Dans le premier cas, le pouls eft ordinairement fort, le vifage eft rouge, il y a grande fécherefle, & ces fymptômes s'accordent avec les évacuations : dans l'autre, le pouls eft fort vîte & mou, il y a grande foiblefle, la langue eft humide, il y a moins de féchereffe, l'anxiété eft grande, & les évacuations accélèrent la mort. On peut appeller le premier de ces états, inflammatoire ; & l'autre, purulent.

Ces deux états du *croup* font fort différents l'un de l'autre, & il eft important qu'un Médecin les diftingue exactement, afin qu'il fache faire le jufte choix des remèdes convenables, ou au moins afin qu'il puifle établir un prognoftic jufte, parcequ'il n'eft communément appellé qu'au fecond état de la maladie. Si elle vient à la fuite d'une ancienne toux habituelle, ou par dégrés lents, on diftinguera à peine l'état inflammatoire.

Si le pouls eft très-mou & foible, fur-tout après

avoir été fort ; ou si quelque matière purulente est expectorée en crachant, en vomissant, ou en toussant, ce qui est arrivé dans quelques cas ; on est averti par-là que la maladie est déjà parvenue au second période. L'expérience m'a encore fait connoître un autre signe, par lequel je puis distinguer celui-là du premier. J'ai observé que l'urine qui est claire, tant que dure l'état inflammatoire, a, lorsque le second état est arrivé, un sédiment un peu purulent, & qu'elle ressemble alors à celle des personnes qui ont une matière purulente amassée dans quelque viscère pour lequel la vessie urinaire est la seule voie par où il puisse s'en débarasser.

Il n'est pas étonnant que le pus soit si promptement absorbé, lorsqu'il est contenu dans les bronches & dans les vésicules pulmonaires, & qu'il est par conséquent aspiré par toute la surface interne des poumons & de la trachée, surface infiniment plus grande que celle que pourroit avoir un abcès, quelle que soit son étendue. Alors toute la masse du sang en est subitement imprégnée, d'où vient le sédiment blanc & purulent qu'on remarque dans l'urine.

Nous trouvons, dans le dernier période du *croup*, la membrane complétement formée. En est-il de même dans le premier ? Je présume qu'elle n'a pas encore acquis une consistence solide, car autrement les évacuations n'auroient pas un effet si prompt & si salutaire que celui qu'elles produisent alors. Peut-être les glandes tuméfiées & enflammées chassent-elles le *mucus* épais, qui circule dans les vaisseaux en trop grande quantité & qui est dans un état d'épaississement trop considérable. Ce soupçon est fortement appuyé par la grande quantité de *mucus* que l'on trouve dans l'estomac, & par l'enflure des glandes muqueuses qui sont à la racine de la langue. J'apperçois, même après la mort, quelque dégré d'inflammation dans les tuniques de la trachée, laquelle a été probablement plus grande dans l'origine, lorſque le flux des humeurs commençoit, & que l'irritation étoit plus forte.

6. La cauſe de cette maladie une fois reconnue, il ne me paroît pas très-difficile de rendre raiſon de tous ſes ſymptômes. L'étréciſſement de la trachée, & la ſéchereſſe des parties, doivent altérer méchaniquement la voix, & la rendre plus aiguë ; car nous voyons en effet dans tous les inſtruments à vent que les ſons ſont aigus à proportion de la petiteſſe du calibre. M. *Balfour*, chirurgien, m'a dit avoir ſoigné un enfant malade, qui, à cauſe de ſa voix aiguë, lui paroiſſoit avoir le *croup*. L'enfant mourut, & il fut ouvert. On trouva placé en travers dans la trachée artère, à un pouce environ au-deſſous de la glotte, un morceau de coquille d'œuf qui s'y étoit introduit en mangeant ; & la membrane étoit enflammée & sèche. Cet enfant avoit un *croup* artificiel, d'où l'on voit évidemment comment la voix s'altère dans celui qui eſt naturel.

Lorſqu'il paroît qu'une grande quantité de *mucus* circule dans les vaiſſeaux, lorſqu'il y a autant de *mucus* ou de pus dans toutes les bronches des poumons, enfin lorſque la trachée eſt tapiſſée par une membrane contre nature, il n'eſt pas étonnant que la nature allume une fièvre qui eſt toujours le moyen auquel elle a recours dans tous les cas où elle eſt violemment attaquée, & où elle preſſent le danger.

On verra auſſi que la reſpiration laborieuſe doit néceſſairement être au nombre des ſymptômes, quand on fera attention à la fièvre aiguë, à l'obſtruction de la trachée, des bronches & des véſicules pulmonaires, à la difficulté que doit éprouver l'air pour s'introduire dans ces parties & les diſtendre, & à l'obſtacle qui s'oppoſe par conſéquent à la circulation libre du ſang dans les poumons.

La foibleſſe, la rougeur du viſage, & l'œdême des extrémités, dependent de la difficulté qu'éprouve

le fang dans fon trajet à travers la fubftance pulmonaire.

Cependant il eft un peu plus difficile d'expliquer
pourquoi les malades ne reffentent pas de douleur,
ou pourquoi ils en reffentent une fi légère qu'ils n'y
font pas attention, à moins qu'on ne leur demande
s'ils fouffrent. Que la membrane de la trachée artère, qui s'irrite pour l'ordinaire fi facilement pour
la plus légère caufe, vienne à fouffrir paifiblement
la préfence d'une quantité de matière auffi grande,
& d'une membrane auffi épaiffe que dans le *croup*,
ce n'eft pas, de toutes les circonftances qui accompagnent cette maladie, celle qui excite le moins d'é-
tonnement. Le *mucus* eft une humeur naturelle à ces
parties ; fon amas & fon épaiffiffement fe font lentement & par dégrés ; & de plus, comme les glandes
le filtrent continuellement, celui qui vient d'être
verfé récemment dans la trachée l'empêche d'être
offenfée, fi ce n'eft dans les mouvements du cou :
voilà les raifons que je puis apporter pour expliquer
comment eft diminuée l'irritabilité exquife qui lui
eft naturelle, mais j'avoue de bonne foi qu'elles ne
me fatisfont point entièrement.

7. Le *croup* eft, en général, une maladie fort
dangereufe, & d'autant plus qu'elle fait fes progrès,
pour ainfi dire, dans le filence, & qu'elle n'annonce
du danger que lorfqu'elle va fe terminer par la mort.
Son premier période paffe fouvent fans qu'on l'ait
obfervé, & elle eft déjà incurable lorfqu'on la reconnoît. D'ailleurs elle eft encore redoutable par
cette autre raifon : elle attaque fouvent les enfants
dès leur bas âge, où ils font incapables de parler &
de décrire les maux qu'ils reffentent.

Si l'on n'eft appellé que le troifième ou le quatrième jour ; fi la refpiration paroît très-gênée, fi le
pouls eft vîte & foible, fi le vifage eft rouge, s'il y
a grande anxiété, fi la toux eft fréquente, le danger
eft grand & imminent. Mais fi l'on voit le malade le

premier ou le fecond jour ; fi la refpiration n'eft pas très-mauvaife ; fi le pouls, quoique fréquent, eft fort ; & fur-tout fi la voix de l'enfant, feulement altérée lorfqu'il crie ou qu'il touffe, eft plus naturelle dans fon état ordinaire, on peut efpérer de le guérir. Le premier figne qui annonce ordinairement la guérifon eft la toux qui devient plus forte & moins sèche avec ce fon particulier qui annonce que les poumons font humectés, car ces fignes indiquent que la membrane n'eft pas formée, ou qu'elle eft déjà diffoute, & que l'état inflammatoire eft diminué.

Mais le malade eft fort défefpéré quand la membrane eft une fois formée, & que les poumons font remplis de matière. Dans le dernier cas, il eft promptement fuffoqué.

Il paroît par les obfervations que la membrane feule fuffit pour caufer la mort ; parcequ'on n'a trouvé que peu de matière dans les poumons de quelques-uns des enfants qu'on a ouverts.

La guérifon n'eft peut-être pas impoffible, même dans les cas défefpérés. La nature peut, par le moyen d'une toux critique, faire fortir la membrane & la matière, quoiqu'il faille cependant obferver que la trachée paroît avoir totalement perdu la fenfibilité qui eft abfolument néceffaire pour opérer cette crife. Si elle arrivoit, le malade fe rétabliroit, parceque fes poumons font parfaitement fains.

Dans un des cas que j'ai obfervés, une partie de la membrane fut expectorée, mais le malade mourut. M. *Gibfon*, chirurgien, m'a rapporté qu'un enfant fut fauvé, après avoir rendu, en touffant, une grande quantité de pus, & de larges morceaux d'une membrane.

Le cas fuivant, fort curieux, m'a été communiqué dernièrement par M. *Rae*, chirurgien. Un petit garçon, âgé de cinq ou fix ans, fut faifi, le 5 Août 1764, d'un petit froid & d'un dévoiement. Le 8, il refpiroit difficilement, fa voix étoit aiguë, & il avoit un peu de fièvre. Comme il étoit couvert d'une fueur naturelle, il ordonna l'*efprit de Mindererus*. Le 9, fon pouls étoit plus fréquent , & il n'expectoroit point. Il fut faigné , & on lui appliqua un *véficatoire* à la gorge. Le 11, on rapporta le matin au Chirurgien que le malade avoit rendu , après un violent accès de toux, une fubftance membraneufe, longue environ de deux pouces , affez dure , & qui reffembloit à un morceau de cuir mince & blanc. Le foir, on découvrit un peu de pus dans le phlegme qu'il expectora , & dont on le diftinguoit fort aifément. L'enfant ne recouvra fa voix naturelle que trois mois après.

L'art peut effayer de produire le même effet, mais fans employer les médicaments internes.

8. Nous avons eu occafion d'obferver , dans douze cas , la grande variété des différents remèdes , & leurs bons ou leurs mauvais effets. Tirons-en quelques règles générales pour la pratique.

Dans l'état inflammatoire , la faignée paroît produire immédiatement de bons effets , & être alors un remède efficace. Il faut faigner promptement & copieufement , tandis que le pouls le permet. Il vaut mieux tirer d'abord du fang avec la lancette, pour en ôter au malade en peu de temps une quantité fuffifante ; & enfuite l'on emploiera les *fangfues* appliquées à la partie fupérieure & antérieure de la gorge. L'on pourra faire couler le fang pendant plufieurs heures des orifices qu'elles auront formés , en les entretenant ouverts par l'application de linges chauds & humides.

Il paroît néceffaire d'entretenir conftamment la liberté du ventre des malades , avec tels médicaments qu'ils voudront prendre , car il faut fur-tout éviter de les faire crier , ce qui pourroit les fuffoquer fur le champ. Je fais ordinairement ufage , pour remplir cette indication, des tablettes de *magnéfie blanche*, que le mélange avec du *fucre* rend plus agréable au

goût. Quelques-uns des sels rafraîchissants & résolu-
tifs, tels que le *sel polychreste* cristallisé, dissous
dans le *petit lait*, seront encore bons, pourvu que
le malade soit disposé à les prendre.

Les *vésicatoires*, appliqués autour du cou, lorsque
les vaisseaux ont été suffisamment vuidés, sont très-
salutaires. Mais ils paroissent ne faire aucun bien,
lorsqu'on y a recours avant la saignée, & même, s'il
y a beaucoup d'inflammation, ils nuisent beaucoup,
parcequ'ils stimulent violemment les vaisseaux. Les
fomentations & les cataplasmes émollients, appliqués aussi autour du cou, sont d'une grande utilité
en entretenant une évacuation locale.

Ces évacuations agissent de différentes manières,
savoir en diminuant la consistence du *mucus*, lorsqu'il circule encore dans le sang ; en le détournant
des parties affectées, parcequ'il y a une grande communication & une grande sympathie entre les différentes glandes muqueuses qui sont répandues par
tout le corps ; mais particulièrement en vuidant les
vaisseaux, & en les forçant par-là à absorber davantage, ce qui favorise la résorption de la matière purulente qui remplit les poumons. Cette matière a été
trouvée dans l'urine d'un malade qui étoit en con-
valescence.

Les vapeurs résolutives & doucement stimulantes
d'eau chaude & de vinaigre, absorbées avec la respiration, m'ont toujours paru avoir un effet bon &
immédiat. Agissent-elles en dissolvant le *mucus* épais,
& en s'opposant ainsi à sa concrétion ? Cela est d'autant plus probable que les malades expectorent toujours une grande quantité de ce *mucus*, & que leurs
poumons paroissent plus humectés, lorsqu'ils en ont
fait usage.

Les vomitifs sont fréquemment administrés dans
le premier période de la maladie. On croit communément qu'ils sont salutaires, cependant je ne les ai
vus produire aucun bien. Je présume au contraire

qu'ils doivent être souvent pernicieux, parcequ'ils augmentent la sécrétion du *mucus* dans les poumons, sans le faire sortir, effet que l'on doit surtout éviter, autant qu'il est possible. D'ailleurs l'autre évacuation qu'excitent les vomitifs est peu considérable.

Les doux sudorifiques peuvent être employés, parcequ'ils détournent l'humeur des parties internes vers les externes. Il y en a qui croient qu'ils sont avantageux, & ils prescrivent le *vin émétique* à petite dose. Je ne puis pas dire que je les aie jamais vus suivis d'un grand succès.

Mais lorsque la membrane est une fois formée, ou que la matière purulente est amassée en grande quantité dans les poumons, les évacuations ne peuvent plus être salutaires. Au contraire elles sont alors nuisibles, parceque le pouls est foible. Voilà pourquoi l'on est de différente opinion sur les effets des évacuations dans cette maladie. Les uns les regardent comme le seul remède certain, tandis que les autres assurent qu'ils sont nuisibles; & les uns & les autres se fondent sur des faits & des observations. Mais il faut faire attention que ces évacuations ont été excitées dans les différents périodes de la maladie, & que par conséquent leurs effets doivent avoir été aussi différents. Ce qui étoit le seul remède dans l'état inflammatoire, doit devenir nuisible dans l'état de purulence.

Il est évident que rien ne peut sauver les malades, dans ce dernier état, que ce qui débarasse les poumons, & promptement, de la matière qui les remplit. Que feront les évacuants? Les vomitifs ne font qu'évacuer immédiatement l'estomac. Mais, à cause de la sympathie des nerfs, ils excitent souvent une toux, pendant tout le temps de leur action. Ils pourroient être utiles s'ils avoient toujours cet effet salutaire: mais je ne les ai jamais vus le produire, quoique souvent administrés avec l'intention de l'exciter.

citer. Les nerfs ont en effet tellement perdu leur action qu'on ne peut pas raisonnablement espérer de guérir par un tel moyen.

S'efforcera-t-on de provoquer une toux en faisant respirer des vapeurs stimulantes? Elles ont encore été tentées inutilement, parceque la membrane qui couvre la trachée, & que le *mucus* ou la matière qui inonde les poumons, rendent ces parties insensibles à toute irritation extérieure.

Il me paroît impossible de dissoudre la membrane contre nature, lorsqu'elle est une fois complétement formée & consolidée, par aucun des remèdes internes ou externes que nous connoissons. Il ne me paroît pas plus possible de la faire sortir. Nous n'avons donc pas d'autre moyen pour sauver les malades que l'*extraction*. Elle ne peut se faire par la glotte. Mais dans les cas désespérés, ne pourroit-on pas essayer la *bronchotomie?* Je ne vois pas d'objection solide contre cette opération, parceque la membrane peut être saisie facilement & qu'elle n'a qu'une fort légère adhérence. On pratique tous les jours des opérations plus périlleuses. Je voudrois cependant que l'on fit d'abord celle que je conseille sur le cadavre, afin que l'on pût ensuite se conduire plus sûrement & avec toute la prudence nécessaire. Il est de notre devoir de tenter quelque moyen dans un cas où le danger est si urgent.

Des Vers.

Trois sortes de vers s'engendrent dans l'homme, les *strongles*, les *ascarides*, & le *tænia* ou *solitaire*. Les enfants n'ont point le *tænia* (p).

(p) Il faut que les *strongles*, les *ascarides*, & le *tænia*, soient une espèce d'animaux qui ne peut vivre que dans l'homme, car on n'en trouve point ailleurs. Mais quelle est

Les autres ont leur siège dans leurs inteſtins, où ils ſe nichent, & deviennent de plus en plus conſidérables.

Les vers produiſent en partie par leurs excréments ce qu'on appelle la *matière vermineuſe*, qui eſt la ſource des fièvres putrides vermineuſes : ſi cette matière ſe porte à la tête, elle produit l'épilepſie des enfants, & l'apoplexie vermineuſe.

La cauſe prochaine des vers eſt, ſelon toute apparence, un germe porté par les aliments dans les inteſtins où la chaleur eſt très-propre à le faire éclorre. En effet les vers ne s'engendrent pas ſi aiſément ni ſi communément chez les adultes, parceque la chaleur n'eſt pas chez eux ſi conſidérable : & lorſqu'ils s'y engendrent, ils ne reſtent pas dans leurs inteſtins auſſi longtemps que chez les enfants, parcequ'ils ſont pelotés par les matières ſtercorales.

Les vers ſont très-rares chez les enfants qui ſont à la diète blanche ou à la mammelle. Les enfants de la campagne y ſont très-ſujets, ſur-tout à la fin de l'automne, ſi les fruits ont été abondants. En général, ils ſont très-communs chez tous ceux à qui l'on donne, après leur ſévrage, des aliments ſans choix & en trop grande quantité.

Le ventre d'un enfant qui a des vers groſſit, tandis que le reſte du corps maigrit ; il a une faim dévorante, il eſt tourmenté de coliques continuelles, il a le dévoiement, & il vomit quelquefois ; ſon haleine, ainſi que ſa ſueur, eſt aigre ; il frotte ſon nez, ſon viſage eſt ſucceſſivement rouge & pâle, il porte ſouvent la main ſur ſon ventre, il eſt impatient ; ſon ſommeil eſt inquiet & accompagné de grincements de dents, & il ſe réveille ſouvent par ſacades ;

leur première origine ? c'eſt ce qu'on ignore. Tout ce qu'on ſait, c'eſt que certaines intempéries de l'air & l'abondance des fruits contribuent beaucoup à les faire naître.

son pouls est petit, foible, intermittent; enfin il est attaqué de convulsions.

Ces symptômes s'expliquent facilement. La grosseur du ventre est due à la quantité des vers qui sont amassés dans les intestins. L'amaigrissement & la faim viennent de ce que ces vers consomment une grande partie de la substance destinée à faire le chyle. Les coliques continuelles, les nausées, le dévoiement, la démangeaison du nez, l'agitation du sommeil, & autres effets semblables, dépendent de l'irritation que les vers excitent sur les tuniques des intestins.

Les vers accumulés dans le canal intestinal, y déposent leurs excréments, & une autre matière blanche, visqueuse, pituiteuse, semblable au frai de grenouille. C'est cette pituite, jointe aux excréments, qui forme la matière vermineuse, & qui, comme elle, est aigre, communique une pareille odeur à la sueur & à l'haleine des malades : d'ailleurs elle est âcre & mordante, d'où elle devient une seconde cause des coliques & du dévoiement, parcequ'elle produit l'effet d'un purgatif. Les convulsions, les accès d'épilepsie, sont une suite de l'irritation excessive qu'elle occasionne, ou des douleurs vives que causent les vers eux-mêmes en rongeant les tuniques des intestins; car cela arrive quelquefois; & dans ce cas, ils tombent dans la cavité du ventre.

On est sûr qu'un enfant a des vers quand il en a déjà rendu. Voilà le seul signe certain; & lorsqu'on n'a encore pu découvrir aucuns vers dans ses déjections, ou qu'il n'en a point rejetté par le vomissement, on ne peut que présumer leur présence dans les intestins, en faisant une attention particulière à chacun des symptômes, sur-tout à ceux que l'on regarde comme les moins équivoques; tels que la sueur & l'haleine aigres, la démangeaison du nez, le visage rouge & pâle alternativement, les sacades pendant le sommeil, &c. sans oublier d'avoir égard

à la saison où l'on se trouve , & aux aliments dont
l'enfant a été nourri. Mais au reste , après avoir
soupçonné qu'il a des vers , & lui avoir administré
en conséquence quelques anthelmentiques , il ne
faut pas s'opiniâtrer à lui faire prendre plus long-
temps ces remèdes, s'il n'en rend pas.

Les vers ne font pas une maladie grave , tant qu'ils
ne font qu'en médiocre quantité. Mais lorsqu'ils font
amaflés dans une quantité prodigieuse, ce qui a le
plus souvent lieu chez les enfants de la campagne,
ils font très-dangereux, & il est très - à craindre qu'ils
ne conduisent au marasme. Si la fièvre putride vermineuse , ou l'apoplexie vermineuse , ou les convulsions s'y joignent , le danger est encore plus grand.
Enfin il n'y a plus de remède lorsque les vers ont percé les intestins & font tombés dans la cavité du
ventre.

L'indication qu'on a à remplir consiste à chasser
les vers. L'on a , pour produire cet effet, des moyens
plus actifs les uns que les autres.

Il faut employer d'abord, dans les cas qui ne font
pas urgents , ceux qui le font moins. Ainsi on donnera des lavements avec du *lait* , ou l'on fera asseoir
l'enfant sur un pot rempli de *lait* très-chaud : sa vapeur alléchera les vers , & les invitera à sortir des
intestins. L'*huile* , donnée à l'intérieur , est encore
bonne. Les substances amères font sur-tout salutaires : elles chassent les vers par leur amertume insup-
portable à ces animaux, elles les font sortir par le
fondement , & de plus elles fondent la matière pituiteuse propre à leur fécondation. Les amers dont on
peut faire usage, font le *coq de jardin* , toutes les
espèces de *menthe* dessléchées, la *racine de fougère* ,
la *tanaisie* , la *poudre de vers* , le *fiel des animaux*.
Les différentes espèces de *menthe* & *la tanaisie* peuvent se donner en infusion. Quant à la *racine de fougère* , il faut la donner en poudre , car elle seroit
trop amère en bouillon. La *poudre de vers* n'est pas le

remède fur lequel on doive le plus compter. Il ne faudra uſer que modérement du *fiel des animaux*, car il échaufferoit trop. Mais on peut s'en ſervir à l'extérieur, en le mêlant, à la doſe d'une once, à une égale quantité d'*aloës*, & à un gros d'*onguent de gui-mauve* : on employera ce mélange pour frotter de temps en temps la région ombilicale.

On emploie encore l'*aloës* à l'intérieur. L'*abſyn-the* & l'*armoiſe* peuvent auſſi être adminiſtrées, en infuſion ou en ſyrop. Enfin le *ſemen contra*, ou la *barbotine*, en infuſion, à la doſe d'un gros, eſt d'un très-bon uſage, ainſi que la *poudre à vers* de *la phar-macopée de Paris*, qu'on peut donner depuis dix grains juſqu'à trente.

Les moyens plus actifs, & auxquels il faut avoir recours, quand les autres ne ſuffiſent pas, ſont les *ſels alcalins*, les *mercuriaux*, & les *antimoniaux*. Les mercuriaux ſont ſur-tout employés, tels que l'*aquila alba* ou le *mercure doux* & l'*æthiops miné-ral*. On donne le premier, depuis trois grains juſqu'à huit, & le ſecond, depuis ſix juſqu'à douze. Mais il vaut mieux les joindre toujours à quelque purgatif, tel que la *rhubarbe*, ou le *diagrede* & le *jalap*, lorſ-qu'il ſera néceſſaire de purger plus fortement. Ainſi, dans ce dernier cas, on pourra faire prendre, le ma-tin, une poudre compoſée de trois grains de *mer-cure doux* & de cinq grains de *diagrede*, ou cette autre compoſée de dix grains de *jalap* pulvériſé & de douze grains d'*æthiops minéral*, ayant ſoin de donner enſuite quelque boiſſon appropriée.

Les ſubſtances abſorbantes peuvent être encore bonnes à cauſe de la matière aigre qui eſt dans les inteſtins, & on les donnera quelquefois mêlées aux purgatifs.

Les lavements feront auſſi très-ſalutaires, & on les fera avec trois gros d'*huile de lin* délayés dans ſuffiſante quantité d'eau, ou avec une décoction de tanaisie, ou de quelqu'autre plante amère, & six grains d'*aloës* (q).

Quand la matière vermineuse se porte au cerveau, elle cause des convulsions qui tiennent de l'épilepsie, & qu'on a appellées par cette raison *insultus epileptici*. Dès que ces convulsions se manifestent, il faut administrer un émétique, & ensuite un fort purgatif.

On se conduira de même dans l'apoplexie vermineuse, un *emetico-catarctique* suffit quelquefois pour faire disparoître tout le danger.

Quant aux fièvres vermineuses, elles ne sont point propres aux enfans, & elles exigent le même traitement que chez les adultes. Il consiste principalement à exciter & à entretenir les évacuations.

Du Strabisme.

Le strabisme, *visus luscus*, est l'incommodité dans laquelle un œil se pointant vers l'objet, l'autre s'en éloigne & se cache vers le petit angle ou vers le grand. Ceux qui ont cette incommodité s'appellent *louches*.

Le strabisme que je viens de définir, est le strabisme vrai. Il en est un autre, où on ne louche qu'à moitié, de sorte que les deux yeux ne se pointent pas uniformément, sans cependant qu'il y en ait un qui se cache absolument. On appelle ce dernier l'*œil à la Montmorenci* : loin de défigurer, il donne un air passionné, sur-tout aux femmes, & il les rend plus piquantes.

Le strabisme se distingue encore en *faux trait* & en *vue égarée*. Lorsqu'un homme qui a la première espèce de strabisme regarde un objet, il a un œil dont

---

(q) Voy. ci-dessus, not. (d). pag. 653.

on n'apperçoit que le blanc : cet œil voit cependant, parcequ'il distingue par un mouvement vif & rapide, & qu'il conserve encore l'impression de l'objet quand la prunelle est sous la paupière, par la même raison qu'en agitant en rond un flambeau allumé, on voit un cercle de feu, quoique le brandon ne soit qu'à un point du cercle ; c'est que la premiere impression n'est pas effacée quand une autre lui succède. La *vue éga-rée* a lieu quand, en considérant un objet, un des deux yeux tourne, erre, vacille, la prunelle restant toujours visible.

Je pourrois entrer dans un plus long détail sur les différentes espèces de strabisme, & sur leurs différentes nuances, aussi bien que sur leurs causes; mais toutes ces discussions seroient inutiles, & n'instruiroient pas le lecteur sur le point qui doit lui paroître le plus important, c'est-à-dire, sur la manière de guérir une incommodité qui altère considérablement les traits du visage. Je me contenterai donc de faire quelques réflexions à son sujet, & de proposer le moyen que je crois le meilleur pour la détruire.

Le strabisme est propre aux enfants. Il se détruit quelquefois avec l'âge. On voit des personnes qui, à vingt ou trente ans, n'ont plus que l'*œil à la Mont-morenci*, & qui étoient horriblement louches dans leur enfance. Il est très-rare que les adultes en soient attaqués, & quand cela arrive, c'est à la suite de convulsions, de chûtes, ou de coups sur l'œil.

Il n'y a pas d'homme qui ait les yeux parfaite-ment égaux. Les observations prouvent que communément c'est l'œil gauche qui voit mieux, probablement parcequ'il est plus voisin du cœur, & que l'artère carotide gauche monte droit à la tête. Or le strabisme n'est que cette inégalité qui pour l'ordinaire existe insensiblement, & qui devient sensible chez quelques individus. Voilà la cause prochaine : il consiste en ce que les deux yeux ne sont pas dans une égale proportion ; ensorte que l'image d'un objet se peint bien à un œil, tandis qu'elle ne se peint pas à l'autre.

Les causes éloignées seront toutes celles qui causeront cette inégalité entre les deux yeux, ou qui l'augmenteront, comme de faire toujours travailler un œil & de tenir l'autre oisif : c'est rendre l'un très-fort & l'autre très foible. Voilà pourquoi, il faut avoir grand soin de placer les enfants dans leur berceau de manière que la lumière frappe également leurs deux yeux (r). Ils peuvent encore devenir louches par l'effet d'une paralysie, ou des convulsions, ou de quelqu'autre accident.

Le strabisme n'attaque pas la santé, mais il déforme le visage, & il rend la vue moins bonne & moins durable. Les louches perdent en effet la vue plutôt que les autres. Ce vice est incurable chez les adultes : on peut espérer de le guérir chez les enfants.

On a proposé, pour y remédier, de leur faire porter des verres, mais ce moyen est embarassant, & d'ailleurs il ne réussit pas. On a encore essayé de leur mettre devant les yeux un carton percé de deux trous qui répondent à chacun des deux yeux, afin qu'étant obligés de considérer les objets par ces trous, ils changent le mouvement de leur prunelle : mais ce second moyen n'a pas eu plus de succès. Le seul qui puisse détruire le strabisme consiste à mettre un bandeau sur le bon œil. Il s'agit de mettre les deux yeux en égale proportion: l'un est foible, il faut le faire travailler; l'autre est trop fort, il faut le tenir en repos. Or c'est l'effet que l'on opère par le moyen indiqué. L'enfant fera à la vérité un nouvel apprentissage pour voir les objets ; mais enfin on atteindra le but qu'on se propose : car quand un œil aura perdu

---

(r) Cette précaution doit être essentiellement recommandée aux nourrices.

un peu de sa force, & que l'autre aura acquis celle qui lui manquoit, tous les deux se trouveront en proportion, & l'enfant ne sera plus louche.

Des Echauboulures.

Les enfants sont sujets à des éruptions cutanées, telles que les échauboulures, la croute laiteuse, le feu folet ou feu sauvage, la teigne, les aphtes & la grenouillette, qu'on peut aussi ranger dans la même classe, les boutons qui se manifestent aux fesses & aux parties naturelles, &c.

En général ces éruptions viennent de crudités, de matières étrangères qui sont dans les humeurs de l'enfant, quelquefois d'un vice vénérien, développé ou non-développé, ou de quelqu'autre vice intérieur qu'il a reçu de parents mal-sains : elles sont aussi dues, d'autres fois, au lait qu'il tète & qui est mauvais, ou en trop grande quantité, ou qui lui est donné par une nourrice intempérante : elles dépendent encore, chez les enfants sévrés, du mauvais air, du défaut d'exercice, & sur-tout des aliments qu'ils prennent & qui sont peut-être mal choisis ou trop abondants. Ces crudités se portent plutôt vers la peau que vers tout autre endroit, parcequ'elle offre, à raison de sa finesse & de sa délicatesse, moins de résistance ; de plus on sait les précautions qu'on a coutume de prendre pour entretenir la chaleur à la peau. C'est par ces deux raisons que les matières crues se portent à l'extérieur, & ne causent à l'intérieur aucune maladie grave : d'où l'on conclurra qu'il faut regarder les éruptions, dont il est question, comme des crises bonnes & favorables que la nature suscite pour se débarasser de tout ce qui pouvoit être préjudiciable à l'enfant.

On ne fera donc que très-peu de remèdes. L'on voit des enfants chez lesquels ces éruptions se guériſſent par ſucceſſion de temps, en uſant ſeulement de quelques précautions : mais au contraire, ceux que l'on veut traiter, périſſent le plus ſouvent, ſur-tout lorſqu'on leur donne des répercuſſifs ou des aſtringents.

N. B. Il eſt d'ailleurs évident qu'il faudra avoir égard à la cauſe de ces éruptions. Si elles dépendent d'un vice vénérien ou de quelqu'autre vice des parents, on travaillera à le détruire par les moyens qui lui ſont propres : ſi elles ſont dues au mauvais lait, ou à la mauvaiſe conduite de la nourrice, on fera enſorte de la mieux regler, ou l'on corrigera ſon lait, ou enfin on la changera, ſi l'on ne peut pas le rendre meilleur, ou ſi elle ſe refuſe aux loix qu'on juge à propos de lui impoſer : ſi elles reconnoiſſent pour cauſe la mauvaiſe qualité ou la trop grande quantité de nourriture que prend l'enfant, on lui fera obſerver un régime plus convenable, & l'on aura ſoin qu'il reſpire un air plus ſain, ou qu'il faſſe plus d'exercice, ſi l'on peut attribuer ces incommodités à l'inaction dans laquelle il vit, ou au mauvais air qu'il reſpire.

On fera l'application de ces principes à toutes ces eſpèces d'éruptions, auxquelles ſont ſujets les enfants. Je viens au détail, en commençant par les échauboulures.

Les échauboulures ſont de petites puſtules rouges qui viennent aux jambes, aux cuiſſes & aux feſſes. Elles ſe manifeſtent ordinairement les ſix premiers mois. Les enfants ſont alors comme de petits lépreux, on ne peut les toucher ſans leur faire mal.

Cette éruption eſt le plus ſouvent due au maillot : car l'urine des enfants, qui ſéjourne ſur leur peau tendre, ſur-tout quand leurs nourrices n'ont pas ſoin de les changer ſouvent, la macere ; & le ſéjour des matières ſtercorales produit encore le même effet. Mais, ſi l'on ſe ſervoit du petit berceau dont nous avons parlé (*s*), il auroit très rarement lieu , parce que l'enfant changeroit de place quand il se sentiroit mouillé , & que d'ailleurs on le nettoyeroit alors avec la plus grande facilité. C'est encore un avantage qu'on peut faire valoir contre l'usage pernicieux du maillot.

Il faut prendre garde de confondre les échauboulures avec la vérole : cette dernière maladie se manifeste toujours à la bouche de l'enfant , jamais aux parties naturelles ; d'ailleurs les pustules vénériennes sont blafardes, leurs bords sont élevés & un peu durs, & leur suppuration n'est pas louable ; mais on observe tout le contraire dans les échauboulures , ensorte qu'il ne faudroit jamais avoir vu de pustules vénériennes pour les confondre.

On ôtera le maillot : cette précaution suffit quelquefois seule pour guérir. Mais il est essentiel de la prendre sans différer , car l'enfant crie continuellement ; d'ailleurs , comme il ne cesse pas d'uriner dans son maillot, l'urine qui baigne ses pustules excite une vive cuisson , accompagnée des plus grandes douleurs , ce qui peut avoir de mauvaises suites. On purgera aussi la nourrice , & l'on rendra son lait doux & bienfaisant par des boissons humectantes & adoucissantes. On fera encore bien de frotter les pustules avec une *eau de sureau*. Si elles sont écorchées , tout corps gras est bon, tel que la *crême*, ou le *beurre frais*, ou la *moëlle* de *veau* : les paysans se servent de *suif*, ce qui n'est pas mauvais. *Voyez ci-dessus* page 746. *N. B.*

Des boutons des parties naturelles & des fesses.

Il n'y a pas d'éruption si peu importante que les boutons des parties naturelles & des fesses (*t*) : ils

---

(*s*) Syst. nouv. & compl. &c. not. 140. pag. 546.
(*t*) C'est par l'état & la propreté des fesses d'un enfant

font petits, rouges, & ils s'élevent peu ; les enfants
font contents quand on les gratte.

Ces boutons reconnoiffent encore très-fouvent
pour caufe le maillot, parceque les parties où ils
ont leur fiége font titillées & irritées par l'urine âcre
& les excréments de l'enfant : d'ailleurs, il eft encore poffible qu'ils foient entretenus par quelque
vice intérieur, auquel cas les enfants maîgriffent,
ont le vifage tiré, le pouls un peu fièvreux, & les
paumes des mains brûlantes : mais s'ils font frais,
fi leurs joues font fermes & colorées, & s'ils ont bon
appétit, on peut être fûr que la caufe de leurs boutons eft fimplement locale.

Cette petite maladie fe guérira facilement en ôtant
le maillot, en nettoyant fouvent l'enfant, & en
baffinant les parties avec une infufion de *camomille*
ou de *fleurs de fureau*, ou avec du *vinaigre* & de
l'eau, ou avec une *eau de gratin*. *Voyez ci-deffus*
page 746. *N. B.*

De l'écoulement par la vulve.

Le mammelon eft ordinairement gonflé dans les
deux fexes quelques jours après la naiffance, & fi
on le preffe on en fait fortir une humeur lymphati-
que : quand le gonflement du mammelon ceffe chez
les petites filles, il fuccede quelquefois un petit
écoulement par la vulve.

Lorfque ce petit écoulement paroît, c'eft un aver-
tiffement pour les tenir très-proprement : car, quoiqu'il foit peu abondant, il peut devenir âcre, fi on

---

qu'on juge du foin qu'en a la nourrice. Il n'y en a pas une
qui, pour témoigner que fon nourriffon fe porte bien & eft
bien foigné, ne découvre fes feffes. Quand elles font nettes
& qu'il n'y a ni bouton ni éryfipèle, on porte, avec raifon,
un témoignage favorable de la propreté & de l'attention
de la nourrice.

ne s'y oppofe pas par la grande propreté, ronger les parties intérieures, & donner naiſſance à des chancres & à des ulcères. On fera donc de petites injections avec une *eau d'orge*, ou avec une *eau mielée* : cette précaution, avec la grande propreté, ſuffit pour prévenir l'âcreté de la matière qui fait l'écoulement, & ſes mauvais effets.

Cet accident arrive aux petites filles nées des parents les plus ſains. Il s'obſerve quelquefois chez celles mêmes qui ont atteint l'âge de deux ou trois ans : on le traite de la même maniere. *Voyez ci-deſſus page* 746. *N. B.*

Des petits ulcères des parties naturelles chez les deux ſexes.

J'ai remarqué ci-deſſus que le petit écoulement par la vulve, chez les filles, pouvoit donner naiſſance à des chancres ou à des ulcères. Lorſqu'ils ont lieu, ils cauſent des douleurs vives, & ſur-tout en urinant, ils dévaſtent quelquefois tout l'intérieur des grandes levres : les enfants crient, ils retiennent leur urine, ou, s'ils la lâchent en dormant, ils ſont réveillés par les douleurs qu'elle cauſe en paſſant ſur les parties dénudées.

D'autres fois ſans écoulement antécédent, par l'effet de la malpropreté, une certaine humeur s'amaſſe à l'intérieur de la vulve, acquiert de l'âcreté par ſon ſéjour, & produit également des chancres & des ulcères.

Mais ils ne ſont point dangereux : on les guérit par l'uſage d'un *digeſtif*, mêlé avec l'*huile d'hypericum*, ou le *baume d'arcœus* ; &, après que l'enfant a uriné, on a ſoin de baſſiner les parties avec une *eau mielée*, animée par une petite quantité de vin.

Quant aux garçons, ils ſont rarement incommodés

par l'humeur qui est entre le gland & le prépuce. Quelquefois, cependant, il y vient le même mal qu'à la vulve chez les petites filles : le prépuce devient gros, il se crevasse, & il s'y forme des rhagades. Ce mal est encore, le plus souvent, dû à la malpropreté. On le guérit par les mêmes moyens que je viens d'indiquer. S'il étoit poussé à l'excès, on seroit obligé de faire la circoncision, & il resteroit ensuite une plaie simple qu'on panseroit à l'ordinaire.

On voit tous les jours des enfants de l'un & de l'autre sexe avoir ces incommodités, quoiqu'ils aient reçu le jour de parents très-sains. Il faut donc être très-circonspect en prononçant sur la cause qui les a produites. *Voyez ci-dessus page* 746. *N. B.*

Des rhagades des aines & des aisselles.

Il se forme des plis aux aines & aux aisselles dans les deux sexes : ces plis se fendent, & forment des espèces de rhagades qui causent des douleurs vives. Les enfants qui ont beaucoup d'embonpoint, y sont plus sujets que les autres.

Les nourrices essayent de les guérir en jettant dessus de la *poudre à poudrer :* mais la plûpart des parfumeurs y font entrer, pour la rendre plus lourde, de la *coquille d'huître,* calcinée & pulvérisée, ou de la *chaux* bien tamisée, ce qui la rend corrosive & capable d'irriter de plus en plus les rhagades & de les enflammer. La *vermoulure de bois,* passée au tamis de soie, vaut mieux : il faut la renouveller souvent, & pour enlever plus aisément l'ancienne, on raye dessus du lait de la nourrice. Si les rhagades sont accompagnées d'une inflammation un peu considérable, on les pansera d'abord avec le *cérat de Galien,* & ensuite avec l'*album-rhasis* ou la *céruse* mêlée à l'*onguent rosat,* qu'on étendra sur un linge blanc & très-fin, & qu'on renouvellera souvent.

Tant que les enfants ne seront pas guéris, on fera encore très-bien de ne les point emmaillotter : ceux qu'on éleve sans maillot, ne se coupent point.

Pour prévenir les rhagades, il faut avoir la même précaution que prennent les personnes trop grasses, & les femmes qui ont le sein gros & un peu tombant : elle consiste à mettre de petits linges blancs très-fins & pliés en double, dans le pli des aines & des aisselles, & à leur en substituer d'autres toutes les fois qu'on remue l'enfant.

De la Gourme.

Les enfants sont sujets à jetter leur gourme (*u*). On entend par-là ce qui arrive quand la tête & le visage sont couvers de boutons, de galle ou de teigne.

La gourme prend différents noms, selon les parties qu'elle attaque : on l'appelle *croûte laiteuse*, *crusta lactea*, quand les boutons couvrent, comme un masque, tout le visage de l'enfant à la mammelle, ou *crusta rosacea*, s'il a déjà trois ou quatre ans : on l'appelle *feu volage* ou *sauvage*, quand les boutons ont leur siége à la bouche, aux levres ; & *teigne*, quand ils attaquent le cuir chevelu & la racine des cheveux. Elle est la plus rebelle & la plus opiniâtre de toutes les espèces de gourme.

LA TEIGNE attaque rarement les enfants avant la dentition, mais plus ordinairement après, pa[ssé] les six ou neuf premiers mois ; les adultes peuvent en être aussi attaqués, ce qui cependant est très-rare : elle est beaucoup plus commune parmi les enfants du bas peuple, à cause de leur malpropreté.

____

(*u*) Cette expression, empruntée des maréchaux, a été appliquée aux enfants. Les chevaux sont couverts de boutons dans un certain-temps ; les maréchaux disent alors qu'ils jettent leur gourme.

On ne la voit preſque point dans le Blaiſois, dans la Normandie, & encore moins dans l'Orléanois, à cauſe de la propreté qui y règne, même chez le payſan.

Cette maladie ſe manifeſte par des croûtes au cuir chevelu, leſquelles lient les cheveux & ſont accompagnées d'une forte démangeaiſon ; ces croûtes tombent enſuite & laiſſent de grandes taches rouges, d'où coule une humeur verdâtre, fœtide, nauzéabonde : en tombant, elles enlevent auſſi les cheveux. La teigne forme quelquefois un caſque qui couvre toute la tête : il arrive auſſi qu'elle gagne le viſage, mais rarement. La puanteur d'un teigneux, l'humeur qui ſuinte ſans ceſſe de ſa tête, en font un objet hideux, dégoutant, & qu'on éloigne de la ſociété, d'autant plus qu'on croit encore cette maladie contagieuſe ; ce qui paroît aſſez probable, quand on conſidere qu'il ſuffit qu'un enfant ait la teigne dans un village, pour que la plûpart des autres l'aient auſſi.

Au reſte il faut diſtinguer deux ſortes de teigne, la vraie & la fauſſe. La vraie eſt celle que je viens de décrire : l'autre eſt différente, en ce que les croûtes qui viennent au cuir chevelu, n'attaquent point la racine des poils & les laiſſent ſubſiſter, en ce que la puanteur n'eſt pas la même, à beaucoup près, & que les ulcères qui reſtent, après les croûtes tombées, ne ſont pas *depaſcentia* comme dans la vraie. Il eſt à préſumer que cette teigne fauſſe n'eſt, à proprement parler, que la croûte laiteuſe qui a gagné du viſage juſqu'au cuir chevelu, mais qui ne pénétre pas plus avant. Elle attaque les enfants les ſix premiers mois de la vie, avant la dentition.

Quand la teigne n'eſt due ni au ſcorbut, ni à la vérole, elle reconnoît pour cauſe les mauvais ſucs qui ſont dans le corps de l'enfant, ou celles dont j'ai parlé (page 745.) en faiſant ci-deſſus quelques remarques générales ſur les éruptions cutanées dont nous traitons. Il est certain que le maillot contribue, sur-tout, à lui donner naissance ; car tout le corps de l'enfant emmaillotté est dans une gêne continuelle, la tête seule est libre , & par conséquent l'humeur est déterminée à s'y porter.

L'expérience a montré que la teigne ne differe des autres maladies cutanées , qu'en ce que le levain est fixé au bulbe des cheveux. Son siége est donc profond. Il est aisé de la reconnoître : si les oignons des cheveux sont attaqués , c'est la teigne ; si non, c'est une simple croûte : on la reconnoît encore par sa tenacité & son opiniâtreté. Il est essentiel de remarquer que la teigne , qui dépend de la vérole , ressemble parfaitement à la fausse teigne ; car , au milieu des ulcères, les cheveux tiennent & ne tombent point.

La teigne est une véritable crise par laquelle la nature dépure les humeurs du petit enfant. (*Voyez ci - dessus , page* 745.) En veut-on des preuves ? Lorsque cette crise se fait , l'enfant souffre, l'éruption est quelquefois précédée de convulsions causées par l'irritation de la matiere morbifique ; mais au contraire , lorsqu'elle est faite , il est plus tranquille & se porte mieux : ceux chez qui l'humeur ne sort qu'en petite quantité , ou chez qui elle est répercutée naturellement, ou par l'art, ne jouissent pas d'une bonne santé , ou périssent : ceux chez lesquels on trouble le travail de la nature, en les traitant avec trop de soin, périclitent , languissent, & très-souvent succombent. La teigne est donc une excrétion critique , & par conséquent le prognostic est plus avantageux que funeste , tant qu'elle se fait avec modération.

Mais elle est quelquefois poussée à un tel dégré , qu'elle devient dangereuse. De même qu'on voit des personnes résister à la maladie , & mourir par l'effet de la crise ; de même aussi on voit quelquefois la dépuration , que la nature a intention de produire

par la teigne, donner lieu à des affections dangereuses, rebelles, & qui font périr les enfants, ou,
au moins, qui leur caufent des maux auxquels ils
réfiftent difficilement.

Ces principes doivent régler le traitement. Tant
que la dépuration fe fait, il faut, loin de vouloir
l'arrêter, aider la nature ; ainfi les répercuffifs &
tous les aftringents feront profcrits. Il n'eft pas, fans
doute, difficile de faire difparoître la teigne en peu
de temps, en les appliquant fur la tête : c'eft le
moyen qu'employent ceux qui ofent promettre une
prompte guérifon, c'eft-à-dire les charlatans, mais
que des médecins fages & prudents évitent avec
foin, parce qu'ils favent qu'ils cauferont les fymptômes les plus graves & une mort prefque certaine,
en refoulant une humeur qu'il eft effentiel de laiffer
fortir, & qui, fi on lui ôte l'iffue qu'elle s'étoit
choifie, fe jettera fur quelque vifcère important.
Lorfque l'enfant eft à la mammelle, il fuffit de régler
exactement le régime de la nourrice, de ne la nourrir
que de fubftances humectantes & adouciffantes, afin
de communiquer à fon lait les mêmes qualités ; de
la purger de temps en temps, & de baffiner la tête
de l'enfant avec de la *crême*, ou de l'*huile*, ou du
lait, ou une *eau miellée*, ou avec une décoction de
guimauve & d'*aigremoine* : s'il eft févré, on réglera
de plus fon régime, on ne lui donnera que des aliments doux & tempérants, il refpirera un bon air,
il fera de l'exercice ; on lui fera prendre auffi une
boiffon légèrement diaphorétique, & on nettoyera
fes premières voies par quelques légers purgatifs.

Mais la teigne eft pouffée à l'excès, les remèdes
ordinaires ne la diminuent point, & il eft à craindre
qu'elle ne faffe fuccomber l'enfant. On a propofé,
dans ce cas, d'arracher tous les cheveux. Pour faire
cette opération, on coupe d'abord tous les cheveux
avec les cifeaux, enfuite on applique fur le crâne
un *dépilatoir*, *en terme de baigneur*, ou un *emplâtre*

agglutinatif fait avec le *bitume de Judée*, ou celui d'*André de la Croix*, ou, mieux encore, celui qui est fait avec la *poix de Bourgogne*. Dix ou douze heures après l'avoir appliqué, on l'ôte de force, ce qui est horriblement douloureux, & d'autant plus, qu'on arrache en une seule fois toute la peau du crâne, les croûtes de la teigne & les racines des cheveux : l'on étanche, avec des linges, le sang qui coule abondamment, & l'on entretient la chaleur de la tête en y jettant de l'*huile des Philosophes*, à laquelle on mêle un peu d'*huile de cire*, & en mettant par-dessus des *feuilles de choux* ou *de poirée*, ou, ce qui est mieux, l'emplâtre *de ranis*, auquel on ajoute une petite quantité de *camphre*. L'on continue ce pansement jusqu'à ce que toute la plaie paroisse mondifiée, & alors on l'arrose avec l'*huile d'œufs* ou celle de *succin*, jusqu'à ce qu'elle soit tout-à-fait guérie.

La teigne des enfants est rarement si rebelle qu'elle exige cette opération ; & d'ailleurs les douleurs, qui en sont inséparables, sont si cruelles & si atroces, qu'il faut n'y avoir recours qu'après avoir employé tous les autres moyens possibles : on fait prendre à l'intérieur le *soufre* en petite quantité, les décoctions de *bois sudorifiques* & des racines d'*aunée* & de *patience sauvage*, ou les bouillons de *chicorée* & de *valeriane* : on purge plus souvent, & on fait entrer le *mercure doux* dans les potions purgatives : on donne aussi ce médicament comme altérant, seul ou incorporé dans des *bols* ou des *poudres appropriées* : si les enfants tétent encore, on fait prendre à leurs nourrices les mêmes remèdes, & tout ce qui peut corriger ou tempérer l'âcreté des humeurs : on employe comme topiques la décoction de *viorne*, mêlée à celle d'*aigremoine*, ou au *lait*, ou au *miel* ; ou l'*huile d'œufs*, à laquelle on ajoute une petite quantité d'*huile de cire* ; ou le *vinaigre de Saturne* dans une infusion de *mélilot*, ou de *fleurs de sureau* ; ou la *crême*, mêlée avec un peu de *ceruſe*, ou l'*onguent diapompholygos*, ou quelqu'autre ſemblable, & l'on a ſoin, en même-temps, de faire obſerver un régime convenable, & de défendre le corps contre les injures de l'air.

On a vu ces moyens guérir des ulcères conſidérables, cauſés par la teigne la plus opiniâtre : mais il faut avoir encore la précaution d'appliquer un ou deux petits *veſicatoires*, ou d'ouvrir un *ſéton* ou un *cautere* pendant le traitement, ou lorſqu'il eſt prêt de finir, & de commencer par nettoyer les premières voies & purifier la maſſe des humeurs par les remèdes internes, avant d'en venir aux topiques répercuſſifs que nous avons conſeillés, & qu'on préférera toujours à ceux qui ſont plus violents.

Cependant, ſi tout cela ne réuſſit pas, il n'y a plus d'autre remède que l'opération décrite ci-deſſus, & après laquelle il eſt encore à propos d'ouvrir un *ſéton* ou un *cautère*, pour donner iſſue au reſte du mauvais levain qui circule encore dans les humeurs, & qui pourroit ſe jetter ſur quelque partie importante. *Voyez ci-deſſus page* 746. *N. B.*

La croute laiteuſe vient plus ordinairement à la fin de la lactation. Elle couvre quelquefois toute la face comme un maſque : elle eſt de diverſes couleurs, inégale, & elle ſe ſèche à l'air ; elle rend le viſage, dans quelques cas, ſi monſtrueux & ſi hideux, qu'on diſtingue à peine les yeux, par le bourſouflement de la bouche, des narines & des lèvres ; les enfants ſont malingres & de mauvaiſe humeur, & ils périſſent ſouvent quand on s'acharne à leur faire des remèdes.

Cette maladie eſt fréquente en Picardie, & elle eſt commune aux enfants des Pariſiens : elle eſt rare ſur les bords de la Loire, & dans les mêmes Provinces où la teigne eſt peu connue.

La croûte laiteuſe occupe, dans ſon origine, une très-petite place ; mais il ſe forme en-deſſous une humeur âcre, semblable à un pus mal fait, qui se condense, & forme ainsi une nouvelle croûte : c'est ainsi qu'elle se perpétue, les sucs s'altérant de plus en plus, & qu'elle acquiert chaque jour plus de volume, ensorte qu'une croûte large, dans le commencement, comme une pièce de douze sols, couvre à la fin toute la face. Quand la suppuration se fait, si on expose les enfants au trop grand froid ou au trop grand chaud, la démangeaison s'élève ; ce qu'on présume par les efforts qu'ils font pour porter leurs mains à leur visage. Quand les croûtes tombent, elles laissent suinter une humeur qui sent l'aigre, & il paroît qu'elle produit l'effet d'un *vesicatoire*, car la peau est dépouillée de son épiderme.

Ce qui a été dit de la teigne doit s'appliquer à la croûte laiteuse, puisqu'elle n'en est qu'une espèce.

Les mères sages ne s'effrayent pas d'une pareille incommodité ; mais les nourrices qui font parade de leurs nourrissons sont très-fâchées quand ils ont le visage ainsi couvert de galle ; elles veulent alors faire des remèdes, elles en demandent par-tout, & il se trouve des personnes assez peu instruites pour les satisfaire, le plus souvent, au grand préjudice des enfants. Il faut laisser un libre cours à l'humeur qui forme la croûte laiteuse : tout ce qu'il y a à faire consiste à seringuer dessus du lait de la nourrice, ou à la bassiner avec de la *crême* ou du *beurre*, jusqu'à ce que les croûtes soient tombées ; alors on arrose la peau avec quelque *liniment*, & on purge, de temps en temps, avec une *eau de rhubarbe*.

On croit que quand la croûte laiteuse a duré long-temps, elle peut finir par la teigne. Cela s'annonce au moins par son étendue & ses progrès, & c'est alors qu'il est permis d'employer des remèdes plus actifs, tels que ceux que nous avons enseignés pour la teigne opiniâtre.

Lorsque les enfants sont encore à la mammelle, le mal n'attaque pas communément leurs yeux, quoique leur visage soit monstrueux ; & si on entr'ouvre leurs paupieres, on voit un œil sain, clair & brillant : mais il n'en est pas tout-à-fait de même lorque l'enfant a trois, quatre ou cinq ans, il y a alors plus à craindre pour les yeux ; car l'humeur qui forme la croûte laiteuse transude par les conduits ciliaires, les larmes s'altèrent, la cornée s'ulcère aussi, & la vue est gâtée ou elle se perd totalement par l'épaississement des humeurs de l'œil : il n'est pas de meilleur moyen, pour prévenir cet accident, que d'appliquer un *seton* à la nuque du cou, ou d'ouvrir un large *cautère* au bras ; ensuite on bassine le visage avec quelqu'une des eaux légèrement astringentes que nous avons indiquées ci-dessus. *Voyez ci-dessus page* 746. *N. B.*

Il n'y a rien de particulier à remarquer au sujet du *feu volage* ou *sauvage*, sinon qu'il faut encore moins se hâter de faire des remèdes aux petits enfants qui en sont attaqués, puisqu'il n'occupe que quelques parties du visage : il suffit de les bassiner avec une décoction de *fleurs de sureau*, ou quelqu'autre semblable, de régler le régime de la nourrice, & de rendre son lait doux & balsamique. *Voyez ci-dessus page* 746. *N. B.*

Lorsque la gourme est répercutée naturellement, ou par le mauvais traitement de ceux qui ont employé les *onguents de mercure* & *de soufre*, ou autres forts astringents, il faut, au plutôt, prévenir les accidents qui naîtroient infailliblement de cette répercussion subite, en entretenant l'enfant très-chaudement, en lui faisant prendre des boissons chaudes & diaphorétiques, quelque potion alexitère, ou en donnant les mêmes remèdes à la nourrice, lorsqu'il est encore à la mammelle, & en ouvrant un *cautère* ou en appliquant les *véficatoires*, si la rentrée de l'humeur est déjà accompagnée de symptômes graves.

Des Aphtes.

Les aphtes ne diffèrent des autres maladies éruptives dont je viens de parler, qu'à raison du lieu où ils ont leur siége : le levain, au lieu de se porter à la peau du visage, ou au cuir chevelu, se jette sur les glandes foléculeuses de la bouche, & produit de petits boutons que nous appellons aphtes. Cependant il faut admettre une différence entr'eux & la gourme : celle-ci est une véritable crise, & elle contribue à rendre les enfants plus sains & mieux portants, au lieu que les aphtes sont une véritable maladie, & ne paroissent pas contribuer au bien de ceux qu'ils attaquent.

Les aphtes sont simples, ou ils dépendent d'un vice vénérien, & alors leurs bords sont durs & relevés. Il ne s'agit ici que des premiers.

Les aphtes sont de petits ulcères superficiels qui viennent dans la bouche, au gosier, au palais, à la langue, aux gencives, & qui sont accompagnés d'une chaleur brûlante. Il y en a de plus mauvais les uns que les autres : ceux qui sont en petit nombre, qui ont une belle couleur blanche, qui sont superficiels, mous, qui s'en vont aisément & qui se bornent à la bouche, doivent être regardés comme les moins dangereux : au contraire ceux qui ont une vilaine couleur jaune, ou brune, ou noire, qui sont durs, épais, opiniâtres, corrosifs, qui communiquent ensemble, & qui se renouvellent sans cesse, sont accompagnés d'un grand danger ; ceux-là, sur-tout, sont les plus fâcheux qui s'étendent au gosier, à l'estomac, & jusqu'au canal intestinal ; le dévoiement, la dyssenterie & la mort en sont la suite : les aphtes qui ont leur siége dans les intestins rongent leurs tuniques, & on les trouve percés d'une grande quantité de petits trous chez les enfants que cette maladie, poussée à cet excès, fait périr.

Il faut guérir promptement les aphtes des petits enfants, car ils les font fouffrir, leur donnent la fièvre, troublent leur repos & les empêchent de dormir.

On travaillera d'abord à détruire l'acrimonie du lait de la nourrice, car, lorfqu'il eft doux, les enfants ont rarement des aphtes ; enfuite on les purgera eux-mêmes avec les *minoratifs* ; on leur donnera auffi les *poudres abforbantes* & la *magnefie blanche* : s'ils ont des tranchées, on leur adminiftrera de petits lavements émollients (*x*) : les gargarifmes ne peuvent leur être d'aucune utilité, parce qu'ils ne favent pas s'en fervir & qu'ils avalent tout ce qui eft dans leur bouche : mais, ce qui eft beaucoup plus avantageux, en touchera les aphtes pour couronner leur guérifon, & en prenant beaucoup de précaution, avec le *collyre de Lanfranc*, très-délayé, ou avec un peu de *phlegme de vitriol*, ou d'*eau féconde*, ou même d'*efprit de vitriol* mêlé avec un peu d'*huile*, ou avec un mélange d'un demi-gros de *miel rofat* & de trois gouttes d'*huile de vitriol*, ou avec cet autre compofé de *fuc de joubarbe* & de très-bon *miel*, à dofe égale, cuits enfemble pour les clarifier, & auxquels on ajoute la quantité d'*alun* fuffifante pour donner une faveur médiocrement aftringente, ou avec la *pierre à cautère* ; mais il ne faut employer ce dernier moyen que le moins qu'on peut : quand les aphtes font benins & qu'ils cedent déjà, en partie, au régime de l'enfant & de la nourrice, aux petits purgatifs & aux lavements, il fuffit quelquefois de les frotter avec le *miel rofat*, mêlé au mucilage de *femences de coin*, ou avec quelqu'autre mêlange femblable.

Lorfque les aphtes font paffés, il eft encore à propos de continuer quelque temps le même régime, foit de la nourrice, foit de l'enfant, & de le purger une ou deux fois.

(*x*) Voy. ci deffus, not. (*d*) pag. 653.

On a vu des enfants avoir des aphtes ou de petits ulcères au nombril, mais ils font de petite conféquence; ils dépendent du peu de foin qu'on a eu de tenir cette partie propre, d'où découle quelquefois une humeur puante & âcre, qui excorie; & peut être de la maniere dont on a noué le cordon : on les traite avec le *cerat* & l'*onguent rofat*. *Voyez ci deffus page* 746. *N. B.*

De la Grenouillette.

La grenouillette, en latin *ranula*, eft un bouton qui vient fous la langue des petits enfants (y). Elle n'eft pas commune parmi nous, elle l'eft davantage dans l'*Orléanois* & dans la *Beauce*.

Il y a une efpèce de grenouillette qui caufe peu de chaleur & de douleur; il en eft une autre qui excite une douleur vive, une chaleur très-grande, une groffe fièvre, & qui empêche l'enfant de téter. On la diftingue encore à raifon de la matière qu'elle renferme, en grenouillette pierreufe ou gypfeufe, en fquirreufe, & en enflammée ou abcédée.

Quoique cette maladie foit particulière aux enfants, elle a cependant quelquefois lieu chez les adultes : mais la grenouillette qui attaque ces derniers eft prefque toujours l'enflammée, qui eft un véritable dépôt inflammatoire, & qui s'abcède en peu de temps : au contraire, elle attaque très-rarement les enfants, qui ont communément la grenouillette du genre des tumeurs enkiftées.

(y) On appelle ce bouton *grenouillette*, felon quelquesuns, parcequ'on lui a trouvé une reffemblance par fa forme avec une grenouille, *fi exemeris artus*, ce qui n'eft pas bien jufte; &, felon d'autres, parcequ'il eft femblable à un bouton qu'on voit fous la langue des grenouilles & des crapaux, quand ils croacent. Le mot *ranula*, ranule, conviendroit mieux à caufe du voifinage des *artères ranines*.

On demande la cauſe de la grenouillette , &
pourquoi les enfants y ſont ſi ſujets , tandis qu'elle
eſt ſi rare chez les adultes ? On ne dit rien de particulier, en l'attribuant au lait dépravé de la nourrice
& aux mauvais ſucs de l'enfant : la queſtion eſt de
ſavoir pourquoi ces mauvais ſucs ſe portent ſur la
langue plutôt que ſur une autre partie ? Peut-être
cela vient-il de ce que l'enfant fait, pour ſe nourrir,
des efforts que les adultes ne font pas : quand ces
derniers mangent, leurs mâchoires, leurs lèvres &
leur langue ſont en mouvement, de façon que le
travail eſt partagé entre toutes ces parties, au lieu
que chez l'enfant c'eſt la langue qui a toute la peine ;
il la ramene avec force en arrière, & non-ſeulement
quand il téte, mais encore la nuit en dormant : or,
ne pourroit-il pas arriver que les muſcles qui ſervent
à mouvoir la langue, fatiguaſſent les glandes ſublin-
guales, ce qui leur donneroit une plus grande diſpoſition à recevoir le levain qui cherche à ſe dépoſer
ſur quelque partie , par la même raiſon qu'on voit
plutôt ſe former un abcès ſur un membre qu'on a
fatigué outre meſure ? Cette façon d'expliquer pourquoi la langue eſt plutôt affectée que toute autre
partie, chez les enfants, & pourquoi ils ſont ſur-tout
ſujets à la grenouillette, paroîtra peut-être d'autant
plus vraiſemblable , qu'on a obſervé que des
enfants qu'allaitoient des femmes dures à téter, en
étoient encore plus ſouvent attaqués.

La grenouillette eſt placée ſous la langue, auprès
du frein, à droite ou à gauche ; elle excite une fièvre
très-vive, & une grande douleur, avec inquiétude,
angoiſſe & inſomnie ; les lèvres de l'enfant ſont deſ-
ſéchées, il ne peut ni téter, ni remuer la langue, &
il crie ſans ceſſe.

Le diagnoſtic eſt facile : il n'eſt pas plus difficile de
ſavoir quelle matiere renferme la grenouillette ,
gravier, ou pierre, ou ſubſtance molle.

La ranule eſt toujours un mal de conſéquence , car elle augmente la chaleur de tout le corps , elle déprave les ſucs de l'enfant & l'empêche de téter ; d'ailleurs elle eſt longue , difficile à guérir , & ſi elle dégénère en cancer , ce qui arrive quelquefois , elle dévaſte toute la bouche.

Les nourrices frottent les tempes , les joues , le cou de l'enfant , avec des huiles , ce qu'on ne peut pas blâmer , parceque ces parties ſont extrêmement tendues , gonflées , & que ſouvent même le cou ſe meut avec beaucoup de peine : la ſaignée eſt encore un remède néceſſaire & favorable , mais il faut la faire par le moyen des *ſangſues* : on en applique deux au cou , & on laiſſe encore couler le ſang quand elles n'y ſont plus ; il y a peu de remèdes qui ſoulagent autant : les cataplaſmes émollients peuvent auſſi être mis en uſage ; mais on fera attention que l'enfant , ayant la fièvre , & ne pouvant téter , a cependant beſoin de quelque nourriture : on lui enveloppera donc le ventre avec des linges trempés dans du lait , & par le moyen d'un biberon on lui fera avaler quelque liqueur , telle que du *lait de vache* coupé avec une *eau d'orge* , ou du *petit lait* , qui aura paſſé ſur une *croûte de pain rôtie* , ce qui eſt nourriſſant , & en même-temps léger & propre à enlever la fièvre : les lavements ne feront pas inutiles , & on lui en donnera quelques-uns (ʒ) pour lâcher doucement le ventre. Tout cela eſt , pour ainſi dire , le préliminaire du traitement.

Le véritable moyen d'opérer la guériſon conſiſte à ouvrir la tumeur , pour donner iſſue à la matiere qu'elle contient , & à détruire le ſac ; car il ne faut pas compter ſur les réſolutifs , qui ſont inutiles dans ce cas , & qui d'ailleurs ne peuvent être appliqués , ni maintenus en place : un aide aſſujettira donc l'en-

---

(ʒ) Voy. ci-deſſus , pag. 653. not. (*d*).

fant de façon que sa tête ne puisse pas faire le moindre mouvement, & alors le Chirurgien, élevant la langue vers le palais avec sa main, portera avec l'autre un scalpel sur la tumeur & l'ouvrira longitudinalement, prenant garde, sur-tout, d'endommager les nerfs, les vaisseaux sanguins & les conduits salivaires : lorsque l'incision est faite, la matière renfermée dans la tumeur sort d'elle-même, si elle est fluide ; mais si elle est trop épaisse ou pierreuse, on l'exprime avec les doigts, ou on la fait sortir avec le secours d'une curette. Ce n'est pas tout, il faut encore mettre le fond de la tumeur à découvert, & détruire le sac, car sans cela l'ouverture se refermeroit & la ranule renaîtroit. Il y a deux moyens pour opérer cet effet, le feu ou le *cautère* actuel, & le caustique : dans le premier cas on brûle l'intérieur du sac avec un *bouton de feu* ; dans le second, on touche la surface interne du même sac avec l'*eau mercurielle* ou avec l'*eau de vitriol* mêlée à un peu de *miel*, ou avec la *pierre infernale*, en apportant les plus grandes précautions. Il y en a qui préférent le feu : cependant il paroît trop cruel, & comme le caustique, bien administré, réussit très-bien, j'incline à croire qu'il vaut mieux le préférer.

Cette opération, par laquelle on ouvre la ranule, doit être différée le moins qu'il est possible, & il ne faut pas être arrêté, à l'exemple de quelques Chirurgiens, par la crainte de blesser les vaisseaux sanguins, parceque cet accident n'arrive pas, en se conduisant avec toute la prudence nécessaire, & que d'un autre côté l'enfant périra au milieu des douleurs & les symptômes les plus graves, tels qu'une fièvre ardente & le délire, causé par l'inflammation qui se communique aux parties voisines & aux meninges, si on ne lui apporte pas un prompt secours en ouvrant la tumeur. *Voyez ci-dessus page 746. N. B.*

Des Poux.

Il y a plusieurs insectes qui viennent à la surface du corps des enfants ; ces insectes sont les poux, les cirons & les crinons.

On dit des enfants qui ont des poux, qu'ils sont attaqués de la maladie pédiculaire.

Elle est essentielle ou symptômatique : elle est essentielle si elle vient de l'humidité de la tête, de la malpropreté, ou de la trop grande abondance des matières excrémentitielles : elle est symptômatique, quand elle vient à la suite de la teigne & d'autres affections.

Les poux sont plus rares chez les adultes, parceque leur peau est trop dure : cependant on voit des jeunes gens de quinze & dix-huit ans y être sujets. Mais la délicatesse de la peau des enfants, sa douce chaleur, & souvent la malpropreté, favorisent davantage la naissance & l'accroissement de ces insectes. Ils sont encore communs à la suite de quelque maladie, si la tête n'a pas été rasée : mais si l'on a pris cette précaution, ils périssent faute d'asyle.

Le diagnostic est facile à l'aspect de l'insecte & à la manière dont il fait son nid. Les poux ont une trompe avec laquelle ils sucent la peau & pompent les humeurs : ils font aussi des cloches & rompent le cuir chevelu : il est encore aisé de les distinguer des cirons : d'ailleurs ces derniers sont aussi rares que les autres sont communs.

Lorsque la maladie pédiculaire est à un médiocre dégré, les enfants sont frais & se portent bien ; les poux ne prennent que le superflu, & en général on peut dire qu'ils sont plutôt une crise qu'une maladie : mais s'ils sont en trop grand nombre, ils forment de larges ulcères, qui menacent de se terminer par la teigne : ces ulcères se couvrent d'une croûte, sous laquelle naît encore une très-nombreufe populace, & offrent le fpectacle le plus hideux & le plus dégoutant.

On doit apporter dans le traitement plus de précautions qu'on n'en apporte communément : il y en a qui, dès le commencement, baffinent la tête avec du *vin* & du *tabac*, ou avec l'*onguent mercuriel*, ou avec une décoction de l'*herbe aux poux* (*a*). Cette méthode eft mauvaife : en enlevant trop promptement le mal, on peut en occafionner quelqu'autre beaucoup plus grave ; & il n'eft pas rare de voir tomber dans le marafme des enfants qui ont été trop fubitement guéris de la maladie pédiculaire. Il faut donc agir plus prudemment : on fera d'abord rafer les cheveux où il n'y a pas de puftules, & on les fera feulement couper de fort près dans les endroits où il y en a ; enfuite on laiffera fluer long-temps les petits ulcères, mais en lavant tous les jours la tête & en l'entretenant dans la plus grande propreté poffible ; enfin on la baffinera fouvent avec une *eau de rhubarbe*, & à mefure que les petits ulcères difparoîtront, on rafera encore la partie récemment guérie. Si ces moyens ne réuffiffent point, & fi les poux ne délogent pas, ce qui arrive quelquefois, c'eft alors qu'on peut mettre en ufage l'*onguent napolitain* & la *ftaphifaigre* : mais il ne faut jamais commencer par ces remèdes.

Pour fauver les enfants qui tombent dans le marafme, par la faute de ceux qui ont fait difparoître leurs poux trop promptement, on aura recours à la décoction de la *racine de patience fauvage*, au *foufre*, & au *cautère*.

(*a*) Cette plante eft furnommée *herbe des capucins*, parcequ'on fuppofe, non fans vraifemblance, que ces bons pères, vu leur malpropreté, logent fouvent ces petits infectes.

Des Cirons.

Les cirons, *cirones*, *chirones*, *acari*, font de petits vers ronds, blancs, que l'on ne peut bien diftinguer qu'avec le fecours du microfcope, qui attaquent fur-tout la paume des mains & la plante des pieds ; qui font renfermés dans de petites puftules, de façon cependant qu'ils ont en-dehors leur tête, que l'on remarque par un petit point noirâtre ; & qui caufent une démangeaifon très-incommode.

Les enfants ont plus fouvent ces infectes que les adultes : on les détruit en les tirant, avec une éguille, des puftules où ils font renfermés, ou en les faifant mourir avec des fubftances amères, telles que le *fiel* de quelqu'animal, ou la *décoction d'abfynthe*, ou *l'eau de rhubarbe*, ou en frottant les puftules avec quelque liniment mercuriel ; mais il faut aufli avoir les précautions que nous avons recommandées à l'égard des poux, & faire faire ufage intérieurement de quelque boiffon atténuante & légèrement diaphorétique.

Des Crinons.

Les crinons, *crinones*, *comedones*, *dracunculi*, font de petits vers capillaires aufli fins qu'une foie, qui s'engendrent & fe cachent dans la peau, & occafionnent une forte démangeaifon.

Pour guérir les enfants, il faut les baigner dans l'eau tiède. Le bain ramollit la peau & le crinon la peut percer, ce qui caufe fur la furface de la peau de petites élévations qui n'ont aucune fuite. On ne rifque rien, à raifon de la fimplicité du remède, de foupçonner ces infectes, quand on voit un enfant s'atrophier, fans qu'on en puiffe défigner la caufe (*b*).

____

(*b*) Voy. ci-deffus, pag. 702. not. (*h*).

Il fera encore bien de preſſer ou de frotter ſouvent la partie où ſont les crinons, avec de la *farine* détrempée dans du *vinaigre* ou dans du *miel*, ce qui fera paroître ſur la peau de petits tubercules, qu'on appelle *têtes de vers*, & qu'il faudra râcler, en réitérant le frottement, juſqu'à ce qu'il ne s'en manifeſte plus. Enſuite on enveloppera la partie avec une *peau de lièvre*.

De la Vérole.

Quand une femme a la vérole, elle ne conçoit pas, ou, ſi elle conçoit, elle avorte. Lorſqu'une femme groſſe a commerce avec un homme gâté, elle gagne la vérole, & ſa groſſeſſe continue. Si cette femme n'a pas été traitée entièrement avant le terme de l'accouchement, ſon enfant eſt ſûrement atteint du mal vénérien, quelque frais & quelque ſain qu'il puiſſe paroître en venant au monde (*c*).

En effet, il faut diſtinguer, parmi les enfants qui naiſſent atteints de la vérole qu'ils ont reçue des ſucs de leur mère, ceux chez leſquels cette maladie s'annonce auſſi-tôt par les ſignes ordinaires, & ceux à qui elle laiſſe pendant quelque temps les apparences d'une ſanté parfaite. Les premiers viennent au monde couverts de puſtules, & quelquefois à un tel point qu'ils offrent le ſpectacle le plus hideux. Les autres paroiſſent frais, gras, & bien portants : mais, au bout de ſix ſemaines ou un mois, & quelquefois plutôt, leur maladie commence à ſe déclarer ; ils ſouffrent ſans aucune cauſe apparente ; leurs jambes frémiſſent, mais d'une autre manière que dans les convulſions ; leur teint eſt blême & plombé ; ils ſont dégoûtés du téton ; leur corps ſe couvre de puſtules, d'où découle une humeur puante & qui n'a pas beau-

____

(*c*) Voy. le Syſt. nouv. & compl. &c. not. 86. pag. 262. & ci-deſſus, pag. 580.

coup de confiſtence ; leur bouche ſe gâte bientôt, & ſouvent elle eſt la première partie attaquée ; & leurs lèvres ſe garniſſent de boutons, ſemblables à ceux qui viennent dans l'intérieur de la bouche, & qu'on appelle *aphtes* (*d*).

L'on voit donc qu'il y a une différence entre la vérole des adultes & celle des enfants. Chez les premiers, elle manifeſte toujours ſes premiers ſymptômes aux parties naturelles ; elle ſe répand enſuite dans toutes les parties du corps : enfin l'on voit paroître les derniers ſymptômes & les plus effrayants. Au contraire chez les enfants, c'eſt à la bouche, au goſier, à la peau que ſe manifeſtent les premiers ſignes de cette maladie.

La vérole des enfants nouveau-nés n'eſt pas particulière, mais univerſelle : & il n'y a pas à ſe tromper ſur ſa véritable cauſe, laquelle eſt ſans doute la nourriture qu'ils reçoivent dans le ſein de leur mère, & qui eſt imprégnée du virus variolique.

On peut hardiment préſumer qu'un enfant qui eſt dans le ſein de ſa mère a la vérole, ſi cette mère en eſt atteinte ; & qu'il viendra au monde avec cette maladie, ſi elle n'eſt pas traitée, ou ſi l'accouchement arrive, avant qu'on ait le temps de finir le traitement. Il faut donc prendre garde de s'en laiſſer impoſer par les fauſſes apparences, ſi par haſard cet enfant vient au monde, ſans ſignes qui annoncent la préſence du virus vénérien dans ſes humeurs : au contraire on doit très-fortement ſoupçonner qu'elles en ſont infectées, & qu'il ne tardera pas à ſe déclarer par ſes effets ordinaires. Mais il n'y a plus de doute lorſque l'enfant naît couvert de puſtules, ſur-tout lorſqu'on ſait que ſa mère a été libertine, & qu'elle a eu pendant la groſſeſſe des accidents vénériens dont elle n'a pas été traitée.

____

(*d*) Voy. ci-deſſus, pag. 759.

Il est un cas plus malaisé, savoir celui où l'on a à
décider si un enfant, qui paroît gâté, a réellement
la vérole, sans connoître la mère ni aucun de ceux
auxquels il appartient. Le diagnostic sera alors appuyé sur les pustules & sur leur caractère. Lorsque
l'enfant a des pustules à la bouche, aux jambes, aux
fesses, & par tout le corps ; quand elles ne forment
pas de croûtes, & qu'il en découle une humeur
puante, sans consistence, & qui n'est pas roussâtre
comme dans le scorbut ; lorsque la peau est encore
couverte de taches ; enfin lorsque l'enfant est inquiet, agité, & qu'il paroît se tourmenter : l'on a
raison de croire que sa mère avoit la vérole, &
qu'elle l'a lui a communiquée.

La vérole de l'enfant nouveau-né est un très-grand
mal, mais elle n'est pas incurable. On la guérira en
s'y prenant avec beaucoup de circonspection, & en
ne lui permettant pas de faire de plus grands progrès, car, quand l'enfant est déjà attaqué & abbattu,
qu'il y a déjà long-temps qu'il souffre, en continuant
néanmoins de téter, & qu'empoisonnant le lait de sa
nourrice il le *refuce*, & augmente ainsi chaque jour
la gravité de son mal, il est très-à craindre qu'il ne
périsse malgré les secours qu'on lui administrera,
mais trop tard. Voyons donc quelle conduite il faut
tenir.

Nous supposons qu'on n'a point traité la femme
grosse attaquée de la vérole, ou qu'on n'a pas eu le
temps de consommer son traitement. Son enfant
vient par conséquent au monde avec une vérole pré-
sumée ou même décidée.

Lui donnera - t - on une nourrice ? Il seroit sans
doute très-à désirer qu'on ne lui en donnât point. Il
est certainement blâmable de faire nourrir par une
femme un enfant qui a la vérole, & qui la lui fera
contracter à coup sûr : mais au moins les loix de la
probité & de l'humanité défendent absolument de
confier à une nourrice un enfant que l'on sait être

gâté, fans la prévenir des rifques qu'elle court en entreprenant une pareille nourriture. En effet, fi elle n'eft pas prévenue de l'état de fon nourriffon, elle pourra communiquer le mal dont il eft atteint, & qu'elle aura auffi gagné, à fon mari & à fes autres enfants ; elle lui laiffera faire d'autant plus de progrès qu'elle ne le connoît pas, & qu'on en ignore jufqu'au nom dans les campagnes ; d'ailleurs, comme les Chirurgiens y font en général peu inftruits fur cet objet & peu capables de le bien traiter , il eft à craindre qu'elle ne fuccombe faute de fecours néceffaires. Ajoutez à ces confidérations celles qui intéreffent l'enfant lui même : il empoifonnera le lait de fa nourrice , cependant il ne difcontinuera pas de la téter , & par-là fon mal croîtra avec la plus grande rapidité.

S'il eft un cas où les mères doivent fur-tout nourrir leurs enfants, c'eft celui dont il eft à-préfent queftion. Une femme qui met au monde un enfant vérolé l'eft certainement auffi , or qui peut mieux en faire l'éducation qu'elle-même ? fi elle prend ce parti, les plus grandes difficultés font levées, & on la traitera pendant la lactation par la même méthode que nous avons recommandée pour le temps de la groffeffe (*e*), avec cette feule différence qu'on ne lui fera pas prendre de bains. Par-là l'enfant fucera un lait médicamenteux & imprégné de *mercure* , qui s'oppofera déjà au progrès de fa maladie , & qui contribuera à diminuer le virus dont fes humeurs font infectées. D'ailleurs on lui fera auffi un traitement particulier, pour le détruire entièrement.

Ce traitement doit être conduit avec beaucoup de ménagement, à caufe de la grande délicateffe de

---

(*e*) Syft. nouv. & compl. &c. not. 86. pag. 262. & ci-deffus , pag. 580.

l'enfant nouveau-né. On ne lui administrera pas les *frictions mercurielles*, car il pourroit très-rarement les supporter ; mais on suivra cette autre méthode qui est douce, & de laquelle il n'y a à craindre aucuns accidents. On se servira d'*onguent mercuriel*, composé de *mercure* & de *graisse*, à dose égale, & d'un scrupule de *camphre* pour chaque once d'*onguent* : on en prendra au bout du doigt, & on en couvrira légèrement chaque pustule. Il faut que ce pansement se fasse devant le feu, après avoir échauffé les parties, avant que d'appliquer le *mercure*, & les avoir lavées avec une décoction émolliente. Enfin, après l'application du *mercure*, telle que je viens de l'enseigner, on couvrira les pustules avec de petites bandelettes garnies encore d'*onguent mercuriel*, & l'on procédera ainsi jusqu'à la consommation d'une once & demie, & même deux onces de cet *onguent*, en en employant pour chaque pansement un tiers de gros ou un demi-gros. Cette méthode est longue, car elle dure six semaines ou deux mois ; mais elle est sûre : elle arrête les premiers progrès du mal ; & petit à petit, elle vient à bout de chasser tout le levain vénérien.

Si l'enfant vérolé n'est pas nourri par sa mère, soit qu'elle s'y refuse, soit qu'elle n'ait pas survécu à l'accouchement, ce qu'on peut faire de mieux alors, par les raisons que nous avons exposées ci-dessus, est de le nourrir avec le *lait de chèvre*, ou avec le *lait de vache* coupé avec une *eau panée*. D'ailleurs on le traitera avec l'*onguent mercuriel* appliqué de la même manière, avec cette différence qu'on en emploiera pour chaque fois jusqu'à trois quarts de gros ou même jusqu'à un gros, & qu'on en consommera dans le cours entier du traitement une demi-once ou une once au-dessus de la quantité prescrite ; parceque dans ce second cas, l'enfant ne suce pas un lait médicamenteux & capable de contribuer à sa

guérifon, à moins qu'on n'emploie le moyen indiqué par M. *Levret* (*f*).

Mais, fi on le confie à une nourrice qui, entraînée
par l'appas du gain, entreprend de le nourrir, il faut
la traiter comme fi elle étoit vérolée, & lui adminiftrer de petites frictions mercurielles ; car, fi on ne fe
conduit pas ainfi, elle gagnera infailliblement la vérole : il viendra des puftules & des ulcères à fes
mammelons, le defordre fera fouvent pouffé au plus
haut dégré : elle ne pourra donc plus donner à téter,
& il faudra néceffairement revenir au parti de nourrir l'enfant avec le *lait de chèvre*, ou avec le *lait de
vache* coupé avec une *eau panée*, parceque d'autres
femmes ne voudront plus s'expofer au même danger. D'ailleurs l'enfant lui-même fera dans un état
déplorable, parceque fon mal aura eu le temps de
faire les plus grands progrès ; & fa guérifon, fi toutefois on peut l'obtenir, éprouvera les plus grandes
difficultés. Par conféquent, le feul moyen de prévenir ces fuites fâcheufes eft de traiter la nourrice dès
le moment où elle commence fa nourriture. Son
traitement fera celui des mères vérolées qui nourriffent leurs enfants atteints du mal qu'elles leur ont
communiqué, & en même temps on traitera auffi
fon nourriffon en fuivant les règles que nous avons
données ci-deffus.

Si l'enfant venant au monde n'a qu'une vérole pré-

(*f*) « J'ai traité des chèvres, dit-il (*a*), lefquelles, en allai-
» tant des enfants vérolés, les ont guéris, comme auroit
» fait une nourrice ordinaire à qui on auroit fait fubir le trai-
» tement en queftion ». Ce moyen, très-bien imaginé,
pourra être mis en ufage ; & puifqu'il réuffit, comme l'affure fon auteur, il ôte tout prétexte pour donner une nourrice à un enfant vérolé.

(*a*) L'art des accouch. 3e édit. pag. 267. §. 1395.

fumée, il faut le traiter , dans tous les cas que nous avons fuppofés, avec encore plus de modération ; & s'il eft nourri par fa mère ou par une nourrice, le lait médicamenteux qu'il tétera fuffira pour le guérir.

Nous n'approuvons pas plus l'ufage du *fublimé corrofif* pour les enfants, que pour les femmes enceintes (*g*), nous penfons au contraire qu'il peut leur être très-nuifible , & qu'il eft d'autant plus dangereux d'en confeiller l'ufage dans un âge fi tendre , qu'il exige les plus grandes précautions pour être bien adminiftré ; précautions qui ne peuvent être négligées fans donner lieu aux accidents les plus funeftes, & qui probabiement ne le feront que trop fouvent par les hommes peu inftruits répandus dans les compagnes , fur-tout dans celles qui font éloignées, & auxquels on a recours pour le traitement des enfants. Nous conteillons donc d'adopter la méthode que nous venons d'expofer, qui eft très-fûre, facile à fuivre , & qui n'eft pas accompagnée des inconvénients qui doivent faire redouter l'ufage du *fublimé corrofif.*

Il peut arriver qu'un enfant d'un , deux ou trois ans , ou même plus âgé, gagne la vérole, foit pour avoir couché avec quelqu'un attaqué de ce mal , foit de quelqu'autre manière : dans ce cas on le traitera par la même méthode : mais, comme il eft plus fort, on pourra lui donner de petites frictions, après l'avoir baigné plufieurs fois.

Du Scorbut.

Les mères qui ont le fcorbut, mettent au monde des enfants attaqués de la même maladie (*h*).

(*g*) Ci-deffus , pag. 580.
(*h*) Voy. ci-deffus pag. 581.

Il peut arriver encore qu'elle leur foit communiquée par le lait d'une nourrice fcorbutique.

Dans le premier cas, il faut traiter la mère ; &
les remèdes convenables qu'on lui adminiftrera, gué-
riront auffi le nouveau-né, fi elle l'allaite elle-même :
ou s'il eft confié à une nourrice, on prefcrira à celle-
ci l'ufage des anti-fcorbutiques, afin de rendre fon
lait médicamenteux & propre à guérir le mal dont
l'enfant eft attaqué.

Dans le fecond cas, on tiendra la même conduite
à l'égard de la nourrice, pour la guérir en même-
temps que fon nourriffon à qui elle a communiqué
fa maladie ; mais il faudra auffi, autant que cela fera
poffible, la changer & en choifir une autre faine &
bien portante.

Si l'enfant eft déjà atteint, en venant au monde,
du fcorbut, au point d'avoir des aphtes & des ulcères dans la bouche, & des taches ou des puftules fur
la furface du corps, on les baffinera foigneufement
avec une *eau d'orge*, à laquelle on ajoutera une
certaine quantité de *miel rofat*, & enfuite on les
touchera avec un pinceau trempé dans *l'eau diftillée
de cochlearia*, ou de *creffon de fontaine*, ou de
raifort fauvage, ce que l'on répétera plufieurs fois.

CONCLUSION.

Après avoir préfenté le détail des maladies qui
affligent les premières années de l'enfant, & avoir
indiqué les moyens les plus propres à les guérir ou
à empêcher leur progrès, nous ne finirons pas fans
rappeller à l'efprit du Lecteur les réflexions que nous
avons faites ci-deffus (i), & defquelles il faut conclurre que l'on pourroit très-fouvent s'oppofer à la

-----

(i) Pag. 586. & fuiv.

naiſſance de ces maladies ſi les enfants étoient mieux
conduits , s'ils étoient gouvernés par des perſonnes
ſuſhſamment inſtruites , ou diſpoſées , au moins , à
ſuivre les avis ſalutaires qu'elles reçoivent , & ſi ,
aux premiers ſignes qui annoncent que leur ſanté
commence à s'altérer , on s'empreſſoit de prévenir
des maux plus graves par un bon régime & par les
petits ſecours néceſſaires.

« Il eſt toujours plus aiſé , dit avec raiſon un
» Auteur que nous avons déjà cité (*k*) , de préve-
» nir les maladies que de les guérir ; & tout Médecin
» paſſablement inſtruit, peut, ſans beaucoup de peine,
» obſerver les premiers inſtants du dérangement de
» la ſanté , & en prévenir les conſéquences chez tous
» ceux dont il connoît le genre de vie , parceque
» les maladies chroniques ne viennent jamais ſubi-
» tement chez les enfants , ni chez les adultes , &
» qu'elles ont toujours des dégrés faciles à diſtin-
» guer. Mais il n'en eſt pas de même des parents ,
» des nourrices & des gouvernantes qui ne ſavent
» pas , en général , faire ces obſervations : d'où il
» eſt à propos de leur donner quelques ſignes , par
» le ſecours deſquels ils pourront reconnoître que
» tel enfant ne ſe porte pas bien , même avant qu'il
» paroiſſe être malade. Si l'on néglige ces ſignes ,
» le mal croît & il devient de plus en plus conſidé-
» rable , l'on voit bientôt ſe manifeſter des ſymp-
» tômes graves , & qui ſe terminent quelquefois par
» des maux incurables , qu'un remède adminiſtré à
» temps , ou un léger changement dans le régime
» & dans la manière de vivre , auroit infailliblement
» prévenus. C'eſt par l'haleine de l'enfant qu'on peut
» obſerver ſa première diſpoſition à devenir malade.
» Ce n'eſt pas aſſez que ſon haleine ne ſoit point ab-

(*k*) Ci-deſſus , pag. 622. note *a.*

» folument mauvaife : elle doit être encore douce,
» le matin comme le foir, & à toutes les heures du
» jour, & exhaler une odeur auffi agréable que
» celle d'un bouquet de fleurs récemment cueillies,
» ou plutôt du lait d'une jeune vache qui fe nourrit
» des plantes aromatiques que le Printemps voit
» éclorre. En effet, telle eft toujours l'haleine des
» enfants qui font en parfaite fanté : par conféquent
» auffi-tôt qu'on reconnoit qu'elle eft échauffée, ou
» forte, ou aigre, on peut être fûr que leur efto-
» mac ne digère pas bien, que leurs vaiffeaux font
» furchargés par l'excès du boire ou du manger, &
» il en faut conclurre qu'il eft temps de mettre en
» ufage quelque remède convenable pour prévenir
» les maux dont ils font menacés. On retranchera
» donc une partie de leurs aliments, ils mangeront
» moins, on les nourrira, un jour ou deux, avec
» du lait ou avec du bouillon léger, on leur fera
» faire, s'il eft poffible, plus d'exercice qu'à l'ordi-
» naire, & on les promenera en plein air : d'ailleurs
» on leur donnera un peu de *magnefie blanche*, ou
» quelqu'autre purgatif convenable. Je ne confeille
» pas de les familiarifer avec les purgatifs, mais
» dans la fuppofition préfente il eft fage de leur en
» adminiftrer ; car on ne fera pas par-là dans la
» néceffité de leur en faire prendre par la fuite une
» plus forte dofe, qui pourroit produire un effet
» beaucoup moins favorable. »
« Si l'on néglige ce premier figne d'indifpofition,
» tel enfant qui, en état de fanté, dormoit paifi-
» blement toute la nuit, n'aura bientôt plus qu'un
» fommeil inquiet, agité & troublé par des fonges
» effrayants. Il perdra enfuite fon appétit, fon em-
» bonpoint & fes forces : fon accroiffement fera
» fufpendu, enfin il fera attaqué de coliques, de
» tranchées, d'accès convulfifs, &c. maladies qui
» exigent toute la fagacité d'un habile Médecin,

>> Heureux encore fi les remèdes qu'il mettra en
>> ufage, peuvent lui rendre une fanté un peu du-
>> rable. >>

Quels font donc les devoirs des Médecins & des Chirurgiens envers les enfans ? Ils confiftent, 1°. à leur faire obferver un genre de vie qui entretienne ou fortifie leur fanté, & qui leur falle éviter les maux auxquels ils font plus particulièrement fujets; 2°. à donner aux perfonnes qui en prennent foin les préceptes fur lefquels ils doivent règler leur conduire, & à tâcher de vaincre les préjugés, ou de détruire les abus dont ils font fouvent les victimes ; 3°. à acquérir les lumières néceffaires pour combattre avec fuccès les maladies dont ils font attaqués; & pour trouver, foit dans la jufte adminiftration des médicaments, foit dans un régime fagement confeillé & fuivi avec exactitude, les moyens capables de leur rendre la fanté dont ils font privés. Puiffent ces devoirs être parfaitement remplis par tous ceux que leur profeffion engage à veiller au bien des enfants, & l'on aura lieu d'efpérer qu'ils feront moins fujets aux maladies, ou que leur conftitution, plus forte & plus vigoureufe, les mettra en état de réfifter à celles qu'ils éprouveront ; qu'ils jouiront, dans un âge plus avancé, d'une fanté floriffante; & que leurs travaux, favorifés par la force de leur corps, pourront un jour être utiles à la fociété.

POSTSCRIPTUM.

Nous trouvons dans le Journal historique & politique (*l*), au moment où l'on finit l'impression de cet ouvrage, un fait qui a rapport à la matiere que nous venons de traiter, & qui intéresse assez l'humanité pour mériter notre attention. Le voici tel qu'il est rapporté.

« Un des membres de l'école des accoucheurs de
» cette ville (*Manheim*) ayant été appellé le ven-
» dredi-saint dernier à *Lampertheim* auprès d'une
» femme qui étoit dans les douleurs de l'enfante-
» ment, la trouva dans un état de foiblesse extraor-
» dinaire, occasionné par un flux de sang de quinze
» jours. Il parvint cependant à la délivrer, & reçut
» un garçon qui étoit bien conformé, mais qui ne
» donna aucun signe de vie, malgré tous les secours
» qu'on a coutume d'employer en pareil cas ».

» Cependant l'accoucheur conjectura sur plusieurs
» indices qu'il avoit observés, que cet enfant pou-
» voit n'être pas mort, puisqu'il paroissoit qu'il n'a-
» voit pas cessé de recevoir la nourriture par les
» voies établies pour entretenir la communication
» entre la mère & le fœtus. Cette réflexion l'enga-
» gea à faire la tentative suivante ».

» Il appliqua sa bouche fermément sur celle de
» l'enfant, dont tout le corps étoit baigné dans du
» vin tiède, introduisit son haleine dans la poitrine,
» en lui bouchant le nez de la main droite pour forcer
» l'air d'entrer dans la trachée artère, pendant que
» de la main gauche il lui frottoit continuellement le
» bas-ventre, & produisit de cette maniere une sorte
» de respiration artificielle dans l'enfant. Il continua

(*l*) Ann. 1773. N°. 14. pag. 33.

» cette opération l'espace d'une demi-heure entière
» sans remarquer néanmoins aucun effet , sinon que
» le corps de l'enfant le couvroit d'une couleur un
» peu animée. Cette légère apparence de succès le
» fit persister dans son entreprise. Dix minutes après,
» l'enfant rendit tout à coup un souffle en quelque
» sorte convulsif, accompagné d'un cri plaintif, mais
» auquel il n'en succéda point d'autres. En même
» temps on observa un léger battement de pouls
» sans mouvement sensible de la poitrine. Encouragé
» par ces symptômes de vie , on continua à souffler
» dans la bouche de l'enfant qui ne tarda point à
» pousser des sanglots répétés , & , peu de temps
» après , un succès complet fut la récompense d'un
» travail opiniâtre de trois quarts-d'heure ».

Les circonstances qu'il faut premièrement remarquer dans ce récit, sont la foiblesse extraordinaire de la mère , & la perte excessive qui en a été la cause, d'où il est très-probable que le *placenta* n'étoit plus adhérent à la matrice, lorsque l'enfant est venu au monde. D'ailleurs l'auteur du récit, qui est l'accoucheur lui-même , ne dit point qu'il ait éprouvé la moindre peine à tirer l'arrière-faix après la naissance du fœtus : d'où son silence doit faire encore présumer qu'il n'a pas opposé de résistance , & qu'il est sorti facilement. Enfin , ces présomptions seront confirmées , si l'on consulte l'expérience, car elle apprend que le *placenta* , dans presque tous les cas pareils à celui dont il est question, n'a plus qu'une adhérence très-légere avec la matrice, ou même n'y adhere en aucune façon, lorsqu'on vient à terminer l'accouchement, & qu'on en fait l'extraction aussi-tôt après avec la plus grande facilité , ou même qu'il suit le fœtus & sort de l'*uterus* en même temps que lui.

Cela posé , j'avoue que je ne conçois pas comment il a pu paroître à l'accoucheur, dans le cas exposé, que l'enfant *n'avoit pas cessé de recevoir la nourriture par les voies établies pour entretenir la communication entre la mère & le fœtus :* car, au contraire, puiſque la mère étoit dans une foibleſſe extraordinaire ; puiſqu'elle avoit une perte de quinze jours, qui ne pouvoit pas avoir duré ſi long-temps ſans décoler le *placenta* ; & , puiſque la facilité avec laquelle ſon extraction a été faite, ne permet pas de douter qu'il n'ait été décolé avant la fin de l'accouchement : il me ſemble que l'accoucheur auroit dû plutôt ſoupçonner que l'enfant qu'il recevoit, *avoit ceſſé de recevoir la nourriture par les voies établies pour entretenir la communication entre la mère & le fœtus.*

D'un autre côté, s'il préſumoit que l'enfant *n'avoit pas ceſſé de recevoir la nourriture, &c.* il devoit employer, pour le rappeler à la vie, un moyen plus prompt, plus certain, & plus facile à exécuter que celui auquel il a eu recours, & qui conſiſte à laiſſer quelque temps le fœtus entre les cuiſſes de ſa mère ſans lier ni couper ſon cordon ombilical. Je prie le lecteur de ſe rappeller à ce ſujet ce que j'ai dit, dans le cours de cet ouvrage, aux notes 2, 3, 4 & 5. (Pag. 29 & ſuiv.)

Mais ce moyen n'auroit pas réuſſi, car il y a tout lieu de croire que le *placenta* n'étoit plus adhérent quand l'enfant eſt ſorti, & qu'il *avoit ceſſé,* par conſéquent, *de recevoir la nourriture par les voies établies, &c.* il ne reſtoit donc plus à eſſayer que celui qui a en effet été mis en uſage par l'accoucheur, en-ſorte qu'il me paroît n'avoir pas raiſonné fort juſte ſur la nature des circonſtances, quoiqu'il ait tenu la conduite que conſeilloient celles qui ont accompagné l'accouchement, & qui a été couronnée du plus heureux ſuccès.

J'ajouterai, à cette occaſion, aux conſeils que j'ai donnés ailleurs (*m*) ſur les moyens propres à rappel-

---

(*m*) Ci-deſſus, not. 2. pag. 40. n°. 4.

ler à la vie un enfant qui paroît l'avoir perdue &
dont le *placenta* n'eſt plus adhérent, celui d'imiter
la louable perſévérance de cet accoucheur, de ne ſe
point laiſſer arrêter par les difficultés, & de n'abandonner une entrepriſe, ſi digne d'un ami de l'humanité, que lorſque des efforts long-temps continués
& toujours inutiles, auront fait avec raiſon déſeſpérer
du ſuccès : car la mère peut être dans une très-grande foibleſſe, la communication entr'elle & le fœtus
peut auſſi être interrompue, & néanmoins il eſt poſſible que ce dernier conſerve encore quelque légere
étincelle de vie (n), qui s'éteindra tout à-fait, s'il
eſt cruellement abandonné ; mais que l'on parviendra ſouvent à ranimer, ſi on lui adminiſtre avec zèle
& avec opiniâtreté les ſecours néceſſaires.

____

(n) Voy. le Syſt. nouv. & compl. &c. not. 26. pag. 108.

F I N.

TABLE
DES MATIERES.

*Les chiffres précédés de §. se rapportent aux Sections;
de n. aux Notes; de p. aux Pages.*

A.

C.

D.

E.

F.

G.

H.

HEMORRHAGIE. Voyez *Perte.*
HERNIES des femmes enceintes, *n.* 35.*p.* 242.
————— Des enfants, *p.* 677.
HOFFMANN (*Frid.*) §. 45. *p.* 128.
HORATIUS (*Augenius*) §. 27.*p.* 55.
HUMEURS froides, *p.* 704. *n.* (*i*).
HUNAULD (*M.*) reconnoissoit l'obliquité de la matrice ;
    §. 30. *p.* 69.
HYDROCEPHALITE' (*de l'*) *p.* 630.
HYDRORACHITIS (*de l'*) *p.* 634.
HYDROCELE (*de l'*) *p.* 636.
HYPPOCRATE cité par *Smellie,* §. 4.*p.* 4 & *suiv.*
——————— Il a fait mention d'une espèce de forceps ;
    §. 123.*p.* 338.
——————— Il a parlé de l'obliquité de la matrice, §. 30.
    p. 62.
——————— Sa bonne foi digne d'être imitée, *n.* 15.*p.* 119.

J.

JASO PRATENSIS, §. 27.*p.* 54.
JAUNISSE des petits enfants, *p.* 638.
JESSEN (*Jean*) §. 27. *p.* 56.
JULIUS CASSERIUS, *Ibid.*

I.

INSTRUMENTS. Cas qu'on en doit faire ; §. 122.
    p. 336.
——————— Pour ouvrir la tête du fœtus, §. 136.
    p. 379.

K.

KISNER (*J. Chriſtian.*) §. 45. *p.* 131.

L.

LA MOTTE a connu l'obliquité de la matrice, §. 30.
    p. 65.
——————— Accusé par *Smellie,* §. 43.*p.* 116.

N.

O.

R.

S.

TESTICULES

U.

Y.

Fin de la Table.

www.ingramcontent.com/pod-product-compliance
Lightning Source LLC
LaVergne TN
LVHW050651060726
842527LV00001B/14